BRADY

전문인명소생술기

ADVANCED LIFE SUPPORT SKILLS

김진회 외 공역

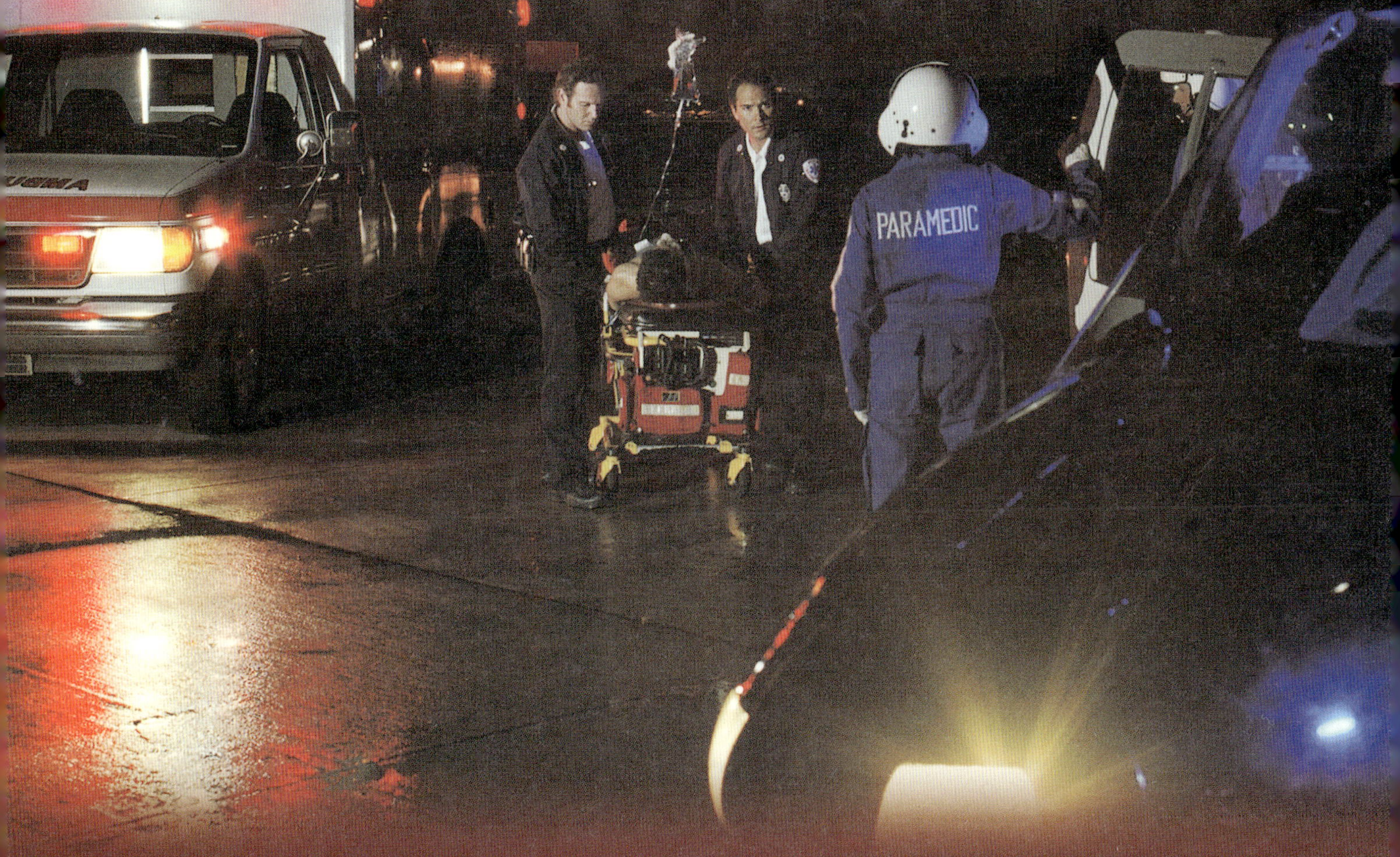

Heather Davis   Baxter Larmon

PEARSON

니드엠케이 NEED MK

Authorized Translation from the English language edition, entitled ADVANCED LIFE SUPPORT SKILLS, 1st Edition by DAVIS, HEATHER; LARMON, BAXTER, published by Pearson Education, Inc, publishing as Prentice Hall, Copyright © 2007.

KOREAN language edition published by PEARSON EDUCATION KOREA LTD and MEDICAL KOREA, Copyright © 2008.

Prentice Hall
is an imprint of

PEARSON

www.pearsonhighered.com

역자

대표역자

김진회

편집위원

김광석 김진우 김진회 윤종근 이미진

공역자

강구현(한림대학교 의과대학 응급의학과)
김광석(충북보건과학대학교 응급구조과)
김순심(선린대학교 응급구조과)
김경완(청암대학교 응급구조과)
김지희(강원대학교 응급구조학과)
김진회(선문대학교 응급구조학과)
김 현(연세대학교 원주의과대학 응급의학과)
노태호(가톨릭대학교 의과대학 내과학교실)
박재성(동주대학교 응급구조과)
신동민(한국교통대학교 전문응급구조학과)
유순규(을지대학교 응급구조학과)
이정은(동남보건대학교 응급구조학과)
박상현(동아인재대학교 응급구조과)
함순예(백석대학교 응급구조학과)
권혜란(광주보건대학교 응급구조과)
김미숙(춘해보건대학교 응급구조과)
김정현(마산대학교 응급구조과)
김진우(대전보건대학교 응급구조과)
김태민(제주한라대학교 응급구조과)
노상균(선문대학교 응급구조과)
박상섭(충청대학교 응급구조과)
박현경(경희대학교 의과대학 응급의학과)
손인아(가천대학교 응급구조학과)
엄동춘(대전대학교 응급구조학과)
윤종근(동강대학교 응급구조학과)
이미진(경북대학교 의과대학 응급의학과)
이창희(남서울대학교 응급구조학과)
조진만(대전보건대학교 응급구조학과)
조병준(강원대학교 응급구조학과)
조진만(대전보건대학교 응급구조학과)
윤병길(충북보건과학대학교 응급구조과)
기은영(서정대학교 응급구조과)
박영수(동의과학대학교 응급구조과)
김경용(경기소방학교)
방성환(충청소방학교)
박정미(경일대학교 응급구조학과)
고봉연(동남보건대학교 응급구조과)
민성기(해양경찰학교)
문성모(해양경찰학교)

차례

SECTION 2
약물투약 술기 Medication Administration Skills

머리말

EMT는 Emergency Medical Technician의 약자로, 우리말로 직역을 하면 응급의료기사로 번역할 수 있습니다. 이 중에서 Technician은 전문가, 기술 전문가, 전문 기술자로 번역되며, 개념의 정립이나 이론의 설명보다는 실제 상황이나 현장과 관련된 실무적인 수행에 노련한 경험자를 말합니다.

우리나라의 응급구조사 양성교육은 양적인 면에서나 질적인 면에서 많은 발전을 이루었습니다만, 이론 중심의 교육과 "응급의료에 관한 법률"에서 응급구조사의 업무범위를 극도로 제한한 것 때문에 실기교육의 중요성이 희석되고 있습니다. 거기에 실기교육에 필요한 장비와 임상경력이 풍부한 인력의 부족으로 현장 상황의 실무교육이 부진했던 것도 현재 교육의 실정이기도 합니다. 국가고시에 합격한 응급구조사가 근무지에서 재교육과정 없이 능숙하게 적응할 수 있도록 하기 위해서는 학교교육과정에서 실기에 대한 교육이 강화되어야 합니다.

이 책에서는 응급현장에서 필수적인 기도관리와 투약 그리고 심장관리 술기에 관한 내용이 쉽고 상세히 설명되어 있습니다. 현재의 응급구조사 업무범위를 넘는 내용도 많이 포함되어 있습니다만, 향후 응급구조사의 역할 확대에 대한 대비라는 점에 맞추어 본다면 미국의 응급구조사가 시행하고 있는 실기내용은 많은 참고가 될 수 있겠습니다. 이 교재에서는 실기에 대한 자세한 사진자료와 사진의 설명자료, 그리고 이론적 배경과 사례까지 곁들여 있어 술기를 이해하고 실습하는데 좋은 지침서가 될 수 있습니다. 다만 외상응급처치 부분이 누락되어있는 것이 흠입니다만 전국의 응급구조학과 교수님들의 결집된 노력으로 보충 서적을 만들어 내시길 바랍니다.

이 책의 번역에 참여해주신 전국의 응급구조학과 교수님들과 대한심폐소생협회 ACLS 위원회의 응급의학과 교수님들에게 감사드리며, 이 책의 출간과정에서 힘써 주신 니드엠케이의 대표에게 감사드립니다.

2013년 2월

역자대표 김 진 희

서문

여러분 축하합니다. 이제 독자 여러분들은 이 책에 제시된 실제상황의 자세한 설명을 통해 응급구조사가 갖추어야 할 기술적인 지식을 습득할 수 있을 것입니다. 현장에서 환자들의 병원 전 치료를 담당하는 응급구조사라는 직업은 어렵고도 역동적인 직업입니다. 그렇기 때문에 응급구조에 대한 기본기를 습득하고, 유지, 활용하는 것은 응급구조사 여러분들의 자신감과 업무 능력을 한층 향상시킬 것입니다.

이 책은 응급구조 실제 상황에서 만날 수 있는 일반적인 기술과 과정을 바탕으로 한층 업그레이된 기술을 담고 있습니다. 여러분들이 직접 배우고 실습하는 과정에서 각 단계를 쉽게 이해할 수 있도록 풍부한 사진자료를 활용하였습니다.

다음은 책의 각 파트에 대한 설명으로 책의 활용도를 높여줄 것입니다.

- ▶ 처음으로 [평가]와 [진행중 평가]가 나오고 그 후에 [단계적 절차]가 설명됩니다. 이 부분은 실전기술 적용 이전에 환자 평가, 즉 이 기술을 환자에게 적용해도 되는지에 관한 여부를 결정하는데 도움을 줄 것입니다. [진행중 평가]는 성공적인 처치를 가능케 할 것입니다.
- ▶ [이론적 근거]는 각각의 단계가 왜 설명에 충실하게 행해져야 하는지, 이것이 왜 중요한 지에 대해 기술하고 있습니다.
- ▶ [문제 해결]을 주의 깊게 보십시오. 처치의 각 단계가 복잡하고, 정확한 실행을 방해하는 함정이 있을 수 있습니다. 이 부문에는 각 과정에서 발생 가능한 문제에 대한 대안이 제시되어 있습니다.
- ▶ [노인환자 주의사항]과 [소아환자 주의사항]에서는 어린이와 노인과 관련된 특수사항이나 주의할 점이 나와 있습니다.
- ▶ 각 장의 끝에는 모든 내용을 종합하는 [사례연구]가 있습니다.

이 책은 우리가 흔히 접할 수 있는 도구를 사용하여 처치방법을 설명하고 있습니다. 만약 특수장비를 사용한 경우라면 응급구조사 자신과 환자의 안전을 위해 사용법을 필히 준수해야 합니다. 이 책에도 특수도구에 대한 사용법이 일부 설명되어 있습니다. 여러분이 학습과 실습과정에서 어려움에 봉착하였다면 국가와 지역 표준지침을 잘 알고 계신 지도의사가 그 해결책을 제시해 주실 수 있을 것입니다.

저자

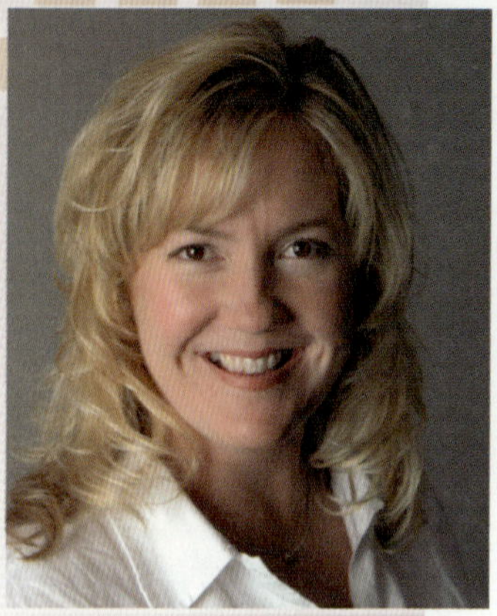

Heather Davis, MS, NREMT-P

Heather Davis is the Education Program Director for the Los Angeles County Fire Department, where she manages the primary EMT and continuing education programs for over 3,000 EMTs and paramedics. Her previous position was as the Clinical Coordinator for the UCLA Center for Prehospital Care, where she continues to lecture and be active in primary paramedic education. Ms. Davis has been involved in patient care and education activities in rural Iowa, suburban New York, and the Rocky Mountains of Colorado. She has worked in disaster response, critical incident management, and tactical EMS. Ms. Davis served on the Board of Directors for National Association of EMS Educators (NAEMSE) and is the Prehospital Trauma Life Support State Coordinator for California. She holds a Master of Science degree from New York Medical College and is a published author and national speaker.

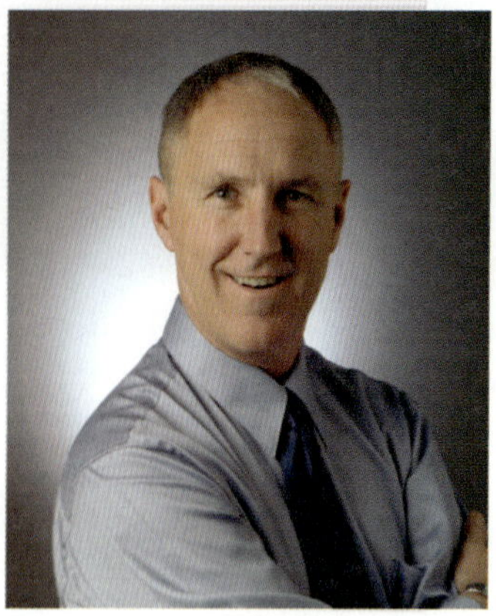

Baxter Larmon, PhD, MICP

Dr. Baxter Larmon is a Professor of Medicine at the University of California at Los Angeles (UCLA) School of Medicine and is the Director of the UCLA Center for Prehospital Care. He has more than 30 years of experience with emergency medical services. He is the founding director of the Prehospital Care Research Forum and served on the founding Board of Directors of the National Association of EMS Educators (NAEMSE). Dr. Larmon is both nationally and internationally recognized as an EMS educator. He has spoken at more than 500 EMS conferences and has written more than 70 publications in emergency medicine.

ACKNOWLEDGMENTS

We wish to acknowledge the efforts of the following individuals who reviewed the *Advanced Life Support Skills* manuscript.

Reviewers

John L. Beckman, AA, FF/PM Instructor
Addision Fire Protection District
EMS Instructor at Technical Center of DuPage County
Addison, IL

Diana Cave, RN, MSN
Portland Community College
Institute for Health Professionals AHA Community Training Center Director
Portland, Oregon

Tony Crystal, ScD, EMT-P, RPhT
Director, Emergency Medical Services
Lake Land College
Mattoon, IL

Dr. Grant Goold
American River College
Citrus Heights, CA

Raymond Klein
EMS Training Director
Public Safety and Emergency Services Institute
Pima Community College
Tucson, AZ

Darren P. Lacroix
Del Mar College
Corpus Christi, TX

James S. Lion, Jr., EMT
Emergency Medical Services for the State of New York
EMT Instructor
Williamsville, NY

Brittany Martinelli
Santa Fe Community College
Gainesville, FL

Justin McCullough, BS, EMT-P
Clinical Skills Coordinator UCLA-DFH Paramedic Education

Steve Myers, RN, CEN, EMT-P
EMS Department Chair
Indian River Community College
Ft. Pierce, FL

Norma Pancake
EMS Coordinator
Pierce County EMS Office
Pierce County Emergency Management
Tacoma, WA

Brian J. Wilson, BA, EMT-P
Education Director
Texas Tech University, Health Sciences Center at El Paso
El Paso, TX

Contributor

Our appreciation to Scott R. Snyder BS, NREMT-P, for his substantial contributions to both the photo preparation and to the text material.

Photo Shoot Coordination

We would also like to thank the following people for their outstanding help on this project: Marc Burdick (Santa Barbara County EMS Agency), Richard Battle (Los Angeles County Fire Dept.), Eileen Ehinger (Keystone Medical Center), Madeline Ridenhour, Braden Burr, and Gabriel Wilner.

Thank you to these special people from Summit County Ambulance Service, Summit County, Colorado, who allowed Brady to use their facilities and who modeled for us: Laura Mignone, Kim Campbell, Edward Parry, George Rohwer, Phil McFall, Patricia Fanning, and Jennifer Calhoun.

Thank you to the following people from Lake Dillion Fire-Rescue who lent their services: Chris Nelson, Patrick Grout, Joseph Delmore, and Jack Strong.

SECTION 1

전문기도관리 술기
Advanced Airway Management Skills

기도관리는 응급의료제공자가 시행하는 술기 중에서 가장 중요하고, 논리상 유일하게 생명을 구해낼 수 있는 기법이라는 것을 부정할 사람은 거의 없을 것이다. 이 section에서는 전문기도관리법에 대해 서술하겠지만 기도관리에서 기본소생술이 가장 중요하므로 전문소생술을 배우기 전에, 먼저 배워야 한다. 응급의료제공자의 기본소생술 술기가 환자가 필요할 때 잘 이루어지고, 정확하게 시행할 수 있다면, 전문소생술기가 필요치 않은 때도 있다는 것을 알게 될 것이다.

그러나 기본소생술 시도로서는 충분치 않은 경우도 있다. 기관내삽관은 환자기도를 유지하는데 아직은 가장 확실한 방법이다. 기관내삽관튜브를 삽입하게 되면 환자 폐를 환기시키고 산소공급을 시켜줄 뿐 아니라 환자에게 치명적인 위장 내용물의 흡입으로부터 보호해준다. 때로는 질식이나 외상에 의해 생겨난 기도폐쇄상태로 인해 기관내삽관튜브 삽입이 안 될 수도 있는데, 이럴 때에는 전문응급구조사가 또 하나의 생명구조법이랄 수 있는 바늘반지방패연골절개(Cricothy-roidotomy)을 시행할 수 있다. 마찬가지로 긴장공기가슴증 상태일 때 가슴바늘감압술로 압력을 완화시키지 않으면 심장기능이 저하된다.

이 절에서는 지금까지 언급된 방법을 먼저 익히고 기도관리법 전문적 술기를 배워나가도록 한다.

Chapter 1

기관내 삽관

Endotracheal Intubation

핵심용어

- 백-밸브마스크(Bag-valve mask)
- 용골(Carina)
- 커프가 있는 기관내삽관튜브(Cuffed endotracheal tubes)
- 고탄산(Hypercapnic)
- 과환기(Hyperventilate)
- 저산소혈증(Hypoxemic)
- 저산소증(Hypoxia)
- 속공간(Lumen)
- 곡선형 후두경 날(Macintosh blade)
- 마질겸자(Magill forceps)
- 직선형 후두경 날(Miller blade)
- 코인두(Nasopharyngeal)
- 입인두기도기(Oropharyngeal airway)
- 개방(Patent)
- 공기가슴증(Pneumothorax)
- 전산소화(Preoxygenate)
- 탐침(Stylette)
- 커프가 없는 기관내삽관튜브(Uncuffed endotracheal tubes)
- 계곡(Vallecula)

학습목표

학습자들은 다음 사항을 수행할 수 있어야 한다.

- ▶ 기관내 삽관 적응증을 열거할 수 있다.
- ▶ 기관내 삽관 중요성을 정확하게 서술할 수 있다.
- ▶ 기관내 삽관법을 시행하는 술기를 정확하게 서술할 수 있다.
- ▶ 기관내 삽관을 정확하게 시범을 보일 수 있다.

서론

기관내 삽관법(ETI), 즉 기관내삽관튜브를 기관에 삽입시키는 방법은 안전하고 능숙한 기도 유지 관리할 수 있는 능력으로 기능면에서 비교할 수 없는 가장 중요한 기준이다. 즉, 기관내 삽관은 지식과 능력이 요구되는 술기로, 숙달되기까지는 많은 시간의 연습을 요하는 술기이다. 따라서, 계속적인 교육, 규칙적인 연습, 자신의 능력에 따른 실기 복습과정을 통해서 이 중요한 술기를 유지할 수 있다.

환자의 생명은 시행자의 안전하고 능숙한 기도 유지 관리 능력에 달려있다.

기관내 삽관법은 몇 가지 방법이 있는데, 일반적인 방법 중 몇 가지를 제시하면 입안삽관법, 코삽관법, 수술적 방법 등이다. 이 술기들을 익히기 위해 입안기관내 삽관법을 예를 들어 설명하겠다. 기관내 삽관의 몇 가지 적응증을 보면, 심정지나 호흡정지, 외상이나 질병에 의한 호흡곤란, 무의식 혹은 정신상태의 변화 때문에 구토반사 소실상태, 기도 화상, 아나필락시스 혹은 이물질에 의한 기도폐색으로 발생하는 절박한 기도폐색상태 등이 있다.

기관내 삽관의 금기사항에는 영구적인 기관절개상태이거나 삽관시도가 후두경련을 유발할 수 있는 상황이다. 따라서 구토반사가 있다는 것은 입안기관내 삽관이 금기증이며, 코기관내 삽관이나 마취제에 의한 신속한 기관내 삽관(RSI)의 적응증이 된다.

이런 적응증과 금기증과 함께, 기관내 삽관에서 발생하는 합병증을 잘 알아두어야 하며, 여기에는 지연되는 삽관시도, 식도삽관, 주 기관지 삽관 때문에 생겨나는 **저산소증(Hypoxia)**이 있다.

오른쪽 주기관지 삽관은 왼쪽과 비교해서 지름이 크고, 기관으로 계속 연결되기 때문에 더 많이 삽관이 된다. 기관내 삽관 때문에 발생하는 다른 합병증은 후두경련, 흡입, 미주신경 자극에 의한 리듬장애, 무리한 삽관 술기 때문에 생겨나는 상부기도 손상, 그리고 끝으로 성대 손상과 치아 골절이 있다.

기관내 삽관의 장점으로는 여러 가지가 있다. 기관내 삽관은 기관을 격리시켜, 기도를 잘 관리시켜 줄 뿐만 아니라 공기가 식도를 통해 이동하는 것을 차단하여, 위장내 흡입과 팽창을 감소시켜 역류를 방지한다. 또한 기관내 삽관은 시행자가 혼자서 적정기도관리를 위해 마스크를 밀착시켜야 하는 어려움을 제거시켜준다.

또한 기관내 삽관 튜브를 이용하여 산소, 리도카인, 에피네프린, 아트로핀, 날록손은 의료지도에 따라 삽관된 튜브 안으로 약물 투여가 가능하다. 몇 가지 근거에 의하면, 기관내 튜브를 통해 투여할 수 있는 약물로 디아제팜(Diazepam)을 인정하고는 있으나 아직 논쟁거리가 되고 있다. 바소프레신(Vasopressin) 또한 전문소생약으로 기관내 튜브를 통해 투여될 수 있으나, 기관내 튜브를 통해 투여되는 약물의 흡수는 정맥주사(IV)와 골내주사(IO)법과 같이 확실하지는 않다.

삽관을 시행하는데 필요한 장비는 여러 가지 있는데 삽관을 시도하기 전에 미리 준비하고 점검해야 한다. 먼저 글러브, 보호안경, 얼굴 마스크 등 적절한 신체보호장비(BSI)가 있는지 점검할 필요가 있다. 기관내 삽관에 필요한 장비를 점검하고 준비하기 전에 환자에 대한 준비를 해야 한다.

환자는 기본소생술에 의하여 정확하게 기도유지가 되고 있으며, 재 호흡 되지 않은 마스크로 자기호흡을 이용하여 100% 산소를 흡입하고 있는가, 만약 호흡이 어려우면 **백-밸브 마스크**(BVM)를 이용하여 100% 산소 흡입을 도와주고 있는가, 아니면 무호흡 환자 상태일 때 100% 산소를 양압으로 호흡이 되고 있는가 점검한다.

환자의 기도 유지에 적당한 자세를 위치시키려면 머리기울림-턱 들어올리기를 이용하여 머리를 올리고 기도를 열어 삽관 시 성대가 눈에 잘 보이도록 한다(그림 1.1). 삽관을 위한 적당한 각도가 이루어지도록 환자 머리와 목 밑에 패드가 필요할 수 있다. 머리를 들어 올리는 자세는 머리 밑에 베개, 수건, 담요를 깔아서 옆에서 볼 때 환자 귀를 복강패임 높이와 일치하도록 자세를 유지시킨다(그림 1.2). 이런 자세는 흔히 "냄새맡는(sniffing position)" 자세라고 하며 입, 인두, 기관 측으로 성대문이 더 잘 보이도록 해준다. 이런 자세는 분명하게 목뼈척추손상이 의심되는 환자에게 금기사항이다.

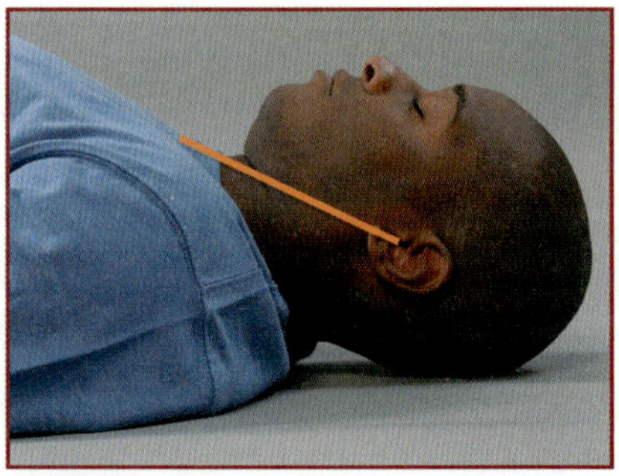

그림 1.1

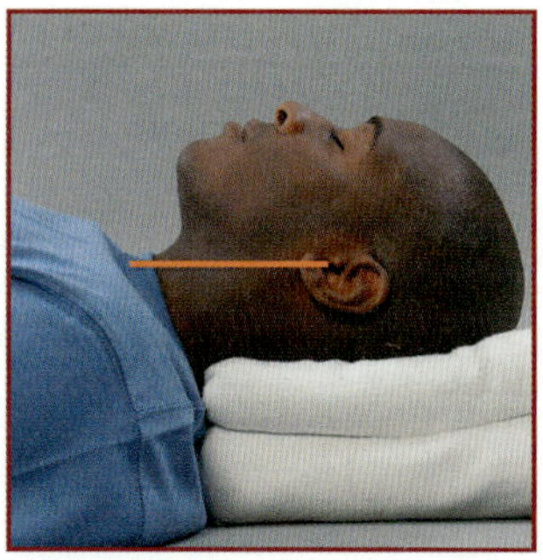

그림 1.2

의식이 없는 환자의 경우 기도유지를 위해 **입인두기도기**(OPA)를 사용하는데 이는 진단도구가 됨은 물론, 치료효과에 도움이 된다. 기도 폐쇄 시키는 혀를 들어 올리는 치료효과가 있고, 기도 보호를 위한 환자의 능력에 대한 정보를 주기 때문에 진단효과가 있다. 만약 입인두기도기 환자에게 삽입하였을 경우 토하려고 하지 않고 입인두기도기를 수용하거나, 스스로 기도개방이 되지 않으며, 기도폐쇄가 지속되는 경우 즉시 기관내 삽관을 필요로 한다.

환자가 폐쇄적 머리외상으로 머리속압력의 상승이 의심되지 않으면, 기관내 삽관 전 기간에는 환자에게 **과환기시킬** 필요는 없다. 오히려 기관내 삽관 시도 전, 미리 환자에게 충분한 산소 공급이 있어야 한다. 이는 환자에게 충분한 양으로 최대한 호흡하도록 해서 분당 8~10회 비율로 정상적으로 가슴이 오르내릴 수 있도록 백-밸브마스크(BVM)법을 사용해서 1초에 걸쳐 환기를 해준다.

맥박산소측정기를 사용하게 되면 맥박이 있는 환자에 대한 전산소화의 성공여부를 평가할 수 있고, 기본소생술(BLS)에서 기도유지가 제대로 이루어진다면 100%에 가까운 산소포화도(SaO_2)수치를 얻어낼 수 있다. 맥박이 없는 환자에게 페이스쉴드와 백-밸브마스크(BVM)를 사용하며, 가슴의 오르내림 움직임과 피부색 변화는 환기상태에 대한 좋은 평가지표이다

적절한 기본소생술(BLS)에서의 기도관리는 기관내 삽관(ETI)을 위한 전반적인 준비라고 봐야 한다. 삽관시도를 하기 전에 환자에게 산소가 잘 공급되고 있는지 확인한다. 만일 맥박산소측정계 수치가 떨어지고 있는 것을 알게 되면 삽관 시도를 멈추고, 환기를 시킨다.

삽관을 위해서는 손잡이와 날이 달린 후두경 준비가 필요하다. 손잡이에는 후두경으로 전원을 공급 해주는 건전지가 들어있다.

후두경의 말단에는 전구가 부착되어 있다. 후두경은 손잡이에 연결되어 있고(그림 1.3) 90° 의 각을 이루고 있을 때, 전극과 연결이 되어 불빛이 켜진다(그림 1.4).

후두경을 점검할 때는 후두경이 손잡이에 잘 부착하고 있으며 빛이 밝은가를 확인하여야 한다.

이는 삽관을 시행할 때, 성대를 볼 수 있도록 해주기 때문에 빛의 밝기를 확인하는 것은 매우 중요하다.

빛에 대한 점검이 끝나면 날을 손잡이 반대쪽으로 접어 전구의 빛을 끄고(그림 1.5), 연결된 상태로 안전한 곳에 두도록 한다. 보다 새롭고, 광섬유에 의한 빛의 굴절상태를 나타내는 후두경에는 전구가 손잡이에 있고, 빛은 유리섬유를 거쳐 날의 원위부에 이른다. 손잡이

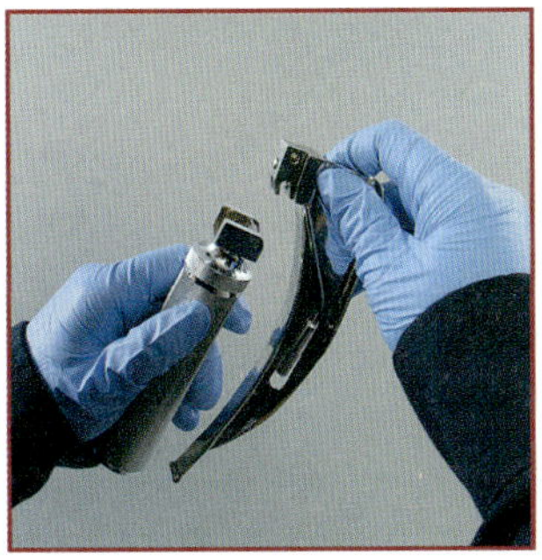

그림 1.3

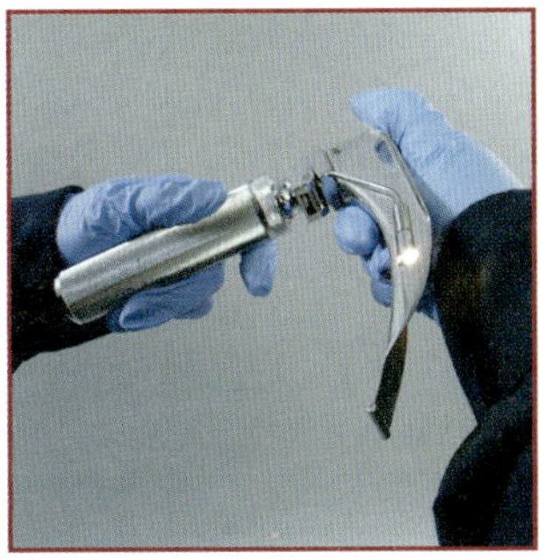

그림 1.4

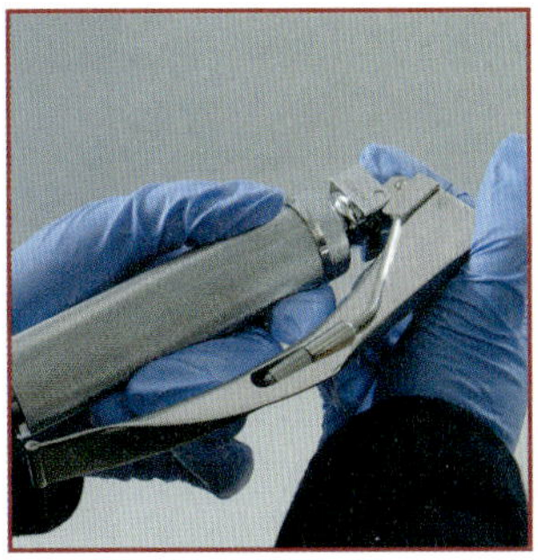

그림 1.5

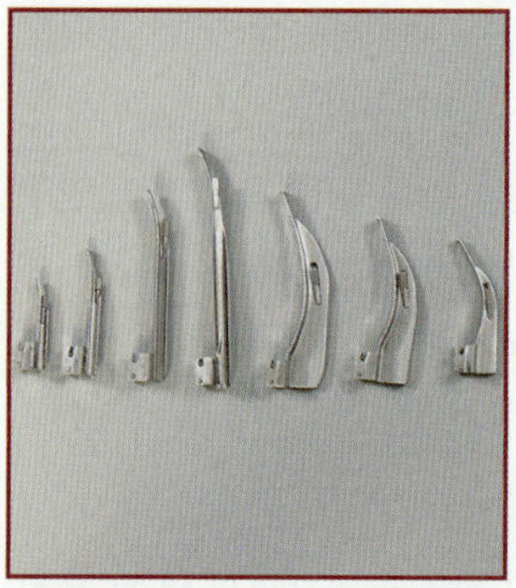

그림 1.6

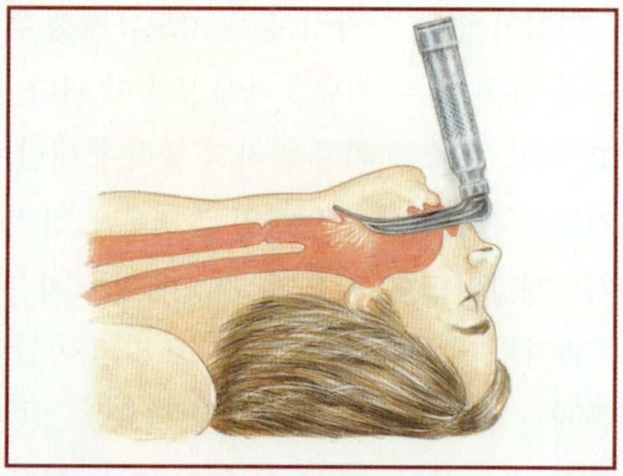

그림 1.7

와 날은 사용하고 나서 잘 세척하면 다시 사용할 수도 있고, 폐기처리 할 수도 있다.

후두경날에는 여러 형태가 있으나 병원 전 상황에서 가장 흔하게 사용되어지는 것은 **곡선형 날**(Macintosh blade)과 **직선형 날**(Miller blade)이다(그림 1.6).

두가지 형태의 후두경날은 영아용 0번에서 성인용 4번까지 크기가 구분이 되어 있다.

곡선형(Macintosh blade) 후두경 날은 후두인두에 삽입해서 날 끝이 **계곡**(Vallecula)에 이르도록 고안되어 있다(그림 1.7) .

후두경날 끝을 계곡에 삽입하여 아래쪽 후두덮개 인대에 압력을 가하면 후두덮개가 올라와 성문이 더 잘 보인다.

곡선형이면서 넓은 테두리로 되어있는 곡선형 후두경날은 직선형 후두경날에 비해 혀를 더 잘 제어할 수 있다.

직선형 후두경날은 후두인두에 두고 사용할 때 후두경날 끝부분이 바로 후두덮개를 들어 올릴 수 있도록 고안되어 있다(그림 1.8).

직선형 후두경날은 외상 환자에서 "냄새맡는 자세"를 취하지 못하는 환자들에게 흔히 사용하고 있는데 그것은 바른 자세에서도 곡선형 후두경날에 비해 0.5cm정도 더 올릴 수 있게 해 주기 때문이며(그림 1.9), 성문을 볼 수 있는 큰 이점이 될 수 있다.

대부분 영아 환자에서는 곡선형보다 직선형을 선호하고 있는데, 큰 혀와 늘어진 후두덮개를 더 잘 제어할 수 있기 때문이다.

궁극적으로 이 두 가지 형태의 날을 사용하여 연습과 경험을 하게 되면 술기 능력 향상에 우선권을 얻어낼 수 있겠지만 사용할 때 어느 후두경을 쓸 것인가를 결정하기 위해서는 두

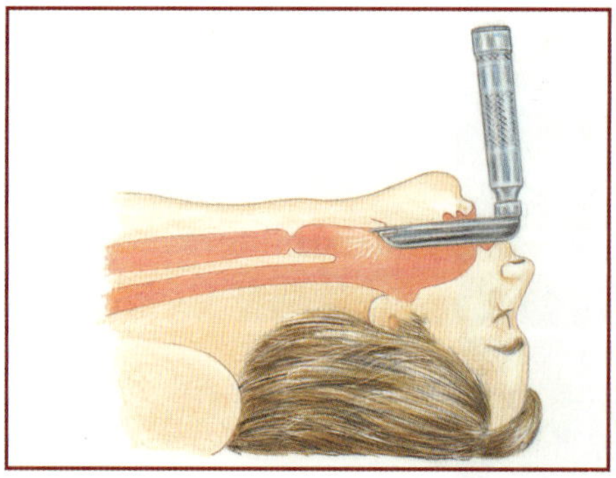

그림 1.8

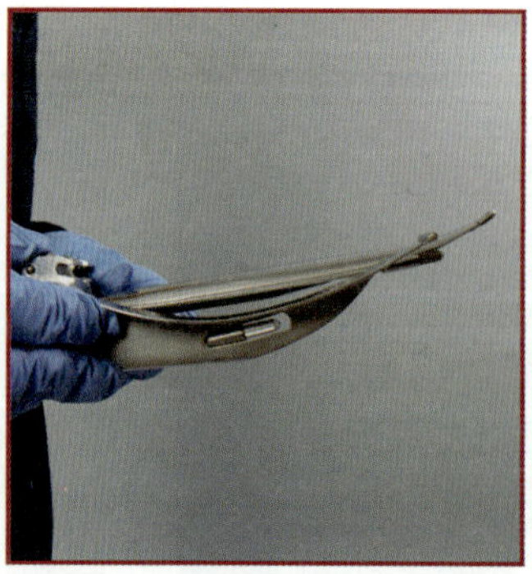

그림 1.9

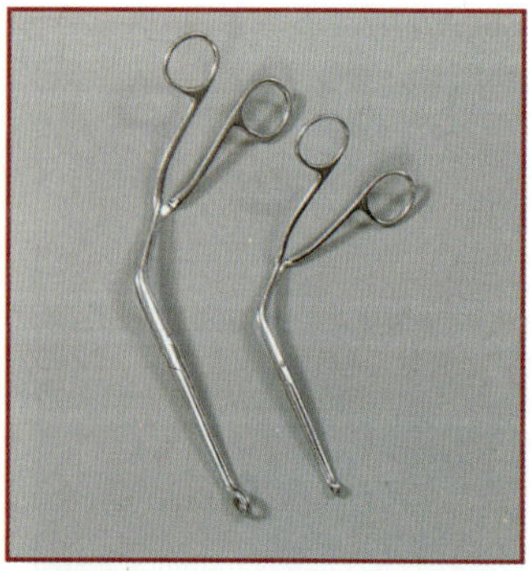

그림 1.10

가지 사용법에 대하여 모두 숙달되어야 한다.

후두경을 점검하고 나서 흡입기가 준비되어 있다면 적절한 흡인카테터를 준비하고, 필요하면 바로 사용할 수 있는 **마질겸자**(Magill forceps)를 준비한다. 마질겸자는(그림 1.10) 기도에서 이물질(FBAO)을 제거하거나 기도를 확인하는데 사용된다. 마질겸자는 목 부위가 길고 톱니모양으로 된 내부면이 둥근 끝자락이 집게모양으로 되어 있다. 이런 것들은 이물질을 제거하기 위해 후두경날과 함께 입 및 후두인두에서 사용하도록 고안되어 있다. 소아환자는 소아용 크기, 성인들에게는 성인용 크기를 사용한다.

끝으로 알맞은 크기의 기관내삽관튜브를 준비한다. 기관내삽관튜브는 신생아 2.5, 큰 성인은 9.0(그림 1.11)에 이르기까지 크기가 다양하다. 성인에서 상부기도의 가장 좁은 부위가 성대나 성문이기 때문에 알맞은 크기의 튜브를 선택하여 환자의 기도가 손상되지 않도록 주의해야 한다. 이런 제한은 어느 크기의 지름이나 **속공간**(lumen tube)을 사용할 것인가를 정하기 위한 것이며, 크기에 대한 평균치에 의해 정해진다. 성인 여성은 보통 6.5~7.5, 성인 남성은 보통 7.0~8.0크기의 기관내삽관튜브를 사용한다. 숫자는 관을 밀리미터(mm)로 측정한 관의 크기, 혹은 내부직경으로 표시하고 있다. 튜브 크기를 나타내는 또 하나의 방법은 환자의 새끼손가락을 확인하여, 기관내삽관튜브의 외부직경 및 관의 크기를 예측할 수 있다. 시술자의 새끼손가락을 사용해서는 안 되는데, 이는 환자보다 더 작거나 클 수 있기 때문이며 기관내삽관튜브를 시도할 때 튜브가 크거나 작아 삽관이 제대로 이루어 질 수 없다.

만약 튜브 지름이 너무 커 장애가 생기면, 튜브 삽입을 강행하지 않도록 한다. 보다 작은 크기의 기관내삽관튜브를 준비하도록 한다. 튜브 길이는 12cm에서 32cm까지 있다.

삽관할 때에는 튜브의 길이 모두를 기관에 삽입할 필요는 없지만 커프는 성대에서 1~2cm 더 삽입되도록 한다. 모든 기관내삽관튜브에는 삽입하는 깊이를 확인하는데 도움이 되도록 튜브에 cm로 표시가 되어있어야 하며, 대개 환자 앞니에서 확인하게 된다. 기관내삽관튜브의 끝 부분은 비스듬하게 생겨 맞물림이 되지 않도록 해주며, "머피의 눈"이라는 구멍(그림 1.12)이 기관내삽관튜브 중앙에서 끝 부위 1cm 지점에 있어 말단이 끝이 맞물리도록 한다.

어떤 기관내삽관튜브는 커프가 없고(대개 5.5 이하 크기), 어떤 것은 커프가 있다(대개 6.0 이상). 커프는 기관을 밀폐시켜주는 튜브말단에서 부풀릴 수 있는 풍선 모양이어서 공기 유출이나, 분비물 혹은 구토물이 흡인되지 않도록 도와준다.

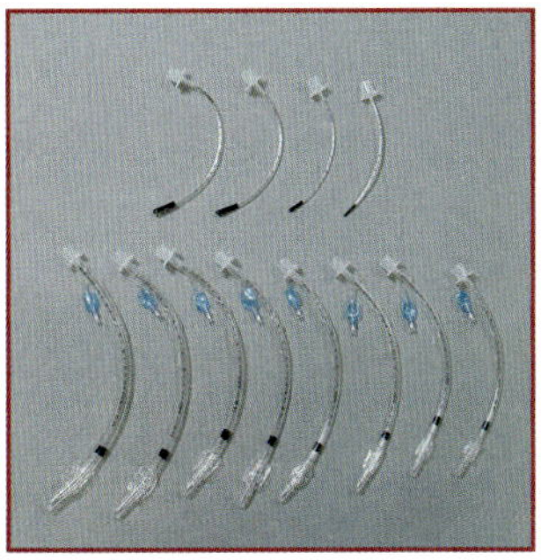

그림 1.11

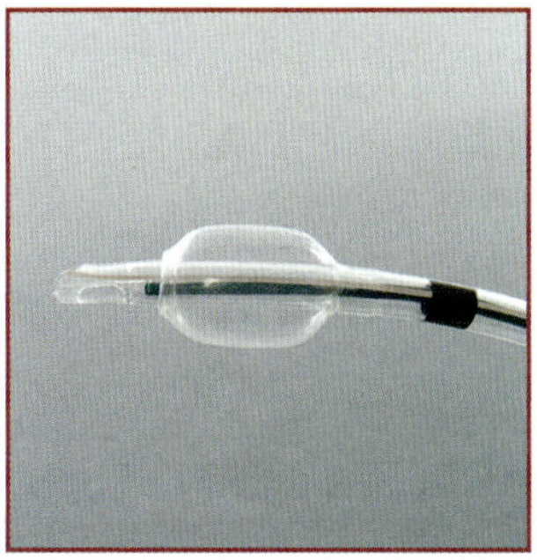

그림 1.12

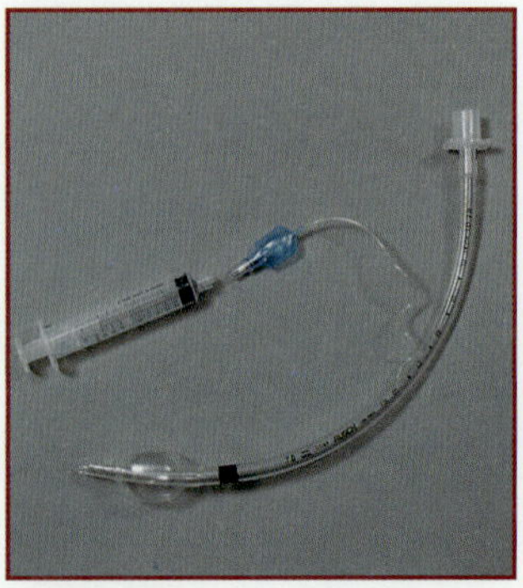

그림 1.13

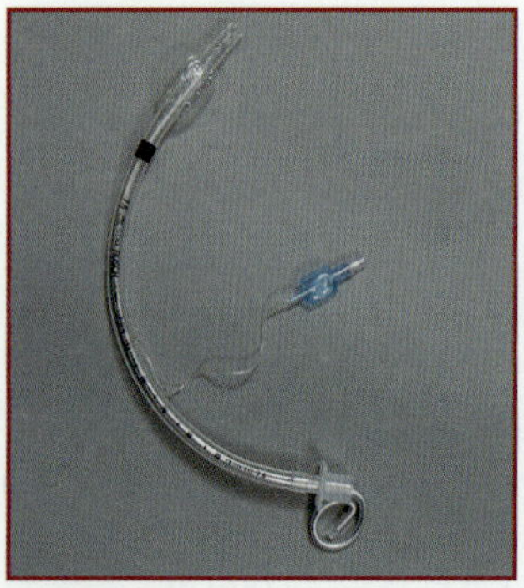

그림 1.14

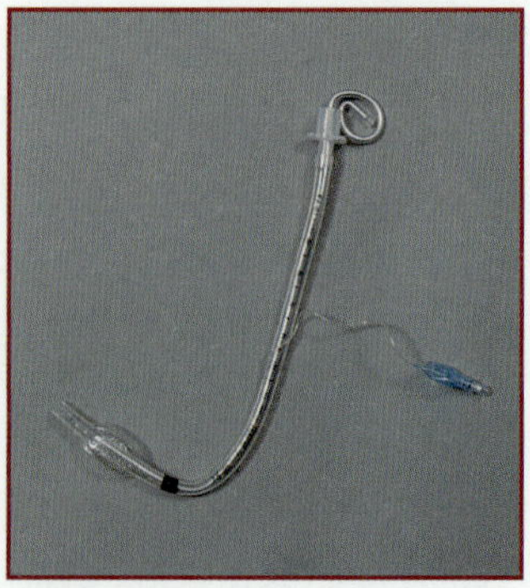

그림 1.15

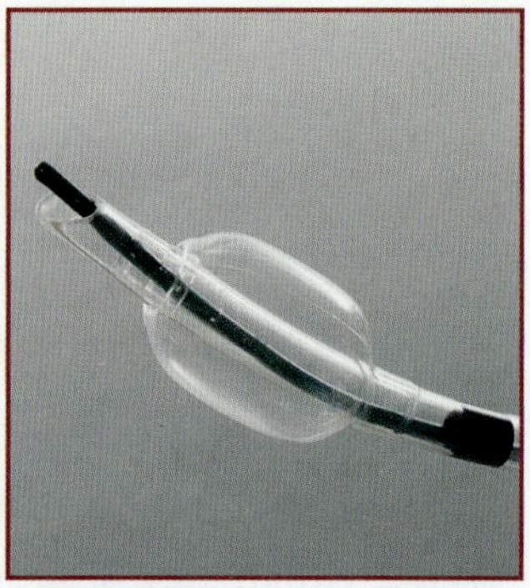

그림 1.16

커프는 삽관이 이루어진 다음 기관에서 기관내삽관튜브를 고정시키는데 도움이 되고 튜브는 반창고 및 튜브 고정기를 이용하여 고정시킨다. 커프에는 대개 10cc용량의 공기가 들어갈 수 있으며, 파일롯풍선 중앙에 있는 팽창밸브에 10cc 용량의 주사기로 공기를 주입하여 부풀린다(그림 1.13).

커프와 파일롯풍선은 삽관 전에 점검하고, 기관내삽관튜브의 커프 공기를 완전히 제거하여 오염되지 않도록 한다. 탐침은 기관내삽관튜브에 삽입시키는 유연한 플라스틱으로 코팅되어 있는 금속철사로 원위부 끝에서 기관내삽관튜브를 앞쪽으로 구부려 관리한다(그림 1.14).

탐침은 플라스틱으로 코팅되어 있는 유연한 금속철사로 기관내삽관튜브의 먼쪽(distal) 끝을 구부릴 수 있도록 도와 기관내삽관튜브의 삽입을 도와준다. 튜브의 모양은 여러 가지로 변형하여 이용할 수 있는데, 최근에는 "튜브에서 커프가 직선(straight to cuff)"이거나 "하키용스틱(hockey stick)" 모양이 제안되어지는데, 이는 전통적인 "굽은(curved)"모양보다 성문을 개방시켜 시야를 가리지 않아 삽관의 성공률을 더 높여 준다(그림 1.15). 탐침은 기관내삽관튜브의 끝에서 대략 2cm정도 안쪽에 위치시켜 삽입시켜야 튜브의 먼쪽(distal)부위 보다 탐침이 돌출되어 주위조직 손상을 예방할 수 있다. 잘못 삽입된 탐침은 사진에 나타나 있다(그림 1.16).

기관내 삽관을 위한 장비 준비 요약:

- 기도를 유지하고 100% 산소로 환기시켜주며, 산소포화측정기를 부착하여 사용될 수 있도록 한다.
- 환자에 따라 적절한 후두경 날의 크기를 선택하고 후두경 손잡이 위에 안전하게 끼워 맞춘 후 전구가 백색인지, 밝은지, 꽉 조여져 있는지를 확인한다.
- 환자에게 적절한 기관내삽관튜브를 준비하여 파일롯풍선에 10cc 주사기를 연결해 10cc 공기를 주입하여 새는 곳이 없는지 확인하고 부착된 주사기와 튜브가 오염되지 않도록 한다.
- 탐침은 기관내삽관튜브 먼쪽(distal) 끝에서 대략 2cm 안쪽에 위치하도록 삽입한 다음 기관내삽관튜브를 구부린다.
- 흡인할 상황에 대비하여 적절한 흡인 카테터와 흡인 장비, 마질겸자를 시술자 가까이

준비해 놓는다.

장비가 준비되었으면 환자 머리쪽으로 이동하여 백밸브마스크로 환자에게 산소를 충분히 공급하여 환기시켜주고 만약 입인두기도기가 삽입되어 있다면 제거한 후 기관내 삽관을 시도하도록 한다.

삽관 준비가 사전에 되어 있지 않을 때 실패율이 급격히 증가한다. 기도유지가 적절하게 되어 있지 않은 상태에서 환기가 제공된다면 환자는 위팽만이 발생하고 이로 인해 구토가 발생해 가까운 곳에 흡인 장비가 없어 흡인을 하지 못한다면 환자는 구토물이 흡인된다. 기관내삽관튜브 안에 탐침을 삽입할 시간이 없다면 튜브는 후두덮개에 걸려 성대를 통과하지 못한다. 또한 삽관 전에 커프에서 공기가 새는 것을 확인하지 않았다면 적절하게 삽입되었다 하더라도 튜브를 제거하여야 한다. 적절한 기도유지와 환기를 하기 위해서는 시간이 필요하며, 삽관의 성공을 높이기 위해서는 항상 장비를 점검하고 스스로를 준비하는 노력이 필요하다.

▶ 장비

다음과 같은 장비가 필요하다(그림 1.17).

- ▶ 글러브
- ▶ 보호안경
- ▶ 얼굴 마스크
- ▶ 흡인 장비
- ▶ 기관내삽관튜브(다양한 크기)
- ▶ 10cc 주사기
- ▶ 탐침
- ▶ 청진기
- ▶ 백-밸브마스크
- ▶ 후두경 손잡이(건전지 포함)
- ▶ 후두경 날(다양한 크기와 형태)
- ▶ 반창고 혹은 튜브 고정기
- ▶ 맥박산소측정기
- ▶ 식도 탐지기
- ▶ 색깔 측정 호기말이산화탄소검출기 또는 호기말이산화탄소분압측정

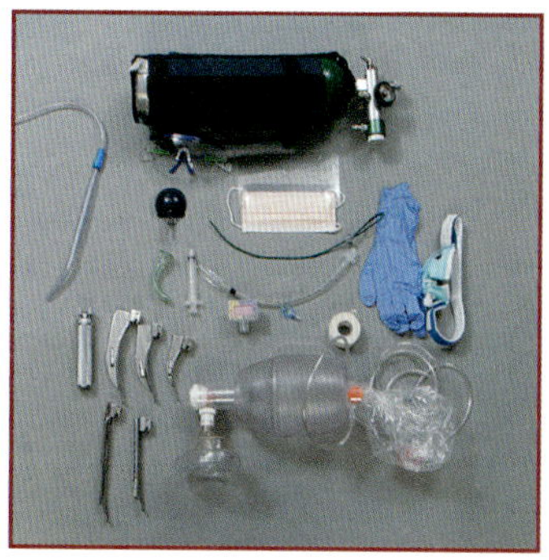

그림 1.17

평가

기관내 삽관은 전문소생술에서 중요시 여겨지는 술기로 삽관을 요하는 환자에 대한 평가는 다음과 같은 기본사항에 초점을 준다: 기도유지, 호흡, 순환(ABCs). 무호흡에 의한 이차적 호흡정지나 심장정지 즉시 삽관을 시도하여 얻은 결과에서 가장 분명한 평가를 할 수 있다. 이러한 결정은 심각한 호흡곤란, 질병이나 외상에서 발생된 부차적인 극한상황의 환자와 더욱 관련되어 있다. 심각한 호흡곤란의 징후는 호흡의 증가, 보조근육 사용, 폐음과 공기 움직임 감소, 코의 너울거림, 청색증, 의식 수준 변화, 산소포화도 감소, 호기말이산화탄소분압의 변화가 포함된다. 물론 심각한 호흡곤란을 호소하는 모든 환자에게 반드시 삽관이 필요한 것은 아니다. 몇몇 환자는 약물 투여에 반응을 보일 것이고, 또한 비침습적 호흡보조장비를 이용한 지속양압환기에도 반응을 보일 것이다. 심각한 호흡곤란을 지닌 극한 상황의 환자들은 무기력해지고, 호흡완만, 의식수준 감소가 나타나 기관내 삽관이 필요하다; 간단히 말하면 이러한 환자는 호흡정지가 임박하였음을 말하는 것이다.

기도폐쇄로 발전할 수 있는 잠재되어 있는 것을 우선적으로 인지한다면 기관내 삽관이 필요함을 예상할 수 있다. 기도 화상, 과민반응, 또는 후두덮개염 환자는 기도 폐쇄로 발전할 가능성이 높아 삼킴곤란, 쉰 목소리, 쌕쌕거림(wheezing), 그리고 호흡곤란으로 진행되거나 악화될 수 있기에 가까이에서 관찰해야 한다. 완전기도폐쇄는 빠르게 진행하기 때문에 징후와 증상을 초기에 인지하는 것이 중요하기 때문에 기관내 삽관(ETI) 장비를 준비해서 완전기도폐쇄 상태가 되기 전에 삽관여부를 결정하도록 해야 한다. 이물질로 인한 기도폐쇄 상태는 무호흡, 청색증, 무의식 및 호흡저하 상태를 야기하므로 바로 후두경을 이용하여 이물질을 제거한다.

무의식 상태나 환자의 정신상태 변화가 기관내 삽관에 대한 절대적 적응증이 되는 것은 아니고, 구토반사가 없는 환자가 흡인의 위험이 있을 때이다. 병원 전 상황에 있는 대부분 환자는 어느 정도의 위 내용물이 있을 수 있으므로, 구토반사가 없는 어떠한 환자라도 경우에 따라서 기관내 삽관 적용 대상이 된다.

만일 환자가 입인두기도기를 삽입하여 환자에게 양압환기를 시행하고 있고 환자의 상태가 빠르게 호전될 것으로 기대되지 않는다면 기관내 삽관의 적응증이 된다. 이런 경우는 포도당을 투여받는 저혈당 환자나 날록손(naloxone)을 투여해야 할 마약 중독환자이다. 만일 이런 환자들에게 구토가 생기고 기도를 제대로 유지하기 어렵다면 흡인 시행과 함께 바로 기관내 삽관이 필요하다.

절차 : 기관내 삽관

1. 감염방지를 시행한다(BSI).

   이론적 근거 : 기도분비물이 혈액으로 전파되는 병원체를 옮길 수 있기 때문에 글러브, 보호안경, 얼굴 마스크는 기도 주위를 처치할 때는 필수적이다.

2. 머리기울림-턱들어올리기(그림 1.18)이나 외상환자의 경우 턱 밀어올리기 방법을 이용해 기도유지를 한다.

   이론적 근거 : 기도의 적절한 자세는 기도유지를 시켜 혀가 기도를 폐쇄시키지 않도록 하며, 더 나은 백-밸브마스크(BVM) 환기를 시킬 수 있고 기관내삽관시 성대를 볼 수 있도록 시야를 넓혀주기 때문에 구조자에게 도움이 된다.

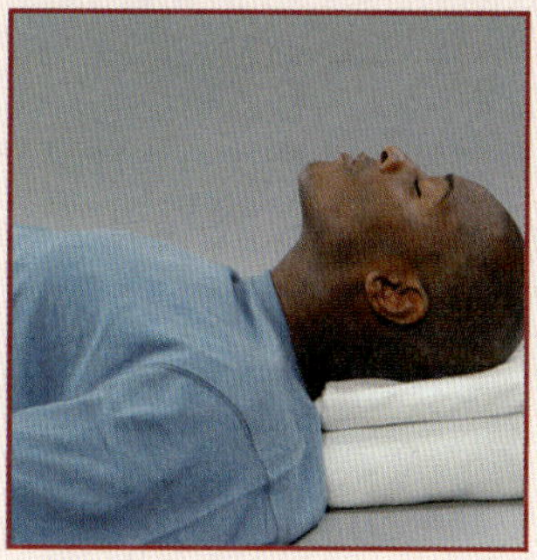

그림 1.18

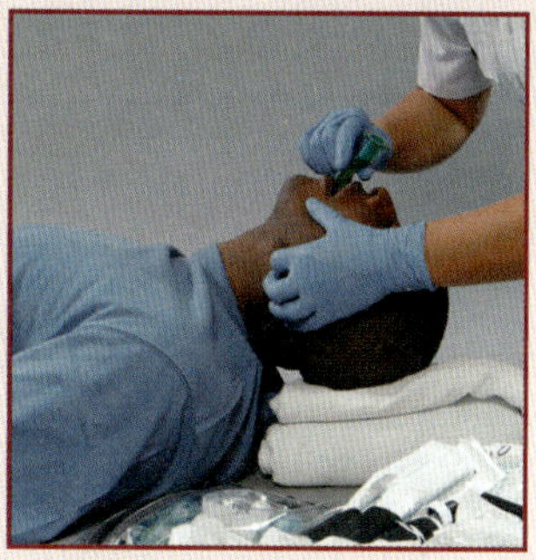

그림 1.19

노인환자 주의사항

많은 노인 환자들은 목 디스크의 변화를 받게 되어 목이 뻣뻣해지고, 때로는 움직이지 못하게 된다. 이런 환자에게는 삽관할 때 냄새맡는 자세(Sniffing position)를 취하는 일이 어려울 수 있고 삽관 중 위험할 수도 있다. 머리의 자세를 적절히 배치하고자 과도한 힘을 가해서는 안 된다.

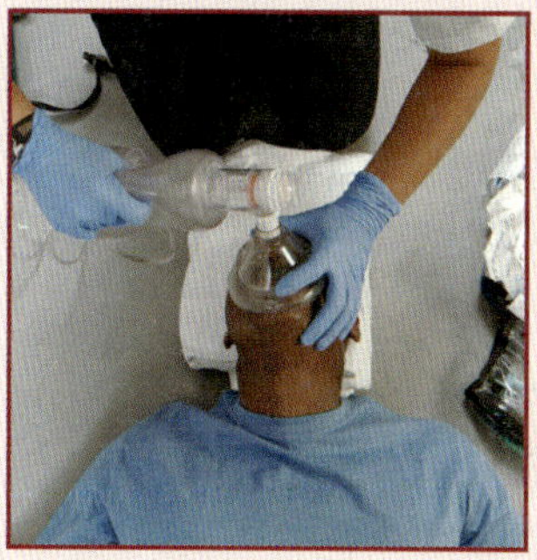

그림 1.20

3. 구토반사 없는 지를 확인하고 입인두기도기를 삽입(그림 1.19)하여 혀를 들어올린다.

   이론적 근거 : 기관내삽관이 시행되지 않는 환자를 환기시킬 때 기도보조기구는 기도폐쇄가 있을 때 혀를 치워준다. 거기에다 기도보조기구는 구토반사가 있는지를 평가하는데 도움을 준다.

4. 100% 산소를 부착하여 백-밸브마스크(BVM)를 사용 15~25 lpm으로 환자에게 환기를 시작한다(그림 1.20).

   이론적 근거 : 환자는 **저산소혈증**과 **고탄산증**이 있을 것이고, 위와 같은 환기 조치는 이런 상태를 교정시켜 준다. 실내 공기는 21% 농도의 산소를 공급하지만, 백-밸브마스크(BVM)를 이용해 고유량으로 고농도의 산소 투여는 적어도 85% 산소를 공급시켜주게 되므로 신속하게 저산소혈증과 고탄산증 상태를 교정시켜 줄 수 있다.

5. 백-밸브마스크(BVM)를 이용한 환기실시는 혈액순환이 되는 환자에서는 5~6초 또는 분당 10~12회로 시행하고, 심폐소생술을 시행하는 환자에서는 6~8초 또는 분당 8~10회로 시행한다. 정상적인 가슴상승이 이루어지도록 충분한 일회호흡량(Tidal volume)을 사용한다.

   이론적 근거 : 매 분당 10~12회의 환기속도는 이산화탄소가 과도하게 유출되므로 알칼리혈증과 혈관수축을 야기하므로 위험하다. 위장팽만, 압력손상 그리고 심장으로 가는 정맥환류의 감소와 같은 합병증을 예방하기 위해, 환기량은 가슴의 정상적으로 오르내릴 수 있는 정도가 적합하다.

6. 적정크기의 후두경날, 기관내 튜브, 탐침, 주사기와 반창고 및 튜브고정기와 같은 삽관 장비를 준비하도록 한다.

   이론적 근거 : 적당한 형태와 크기의 장비를 선택하면 성공적인 기관내 삽관에 도움이 된다.

노인환자 주의사항

대부분 성인 환자에게 7.0이나 7.5 크기의 기관내삽관튜브(ETT)를 삽관시 사용하지만, 많은 노인환자는 퇴행성 질환을 갖고 있기 때문에, 기관내삽관튜브의 크기는 유아에서의 크기 선택과 비슷하다. 커프가 달린 기관내삽관튜브를 사용할 때에는 5.5~6.5 범위에서 커프가 달린 작은 튜브를 사용하게 되면 성공률이 높다.

7. 기관내삽관튜브 커프를 부풀려 공기 유출상태를 점검하고, 약간 눌러봐서 커프 손상이 없는지 확인한 후에는 커프에 부풀렸던 공기를 제거시킨다(그림 1.21). 원한다면 이 때 주사기를

튜브에 연결한 상태로 둔다.

이론적 근거 : 커프는 기관내삽관튜브와 기관 사이를 막아서 구토, 분비물로 인한 흡인의 위험한 상황을 감소시켜 준다.

8. 탐침을 머피의 눈 바로 위, 기관내삽관튜브 끝에서 2cm 길이 정도로 윗쪽에 위치하도록 삽입한다(그림 1.22).

이론적 근거 : 탐침은 기관내삽관튜브를 견고하게 해주며, 탐침을 튜브내로 삽입할 때는 기도손상을 예방하기 위하여 적정한 깊이로 삽입이 필요하다.

9. 후두경 손잡이와 후두경 날을 조립해서 후두경과 전구를 점검하는데, 빛이 들어오는지, 희고 밝은 색인지, 전구가 쉽게 풀리지 않는지 살핀다.

이론적 근거 : 제대로 작동하지 않는 후두경은 성대를 보거나 기관내삽관튜브를 삽입하기가 어려워진다.

10. 삽관을 시작하기 전에 적어도 30초 동안 환자에게 충분한 산소를 공급한다.

이론적 근거 : 삽관 중에는 환기조치를 할 수 없으며, 사전에 산소공급이 충분히 안 되어 있으면, 환자의 상태가 악화되어 저산소증을 유발한다.

11 이전에 삽입한 기도유지기를 제거시킨다(그림 1.23).

이론적 근거 : 입안에 장애물이 없어야 성대를 보기가 훨씬 쉬워진다.

12. 수지교차법을 사용해서 환자의 입이 열리도록 한다.

이론적 근거 : 수지교차법은 손가락을 입 안에 넣지 않고 환자의 입을 열 수 있게 해주어 구조자가 손가락을 물리는 위험을 방지해 준다.

13. 왼손으로 후두경을 잡고 후두경 날을 입 오른쪽에 삽입하여 왼쪽으로 쓸어내듯 혀를 함께 돌리게 한다(그림 1.24).

이론적 근거 : 혀를 왼쪽으로 돌리면 성대를 가리는 장애물이 없어진다.

14. 후두경 끝으로 혀를 따라 후두인두 쪽으로 가서 후두덮개를 확인하고, 곡선형날을 사용하게 된다면 끝 부위를 계곡(Vallecula) 부위에 삽입시키고, 직선형날을 사용하게 된다면 직접 후두덮개를 들어 올리도록 한다.

이론적 근거 : 후두경 날은 특수한 방법으로 사용할 수 있도록 고안되어 있다.

15. 손목을 구부리지 말고 후두경 손잡이 축을 따라 위로 들어올려, 아래턱뼈를 후두경 날로 들어 올려 성대를 확인한다(그림 1.25).

이론적 근거 : 아래턱뼈를 후두경으로 들어올리면 성대를 볼 수 있도록 시야를 넓혀준다. 손목을 굽히면 아래턱뼈를 들어올릴 수 없고, 치아에 압력을 가해 부러지게 할 수도 있다. 아래

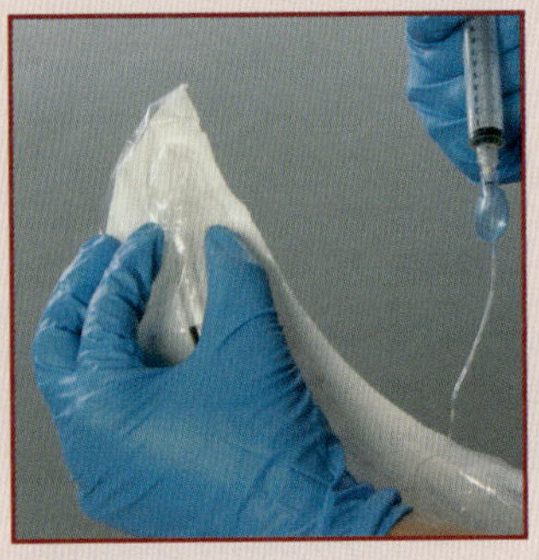

그림 1.21

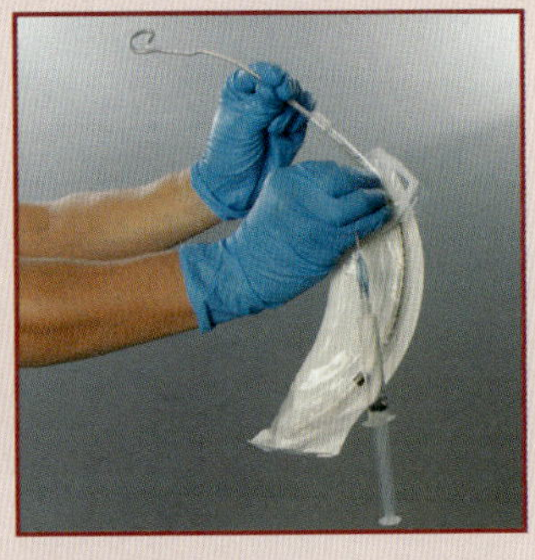

그림 1.22

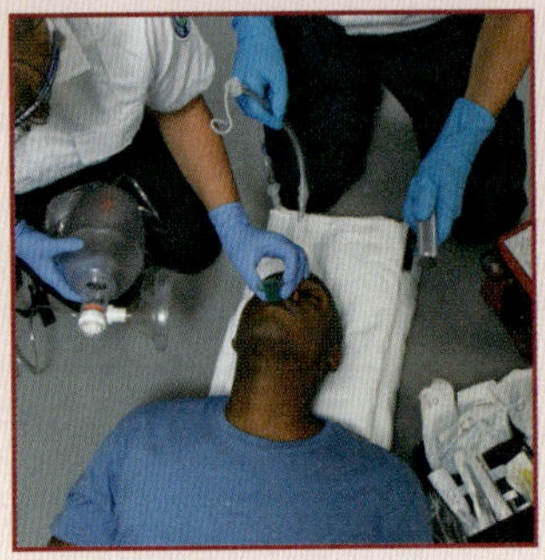

그림 1.23

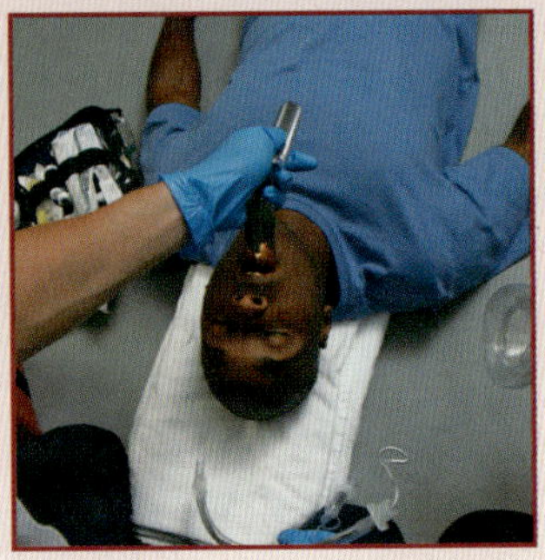

그림 1.24

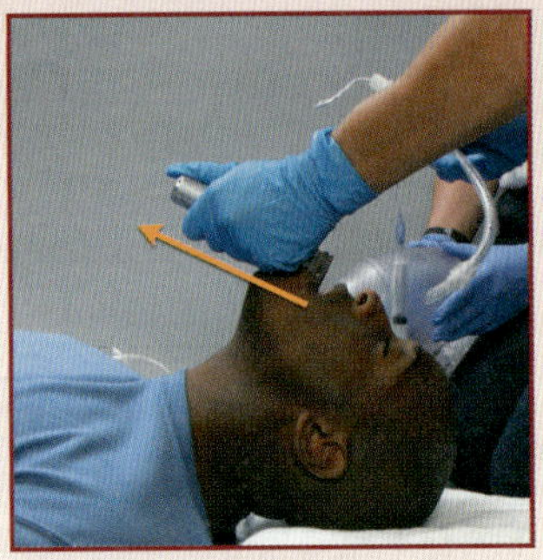

그림 1.25

턱뼈가 충분히 들어 올려지지 않거나 너무 들어올려지면 성대가 가려져 튜브를 삽입할 수 없다.

16. 성대를 직접 보면서 기관내삽관튜브(ETT)를 삽입한다. 적당한 깊이로 밀어 넣는데 튜브의 커프는 성대 아래쪽과 용골(Carina)의 위쪽에 놓이게 된다(그림 1.26).

이론적 근거 : 튜브가 너무 깊게 삽입되면 오른쪽 주기관지로 삽입될 가능성이 높아 한쪽 폐만 부풀릴 수 있다.

17. 기관내삽관튜브를 꼭잡고 탐침을 기관내삽관튜브에서 제거한다(그림 1.27).

이론적 근거 : 탐침은 튜브를 원하는 부위에 넣는데만 사용된다.

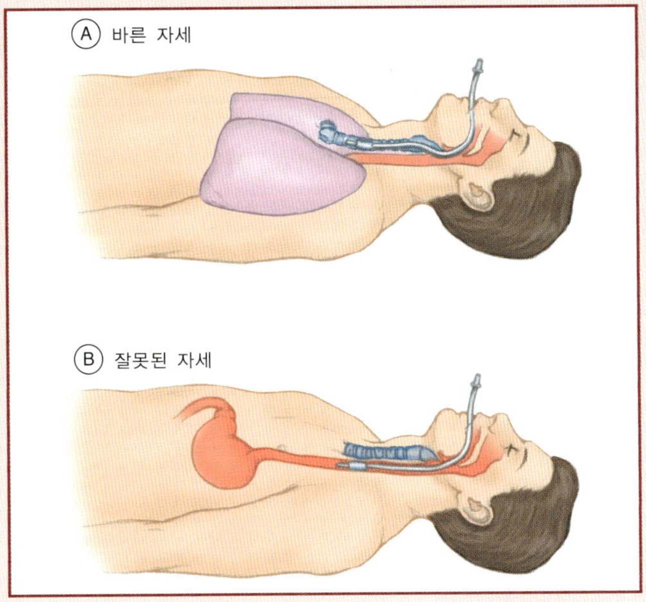

그림 1.26

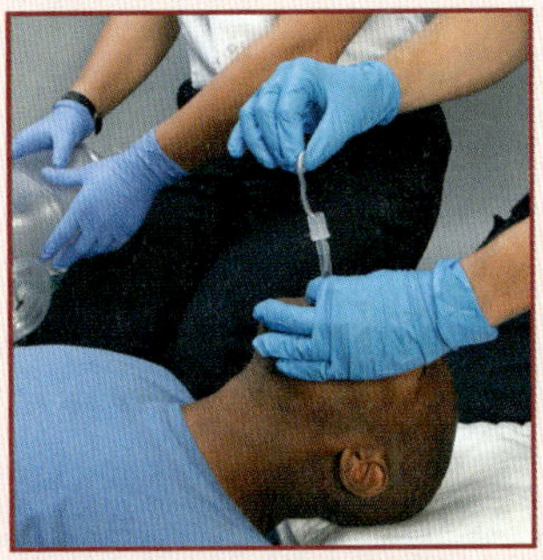

그림 1.27

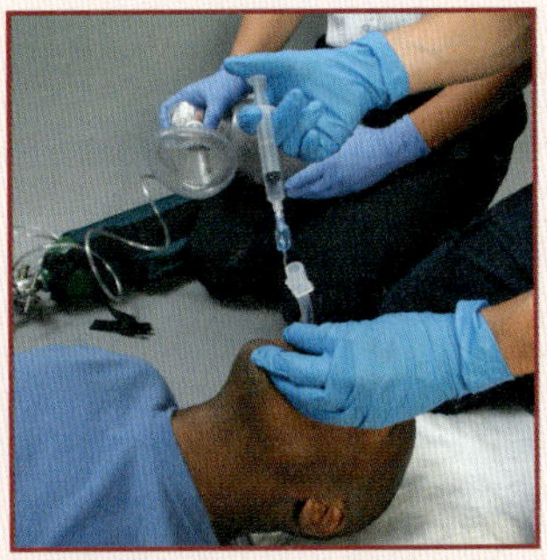

그림 1.28

18. 커프에 알맞은 압력으로 공기를 넣고 주사기를 제거한다(그림 1.28).

이론적 근거 : 주사기를 제거하지 못하면 커프의 공기가 주사기 쪽으로 샐 수 있다.

19. 손으로 튜브를 고정시키면서 환자에게 환기를 시행한다. 백-밸브마스크(BVM)와 기관내삽관튜브 사이에서 호기말 이산화탄소($ETCO_2$) 측정기를 연결하면 기관내삽관튜브가 기관내로 삽입된 상태를 확인하는데 도움이 된다(그림 1.29).

이론적 근거 : 호기말 이산화탄소($ETCO_2$) 측정기의 사용은 폐음과 명치부위 청진 다음에 시행되는 것이며, 구조자 편의에 따라 먼저 연결할 수도 있다.

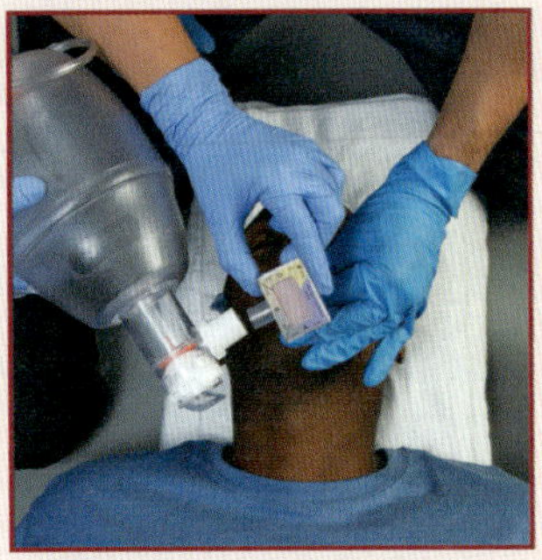

그림 1.29

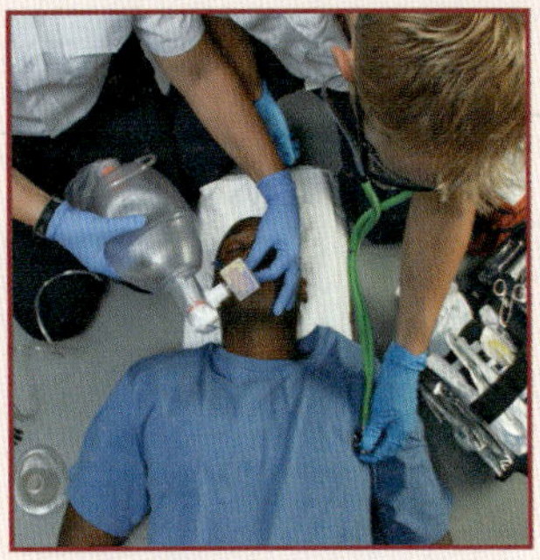

그림 1.30

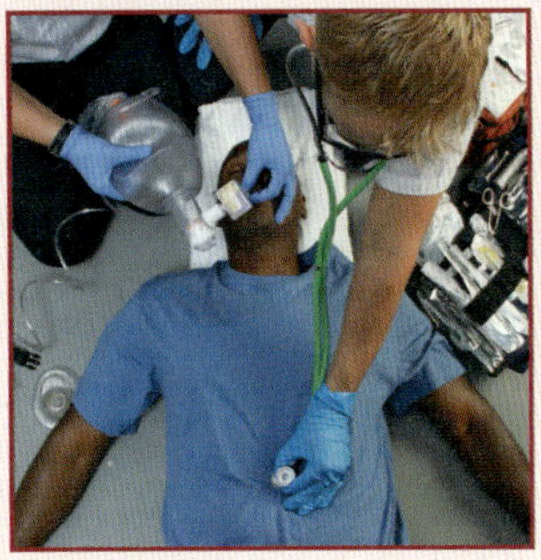

그림 1.31

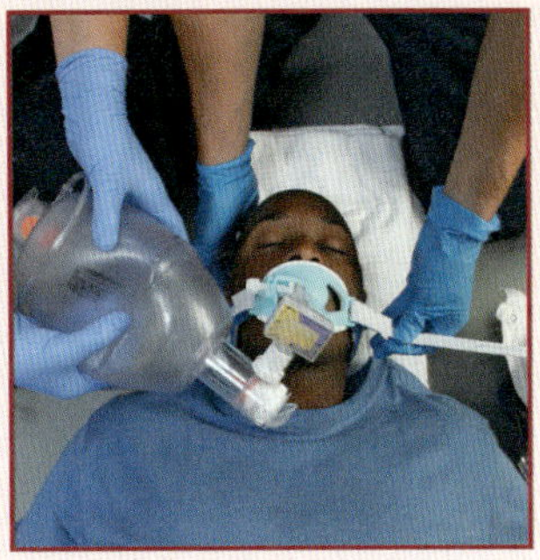

그림 1.32

20. 양쪽 폐음이 고르게 들리고, 명치부위를 청진하면서 튜브가 잘 삽입되었는지 확인토록 한다(그림 1.31). 만일 폐음이 들리지 않는다면 빨리 튜브를 제거한다(chapter 2 참조).

이론적 근거 : 양쪽 폐음이 들리면서 명치부위에서 소리가 들리지 않으면 적절하게 기관내삽관튜브가 삽입된 것을 확인한 것이며 이것은 올바른 튜브 삽입의 기본 지침이 된다.

21. 기관내삽관튜브의 올바른 삽입 확인 제2차 방법은 식도탐지장치(EDD)의 사용이다.

이론적 근거 : 식도탐지장치를 사용하게 되면 잘못 삽입되거나 움직여 이동한 기관내삽관튜브를 구별하는데 도움을 준다.

22. 반창고나 상품화된 튜브고정기를 사용하여 튜브를 고정시킨다.

이론적 근거 : 튜브를 고정시키지 못하면 튜브가 빠져나와 확인할 수 없는 식도 삽관이 발생할 수 있다. 튜브가 식도로 잘못 삽입되면 대부분 환자가 사망한다(그림 1.32).

이송 중 평가

삽관이 필요한 환자들은 적어도 매 5분 간격으로 기도평가를 요하는 위급한 환자들이다. 재평가에는 생명에 위협을 주는 증상과 의식상태 변화 뿐만 아니라 튜브 그 자체에 대한 평가도 해야 한다. 폐음은 환자가 이동할 때마다, 그리고 이송 중에 여러 번 재평가해야 한다. 폐음은 또는 명치부위 소리의 변화는 튜브가 빠진것을 의미하므로 즉시 발관을 요한다. 환기 및 환자 이동 시에 튜브가 뜻하지 않게 기관에서 밀려들어가 기관지로 들어가거나 빠졌다가 다시 식도에 삽입되는 경우가 발생할 수 있다. 튜브 옆면에 표시된 센티미터(cm) 표시를 사용해서 튜브삽입 깊이를 파악하여, 튜브가 용골을 지나 너무 깊게 삽입되지 않고 있다는 것을 확인하는데 도움이 된다.

응급환자에서 가슴의 상승, 튜브 내 응축, 호기말 이산화탄소(ETCO$_2$)의 탐지 및 맥박산소측정기를 이용하여 규칙적으로 튜브확인 방법에 대한 재평가가 이루어 진다면 튜브가 기관지에 정상적으로 유지되고 있음을 확인할 수 있다.

▶ 문제 해결

- 환자에게서 구토반사가 있는 경우에 삽관시, **코인두**로 삽입하는 것이 바람직하다. 구토반사가 계속 있는 경우에 입기관 삽관법은 안정제를 사용하거나(촉진삽관법), 안정제와 혼합한 이완제 사용(RSI)을 권장한다.
- 특히 환기율에 대해 조심해야 한다. 매 분당 60회 정도 빨리 과환기를 하면 저탄산증이 생기고 압력손상, 위팽만, 수동적 역류, 정맥혈액의 환류 감소의 위험성이 증가하는 것으로 병원전 전문조사에서 밝혀졌다.
- 흡입이나 삽관을 시도하기 전 산소공급은 저산소증을 예방하는데 필수적이다. 전산소공급은 삽관 전에 시행하며, 혈액순환이 되는 환자에게는 매 분당 10~12번 비율로, 심폐소생술을 시행하는 환자에게는 매 분당 8~10번의 속도로 100% 산소를 사용하여 양압환기를 시행한다. 정상적인 가슴 오르내림이 이루어지도록 충분히 환기하며, 1초 동안 환기시킨다.
- 전산소공급의 목표는 삽관 전 혈액에 산소를 과포하시켜 삽관 시도 중 저산소증이 생기지 않도록 하는 것이다. 맥박이 있는 환자에게는 맥박산소측정기를 이용한 감시는 이런 목적을 이루는데 유용한 방법이다. 사전 산소공급 중에는 동맥혈 산소포화도(SaO$_2$)는 100%가 되어야 한다. 환자의 SaO$_2$가 90%이하로 떨어지게 되면 삽관 시도를 중단하고, BVM을 이용한 양압환기를 하여야 한다.
- 삽관 후 폐음이 한 쪽에서만 들린다면 튜브는 오른쪽이나 왼쪽 주기관지 한쪽으로 들어간 것이다. 커프에 공기를 빼고 튜브를 몇 cm 정도 빼내고 커프를 다시 부풀려 양쪽 가슴이 고르게 오르내리는지 확인한다. 아직도 양쪽 가슴 오르내림이 되지 않으면 **공기가슴증**의 가능성에 대해 평가하여야 한다.
- 가능하다면, 환자에게 심장감시장비를 부착하여 미주신경 자극을 확인하는데 도움을 받는다. 어떤 응급체계에서는 특히 유년층 환자들에게 아트로핀을 투여해서 느린맥을 야기시킬 수 있는 과도한 미주신경 자극을 방지한다.

- EDD는 튜브의 적정한 위치를 확인하는 빠르고 쉬운 지침이 된다. 최근에 나타난 연구에서는 EDD가 상당량의 공기가 들어가지 전인 삽관 직후에 사용하게 될 때 가장 정확하다고 언급하고 있다. 잘못 끼운 튜브에다 많은 환기를 하게 되면 잘못 양성으로 해독할 수 있어 사실상 튜브가 식도에 잘못 배치되어 질 때에도 기관지에 있다고 믿어지게 한다.

▶사례 연구

당신과 동료는 심정지가 발생했다는 신호를 받고 공원으로 출동했다. 현장에 가까워질 때 여러 사람들이 잔디밭에 어지럽게 서 있는 것을 보게 된다. 현장이 안전하다고 평가해서 가까이 가서 뒤로 물러서라고 요구한다. 여러 사람 한가운데에는 움직이지 못하고 떠들지도 못하는 35세 여성이 있었다. 그녀는 입가에 청색증이 있고, 창백해 보이며, ABC검사를 통해 호흡을 하지 못하고 있으나 맥박이 느리다는 것을 알게 된다. 당신은 동료에게 적정크기의 OPA를 삽입하고 분당 8~10로 100% 산소로 BVM환기를 시작하도록 지시하였다. 환자에게 OPA을 삽입할 수 있었으며 당신은 삽관장비를 준비하였다. 당신은 7.5 기관내삽관튜브를 선택해서 10cc용량의 주사기를 부착시키고 공기를 넣어 커프를 점검하고, 오염이 방지되도록 포장 안에 놓았다. 커프에 공기를 빼고, 탐침을 머피의 눈 바로 위 수준에 삽입시켜 튜브를 "골프채"모양으로 만들었다. 준비된 기관내삽관튜브를 옆에 놓고, 후두경 불빛이 희고, 밝다는 것을 확인한다.

삽관을 시도하기 전 30초가 남았다는 것을 알고, 동료에게 환자에 대한 전산소공급을 시행하고 당신이 삽관준비가 되었을 때 동료에게 OPA를 제거하도록 요청한다. 당신은 흡입장치가 잘 작동하고 흡인튜브에 rigid-tip 도관이 부착되어 필요할 때에는 언제나 그것을 사용할 수 있도록 오른쪽에 놓여 있음을 확인한다. 동료에게는 어서 하자고 끄덕이는 신호를 보내며 당신은 환자의 오른쪽으로 동료는 왼쪽으로 간다.

수지교차법으로 환자 입을 열고, 직선형 후두경날을 환자의 입에 넣는다. 후두경날이 후두개를 덮는 것이 보이자 후두경 손잡이를 들어올려 성대의 하얀 부위가 보일 때까지 하악골을 올린다. 동료에게 기관내삽관튜브를 달라고해서, 튜브의 흑색표시부분이 바로 성대 수준에 가도록 튜브를 밀어넣는다. 튜브 말단에 식도검사기구를 부착하고 기구는 어려움 없이 재팽창한다. 기관내삽관튜브의 커프를 부풀리고, 탐침을 제거하고 삽관튜브와 BVM 사이에 변색ETCO$_2$ 검출기를 연결하여 환자에게 환기를 시작한다. 당신은 적절히 가슴이 오르내리고 튜브 안에 응축을 볼 수있다. 청진시 양측 폐음이 같으며 명치부에서는 소리가 들리지 않음을 확인했다. ETCO$_2$검출기로 변색상태를 확인하고, 튜브고정장비를 이용하여 튜브를 안전하게 고정하고 폐음을 다시 평가하고 환자에 대한 검사를 계속한다. ■

MEMO

Chapter 2

기관내삽관튜브 발관

Endotracheal Tube Extubation

핵심용어

- 흡인(Aspiration)
- 흡인 폐렴(Aspiration pneumonia)
- 저산소증(Hypoxic)
- 왼가쪽자세(Left lateral position)

학습목표

학습자들은 다음 사항을 수행할 수 있어야 한다.

- 환자에게 기관내삽관튜브 제거를 수행하기 위한 적응증을 열거할 수 있다.
- 기관내삽관튜브 제거를 적절하게 수행하기 위한 중요성을 설명할 수 있다.
- 환자에게 기관내삽관튜브 제거를 수행할 때 적절한 기술을 설명할 수 있다.
- 기관내삽관튜브 제거를 적절하게 수행하기 위한 방법을 시연할 수 있다.

서론

만일 기관내관 삽관을 하고 있는 환자가 구토반사를 시작하거나 혹은 자발호흡을 시작한다면 어떤 일이 발생하겠는가?

즉시 발관을 해야 하는 두 가지의 적응증이 있다. 발관은 삽관 적응증의 반대가 되거나 혹은 기관내삽관튜브를 빠르게 제거하는 것이다.

기관내삽관튜브를 제거하는데 있어서 고려해야 할 두 가지 상황은 (1) 기관내삽관튜브가 기도로부터 이탈되었을 때 (2) 처치 후 환자 상태가 현저하게 호전되었을 때이다. 성공적인 치료 후에 발관이 요구되는 환자의 예로는 무의식환자 혹은 저혈당으로 발작을 하는 환자가 포함되나 포도당 투여 후 환자의 의식이 깨어난 경우는 제외된다. 마약을 과량 투여한 환자와 조기에 기도관리가 요구되는 환자가 포함되지만 날록손 치료 후에 순조롭게 반응한 환자와 제세동에 반응한 심정지 후 환자는 제외된다.

기관내삽관튜브의 위치 이탈이 의심되는 무의식환자에 있어서 발관은 아주 간단한 절차이다.

입인두를 흡인하고 커프의 공기를 제거한 후 환자에게서 기관내삽관튜브를 제거한다.

무의식 환자와 치료에 반응을 한 의식이 명료한 환자에 있어서 절차는 좀 더 많이 포함된다. 그러나 상대적으로 쉽고 간단하다.

이들 절차는 뒷장에서 자세하게 다루어질 것이다.

환자에서 발관을 하기 전에 우선 필요한 두 가지 사항이 있다.

환자를 **왼가쪽자세**(좌측와위)로 눕히거나 혹은 환자를 똑바로 앉히는 것은 아주 중요하고 딱딱한 카테터가 달린 흡인기를 사용할 수 있도록 전원이 켜 있어야 하고 준비되어 있어야 한다.

기관내삽관튜브 커프의 공기를 제거하기 전에 인두 안의 분비물 혹은 구토물을 깨끗하게 제거 된 것을 확인하는 것, 또한 흡인의 가능성을 제거하는 것도 중요하다.

준비가 되면 입인두를 흡인하고, 환자를 왼가쪽자세로 눕히고, 커프의 공기를 제거하고, 환자에게 심호흡을 하도록 지시한다. 환자가 가장 깊게 들숨을 했을 때 흡인을 계속 진행하면서 기도에서 기관내삽관튜브를 빠르게 제거한다.

기관내삽관튜브를 제거하자마자 비재호흡마스크로 100%의 산소를 공급한다. 만일 환자가 심한 기침을 하거나 구토를 한다면 환자에게 불어주기방법으로 산소를 투여한다.

기도가 깨끗해진 후 환자가 자신의 기도를 보호할 수 있다면 당신은 환자를 똑바로 앉혀 놓고 재평가하고 초기평가와 정밀신체평가를 완성한다.

▶ 장비

다음과 같은 장비가 필요하다.

- 글러브
- 보호안경
- 흡인장비
- 청진기
- 10cc주사기
- 고유량 고농도 산소
- 비재호흡마스크

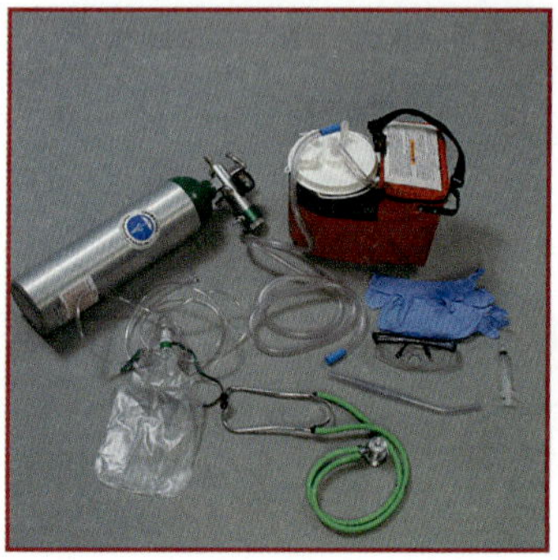

그림 2.1

평가

기관내삽관튜브를 제거하기 전에 당신은 임상검사에 근거한 두 가지 상황 중 한 가지를 확실하게 준비해야 한다. 하나는, 환자에게 삽관되어진 기관내삽관튜브가 기관내로 들어가지 않는 경우이고, 두 번째는 기관내삽관튜브에 의한 기도 보호가 더 이상 요구되지 않는 환자에게 삽관이 되어 있는 경우이다. 삽관이동 혹은 즉각적인 발관이 요구되는 식도삽관 적응증은 환기를 하는데 가슴이 올라오지 않는 경우, 양쪽 호흡음이 없는 경우, 환기를 하는데 명치부위에서 청진음이 들리지 않는 경우, 적절한 관류가 있는 환자에서 호기말 이산화탄소측정기가 보라색으로 색깔이 나타나는 경우, 혹은 호기말 이산화탄소분압측정기가 "0"으로 기록되는 경우이다.

성공적인 처치 후 발관의 적응증은 의식회복, 변화되지 않는 의식상태, 적절한 호흡률과 호흡량으로 자연스러운 호흡, 적절한 산소포화도, 환자에게서 구역반사와 기침이 있는 경우이다.

절차 : 기관내삽관튜브 발관

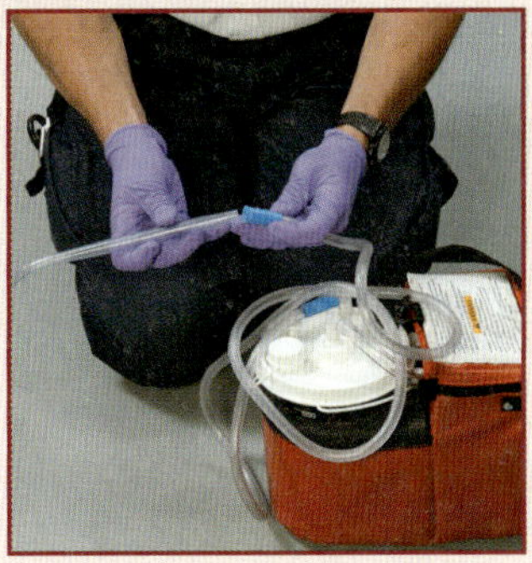
그림 2.2

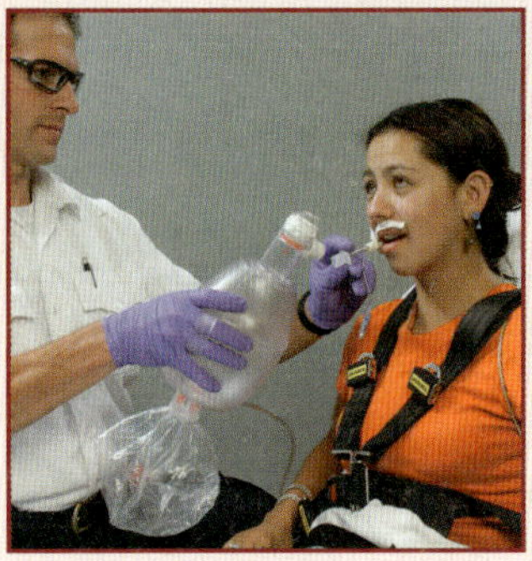
그림 2.3

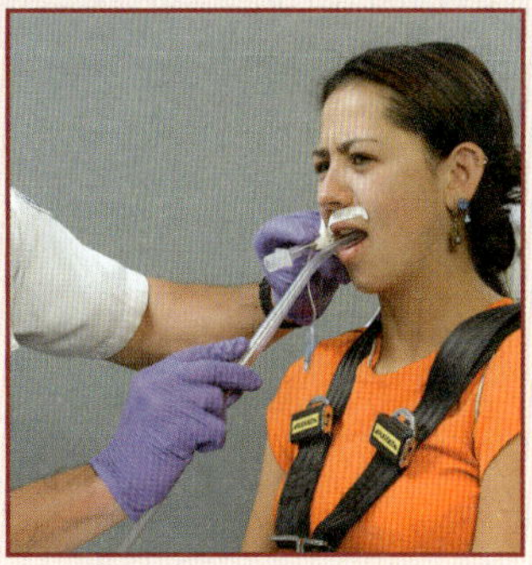
그림 2.4

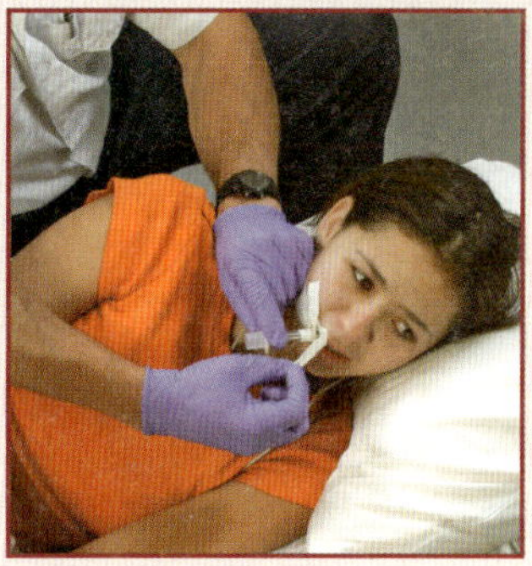
그림 2.5

1. 감염방지를 시행한다.
   이론적 근거 : 기도주위를 처치할 때 감염된 호흡기 내용물이 구조자의 얼굴에 묻지 않도록 하기 위해 글러브와 보호안경을 착용한다.

노인환자 주의사항

많은 노인환자들은 면역체계가 약해져 있고 호흡기 감염에 더욱 민감하다. 환자로부터 호흡기계 질병을 예방하기 위해서 마스크와 글러브, 보호안경 등을 착용해야 한다.

2. 흡인장비를 조립하고 확인하는 것은 업무 순서에 있다(그림 2.2).
   이론적 근거 : 흡인장비는 충전되어 있어야 하고 가래, 혈액, 구토물과 같은 기도내 내용물을 제거하기 위해 충분히 강한 흡인을 하기 위해서 전력을 공급하는 곳에 부착시켜야 한다.
3. 환자에게 절차를 설명한다(그림 2-3).
   이론적 근거 : 발관은 환자에게 기침 및 구토를 유발하게 한다. 이러한 일시적인 불편감을 환자가 느낄 수 있음으로 준비해야 한다. 부가적으로 이러한 절차를 돕기 위해 환자에게 심호흡을 하도록 해야 할 것이다.

소아환자 주의사항

소아와 영아의 입인두는 성인에 비해 아주 부드럽다는 것을 기억한다. 입안구석에서부터 아래턱각까지 흡인 카데터의 길이를 측정하고, 카데터를 소아의 입안으로 넣는데 측정한 길이보다 더 많이 넣지 않는다.

4. 입인두를 흡인한다(그림 2.4).
   이론적 근거 : 입인두로부터 물질 제거는 기관내삽관튜브 제거에 따라 환자가 즉시 들어 마시는 흡인을 예방하게 된다.
5. 환자를 왼가쪽자세(좌측와위)로 눕힌다.
   이론적 근거 : 튜브를 제거시 환자가 구토를 할 수 있는데 왼가쪽자세는 흡인을 막아주게 된다.
6. 기관내삽관튜브를 고정했던 장비를 제거한다(그림 2.5).
   이론적 근거 : 반창고 또는 다른 기관내 튜브 고정 장비는 발관에 앞서 제거를 해야 한다.

소아환자 주의사항

만일 커프가 없는 튜브가 소아에게 사용되었다면 커프의 공기를 제거할 필요가 없다. 일반적으로 기관내삽관튜브의 크기가 5.5이하에서는 커프가 없다. 구조자가 튜브 크기 선택과 커프 압력 팽창, 튜브위치 확인을 정확하게 한다면 커프가 있는 기관내삽관튜브는 영아나 소아에 있어서 커프가 없는 튜브만큼 안전하다(신생아는 예외).
어떤 상황에서(폐순응도 불량, 높은 기도저항, 큰 성문에 공기유출)는 커프가 있는 기관내삽관튜브가 선호 될 수 있다.

7. 10cc주사기를 사용해 기관내 튜브 끝부분의 커프에서 공기를 완전하게 제거한다(그림 2.6).
   이론적 근거 : 만일 공기가 제거하지 않고 튜브를 제거한다면 기관에 손상이 발생하게 된다.
8. 깊게 숨을 들이신 후 입인두를 흡인하는 동안 기관내삽관튜브를 빠르게 제거한다(그림 2.7).
   이론적 근거 : 기관내삽관튜브를 제거할 때 불편하므로 조심스러우면서도 빠르게 시행해야 한다.
9. 환자를 앉히고 기도가 개방되었는지, 적절한 환기상태 인지 확

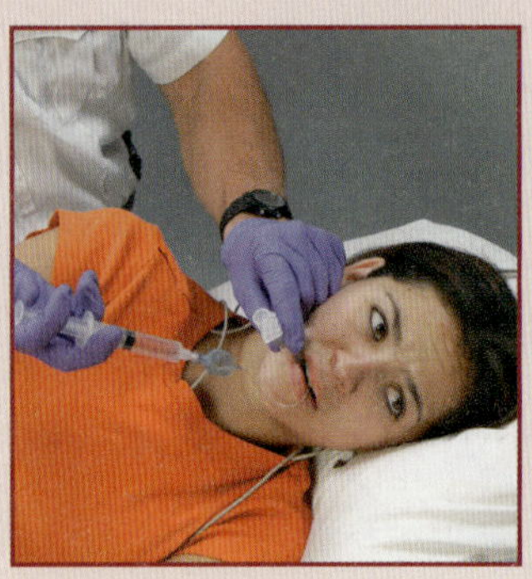

그림 2.6

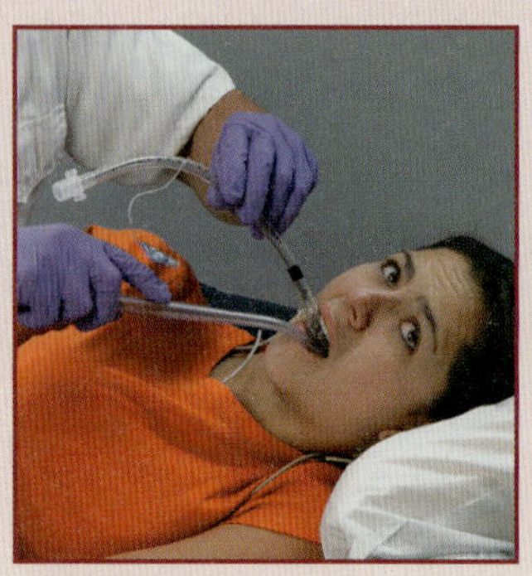

그림 2.7

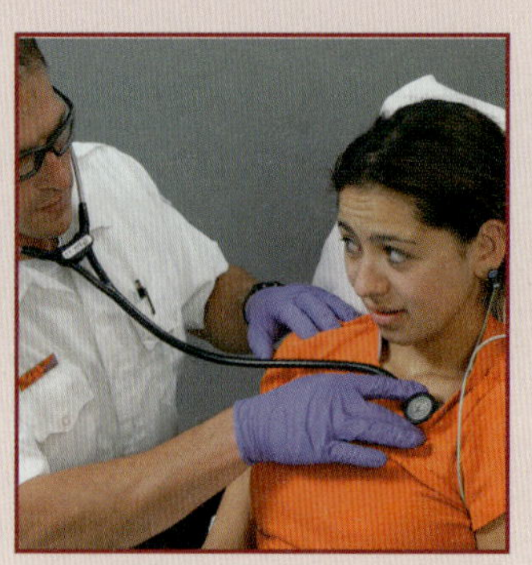

그림 2.8

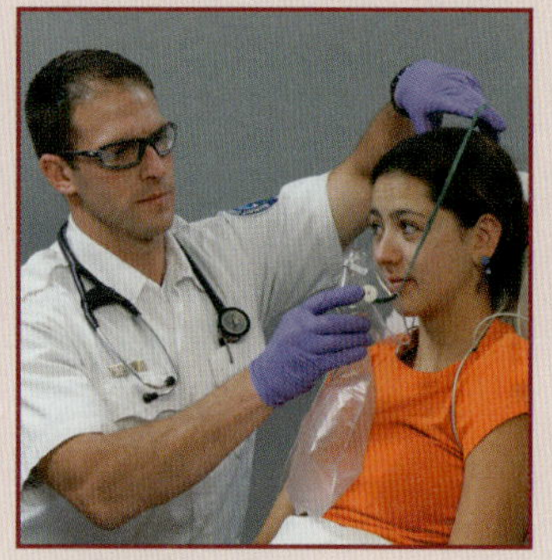

그림 2.9

인한다(그림 2.8).

이론적 근거 : 환자는 스스로 호흡을 하지 못 할 수 있으므로 철저하게 평가한 후 발관하는 것을 결정한다. 환기상태가 발관 후에 즉각적으로 이루어지지 않는다면 환기를 보조하거나 혹은 재 삽관을 고려해야 한다.

노인환자 주의사항

발관 후에 적절한 호흡을 재게하는 데 어려움을 겪는 일은 모호한 질병 때문에 노인에서는 흔한 일이다. 발관하고 몇 분이 지나서도 호흡수와 호흡량이 적절하지 않다면 재 삽관을 고려해야 한다.

10. 환자에게 비재호흡마스크로 고유량 고농도 산소를 공급한다(그림 2.9).

    이론적 근거 : 흡인과 발관은 환자를 저산소 상태로 만들 수 있다.

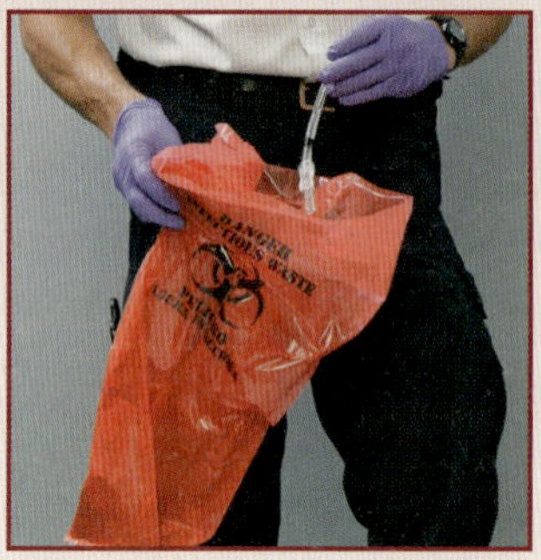

그림 2.10

산소공급은 환자를 적절한 산소농도 수준으로 유지하도록 도와 준다.

11. 폐기물처리 용기에 모든 장비를 모아서 처리한다(그림 2.10).

    이론적 근거 : 기도내에 혹은 기도주위에 사용되었던 장비는 잠재적으로 감염된 물질로 오염되어 있을 수 있으므로 폐기물 처리 용기에 처리되어야 한다.

이송 중 평가

만일 발관을 하기로 결론이 내려졌다면 환자 상태가 좋아져서 환자 스스로 기도관리를 할 수 있는 것으로 결정되어왔다. 그러나, 발관을 마치고 난 후에 환자가 자연스럽게 호흡을 시작하지 못하게 되는 상황이 발생할 수 있거나 또는 일정시간이 지난 후에도 환자 스스로 적절한 환기와 산소화가 유지되지 않을 가능성도 있다. 그러므로 지속적으로 기도와 호흡기 상태를 감시하는 것이 필요하다. 실제로 일부 시스템에서는 병원 전 단계에서 발관보다는 진정시키는 것을 더 선호한다. 게다가 이송 중에 관련된 다른 모든 요소, 즉 심박동,

혈압, 피부상태, 의식상태, 기도개방 재평가, 호흡수, 폐활량, 폐음 등의 평가가 요구된다. 만약 환자에게 저환기가 시작된다면, 백-밸브마스크를 이용해 환기보조를 고려해야 하고 재삽관을 실시해야 한다. 환자가 발관 후 목에 통증, 쉰 목소리 혹은 삼킴곤란 등을 경험하는 것은 흔한 일이다.

삼킴곤란은 특히 노인에서 흡인의 위험성을 증가시킨다. 게다가 심한 성대문부종은 발관 후 협착음과 기도폐쇄의 원인이 될 수 있다.

진전된 협착음은 라세믹에프네프린(racemic epinephrine)을 분무하므로 치료되고, 환자가 완전 기도폐쇄로 발전되는 느낌이 있다면 즉시 재 삽관을 실시해야 한다.

▶ 문제해결

- ▶ **폐렴**으로 인한 사망률은 아주 높다. 적절하게 흡인을 해야 하고 환자가 혈액이나 구토물을 들어 마시지 않도록 예방해야 한다.
- ▶ 발관은 환자의 구역반사를 자극하게 될 것이다. 발관을 하는 동안에는 흡인을 확실하게 해야 하고 발관 바로 전과 후에는 하지 말아야 한다.
- ▶ 한 손은 제거할 튜브를 잡고 다른 한 손은 흡인 카데터를 잡아야 하기 때문에 발관을 하는 동안 흡인을 하는 것은 어려울 수 있다. 당신이 커프에 공기를 제거하고 튜브를 제거하기 위해 집중하는 동안 흡인을 도와줄 사람이 필요하다.
- ▶ 발관의 절차가 진행되는 동안 환자에게 심호흡을 하도록 지시한다. 이러한 심호흡은 성대를 개방하고 구역반사와 발관이 진행되는 동안 구토를 예방해준다.

▶ 사례연구

당신과 동료는 목격된 심정지 환자를 성공적으로 소생시킨 후에 이송 중이다.

당신은 호흡과 맥박을 평가하면서, 기침과 구역반사가 시작되는 힘없는 환자의 소리를 듣는다. 몇 분 후 환자가 당신과 동료를 추적하는 것을 그의 눈을 따라 주목한다. 환자 옆에 앉아서 환자가 머리를 끄덕여서 대답할 수 있도록 폐쇄형 질문을 시작한다. 그러면 환자가 의식이 명료한지 지남력이 있는지 알 수 있다.

동료가 확인한 바에 의하면, 환자의 산소포화도는 100%, 호기말 이산화탄소분압은 40mmHg, 환자의 폐는 깨끗하고 피부는 따뜻하고 건조하다.

심전도 리듬은 정상이고, 맥박은 규칙적이며 82회, 혈압은 126/70mmHg이었다.

환자의 호흡기 상태가 발관을 견뎌 낼 수 있을 것이라는 것을 결정한 후 당신은 환자에게 발관 절차를 설명해야 하고, 환자는 이해가 되면 머리를 끄덕일 것이다. 환자에게서 흡인을 한 다음 왼가쪽자세(좌측와위)로 돌려 눕히고, 튜브를 고정하고 있는 반창고를 제거하고, 커프의 공기를 제거한다. 환자에게 심호흡을 하도록 지시하고 지속적으로 흡인을 하는 동안 기관내삽관튜브를 제거한다. 환자는 심하게 기침을 하고 입안으로 약간의 구토물이 역류할 것이다. 당신은 즉시 흡인하여 제거하고 구토물이 기도에서 깨끗하게 제거 되었을 때 환자를 돌려서 앉힌다. 비재호흡마스크로 산소를 공급할 때 환자가 얼굴을 들며 쉰 목소리로 "감사합니다"라고 말을 한다. 당신은 "천만에" 라고 답하며 재평가를 시작한다. ■

MEMO

Chapter 3

소아기관내 삽관

Pediatric ET Intubation

핵심용어

- 백-밸브마스크(Bag-valve mask)
- 커프가 있는 기관내삽관튜브(Cuffed ETT)
- 고탄산증(Hypercapnia)
- 저산소혈증(Hypoxemia)
- 곡선형 날(Macintosh blade)
- 직선형 날(Miller blade)
- 코인두기도기(Nasopharyngeal airway)
- 입인두기도기(Oropharyngeal airway)
- 개방되어 있는(Patent)
- 전산소화(Preoxygenation)
- 탐침(Stylette)
- 커프가 없는 기관내삽관튜브(Uncuffed ETT)
- 계곡(Vallecula)

학습목표

학습자들은 다음 사항을 수행할 수 있어야 한다.

- ▶ 소아환자에서 기관내 삽관 실행을 위한 지시를 열거할 수 있다.
- ▶ 소아환자에서 적절한 기관내 삽관 실행의 중요성에 대해 설명할 수 있다.
- ▶ 소아환자에서 적절한 기관내 삽관 실행 기술에 대해 설명할 수 있다.
- ▶ 소아환자에서 기관내 삽관 실행 능력을 입증할 수 있다.

서론

성인에서와 같이 기관내 삽관은 소아환자에서 환자 기도개방을 위한 '황금과 같은 기준'이다. 성인과 달리 소아환자는 심장 문제로 인한 심정지는 거의 발생하지 않으며 호흡정지에 의한 심정지가 많다. 소아환자는 기도관리가 생명을 구하는 처치가 되기 때문에 매우 중요하다. 소아환자에서 적절하게 기도를 조절하지 못할 경우 사망을 초래할 수도 있다.

소아환자 주의사항

백-밸브마스크 환기는 단기간에 걸친 기관내삽관튜브를 통한 환기와 같이 효과적일 수 있다. 입원 전 상황에서 특히 이송 시간이 짧은 경우는 백-밸브마스크를 이용하여 소아와 영아에게 환기시키고 산소를 공급한다(Class IIa 권장사항).

소아 삽관의 장점과 지시사항은 성인에 대한 장점과 지시사항을 반영하고 있으며(1장 참고) 신생아에서 태변 흡입의 경우 기관 흡입의 필요성도 포함하고 있다. 소아환자의 삽관에 대한 직접적인 금기는 없다. 소아와 성인환자에 대한 기관내 삽관이 동일한 기본 절차에 따르고 있지만, 소아의 기도는 여러 가지 중요한 해부 · 생리적인 면에서 성인의 기도와 차이가 있어 중요한 임상 결과를 초래할 수 있다.

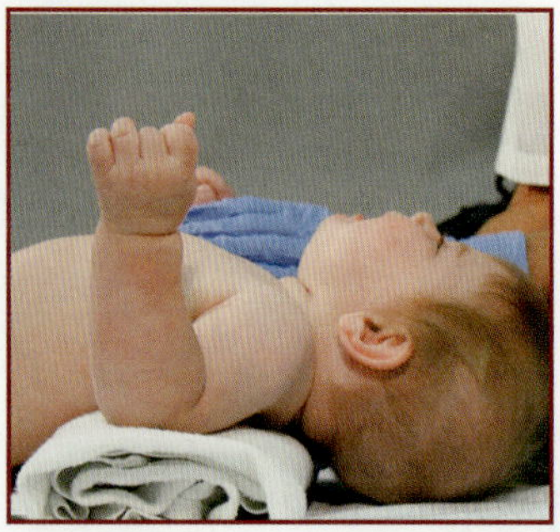

그림 3.1

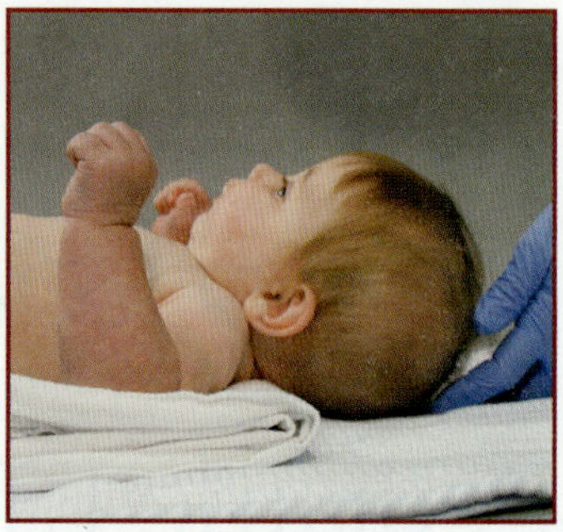

그림 3.2

소아환자의 기도는 성인의 기도보다 직경이 작고 길이가 훨씬 짧기 때문에 기도를 확보할 때 환자의 목이 지나치게 젖혀질 경우에는(그림 3.1) 쉽게 비틀리고 폐쇄될 수 있으며, 기도유지가 소홀히 된 경우에는 과다굽힘이 될 수 있다(그림 3.2). 또한 반복된 삽관으로 인한 질병이나 상해에 의해 초래된 비교적 소량의 부종은 상당한 공기흐름의 감소와 기도순응의 감소, 호흡활동의 증가를 초래할 수 있다.

소아환자의 혀는 입인두에 비해 크며, 성인에 비해 많은 입안에 분비물을 생성한다. 이러한 상황 모두가 기도관리를 더욱 어렵게 할 수 있다. 큰 혀와 다량의 분비물이 앞쪽에 위치하는 것은 삽관을 어렵게 할 뿐만 아니라 기본소생 환기를 방해할 수 있다. 이러한 어려움은 적절한 크기의 **입인두기도기**나 **코인두기도기**를 사용하고 필요 시 적극적으로 소아환자를 흡인함으로써 쉽게 극복될 수 있다.

소아 후두의 앞 위쪽에 있는 큰 혀는 성대문 개방을 어렵게 할 수 있다. 기도삽관을 위해 **직선형**(Miller) **날**을 이용하는 것은 이러한 상황에서 도움이 될 수 있다. 왜냐하면 **곡선형**(Macintosh) **날**보다 더 많은 후두덮개 변위를 제공하기 때문이다.

영아나 소아의 후두덮개는 성인보다 더 좁고, 약하며 긴 경향이 있다. 성대는 서로 다른 모양이며 성인의 성대보다 더 앞에 부착되어 있다. 직선형 날은 후두덮개를 들어 올릴 수 있도록 설계되어 있어 곡선형보다 더 이로울 수 있으며, 시야에서 성대문까지 후두덮개를 이동할 것이다. 당신은 소아환자의 해부학적 형태의 차이에 익숙해져야 후두덮개, 모뿔연골 그리고 성대문개방과 같은 특정 기도 경계를 확인할 수 있다.

보다 어린 소아환자들에서 기도의 가장 좁은 부위는 성인과 같이 성대가 아니지만 반지연골의 수준에서 기관내삽관튜브를 "꽉 잡고" "생리적 커프"로 작용할 것이다(그림 3.3). 결과적으로 기관내삽관튜브는 성대문이 아니라, 반지연골 크기로 만들어지며 커프가 없는 기관내삽관튜브가 사용된다. 적절한 깊이의 삽입을 돕기 위해 대부분의 소아용 기관내삽관튜브는 튜브의 말단 1/3에 성대 표지(자)를 가지고 있다(그림 3.4). 기관내삽관튜브는 성대 사이에 이러한 표지를 위치하는 깊이까지 삽입되어야 한다. 또한, 일부는 다음의 공식을 사용하기도 한다(삽입 깊이(cm) = (나이 ÷ 2) + 12).

Broselow® tape와 같은 길이를 토대로 한 소생술 반창고의 사용은(그림 3.5), 소아환자에서의 기관내삽관튜브의 크기 결정을 위해 권장된다. 커프가 없는 튜브의 크기는 '(나이 ÷ 4) + 4' 로 계산되고, 적절한 크기의 커프가 없는 기관내삽관튜브를 결정하기 위해 사용될 수 있다.

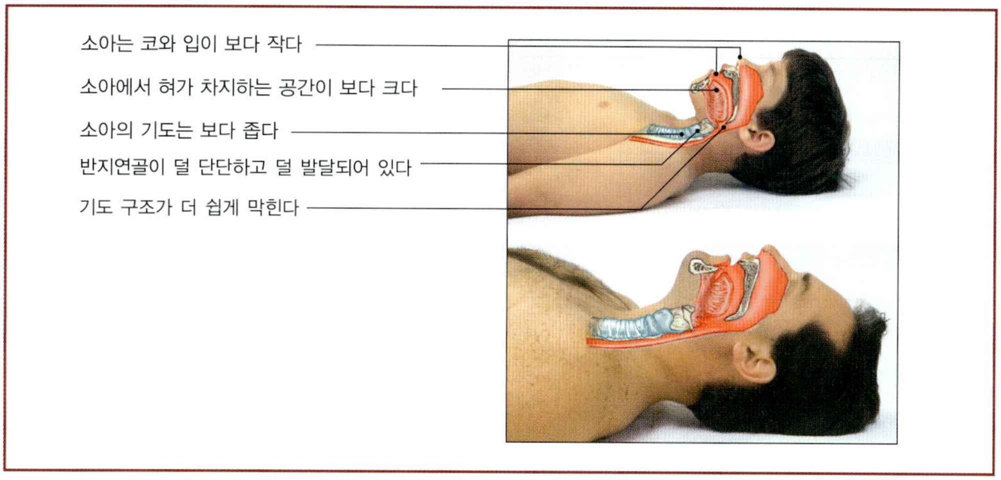

그림 3.3

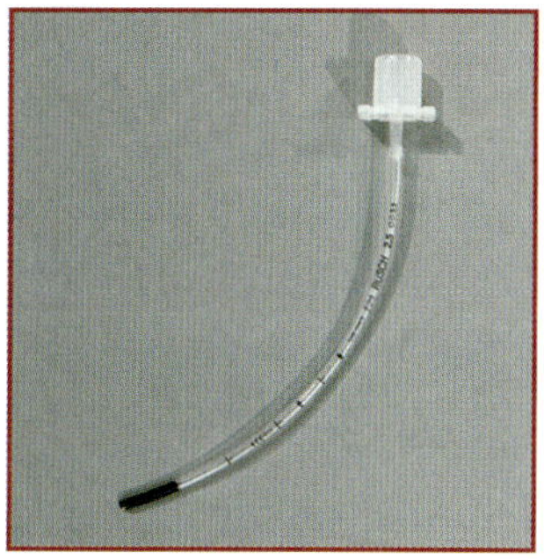

그림 3.4

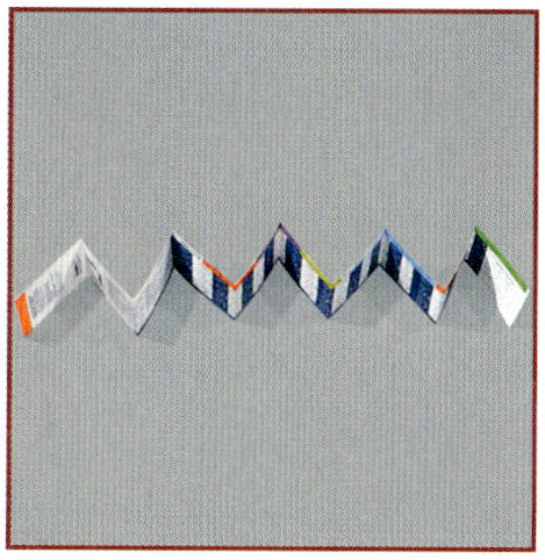

그림 3.5

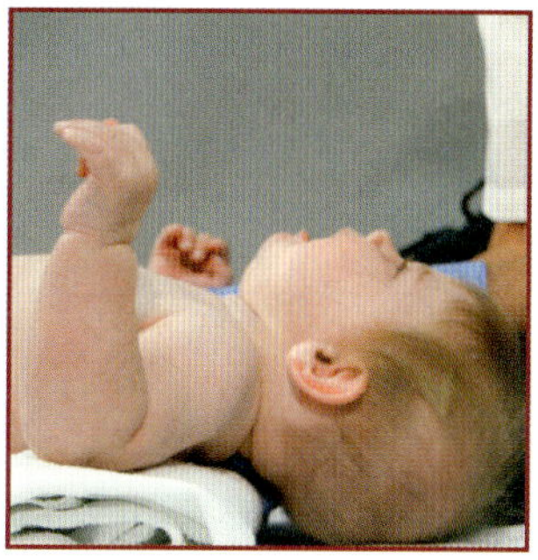

그림 3.6

만일 커프가 있는 기관내삽관튜브가 사용될 경우에는 '(나이 ÷ 4) + 3'의 공식이 적절한 크기의 기관내삽관튜브를 결정하기 위해 사용될 수 있다.

성인과 같이 우리의 목표 중 하나는 소아환자의 기도를 개방하여 복장패임과 같은 높이에 이관(ear canal)이 위치할 수 있도록 "냄새 맡는 자세(sniffing position)"를 취해 주는 것이다. 이 자세는 입안, 인두, 기관지 축을 정렬하여 성대문을 보다 잘 보일 수 있게 한다. 그러나 이것이 어떻게 이루어지는가는 각 소아환자의 신체 발달 및 해부학적 특성에 따라 다르다. 신생아와 영아는 신체에 비해 머리가 크기 때문에 목의 과다굽힘과 이로 인한 기도폐쇄를 막기 위해 어깨 아래에 패딩을 대 주는 것이 좋다(그림 3.6). 이것이 이루어질 때 넓은 뒤통수와 어깨 아래 패딩은 기도삽관을 하는 동안 최적의 기도유지와 후두를 눈으로 보기위해 요구되는 정확한 머리기울임이 되어 머리 아래에 패딩을 하는 것이 불필요하게 한다. 2세 이상의 소아에서는 성인과 같이 머리 아래에 패딩을 하는 것이 좋지만 가끔 성인은 더 적다.

환자를 적절한 위치에 둔 후 입인두기도기나 코인두기도기, 백-밸브마스크, 그리고 100% 산소를 이용한 BLS 환기에 의한 전산소화는 기관내삽관 이전에 실시되어야 한다.

환기가 될 때마다 전달되는 일회호흡량은 가슴이 정상적으로 오르내릴 수 있도록 해야 한다. 모든 연령 집단에 대해 모든 사항을 기억하는 것이 어렵기 때문에 기준척도를 제공할 수 있도록 어떤 유형의 참고 차트를 항상 휴대하도록 강력히 권장되고 있다.

맥박산소측정기의 사용은 맥박이 있는 환자에서 전산소화를 평가하는데 도와줄 수 있다. BLS 기도 관리를 제공하는 개인들은 가능한 100%에 가깝게 산소포화도(SaO_2)를 제공하기 위해 노력해야 한다. 모든 환자에서 가슴의 오르내림, 마스크밀착, 백-밸브마스크 순응 그리고 환자 피부색 등의 평가는 환기 효과에 대한 보다 나은 지표가 될 것이다.

소아환자에서의 모든 차이점 때문에 소아환자에서의 기관내삽관은 성인과 같은 절차에 따른다. 환자는 삽관 시도 이전에 적절하게 전산소화되어야 하며, 백-밸브마스크 환기는 산소포화도가 환기 환자에서 90%까지 떨어지거나 심정지 환자에서 30초 후 재개되어야 한다. 소아환자가 성인보다 빠르게 산소포화도가 감소한다는 것을 기억하는 것이 중요하므로, 맥박이 있는 환자들에서는 산소포화도에 대한 특별한 주의를 요한다.

소아환자들은 기관내삽관튜브의 잘못된 위치, 변위 혹은 폐쇄 등의 많은 위험이 있다. 환자를 이송할 경우 정확한 기관내삽관튜브의 위치를 확인하여야 한다. 튜브의 기관 내 위치는 이차평가 뿐만 아니라 일차평가에 의해 확인되어야 한다. 일차평가는 가슴의 오르내림, 오른쪽 · 왼쪽 폐음, 명치부위음 등과 같은 임상 징후의 평가를 포함한다. 호기말이산화탄소측정기와 식도 감지기(EDD)는 적절한 기관내삽관튜브 위치를 확인하기 위해 사용되는 이차평가이다.

치료 환경(예를 들어 입원 전, 응급실이나 수술실 등)에 관계없이 관류 심장 리듬을 가진 삽관된 모든 영아와 소아에서 기관내 튜브 위치를 확인하기 위해서는 호기말이산화탄소측정기나 호기말이산화탄소분압측정법이 사용되어야 한다. 호기말이산화탄소측정기는, 심장정지 동안 발견하기가 어려울 수도 있어 기관내삽관 위치는 직접적인 후두경 검사를 사용하여 확인되어야 한다. 식도감지기는 삽관 후 기관내삽관 튜브의 끝에 부착되는 self-inflating(스스로 부풀어 오르는) 풍선이다. 이것은 20kg 이상의 소아에 대한 기관내삽관튜브 위치를 확인하기 위해 사용될 수 있다.

기관내삽관 후 호기말이산화탄소측정은 2kg 미만의 소 · 영아에서는 권장되지 않는다. 팽창식 커프가 없기 때문에 호기말이산화탄소분압측정기가 사용된 경우, 반창고나 상업용 장치를 이용하여 기관내삽관튜브를 빠지지 않도록 고정해야 된다. 왜냐하면 그것이 기관내삽관튜브에 무게를 가중시켜 튜브를 빠지게 할 위험을 증가시키기 때문이다.

▶ 장비

다음과 같은 장비가 필요하다(그림 3.7) :

- ▶ 글러브
- ▶ 보호안경
- ▶ 마스크
- ▶ Length-based 소생 테이프
- ▶ 흡입 장비
- ▶ 기관내삽관튜브
- ▶ 탐침
- ▶ 후두경 손잡이(작동 배터리가 있다)
- ▶ 후두경 날(다양한 크기와 유형)

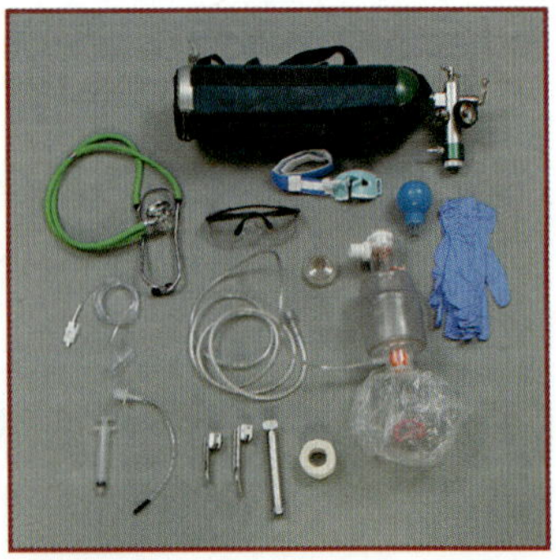

그림 3.7

- 청진기
- 백-밸브마스크
- 반창고 혹은 상업용 튜브 고정기
- 식도감지기
- 호기말이산화탄소검출기(다른 호기말이산화탄소장치)

평가

기관내삽관은 전문소생술 술기로 간주되지만 삽관을 요하는 환자에 대한 평가는 기본 요소에 초점을 두고 있다. 즉각적인 삽관 시도를 하는 가장 분명한 평가 결과는 호흡이나 심장정지에 따른 질식(일시 호흡정지)이다. 또한 빠른호흡, 빠른맥, 코벌렁임, 끙끙거림, 움츠림, 말초 청색증 그리고 불안 등에 의해 입증된 것과 같이 심한 호흡곤란은 빠르게 호흡기능상실과 심정지를 초래할 수 있다.

호흡곤란은 보통 추가 산소 투여에 반응하여 삽관을 요구하지는 않지만, 호흡기능상실의 증상과 징후는 기관내삽관의 필요성을 강력히 제시하고 있다. 이러한 징후와 증상은 빈약한 근력, 느린맥으로 나빠지는 빠른맥, 느린맥으로 나빠지는 빠른호흡, 중추 청색증, 그리고 혼수 등을 포함한다. 호흡곤란에서 호흡기능상실 그리고 호흡정지 및 심장정지로 이어지는 진행은 빠르게 일어날 수 있으므로 당신이 환자를 자주 평가하여 기도를 안전하게 하고 산소를 공급하여 조기에 환기를 시켜줄 것을 요구한다.

기관내삽관을 필요로하는 절박한 기도폐쇄는 폐쇄 진행의 가능성을 인식하여 미리 예상할 수 있다. 기도 화상, 아나필락시스 혹은 후두덮개염 등이 있는 환자들은 기도폐쇄 진행의 높은 위험에 있는 것으로 고려되어야 하며 삼킴곤란, 침 흘림, 쉰 목소리, 천명 그리고 호흡곤란 등의 진행이나 악화 등을 면밀히 관찰해야 한다. 부종이나 팽창은 좁은 소아 기도의 직경을 크게 감소시킬 수 있다는 것을 명심한다. 따라서 징후와 증상을 초기에 인식하여 기관내삽관 장비를 준비하고, 완전한 기도폐쇄 이전에 삽관 결정을 내리는 것이 중요하다. 무호흡, 청색증, 의식상실, 환기불능 등에 의해 입증된 것과 같이 이물질에 의한 기도폐쇄는 직접적인 후두경을 사용하여 이물질을 제거한다. 영아는 입에다 물건을 넣으려는 경향이 있기 때문에 이물질에 의한 기도폐쇄의 높은 위험에 노출되어있다.

원래 무의식은 기관내삽관의 절대적 표시가 아니라 구역질 반사가 없거나 흡인 위험이 없을 때 나타난다. 병원 전 환경에서 대부분의 환자들은 위속에 내용물이 있는 것으로 추정될 수 있기 때문에 구역반사가 없는 환자는 기관내삽관의 가능성이 있다. 환자에게 입인두기도기를 삽입하고 양압환기를 시행하고 있다면 포도당을 투여하는 저혈당 환자나 환기와 산소 투여에 반응할 것으로 예상되는 환자에게 기관내삽관을 해야 한다. 만일 이들 환자들이 구토를 하고 있고, 기도를 통제할 수 없다면 즉각적인 삽관이 요구될 수도 있다.

배내똥 흡인 치료를 위한 깊은 기관 흡인 역시 신생아에서 기관내삽관을 시행한다. 배내똥으로 오염되어 상태가 나빠져 있는 신생는 출생 직후 기관 흡인을 받아야 하며, 장비와 전문기술이 유용하다. 기관 흡인은 배내똥으로 오염된 액체를 가진 신생아에서는 필요하지 않다. 두껍거나 적은 배내똥의 존재가 이러한 술기의 실시 여부를 결정하지는 않는다;

환자의 임상증상이 이러한 술기의 시행을 결정하게 된다. 신생아 우울의 징후 및 증상은 느린 호흡, 약한 호흡, 그렁거림, 강한 울음의 부재, 약한 근력, 느린맥 그리고 산소 투여에 반응하지 않는 청색증 등이다.

절차: 소아기관내 삽관

1. 소아환자의 삽관을 준비한다. 소아가 관류 리듬이 있다면 삽관 이전에 산소포화도, 심폐 및 혈압을 환자감시장치를 부착하여 삽관을 시도하는 동안 지속적으로 관찰한다.
   이론적 근거 : 환자의 산소포화도와 심장 박동수의 감시는 환자의 조건이 저산소혈증 이후 악화되기 시작할 경우 여러분으로 하여금 조기에 대처하도록 할 것이다. 느린맥, 청색증, 창백함 등은 저산소혈증의 임상 징후이다.
2. 삽관 시도 이전에 장비, 약물을 준비한다. 모든 삽관 장비의 작동상태를 확인하며, 삽관절차에 쉽게 적용될 수 있도록 한다. 소아의 체중과 키를 토대로 모든 전 절차 약물을 준비하여 투여될 수 있도록 한다. 이것은 징후가 나타난 경우 빠른 연속 기관 삽관(RSI)를 위해, 아트로핀과 같은 심혈관 보조약물, 에토미데이트나 Versed와 같은 진정-최면제, 리도카인과 같은 마취제 그리고 석시니콜린이나 베코니움과 같은 신경 근육차단제 등과 같은 약물이 포함된다. 당신은 이러한 절차를 위해 승인된 약물에 대해서는 의료 지도의사의 지시에 따른다.
   이론적 근거 : 빠른 연속 기관삽관(RSI)에 대한 약물은, 느린맥, 빠른맥, 고혈압, 증가된 머리속압력 그리고 성대문 연축 등을 초래하는 심한 미주신경 자극을 포함하여, 삽관으로 일어날 수 있는 잠재적으로 위험한 생리적 반응을 최소화하기 위해 투여된다.
3. 감염 방지를 시행한다.
   이론적 근거 : 글러브, 보호안경, 마스크 등은 전염병이 기도 분비물을 통해 감염되기 때문에 기도 주변에서의 처치 시 필수적인 장비이다.
4. 외상이 있는 환자에서는 손을 이용해 머리 기울임법(그림 3.8)이나 턱 밀어올리기 방법(그림 3.9)으로 기도를 개방한다. 환자의 나이에 따라, 이러한 자세를 취하기 위해서는 어깨나 머리 아래에 패딩을 둘 필요가 있다.
   이론적 근거 : 기도의 적절한 위치는 구조자가 기도 폐쇄로 인해 혀를 이동시키도록 도와주어, 보다 적절한 백-밸브마스크 환기를 제공하고, 기관내 삽관 중 성대를 볼 수 있게 한다. 신생아와 영아의 큰 머리는 어깨 아래에 패딩을 바쳐주는 것을 요구할 수 있지만 소아는 머리 아래에 패딩을 댈 수 있다.
5. 구토반사가 없다는 것을 확인하고 입인두기도기와 같은 단순한 기도 보조기를 이용하여 혀로 인한 기도폐쇄를 예방한다(그림 3.10).
   이론적 근거 : 기관내삽관이 필요하지 않은 환자에서 환기가 방해가 되는 혀를 제거하는데 도움이 되고 구토반사가 있는지를 평가할 수 있다.
6. 환자의 나이에 적절한 비율로 100% 산소에 부착된 적절한 크기의 백-밸브마스크를 가지고 환자의 환기를 시작하도록 한다(그림 3.11).
   이론적 근거 : 환자는 아마 저산소혈증이거나 과탄산증일 것이며 환기가 이러한 상태를 교정하도록 도와줄 것이다. 실내 공기가 21%의 산소농도를 제공하는 동안 백-밸브마스크를 통한 high-flow 고농도 산소가 최소한 85%의 산소농도를 제공하여 저산소혈증과 과탄산증을 보다 빠르게 치료할 수 있다. 적절한 크기의 백-밸브마스크 사용은 너무 많은 1회 호흡량의 제공과

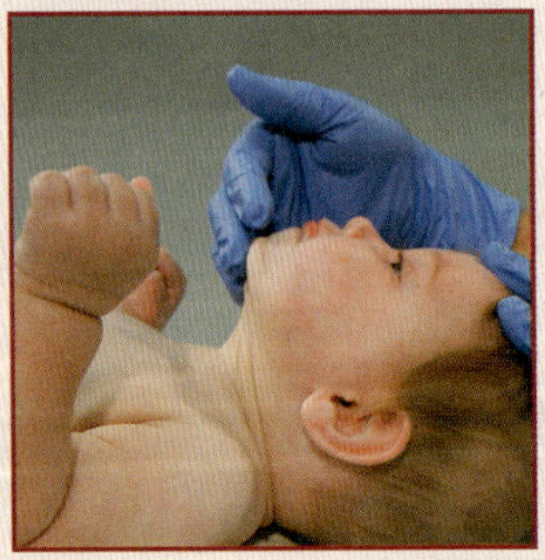

그림 3.8

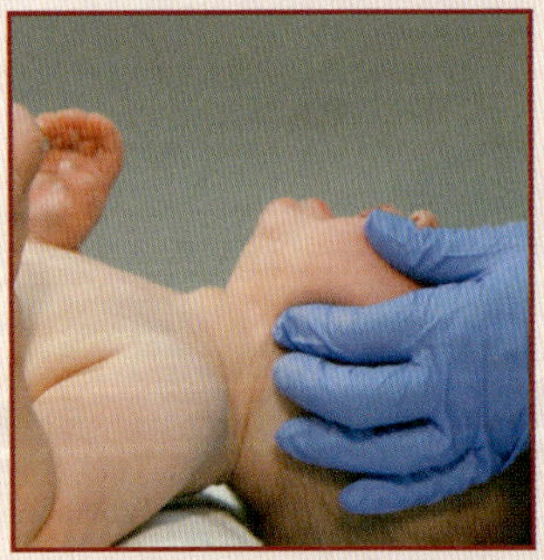

그림 3.9

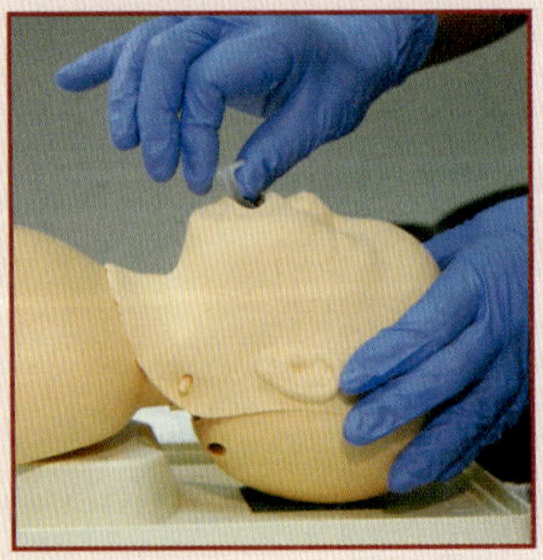

그림 3.10

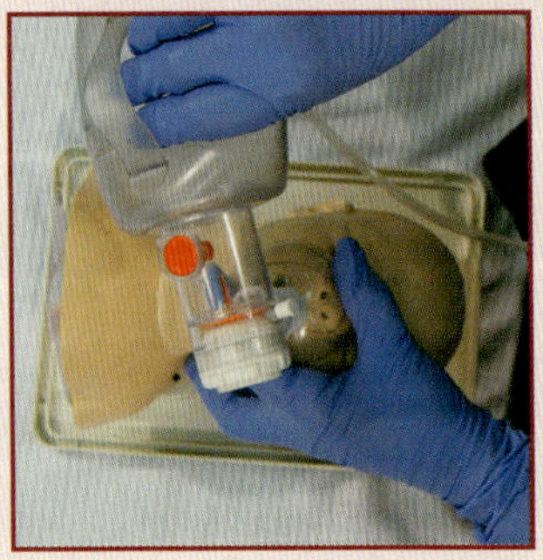

그림 3.11

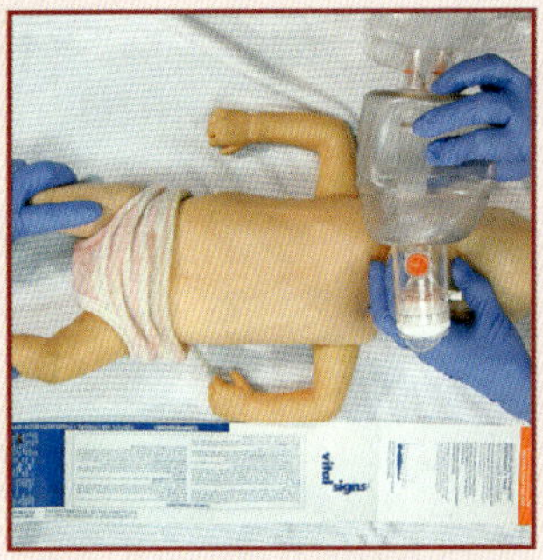

그림 3.12

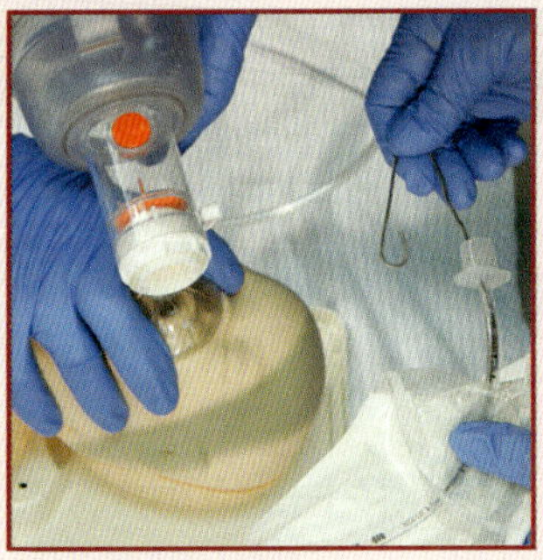

그림 3.13

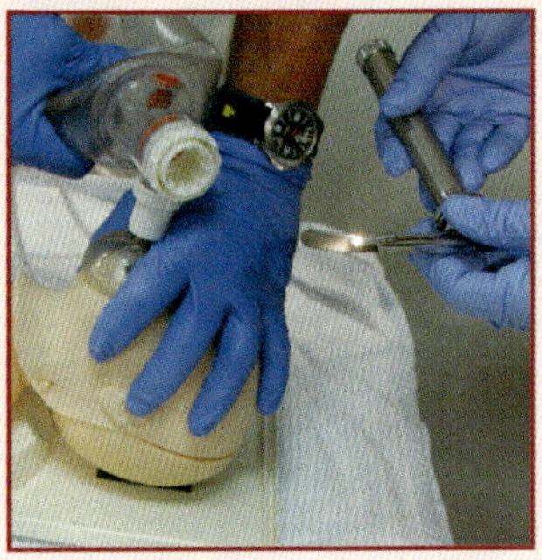

그림 3.14

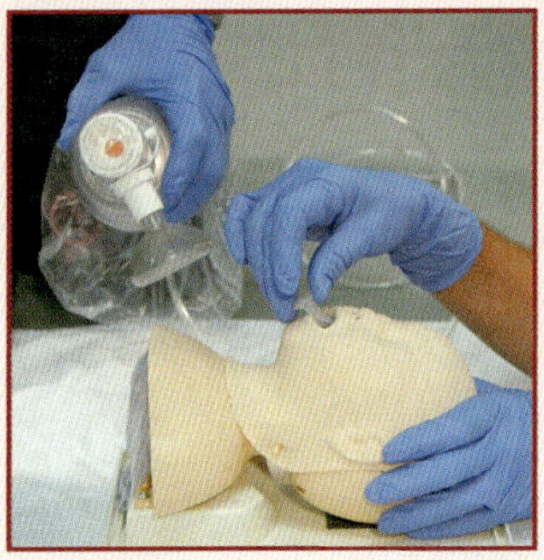

그림 3.15

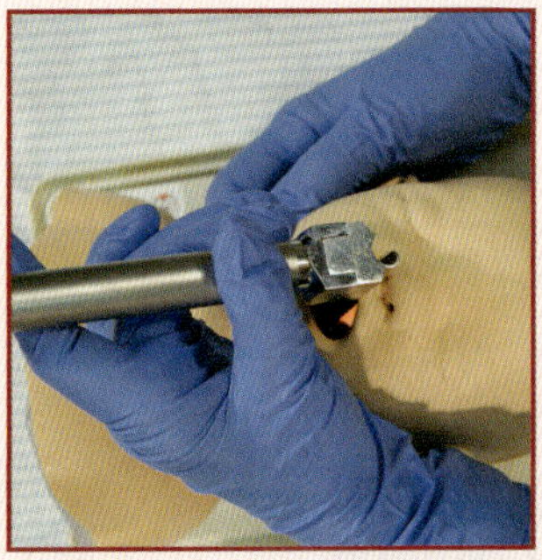

그림 3.16

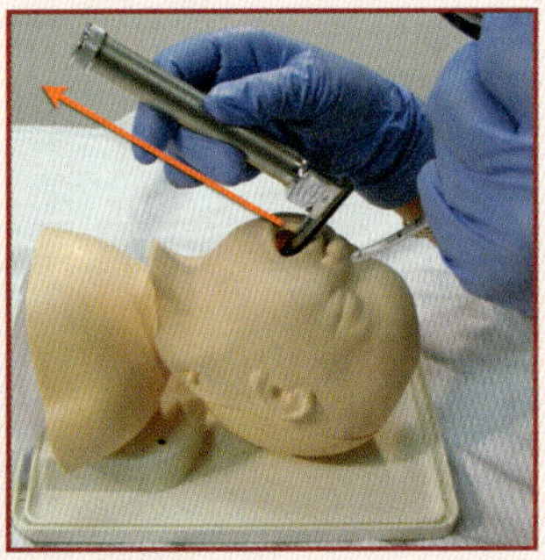

그림 3.17

압력 손상 위험을 줄일 수 있도록 도와준다.

7. 환자의 나이에 적절한 비율로 정상적인 가슴의 오르내림을 위해 충분한 일회 호흡량을 가지고 지속적으로 환기를 한다.
   이론적 근거 : 환자의 나이에 적절한 비율로 시행되는 환기는 혈관수축을 일으키기 때문에 지나친 이산화탄소의 분출을 예방한다. 일반적으로 관류리듬을 가진 무호흡 소아에서는 분당 12-20회, CPR중인 소아에서는 분당 8-10회의 환기를 제공한다. 정상적으로 가슴이 오르내릴 수 있도록 적절한 환기량은 위 흡인법, 압력손상, 심장으로의 감소된 대정맥 환류 등과 같은 합병증 예방을 위해 바람직하다.
8. 적절한 크기의 후두경 날, 기관내삽관튜브와 탐침 그리고 반창고나 튜브 고정기 등을 포함하여 적절한 삽관장비를 준비한다. 소생반창고는 적절한 장비 크기 결정을 위해 사용될 수 있다 (25장 참고) (그림 3.12).
   이론적 근거 : 많은 유형과 크기의 장비가 있으며, 적절한 크기의 장비 선택은 성공적인 튜브의 위치 확보를 도와줄 것이다.
9. 머피의 눈 바로 말단 끝 아래 약 2cm의 깊이로 기관내삽관튜브에 탐침을 삽입한다(그림 3.13).
   이론적 근거 : 탐침은 기관내삽관튜브이며 적절한 삽입 깊이는 기도의 손상 방지를 위해 필요하다.
10. 전구의 유무, 하얗고 밝은가 그리고 제 위치에서 쉽게 풀릴 수 없다는 것을 확인하기 위해 손잡이와 날을 조립해 점검한다(그림 3.14).
   이론적 근거 : 부적절한 역할을 하는 후두경은, 성대를 눈으로 보는 것과 기관내삽관튜브 삽입을 어렵게 할 것이다.
11. 100%에 가깝게 산소포화도를 유지하기 위해 백-밸브마스크를 통해 100%의 산소로 환자를 환기시킨다. 정확한 비율은 환자의 나이에 따라 다르며 강한 양압환기를 피하도록 한다.
   이론적 근거 : 삽관시도 중 환기가 시행되지 않는다. 강한 양압환기는 위 팽창을 초래하여 호흡 위험을 증가시킨다.
12. 이전에 삽입된 기도보조기를 제거한다(그림 3.15).
   이론적 근거 : 소아의 혀는 매우 크기 때문에 입에 아무런 장애물이 없이 성대를 눈으로 보는 것이 더 쉬울 것이다.
13. "수지교차법"을 사용해 환자의 입을 연다.
   이론적 근거 : 수지교차법은 여러분이 손가락을 넣어 물리는 손상 위험 없이 환자의 입을 열 수 있도록 한다.
14. 왼손으로 후두경을 잡고 입의 오른쪽에서 후두경 날을 삽입하여 혀를 옮기기 위해 후두경을 왼쪽으로 이동시킨다(그림 3.16).
   이론적 근거 : 혀를 왼쪽으로 이동시키는 것은 당신이 성대를 관찰하는 것을 혀가 방해하지 않도록 한다.
15. 후두경의 끝으로 혀를 따라 후두인두로 들어가 후두덮개를 확인하고 만일 직선형 날을 사용한다면 후두덮개를 들어올리고 곡선형 날을 사용하고 있다면 계곡으로 후두경 끝을 삽입한다.
   이론적 근거 : 각 날은 분명한 방법으로 사용될 수 있도록 디자인되어 있다. 직선형 날의 사용은 소아환자에서 권장되고 있다. 왜냐하면 후두덮개를 보다 잘 들어 올리고 성대문을 눈으로 쉽게 볼 수 있게 하기 때문이다.
16. 후두경 손잡이를 축을 따라 위로 들어 올리고 손목을 구부리지 않고 후두경 날로 아래턱을 들어 올려, 성대가 보이게 한다 (그림 3.17).
   이론적 근거 : 후두경을 올려 아래턱을 들어 올리는 것은, 성대의 시각적 접근을 가능하게 한다. 손목을 구부리면 아래턱을 들어 올리지 못하지만 치아에 압력을 가하여 잠재적으로 치아에 손상을 줄 수 있다. 아래턱이 충분히 멀리 이동되지 않으면 성대는 여전히 폐쇄될 것이며 튜브가 삽입될 수 없다.

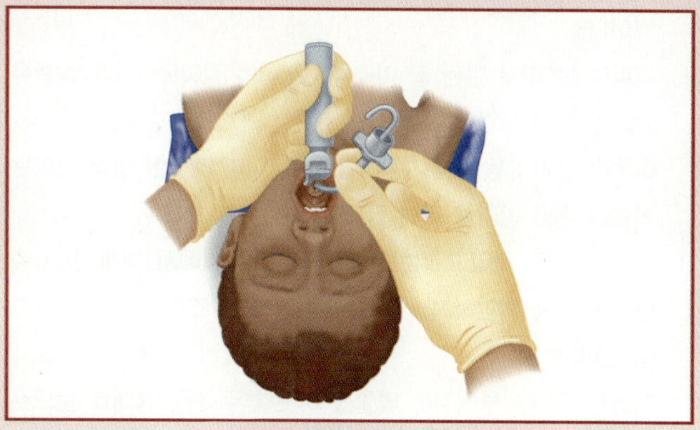

그림 3.18a

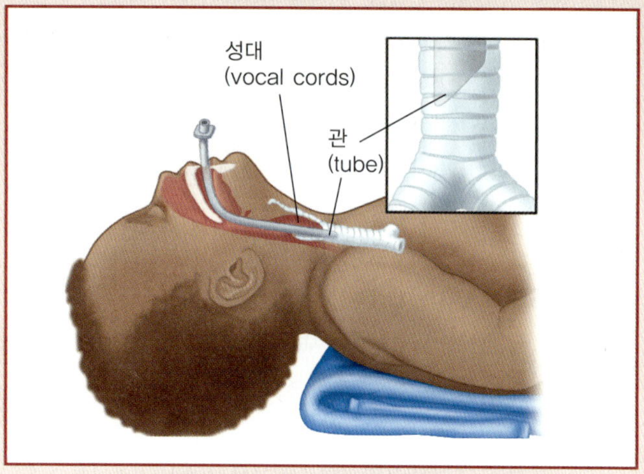

그림 3.18b

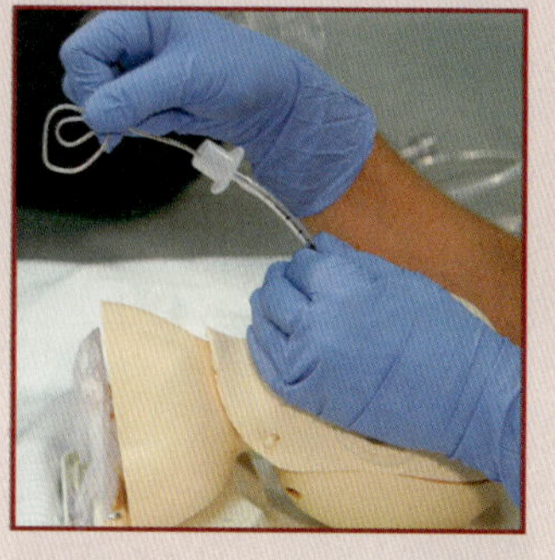

그림 3.19

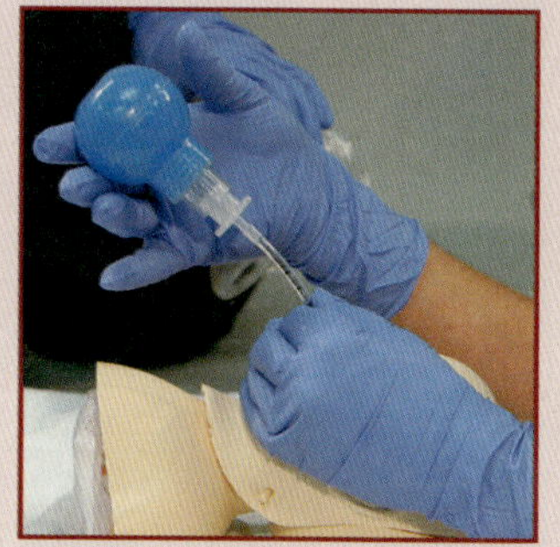

그림 3.20

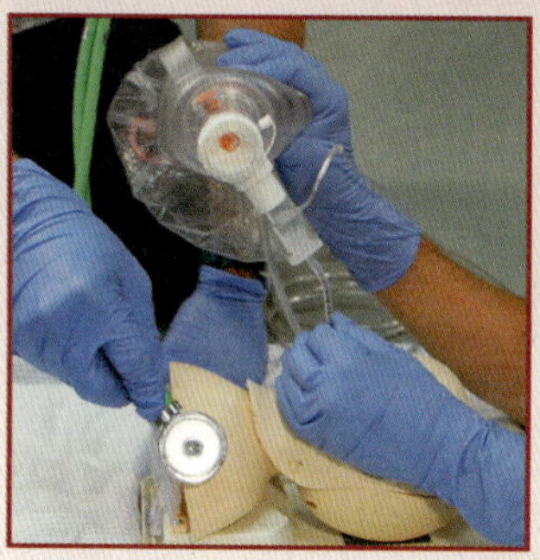

그림 3.21

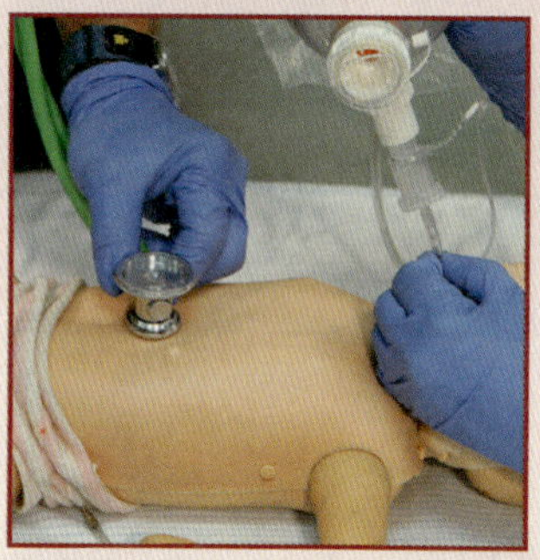

그림 3.22

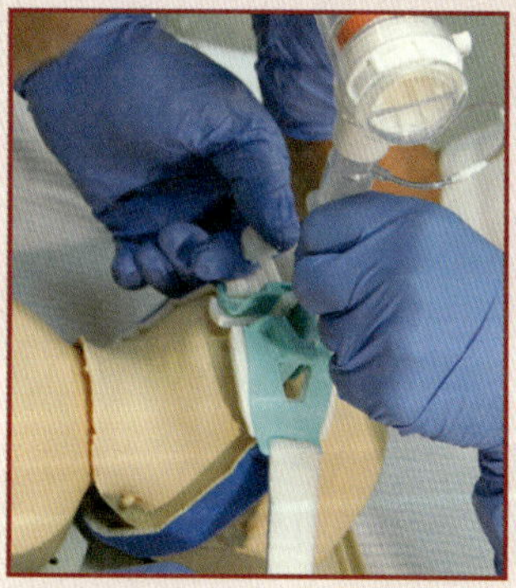

그림 3.24

17. 성대의 직접적인 시각화를 유지하는 동안 기관내삽관튜브를 삽입한다. 소아과 기관내삽관튜브에서 표시에 의해 지시된 것과 같이 적절한 깊이로 삽입한다(그림 3.18a, 그림 3.18b).
    이론적 근거 : 너무 깊게 삽입된 튜브는 한쪽 기관지로 삽입되어 한쪽 폐만 팽창되게 한다.
18. 기관내삽관튜브에서 탐침을 제거하고(그림 3.19), 관류 심장리듬을 가진 20kg의 소인에서 튜브의 위치를 확인하기 위해서 식도감지기를 사용한다(그림 3.20).
    이론적 근거 : 식도 감지기의 사용은 식도삽관을 확인하는데 도움이 된다. 관류리듬을 가진 영아와 소아에서 병원 전과 병원내 환경에서 기관내삽관튜브 위치를 확인하기 위해 호기말이산화탄소를 탐지하기 위해 비색 탐지기 혹은 호기말이산화탄소분압측정을 사용한다.
19. 양쪽 폐음과(그림 3.21) 명치부위를 청진함으로써 적절한 튜브 위치를 확인한다(그림 3.22). 폐음이 들리지 않으면 발관이 고려되어야 한다(2장 참고).
    이론적 근거 : 양측 폐음은 적절한 튜브 삽입의 일차적 표시이다.
20. 손으로 튜브를 제자리에 고정하는 동안, 환기를 관찰하고 기관내삽관튜브의 위치 확인을 위해, 백-밸브마스크와 기관내삽관튜브 사이에 호기말이산화탄소측정기를 연결한다.
    이론적 근거 : 기관내삽관튜브의 위치 확인과 환기는 가능한 빨리 시작한다.
21. 반창고나 상업 고정기를 이용해 기관내삽관튜브를 고정하고(그림 3.23) 튜브 위치 확인 후 소아의 머리를 중립적인 자

세로 유지한다.

이론적 근거 : 적절하게 고정되지 않은 튜브는 제거될 수 있으며 머리 폄이 튜브를 움직여 기도에서 빠지거나 식도 안으로 들어갈 수 있다. 목의 굽힘은 튜브를 기관지 내로 밀어 넣을 수 있으며, 이 모든 것들은 생명을 위협하는 합병증이다.

이송 중 평가

많은 소아의 호흡 및 심장정지는 잠재적 호흡 질환이나 질병과 관계가 있다. 속도(비율), 노력 및 폐음 등을 포함한 호흡 상태에 대한 잦은 재평가가 삽관을 시행한 소아를 위해 지시되고 있다. 또한 활력징후와 정신상태에 대한 재평가 역시 중요하다.

튜브위치의 재평가는 생명을 위협할 수 있는 기도에서 튜브 빠지는 것을 막기 위한 방법이다. 소아 기관내삽관튜브는 커프가 없어 매우 유연할 수 있기 때문에 환기와 이송 중 쉽게 빠질 수 있다. 폐음, 명치부위 청진, 튜브의 응축, 가슴의 오르내림, 피부색, 호기말이산화탄소분압측정기, 그리고 심지어 맥박산소측정기 등에 대한 빈번한 재평가를 통해 적절한 기관내삽관튜브의 위치를 확인할 수 있다.

▶ 문제 해결

- ▶ 기도내 분비물, 유체 혹은 음식이 남아 있어 성대의 시각화를 방해한다면, 삽관 시도 이전에 흡인하도록 한다.
- ▶ 아직 영구치를 갖지 못한 소아에서도 치아를 지렛대(지주)로 사용하지 않도록 한다.
- ▶ 적절한 크기의 소아 환기백은 압력 손상을 초래할 수 있는 지나치게 많은 공기량이 폐로 들어가지 않는다는 것을 확인하는데 필수적이다. 환기백과 백마스크 장치는 신생아에서 소아에 이르는 여러가지 크기로 되어 있다. 너무 큰 환기백을 사용해야 한다면 백을 압착하기 위해 한 손만을 사용하고 백을 완전히 압착하지 않도록 한다.

▶사례 연구

당신과 동료는 많은 구경꾼에 둘러 싸여 잔디밭에 누워있는 5세 남자어린이가 있는 곳으로 출동한다. 소방서에서 출동한 구급대원이 다른 구급대원과 구경꾼을 뒤로 이동시켜 현장을 확보할 때 척추고정을 시행한다. 구급대원의 명령에 따라 당신과 동료는 환자를 반듯이 눕힌 자세로 이동시키는데 도움을 준다. 당신은 호흡을 평가하고 소아가 숨을 쉬고 있는지를 확인한다. 당신은 빠르고 규칙적인 노동맥박을 느끼고 확인한다. 소아는 입술에 청색증을 보이며 피부가 차갑다.

동료가 입인두기도기를 삽입하고 기관내삽관을 준비하는 동안 100%산소로 백-밸브마스크를 이용해 환기를 시작한다. 당신은 장비를 준비하여 환자에게 이동하며 환자의 머리 옆에 흡인장비를 둔다. 그가 백-밸브마스크를 제거하여 환자의 입에서 입인두기도기를 꺼낼 때, 100%의 산소포화도를 기록한다. 수지교차로 환자의 입을 열고 후두경을 삽입한 다음 아래턱을 들어올린다. 환자의 후두인두에 모인 분비물을 흡인하고 직선형 날로 후두덮개를 들어올려 성대문을 확인하고 기관내삽관튜브를 삽입시킨다.

기관내삽관을 유지하는 동안 환자의 입에서 후두경을 제거하고 전구형 식도감지기를 가지고 확인하고 비색 $ETCO_2$ 탐지기를 사용한다. 당신이 양측 가슴의 오르내림을 확인하고 기관내삽관을 확인하고, 양측 폐음, 명치부위에서 청진을 시행하며 환기를 다시 계속하게 한다. 비색 $ETCO_2$ 탐지기에서 자주색에서 노랑까지 색의 변화를 보고, 동료에게 잘 하고 있다는 신호를 보낸다. 호기말이산화탄소분압 측정기는 처음에는 55mmHg이지만, 빠르게 40mmHg으로 저하된다. 튜브고정기를 가지고 구급대가 도착할 때 당신의 평가는 완료된다. ■

Chapter 4

기관내삽관튜브를 통한 흡인
Suctioning through an Endotracheal Tube

핵심용어

- 용골(Carina)
- 기관내삽관튜브 (Endotracheal (ET) tube)
- 저산소증(Hypoxia)
- 끝이 부드러운 흡인 카데터 (Soft-tip suction catheter)

학습목표

학습자들은 다음 사항을 수행할 수 있어야 한다.

- ▶ 기관내삽관튜브를 통해서 흡인을 실행해야 하는 적응증 목록을 만들 수 있다.
- ▶ 기관내삽관튜브를 통해서 흡인을 정확히 실행해야 하는 중요성을 설명할 수 있다.
- ▶ 기관내삽관튜브를 통해 흡인을 실행하는 올바른 방법을 설명할 수 있다.
- ▶ 기관내삽관튜브를 통해 흡인을 실행하는 능력을 보여줄 수 있다.

서론

기관내삽관을 통해 흡인하는 것은 외상환자와 내과환자 모두에서 이물질, 구토물, 혈액, 다른 분비물을 제거하기 위해서 필요하다. **끝이 부드러운 흡인 카데터**를 기관의 갈라지는 지점인, **용골** 정도에서 기관내삽관 아래에 넣는다. 끝이 부드러운 흡인 카데터는 앞부분 끝에 단단한 플라스틱 연결 관을 가진 유연성이 있고, 속이 비어있는 플라스틱이나 고무 카데터이다. 흡인관에 연결하는 것 외에도, 연결관의 흡인 조절 구멍은 반드시 카데터의 끝 부분을 잡고 흡인을 시행하는 시술자의 엄지로 막아야만 한다.

흡인은 당신이 기도나 기관내삽관튜브에 다른 물질이나 분비액이 있음을 확인할 때 필요하다. 흡인의 잠재적 합병증에는 기관 외상, 머리속 압력증가, 저산소성 리듬장애, 느린맥이 있다. 환자들은 종종 기관 흡인이 매우 불편하다고 말한다. 흡인의 다른 합병증에는 시술 중에 저산소증의 발생이다. 이는 연속적인 흡인시도로 나타날 수 있으며, 100% 산소로 환기를 시켜줌으로 감소될 수 있는 위험이다. 흡인시도는 10~15초를 초과해서는 안 된다. 멸균 식염수 1~2ml를 기도내로 주입될 것이고, 흡인에 앞서 몇 번의 환기를 실시해준다. 이것은 기도내 끈적끈적한 점액, 분비물, 다른 물질을 흡인으로 제거하는데 도움이 된다. 흡인하는 동안 산소화 상태의 진단적 정보를 위해서, 맥박 산소 측정기가 이용될 수 있다. 그리고 환자의 산소포화도(SaO_2)가 90%이하로 떨어질 때 흡인시도를 중단하여야 된다.

용골 정도에서 카데터 삽입의 적절한 깊이는, 너무 깊이 삽입하는 것을 막고 폐조직에 상처를 입히는 것을 막기 위해 확인하여야 할 필요가 있다. 적절한 삽입 깊이를 결정하기 위해, 유두선에서 카데터의 끝부분을 잡고 환자의 귓볼까지 측정한다. 그리고 난후 귀에서 기관내삽관튜브까지 측정한다. 카데터를 삽입하는 동안 쉽게 확인하기 위해 반창고를 이용하여 흡인 카데터에 이 지점을 표시한다. 입인두를 통해서, 흡인 카데터는 미리 표시한 지점까지 삽입한다. 그리고 난 후 카데터를 빼는 동안 흡인을 시행한다. 흡인의 효과는 카데터를 빼는 동안 당신의 손가락 사이에서 카데터를 돌림으로서 증가시킬 수 있다. 매우강한 점성의 점액이 흡인 카데터의 좁은 내강을 막는 것을 피하기 위해, 카데터를 무균적으로 깨끗하게 유지하기 위해 흡인하는 중간에 카데터로 멸균 증류수를 흡인시킬 수 있다.

기관내 삽관이 상부기도를 정상적으로 보호하지 못 할 때에는, 무균술은 흡인을 시도하는 동안 하부기도에서 세균을 옮기지 않도록 하기 위해 시행되어야 한다. 멸균 글러브를 착용하고, 흡인 카데터를 비멸균 부분과 접촉시키지 않기, 흡인 중간에 무균 포장지 안에 카데터를 넣어 놓는 것이 감염의 위험을 줄이는 데 도움이 되는 방법이다.

▶ 장비

다음과 같은 장비를 준비한다.

- ▶ 멸균 글러브
- ▶ 보호안경
- ▶ 흡입 장치
- ▶ 끝이 부드러운 흡인 카데터
- ▶ 멸균 증류수

평가

당신은 환자의 기관내삽관튜브에서 꿀꺽꿀꺽소리(gurgling)가 들릴 때, 환자에게 흡인이 필요하다는 것을 알 것이고, 이물질, 구토물, 혈액이나 분비물 덩어리 또한 기관내삽관튜브에서 배출시킬 것이다. 게다가 기관과 큰 기관지의 청진으로 기도내에 점액이나 분비물이 있다는 것을 나타내는 수포음(나음)이나 꿀꺽꿀꺽소리를 알 수 있다.

절차 : 기관내삽관튜브를 통한 흡인

1. 감염방지를 시행한다.
   이론적 근거 : 글러브와 보호안경이 최소한으로 필요하고, 많은 양의 혈액이나 분비물이 존재한다면, 감염성 질환의 노출을 막기 위해 가운이 필요할 수 있다.
2. 환자는 바로누운자세로 위치시킨다.
   이론적 근거 : 비록 흡인이 환자에게 다른 자세에서 가능할 수 있을지라도, 바로누운 자세가 권장되는 자세이다.
3. 장비를 확인하고 조립한다. 무균 글러브를 주로 사용하는 손에 착용한다.
   이론적 근거 : 당신은 흡인하기 위해 자세를 잡았을 때에 장비가 작동되지 않는 것을 원하지 않는다. 흡인하는 동안, 새로 글러브를 착용한 손과 흡인 카데터는 오염의 위험과 기도로 감염이 전파되는 것을 감소시키기 위해 무균상태를 유지한다.
4. 주로 사용하는 손의 무균적 유지를 확실히 하면서, 흡인기의

전원을 켠다. 만약, 전기 흡인기를 사용한다면 낮은 흡인 압력에서 조절을 한다. 흡인 장치에 계기판이 있다면, 80에서 120mm 사이에 놓는다.

이론적 근거 : 흡인 튜브의 길이가 기관내삽관튜브보다 길다면, 높은 압력의 흡인은 기도에 손상을 줄 수 있다.

5. 흡인하기 전에 환자에게 100%산소로 환기시킨다. 끈적끈적한 분비물, 혈액이나 다른 분비물에 대해서는, 멸균 생리식염수 1~2ml를 떨어뜨려 주고, 흡인 이전에 여러 번 환자에게 백마스크를 이용하여 환기를 고려한다.

   이론적 근거 : 환자는 흡인하는 동안 저산소증의 상태가 될 수 있다. 멸균 생리식염수는 분비물을 묽게 하여 성공적인 흡은을 도와준다. 최대효과를 위해서는 양압환기로 기도를 통해 생리식염수를 분사시킨다.

6. 카데터가 들어갈 거리를 측정한다. 유두선에서 환자의 귓볼까지 거리를 측정하고(그림 4.1), 귓볼에서 기관내삽관튜브 끝까지의 길이를 측정한다(그림 4.2). 그 지점에 반창고를 붙인다. 이 부분은 기관내삽관튜브 끝이나(1-2cm) 약간 위의 부분이 되어야 한다.

   이론적 근거 : 길이를 측정하는 것은 흡인 카데터 끝이 기도 손상과 합병증을 일으킬 수 있는, 용골 아래로 내려가지 않게 확실하게 해준다.

7. 무균 글러브를 착용한 손을 이용하여 끝이 부드러운 흡인 카데터를 기관내삽관튜브 안에 넣는다(그림 4.3).

   이론적 근거 : 글러브를 착용한 손이 무균적으로 유지되도록 흡인을 하는 동안 주의가 필요하다. 멸균 글러브를 착용한 손은 흡인 카데터의 오염 위험을 감소시킨다. 흡인 카데터의 오염은 기도내에서 감염의 전파를 일으킬 수 있다.

8. 카데터를 기관내삽관튜브 아래로 천천히 흡인을 하지 않은 채로 집어넣는다(그림 4.4).

   이론적 근거 : 빨리 삽입하면 구토반사나 기침반사의 위험을 환자에서 증가시킬 수 있다. 당신이 흡인하고 있을 때에 호흡기의 산소를 제거하고 있는 것이다; 그러므로 흡인은 단지 카데터가 기관내삽관튜브 밖에 있는 동안에 시행되어야 한다.

9. 카데터가 적절한 위치까지 들어갔을 때에, 당신의 엄지손가락으로 흡인 조절 구멍을 덥고, 손가락 사이에 카데터를 놓고 돌리면서 천천히 카데터를 뺀다. 절대로 10~15초 이상 흡인을 해서는 안 된다(그림 4.5).

   이론적 근거 : 카데터의 과도한 삽입은 기도에 손상을 일으킬 수 있다. 당신의 손가락을 흡인 조절 구멍에 놓는 것은 흡인을 시작하도록 해준다; 손가락 사이에서 카데터를 돌리는 것은 카데터가 분비물을 더 많이 흡인되도록 해준다. 10초 이상의 흡인은 저산소증을 유발할 수 있다.

10. 카데터의 이물질/분비물을 제거하기 위해 멸균증류수로 깨끗하게 한다 : 보통 멸균 생리식염수 소량을 멸균 흡인 카데터

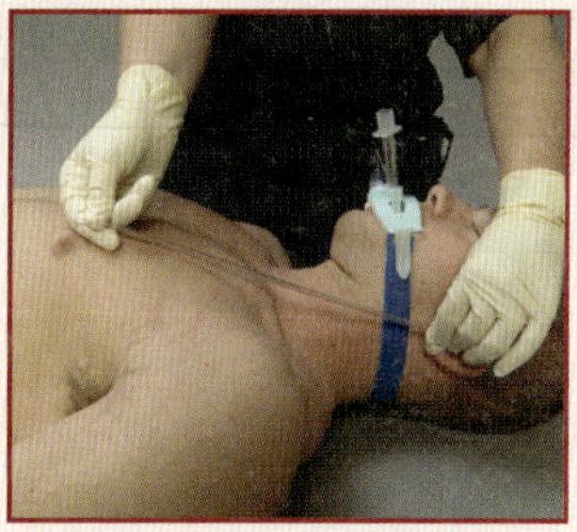

그림 4.1

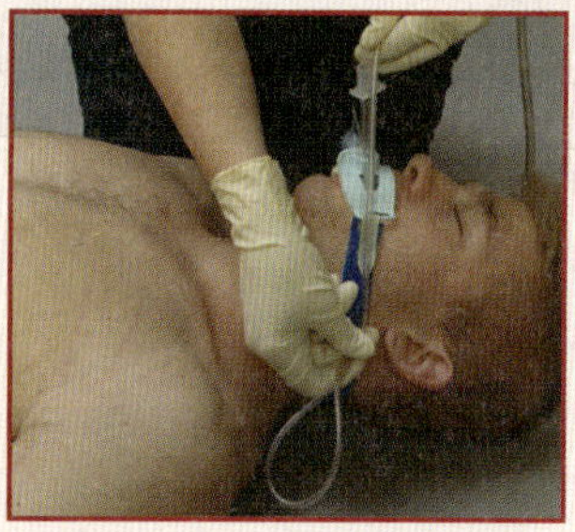

그림 4.2

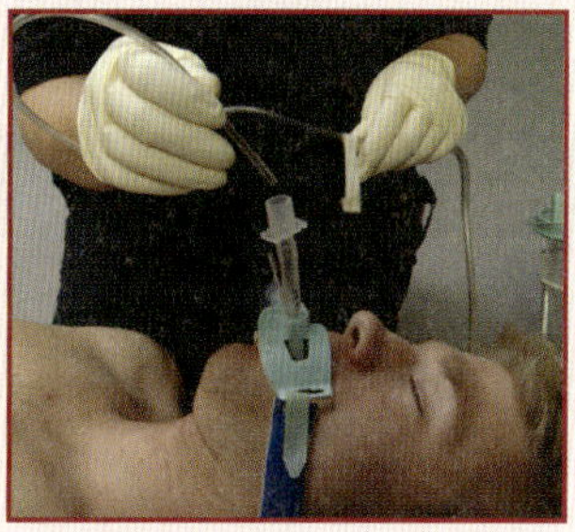

그림 4.3

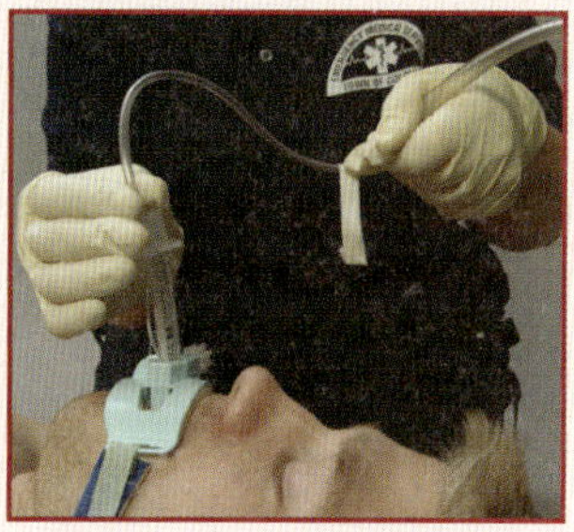

그림 4.4

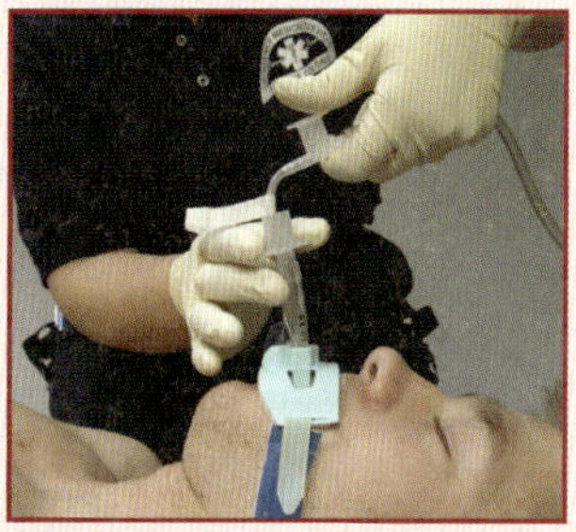

그림 4.5

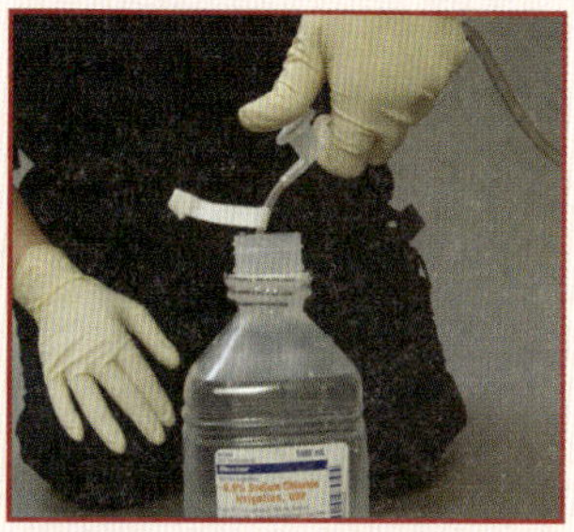

그림 4.6

키트가 들어있는 작은 상자 모양의 용기 안에 붓는다. 그 후에 카데터 끝을 분비물을 깨끗하게 하기 위해 용기 안에 넣는다. 카데터를 전체 멸균 생리식염수 또는 증류수 500~1000cc가 들어있는 병에 집어넣는 것은 결과적으로 분비물을 병 안으로 들어오게 할 것이다. 그것은 다음 흡인시에 사용을 할 수 없게 하는 것이다(그림 4.6).

   이론적 근거 : 대부분 경우에, 흡인 카데터는 이물질로 막힐 것이다. 카데터를 청소하는 것은 카데터를 깨끗하게 유지시켜준다.

11. 카데터를 아래에 내려놓을 때에, 멸균 영역을 확인한다.

   이론적 근거 : 멸균 환경은 흡입 카데터의 오염 위험을 감소시킨다. 흡인 카데터의 오염은 세균이 기도내로 들어가게 할 수 있다.

12. 환자에게 100%산소로 환기시키고 필요시 반복한다. 흡인이 더 필요하다면 글러브를 다시 착용한다.

   이론적 근거 : 환자는 흡인하는 동안 저산소증이 될 수 있으며, 환기시키는 것은 환자가 저산소증이 되는 위험을 감소시켜

절차 : 기관내삽관튜브를 통한 흡인 (계속)

준다. 글러브를 다시 착용하는 것은 기도내로 세균이 들어가는 위험을 감소시켜준다.

13. 절차와 결과를 기록한다.

이론적 근거 : 당신이 결과를 기록하는 것은 환자를 관리하는 동안 발생한 사건의 사실을 알 수 있도록 해주는 기록으로 매우 중요하다.

이송 중 평가

흡인을 시행한 후에는 환자에서 즉시 저산소증 증상을 평가한다. 환자에서 흡인이 반복적으로 필요한지 지속적으로 관찰한다.

▶ 문제 해결

- 저산소증은 흡인을 너무 오랫동안 시행한다면 발생할 수 있다. 미리 산소를 투여하는 것과 흡인을 시행하는데 걸리는 시간을 관찰하는 것은 저산소증 발생을 감소시킬 수 있다.
- 당신이 흡인 카데터 길이를 측정하지 않고 너무 깊게 넣는다면, 기침반사, 기관지 연축, 리듬장애, 하부기도의 점막손상을 일으킬 수 있다.
- 너무 높은 흡인 압력은 바로 전에 말한 합병증을 일으킬 수 있다. 당신이 사용하는 압력을 확인한다.
- 카데터가 이물질로 막혔다면, 흡인 카데터의 끝을 멸균 증류수에 넣고, 엄지손가락으로 흡인조절구멍을 덮고 카데터를 통해 물을 흡인한다면 카데터를 깨끗하게 해줄 것이다.
- 가능하다면, 환자에서 미주신경 자극과 이것으로 인해 발생한 느린맥을 확인하는 데 도움이 되는 심장 모니터를 부착한다.
- 환자의 산소 포화도, 심박수, 환자의 상태를 흡인을 시행하는 동안 내내 관찰한다. 만약 느린맥이 발생하거나 산소포화도가 90%이하로 떨어진다면, 흡인을 바로 중단하여야 된다. 느린맥과 산소포화도 감소는 저산소증의 임상 증상이고 환자 상태를 악화시키는 증상이다. 흡인을 멈추고 환자에게 100%산소로 환기시켜 주는 것은 환자상태를 호전시켜 준다.

▶ 사례 연구

당신은 오토바이 충돌 사고가 난 43세 남자 환자를 이송하고 있다. 환자는 의식이 없으며, 얼굴에 심한 외상이 있다. 이송 중 당신의 동료는 환자에게 입안으로 기관 삽관을 하고 당신에게 기관내삽관튜브가 피로 가득 찼다고 말한다. 동료는 환자의 기도내에 여전히 혈액이 있음이 의심된다고 말한다.

당신이 환자를 환기시키기 시작할 때에, 평소보다 환기가 어렵다는 것을 발견한다. 당신은 이 어려움을 동료에게 말한다. 동료는 환자의 폐음을 청진하고 양쪽에서 동일한 음이 들리는 것을 확인한다. 당신의 동료는 환자를 가장 가까운 병원으로 이송될 때까지 아직 약 15분 정도 남아있기 때문에, 당신에게 환자 기도를 흡인하여 기관내삽관튜브를 통해 환자가 좀더 편하게 환기를 할 수 있도록 도와줄 것을 지시한다. 당신은 장비를 준비하고 보호안경과 마스크를 착용한다.

당신은 동료에게 환자를 환기시켜줄 것을 요청하고, 환기를 실시한 후 백밸브장치를 기관내삽관튜브 끝에서 제거한다. 당신은 천천히 흡인 카데터를 기관내삽관튜브 끝을 통해 삽입하며, 측정한 길이만큼 도달했을 때, 엄지손가락을 흡인하기 위해 카데터 구멍에 놓는다. 당신이 흡인을 하는 동안, 많은 혈액성 분비액이 환자의 기도로부터 제거되는 것을 확인한다. 당신이 환자의 흡인을 마친 후에, 동료에게 환자를 과환기시켜주도록 요청한다. 동료가 환자에게 환기시키는 동안, 백 압박이 훨씬 용이해졌음을 발견한다. 환자는 더 이상의 흡인을 하지 않고 응급실로 이송된다. ■

MEMO

Chapter 5

코기관내 삽관
Nasotracheal Intubation

핵심용어

- 혈관부종(Angioedema)
- 무반사(Areflexic)
- BAAM®(Beck Airway Airflow Modulator)
- 삼킴곤란(Dysphagia)
- 발성장애(Dysphonia)
- 기관내(Endotracheal)
- 기관내삽관튜브(Endotrol® endotracheal tube)
- 마질겸자(Magil forceps)
- 코기관(Nasotracheal)
- NAVEL 또는 LANE
- 니오시네프린(Neo-Synephrine)
- 눈확반상출혈(Periorbital ecchymosis)
- 입벌림장애(Trismus)

학습목표

학습자들은 다음 사항을 수행할 수 있어야 한다.

- 코기관 삽관을 수행할 수 있는 적응증을 열거할 수 있다.
- 우선적으로 코기관 삽관을 수행할 수 있는 중요성을 평가할 수 있다.
- 코기관 삽관을 수행하기 위한 적절한 기술을 열거할 수 있다.
- 코기관 삽관을 수행할 수 있음을 시범 보일 수 있다.

서론

코기관 삽관은 적절한 기도를 확보할 수 있는 인상적인 기도 중재이다. 다른 삽관 방법과 달리, 이러한 술기는 환자가 자발적 호흡을 해야 하며 무의식이거나 의식이 있는 모두에서 수행될 수 있다. 코기관 삽관의 첫 번째 적응증은 입안으로 삽관할 수 없을 때 전문적인 기도관리가 필요한 경우이다. 입안내 삽관은 입안 외상, 중요한 혈관**부종**, 구토반사가 있는 의식있는 환자, **입벌림장애**의 경우 불가능하다. 척수손상의 가능성은 입안내 삽관처럼 목뼈고정이 요구되지 않기 때문에 다른 적응증에 해당한다.

코기관 삽관의 금기증은 무호흡, 이물질에 의한 기도 폐쇄, 심각한 얼굴손상, 머리바닥골절, 삐뚠 사이막이나 코안 폐쇄, 출혈장애 병력이다. 코기관 삽관의 단점은 후두인두 출혈, 머리바닥골절의 경우 머리 관통의 위험, 높은 감염의 위험이다.

코기관 삽관은 성대문을 직접 보지 않고 맹목적인 술기로 삽입하는 것으로 식도내 삽관의 위험이 증가한다. 많은 자료에서 후두경과 **마질겸자**를 이용하여 성대문을 보면서 기관내 삽관튜브의 통과를 촉진하도록 제안하고 있다. 그러나, 후두경과 마질겸자를 사용할 수 있고 환자가 견딜 수 있으며 입안내 삽관이 가능하며 더 낫다. 또한 응급구조사는 손가락삽관법을 통해 손가락으로 성대문을 확인함으로써 코기관 삽관을 도울 수 있다. 환자의 입속에서 끈적거리는 것에 조심해야 하는데 만약 응급구조사가 구토반사를 자극했다면 환자는 입을 다물 것이며 응급구조사가 손가락을 물리게 되기 때문이다.

환자의 기도를 확보하기 위한 방법으로 코기관 삽관이 선택되었다면 응급구조사는 삽관을 쉽게 하도록 응급구조사와 환자가 파트너 되는 것이 필요하다. 정확한 크기의 기관내삽관튜브를 선택하는 것은 매우 중요하다. 기관내삽관튜브의 직경이 콧구멍의 직경보다 크면 안 된다. 만약 입안으로 삽관이 적절했다면 그것보다 0.5mm 적은 기관내삽관튜브를 사용한다. 대부분의 환자의 오른쪽 콧구멍이 크므로 먼저 시도한다. 튜브를 삽입하는 동안 저항이 있으면 콧구멍 안으로 밀어 넣지 말고, 튜브를 제거하여 왼쪽 콧구멍으로 다시 시도한다.

코인두부위 혈관을 수축시키기 위해 **니오시네프린(Neo-Synephrine)**이나 다른 코안 충혈제거용 스프레이를 사용하는 것은 도움이 된다. 혈관수축은 바람직한 결과로 기관내관 삽관으로 인해 발생하는 출혈의 양을 감소시키는데 도움이 될 것이다. 리도카인 젤리를 튜브 끝에 윤활제로 바르는 것이 필요하다. 이것은 기관내삽관을 쉽게 할 뿐만 아니라 코안 조직을 마비시켜 의식 있는 환자의 경우 삽입을 좀 더 편안하게 하는데 도움이 될 것이다. 만약 리도카인 젤리가 없다면 리도카인 스프레이나 다른 국소 마취 스프레이가 코안과 인두 조직의 마취를 위해 사용할 수 있다. 또한 튜브의 통과를 쉽게 하기 위해 수용성 윤활제를 바른다.

코기관 삽관의 성공을 쉽게 하는데 도울 수 있는 부가물이 있다. 이들 중 2개가 **기관내삽관튜브**(그림 5.1)와 **Beck Airway Airflow Modulator(BAAM®)** (그림 5.2)이다. 기관내삽관튜브는 튜브에 줄과 고리가 연결된 특수한 기관내삽관튜브이다. 기관내삽관튜브를 삽입하는 동안 고리를 잡아당기면 줄이 당겨져 튜브 끝이 기관 안으로 쉽게 삽입되도록 앞쪽으로 향하게 한다. BAAM은 일회용 장비로 15-mm 기관내삽관튜브 연결기에 부착되며 휘파람소리가 나며 이것은 환자의 호흡 시기도의 공기흐름 소리를 의미한다. 휘파람소리는 기관내삽관튜브가 기관 입구를 막았음을 의미한다. 기관 입구에 가까워지면 휘파람소리가 더 커진다. 성대문에 가까워지면(휘파람소리가 가장 크다), 기관내삽관튜브가 흡기동안 성대문을 통과하여 더 지나가도록 밀어 넣는다. 휘파람 소리가 커지는 것으로 튜브가 기관 안에 있음을 확인할 수 있다.

만약 기관에서 BAAM의 사용이 제공되지 않으면 응급구조사는 청진기를 사용할 수 있다. 청진기의 벨부위를 기관내삽관튜브의 입구에 위치한다. 이것은 청진기를 통해 호기 소리를 들을 수 있게 한다. 튜브의 끝이 후두 입구에 가까워지면 청진기를 통한 소리는 더 커

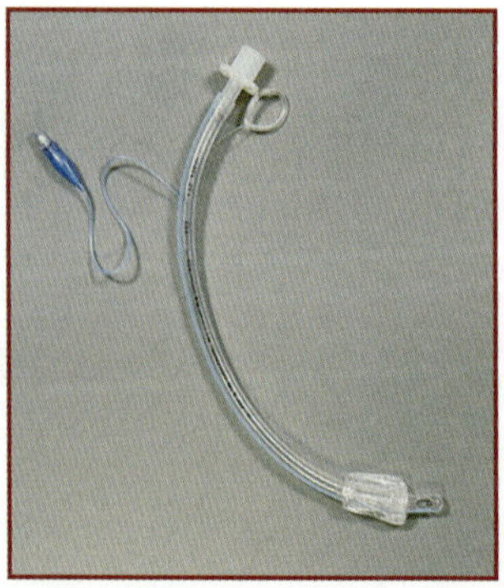

그림 5.1

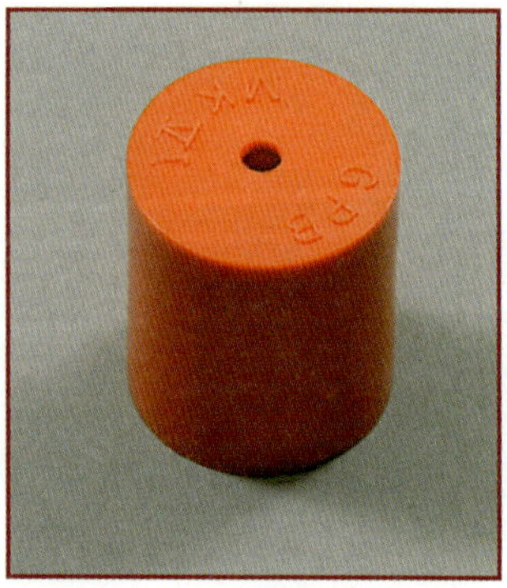

그림 5.2

진다. 만약 기관내삽관튜브 위에서 청진기 없이 귀로 듣는 것에 의지한다면, 구토반사 유발 시 환자가 토할 수 있음에 주의한다.

일반적인 입안 삽관의 경우, 필요시 튜브 내로 투약할 수 있다. 기관내삽관튜브를 통해 이용할 수 있는 약물은 쉽게 기억할 수 있게 **LANE**(리도카인 lidocaine, 아트로핀 atropine, 나르칸 narcan, 에피네프린 epinephrine) 혹은 **NAVEL**(나르칸 narcan, 아트로핀 atropine, water-based valium, 바소프레신 vasopressin, 에피네프린 epinephrine, 리도카인 lidocaine)이다.

▶ 장비

다음과 같은 장비를 준비한다(그림 5.3).

- ▶ 글러브
- ▶ 보호안경
- ▶ 마스크
- ▶ 조절기가 있는 산소탱크
- ▶ 마질겸자
- ▶ 호기말이산화탄소검출기(ETCO₂)
- ▶ 맥박산소측정기(가능하다면)
- ▶ 흡인기
- ▶ 기관내삽관튜브
- ▶ 청진기
- ▶ 백-밸브마스크
- ▶ 10 cc 주사기
- ▶ BAAM®(가능하다면)
- ▶ 반창고나 고정기
- ▶ 마취용 스프레이(가능하다면)
- ▶ 충혈제거용 스프레이(가능하다면)
- ▶ 수용성 젤리 리도카인 혹은 다른 윤활제
- ▶ 니오시네프린(가능하다면)

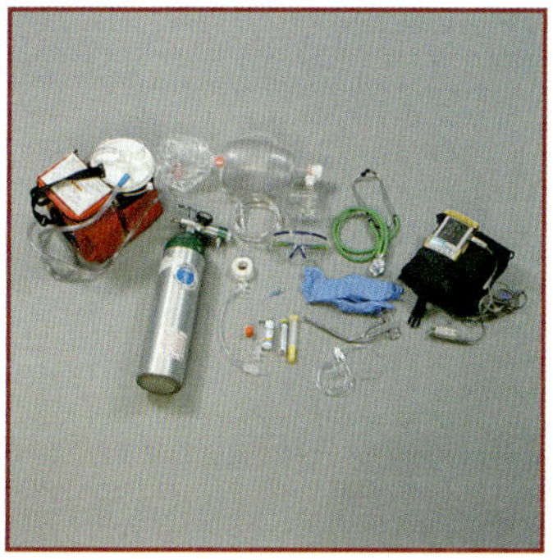

그림 5.3

평가

코기관 삽관이 요구되는 환자의 평가는 당연히 기도와 호흡에 집중되어야 한다. 만약 환자가 호흡이 있으나 뇌졸중, 혼수, 입안 손상이나 척수손상으로 인한 **무반사(areflexic)**라면 코기관 삽관의 적응증이 된다. 평가 결과는 명백한 호흡곤란, 빠른 호흡, 빠른 맥박, 창백하며 차고 발한된 피부, SaO_2의 감소, 호흡 보조근 사용, 자세(삼각자세 같은)를 포함한 삽관을 위한 가능한 필요성을 확인한다. 즉각적으로 기도 유지를 해야 하는 불길한 징후는 호흡완만, 청색증, 의식변화, 무의식, 다른 호흡기능상실을 암시하는 것을 포함한다. 무호흡은 기관내 삽관의 확실한 적응증에 해당하며 코기관 삽관의 금기증이며 입안으로 접근하는 삽관법이 필요함을 기억한다.

무호흡과 더불어 다른 코기관내 삽관의 금기증은 이물질에 의한 기도폐쇄, 출혈장애, 심각한 얼굴 손상, 뇌바닥 골절이 의심되는 경우이다. 호흡이 있는 환자는 코기관 경로가 요구되나 이물질에 의한 기도폐쇄에는 할 수 없다. 그러나, 그렁거림이 있는 부분 기도폐쇄는 고려할 수 있으며 진단되어져야 한다. 검사를 하는 동안 심각한 얼굴 손상은 명백한 반면, 배틀징후(Battle's sign), **눈확반상출혈**, 귀에서의 출혈을 포함한 뇌바닥 골절의 징후를 주의 깊게 검진을 해야 한다. 출혈 장애는 보통 신체검진을 통해 확인될 수 없으나 응급구조사가 질문을 한다면 환자는 정보를 제공할 것이며 혹은 이러한 정보를 포함한 의료지시용 팔찌를 착용하고 있을 것이다. 환자가 출혈 장애가 있는지를 결정하는 것은 중요한데 코기관내 삽관을 한 환자의 70%에서 이러한 절차로 인해 코안 출혈이 있기 때문이다.

코기관내 삽관을 수행하기로 결정하였다면, 코안을 기관내 튜브의 삽입과 통과를 방해하는 명백한 폐쇄, 기형, 이물질이 없는지 확인하기 위해 빠른 평가가 수행되어져야 한다.

절차 : 코기관내 삽관

1. 감염방지를 시행한다.

   이론적 근거 : 어떠한 기도 관리 절차는 높은 위험을 고려해야 하거나 기도 분비물이 퍼질 가능성 때문에 감염성 질환에 노출될 가능성이 있다. 글러브, 보호안경, 마스크는 기도관리 시 반드시 필요하다.

2. 삽관을 위한 준비와 환자에게 맥박산소측정기를 착용시키는 동안 기본인명구조를 위한 기도관리를 시행한다. 필요시 100% 산소가 연결된 백-밸브마스크를 이용하여 환기를 보조한다(그림 5.4).

   이론적 근거 : 필요시 고유량, 고농도 산소 투여와 환기보조는 기도를 삽관으로 관리되기 전에 보상기능이 상실되지 않도록 한다.

3. 적절한 장비를 선택하고, 조립하여 시행한다.

   이론적 근거 : 적절한 기도관리를 위해서는 많은 장비들이 필요하다. 삽관을 시행하는 동안 장비 일부분의 사용이나 준비 실패는 환자의 저산소증을 초래한다.

소아환자 주의사항

Broselow® 반창고(25장 참조)는 소아환자에서 필요한 튜브 크기를 결정하는데 도움이 된다. Lengthbased resuscitation tape이 없는 경우, 어떤 기관에서는 필요한 튜브의 바깥 직경을 추정하는데 소아의 새끼손가락의 직경을 이용한다.

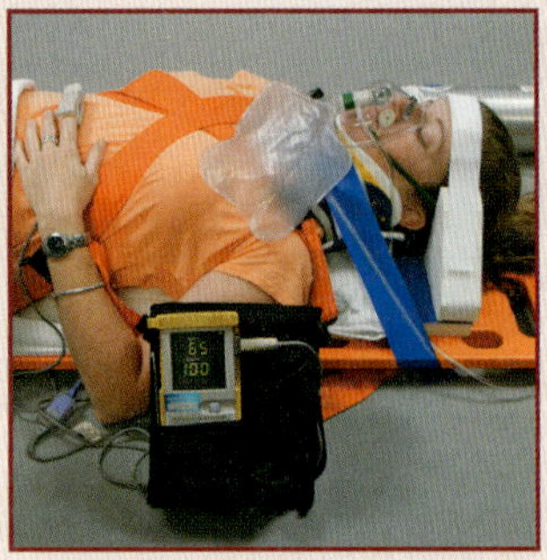

그림 5.4

4. 니오시네프린과 스프레이 마취제로 각각 인두와 콧구멍안의 혈관을 수축시키고 마취시킨다(그림 5.5). 다른 방법으로 국소 마취제로 리도카인 젤리를 사용할 수 있다.

노인환자 주의사항

노인 환자에서 코안 통로의 충혈이 흔하므로 코인두 출혈을 예방하는 것이 피할 수 없는 절차이며 흡입이 필요할 것이다.

이론적 근거 : 마취제는 조직을 부분적으로 무감각하게 만들고 환자의 불편감을 감소시키며 니오시네프린과 같은 국소적 혈관수축제는 혈관수축을 시켜 코기관 튜브로 인한 외상으로 인

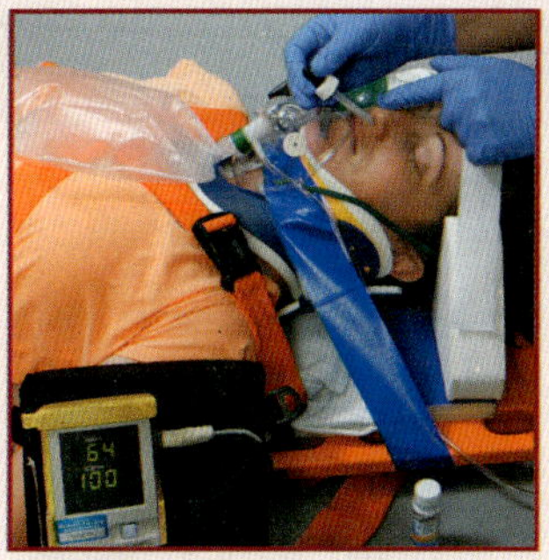
그림 5.5

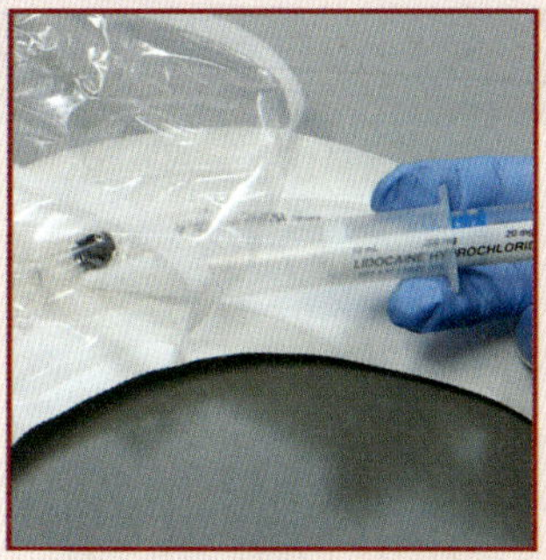
그림 5.6

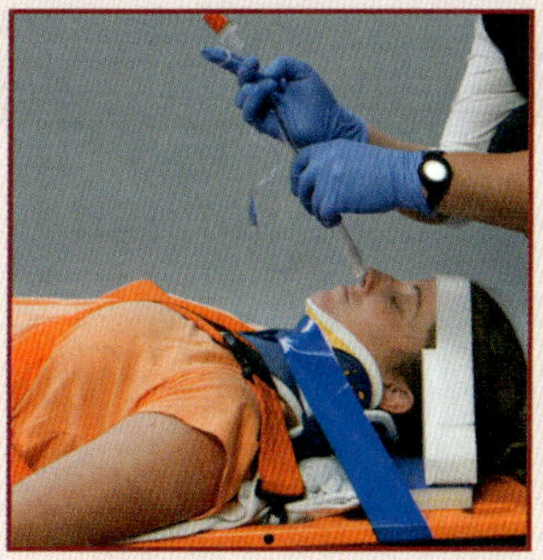
그림 5.7

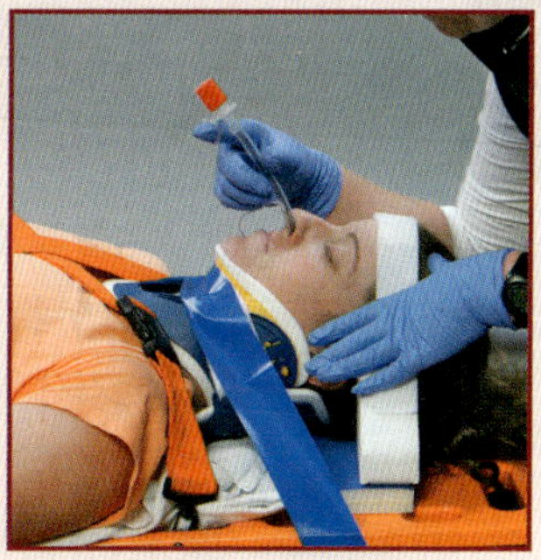
그림 5.8

한 잠재적인 출혈을 최소화하며 조직의 크기를 감소시킨다.

5. Endotrol 기관내삽관튜브를 리도카인이나 수용성 젤리로 윤활제를 바른다(그림 5.6).

   이론적 근거 : 윤활제는 튜브가 코인두를 통과하는 동안 발생할 수 있는 잠재적 찰과상이나 열상을 최소화할 것이다.

6. 필요시 기관내 삽관 튜브에 BAAM®을 부착한다.

   이론적 근거 : BAAM®은 환자가 흡기와 호기를 할 때 소리가 남으로서 구조자가 알도록 도와주는 소리가 나는 기구이다. 튜브는 환자의 흡기 때 삽입해야 하는데 그때 성대가 가장 넓게 열리기 때문이다. 성대가 닫혔을 때 삽입하게 되면 심각한 기도 손상을 초래한다.

7. Endotrol® 기관내삽관튜브를 큰 콧구멍(보통 오른쪽) 안으로 코인두의 굴곡을 따라 조심스럽게 삽입한다. BAAM®은 환자의 호흡에 따라 휘파람소리가 날 것이며, 성대문의 위치를 확인하는 것을 도울 것이다; 기관내 삽관 튜브의 끝이 성대문에 가깝게 움직일 때 휘파람소리는 강도가 증가할 것이다. Endotrol® 기관내삽관튜브의 먼쪽(원위부) 끝은 고리를 잡아당김으로서 앞쪽으로 그리고 오른쪽과 왼쪽으로 구부려서 측면으로 조작될 수 있다(그림 5.7).

   환자의 흡기동안 기관안으로 튜브를 진행시킨다(그림 5.8).

   이론적 근거 : 팽창용 커프가 성대를 지나도록 튜브는 삽입되어야 하며 보통은 연결기가 콧구멍과 같은 높이가 된다. 반면, 하인두에서 성대 위나, 성대문 내에서의 튜브의 커프 팽창은 성대문에 압박을 주어 궤양을 초래한다.

8. Endotrol® 기관내삽관튜브의 먼쪽 커프를 10cc 주사기로 팽창한다(그림 5.9).

   이론적 근거 : 커프의 팽창은 부적절한 환기를 초래하는 튜브 주위로 공기 유출, 삽관 튜브의 위치가 벗어나는 것, 위 내용물의 역류로 인한 흡인을 예방한다.

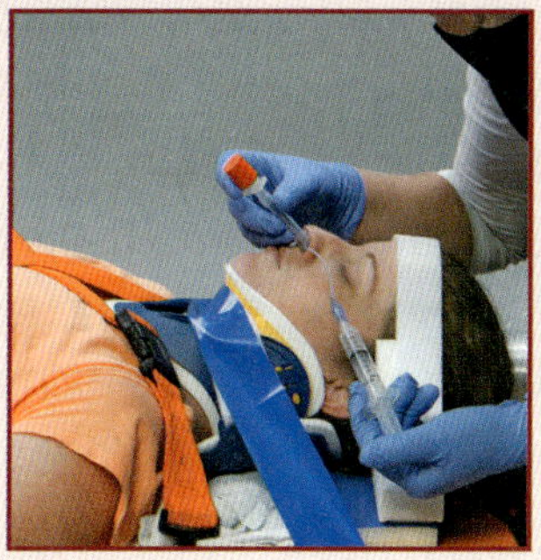
그림 5.9

소아환자 주의사항

소아는 보통 커프가 없는 기관내 튜브를 사용하기 때문에 시행하는 동안 기관내로 삽입 후 팽창 혹은 먼쪽 커프를 확인하는 것은 필요 없다.

9. BAAM®을 제거하고 꾸르륵거리는 소리가 들리는지 명치부위를 청진하는 동안 백-밸브마스크로 환기하며 가슴벽의 오르내림을 관찰한다. 만약 환기동안 가슴벽 확장이 없다면 명치부위 위로 소리가 들릴 것이며 이것은 식도로 삽관된 것이다. 환기를 중지하고 발관한다.

   이론적 근거 : 식도 삽관을 발견하지 못하면 환자는 사망할 수 있다. 환자를 100% 산소로 30초 동안 재산소화를 시키고 환기를 재시도하며, 필요시 환기를 보조한다.

10. 명치부위에서 위로 소리가 들리지 않고 호흡시 가슴벽이 확장된다면 왼쪽과 오른쪽 앞과 겨드랑이 폐 부위에서 호흡음 평가를 계속한다(그림 5.10). 다음으로 ETT에서 응축과 피부색이 개선되는 것을 관찰한다.

    이론적 근거 : 가슴벽의 오르내림, 명치부위에서 소리 없음, 폐음, 피부색의 개선과 ETT내의 응축은 ET 튜브의 위치가 옳음을 나타내는 일차평가 결과이다.

11. 폐음이 한쪽에서만 청진된다면, 튜브의 위치를 용골 위로 약간

절차 : 경비 삽관 (계속)

잡아당겨서 삽관 깊이를 조절한다.

이론적 근거 : 환자는 삽관 절차로부터 약간 저산소상태로 되며 고유출 산소로 환기시키는 것이 좋다. 튜브내 응축 관찰, 가슴벽 오르내림, 피부색의 개선, 맥박산소측정기와 호기말이산화탄소감시기는 튜브 위치를 결정할 수 있는 모든 방법이다. 이러한 방법으로 기관내삽관 확인 실패는 확인되지 않은 채 남아있는 의도하지 않은 식도삽관을 초래한다.

이론적 근거 : 가슴벽 오르내림, 명치부위에서 들리지 않음, 폐음, 피부색 개선과 ETT내의 응축은 ET 위치가 옳음을 나타내는 일차적인 적응증이다.

12. $ETCO_2$ 감시기, 식도감시장치, 폐음 청진, 피부색 개선, 기관내삽관튜브 응축, 맥박산소측정기상의 증가를 포함한 이차 평가방법으로 기관내삽관튜브의 위치를 확인한다. 만약 폐음이 한쪽에서만 청진되면 튜브의 위치를 용골 위로 약간 잡아당겨서 삽입 깊이를 조절한다.

이론적 근거 : 환자는 삽관 절차로부터 약간 저산소상태로 되며 고유량의 산소로 환기시키는 것이 좋다. 튜브내 응축 관찰, 가슴벽 오르내림, 피부색의 개선, 맥박산소측정기와 호기말이산화탄소 감시기는 튜브 위치를 결정할 수 있는 모든 방법이다. 이러한 방법의 기관내 삽관 확인 실패는 확인되지 않은 채 남아있는 의도하지 않은 식도삽관을 초래한다.

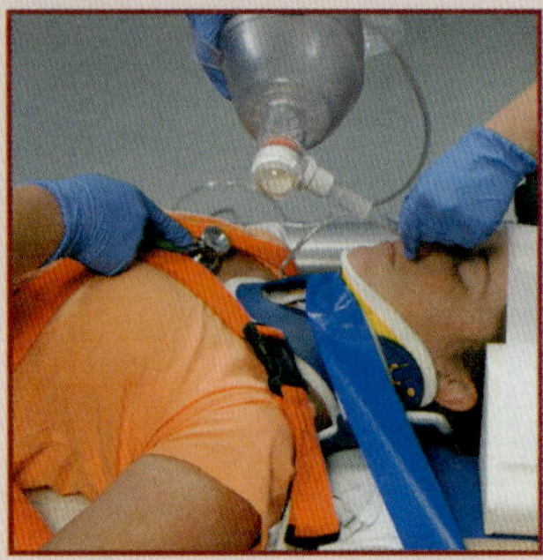

그림 5.10

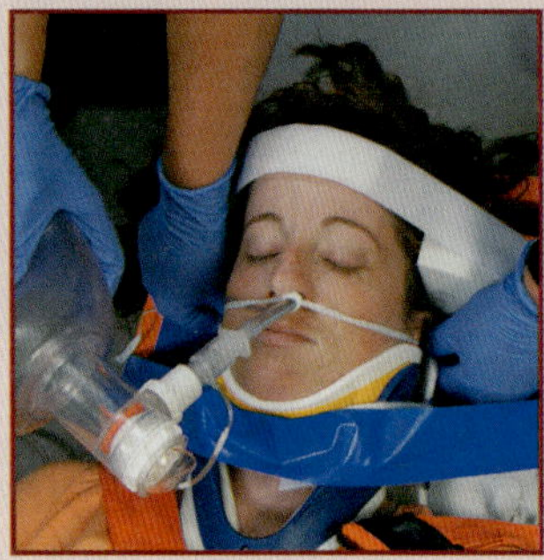

그림 5.11

13. 기관내삽관튜브를 반창고나 고정 장치를 이용해 고정한다(그림 5.11).

이론적 근거 : 코기관내 삽관은 호흡이 있는 환자에게만 수행되기 때문에 환자가 움직일 수 있으며 비의도적으로 빠지게 될 가능성이 크다.

14. 백-밸브마스크로 호흡 평가하는 것을 계속한다.

이론적 근거 : 이제 환자는 삽관되었고 환자의 호흡은 구조자의 책임이 되었다.

진행 중 평가

삽관된 환자는 기관내삽관튜브가 기관 안에 있는지, 환자가 움직이는 동안 비의도적으로 빠지지는 않았는지 반드시 규칙적으로 평가되어야 한다. 기관내삽관튜브 위치가 적절한지 계속적으로 확인하는 것은 호기말이산화탄소감시기를 통해 수행하는 것이 가장 좋다. 또한, 기관내삽관튜브 내의 응축을 확인, 가슴벽의 오르내림, 피부색의 계속적인 개선, 맥박산소측정기, 환기동안 위장음 소리 없이 폐음의 청진은 기관내삽관튜브가 바른 위치에 있음을 나타내는 것이다. 기관내 삽관동안 튜브가 성대를 통과하는 것을 직접 눈으로 보는 것이 기관내 튜브위치를 확인하기 위해 사용된다. 그러나, 환자가 호흡이 있고 보통은 구토반사가 있기 때문에 코기관내 삽관시 후두경으로 보는 것이 가능하지 않다.

▶ 문제 해결

- 만약 BAAM®을 환자의 흡기와 호기를 확인하는데 보조하는 것을 사용할 수 없다면, 가슴 오르내림을 눈으로 확인, 두 번째 응급구조사의 도움, 튜브내 응축 관찰, 청진기

의 끝을 기관내삽관튜브의 입구에 대는 것이 적절한 튜브 위치를 보조할 수 있는 모든 선택이다.

- 탐침은 구부러진 코인두를 통해 들어갈 때 기관내삽관튜브가 너무 딱딱해서 심각한 기도손상을 유발할 수 있기 때문에 코기관내 삽관시에는 사용하지 않는다.
- 코기관내 삽관을 수행할 때 환자는 약간의 호흡충동을 가질 것이다. 백-밸브마스크로 환기보조는 환자 자신의 호흡과 협조되어야 한다. 백을 환자의 호기시에 짜서는 안된다.
- 코기관내 삽관 동안 리듬장애를 확인하기 위해 환자의 심장을 감시하는 것은 중요하다. 느린맥은 미주신경 자극으로 특히 흔하게 나타난다. 만약 환자가 치명적 리듬이나 무호흡으로 진행된다면 입안내 삽관이 수행되어야 한다.

▶사례 연구

응급구조사와 동료는 뇌졸중의 발생 가능성이 있는 환자가 입원한 요양기관으로부터 출동요청을 받았다. 기관에 도착 시 당신은 간호사 중 한명을 만났고 그녀는 환자의 기록지를 건네주고 간략한 환자병력을 설명해주었으며, 환자가 있는 401호실로 안내했다. 간호사는 73세 된 남자 환자로 점심 식사 후 방에 돌아온 후 갑자기 왼쪽 마비가 시작되었다고 말했다. 당신이 환자의 방에 도착했을 때, 당신은 환자가 왼쪽으로 기울어진 채 침대에 앉아있는 것을 발견한다. 당신이 면담하기 전 동료는 100% 산소를 비재호흡마스크로 분당 15l로 투여한다. 당신은 **발성장애**, **삼킴곤란**과 왼쪽 얼굴 처짐이 있음을 알게 된다. 환자는 점심 식사한 것을 토하기 시작했으며 기도유지가 어려운 것처럼 보인다. 동료는 비재호흡마스크를 제거하고 환자의 기도를 흡인할 때 당신은 코기관내 삽관 시행을 제안한다. 동료는 환자에게 수행하려고 하는 절차를 얘기할 때 당신은 필요한 기구 준비를 시작한다.

앤도트롤(Endotrol) 기관내삽관튜브의 15 mm 연결기에 BAAM®을 부착하고, 삽관튜브의 끝에 리도카인 젤리를 바르고 당신의 동료는 환자의 코인두에 니오시네프린을 뿌린다. 당신이 환자의 오른쪽 콧구멍에 기관내삽관튜브를 삽입하고 환자의 호흡에 따라 BAAM®의 휘파람소리가 들릴 때 후두인두 안으로 진행시킨다. 앤도트롤 기관내삽관튜브가 고리를 잡아당겨 당신은 성대문 바로 위에서 기관내삽관튜브의 먼쪽 끝을 조작할 수 있다. 환자가 호흡을 할 때 당신은 성대문 입구와 기관안으로 튜브를 통과시키고 환자의 각 호흡에 따라 BAAM®으로부터 휘파람소리를 듣는다.

동료가 $ETCO_2$ 감시기를 부착할 때 커프를 팽창시키고 기관내삽관튜브에 백-밸브마스크를 연결하고 환자의 호흡을 보조하기 시작한다. 당신은 $ETCO_2$ 감시기 상의 색깔 변화, 기관내삽관튜브 안의 응축, 양쪽 가슴벽의 오르내림, 산소포화도의 증가, 청진시 양측에서 동일하게 들리는 폐음을 확인한다. 이산화탄소 측정은 38mmHg이다. 당신은 반창고로 기관내삽관튜브를 고정하고 추후 합병증 없이 병원으로 이송하기 전에 신체검진을 계속한다. ■

MEMO

Chapter 6

마질겸자를 이용한 후두경검사

Laryngoscopy with Magill Forceps

핵심용어

- 못삼킴증(Aphagia)
- 직접 후두경 검사법(Direct Laryngoscopy)
- 이물질에 의한 기도폐쇄 (Foreign body airway obstruction)
- 저산소증(Hypoxia)
- 후두경(Laryngoscope)
- 후두경련(Laryngospasm)
- 마질겸자(Magill forceps)

학습목표

학습자들은 다음 사항을 수행할 수 있어야 한다.

- ▶ 마질겸자를 이용한 후두경검사법의 적응증을 열거할 수 있다.
- ▶ 마질겸자를 이용한 후두경검사법의 중요성을 설명할 수 있다.
- ▶ 마질겸자를 이용한 후두경검사법의 정확한 방법에 대해 설명할 수 있다.
- ▶ 마질겸자를 이용한 후두경검사법을 환자에게 시행할 수 있는 능력을 보여 줄 수 있다.

서론

기도 내에 이물질로 인하여 기도가 막혀 환기를 방해하는 **이물질에 의한 완전 기도폐쇄(FBAO)**는 응급처치를 시행하지 않으면 환자에게 항상 치명적이다. 이물질을 제거하거나, 이물질을 아래쪽 기관지로 내려 보내 다른 한쪽 폐를 이용하여 환기가 이루어지도록 하거나, 폐쇄 부위 아래쪽에 수술적 기도확보술을 시행하지 않는다면 환자는 사망하게 된다. 기본인명소생술에서 시행되는 하임리히법(Heimlich Maneuver), 손가락훑어내기(finger sweep), 가슴밀어내기(chest thrust) 등의 방법으로 이물질에 제거되지 않는 기도폐쇄 상황에서는 마질겸자를 이용한 직접 후두경 검사을 이용해 이물질을 제거하는 것이 선호되는 치료 방법이다. 이물질에 의한 기도폐쇄 처치뿐만 아니라 마질겸자는 코기관내 삽관(nasotracheal intubation)과 코위영양관(nasogastric tube) 삽입에도 도움이 된다.

직접 후두경 검사법은 후두, 성대문, 성문하 기관부위를 직접 관찰함으로서 해당 부위에 폐쇄 소견이 있는지를 확인할 수 있다. 마질겸자는 해부학적 형태로 만들어진 가위 모양으로 끝부분에 원형으로 된 집게가 있어 왼손으로 후두경을 잡고, 오른손으로 마질겸자를 잡으면 입인두와 하인두까지 도달할 수 있고, 소아 및 성인에게 모두 사용할 수 있다(그림 6-1). 마질겸자의 집게는 물체를 잡는데 편리하도록 안쪽 면이 톱니 모양으로 되어 있다. 반면 최근에 사용되는 변형된 마질겸자는 끝이 부드러운 형태로 되어 있어 점막 손상의 위험성을 줄이면서 코기관내 삽관을 할 때 마질겸자가 기관내 삽관 튜브의 커프를 터뜨리는 위험성도 줄여줄 수 있게 되어 있다.

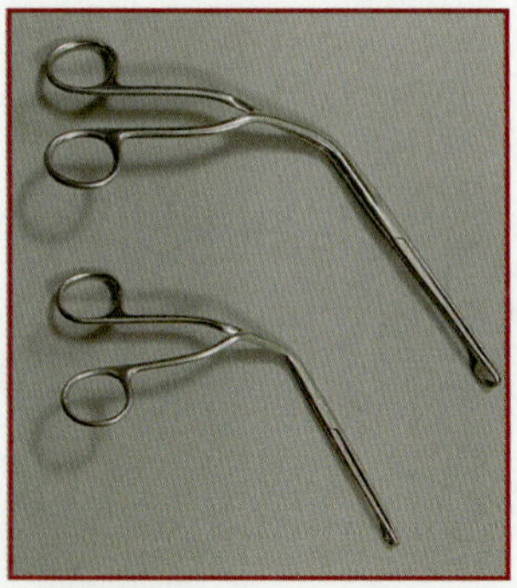

그림 6.1

직접 후두경검사법을 시행하면서 오른손으로 마질겸자를 잡고, 겸자 끝을 오무린 상태로 하인두까지 넣은 후 기도를 막고 있는 이물질이 보이면 마질겸자 끝을 벌려서 이물질을 제거하면 된다. 이러한 방법은 마질겸자를 사용할 때 기도를 막고 있는 이물질이 시야에서 사라지는 것을 예방할 수 있고, 인두부의 구조물과 겸자가 접촉하면서 생기는 손상을 줄일 수 있다.

이물질에 의한 기도폐쇄 상황에서 이물질이 성대 아래쪽에 보이지만 마질겸자로 제거할 수 없으면, 기관내 삽관 튜브에 탐침을 넣고 이물질을 기관을 따라 용골을 지나 우측 주 기관지로 밀어 넣을 수 있다. 이후 기관내 삽관 튜브를 제거하고 환자의 기도와 호흡 상태를 다시 확인한다. 우측 주 기관지로 이물질을 밀어 넣는데 실패하면 수술적 반지방패연골절개술을 시행하거나, 수술적 방법이 불가능한 상황이라면 바늘을 이용한 반지방패연골절개술을 시도할 수 있다.

마질겸자는 모든 이물질에 의한 완전 기도폐쇄 상황에서 사용할 수 있고, 부분 기도폐쇄 상황에서는 환자가 의식이 없는 경우에 사용할 수 있다. 당연한 내용이지만 의식이 있는 부분 기도폐쇄 환자의 경우에는 후두경을 입 안에 넣을 때 견딜 수 없을 만큼 거부감을 느낄 것이다. 부분 기도폐쇄는 진행과정이 불확실하기 때문에 진정제(sedation)를 사용하거나 빠른 기관 삽관술(RSI)을 시도하지 말고, 기다리는 것이 우선이다.

이물질에 의한 기도폐쇄가 있었던 환자는 대부분 이물질이 제거된 후 기도유지를 위한 치료가 필요하다. 100% 산소를 연결한 백-밸브마스크를 착용시키는 것이 좋고, 입인두 혹은 코인두기도기, 흡인기구, 기관내 삽관 등을 준비해서 필요한 경우 사용해야 한다.

이물질에 의한 기도폐쇄는 이물질이 성대 혹은 기관에 위치할 수 있기 때문에 이를 제거하기 위해서는, 기관내 삽관을 시행할 때 성문이 보여야 삽관 성공률이 높아지듯이 동일한 방법으로 접근해야 한다(제 1 장과 제 3 장). 후두경을 점검하고, 기관내 삽관을 시행할 때와 동일한 크기의 후두경 날을 사용하고, 적절하게 환자 자세를 취해서, 적절한 기관내 삽관 방법으로 시행해야 한다. 이물질에 의한 기도폐쇄 환자에게 행하는 시술이나 과정은 성인이나 소아에서 동일하게 적용된다.

▶ 장비

다음과 같은 장비를 준비한다(그림 6.2).

- 글러브
- 보호안경
- 마스크
- 마질겸자
- 후두경
- 흡인기
- 백-밸브마스크
- 산소
- 입인두 기도기
- 코인두 기도기

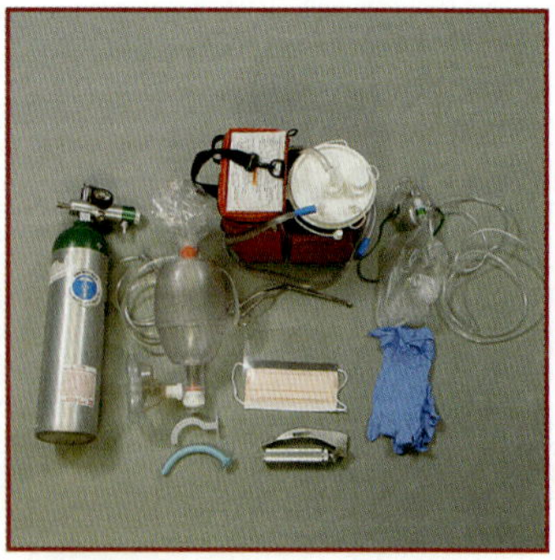

그림 6.2

▶ 비재호흡 마스크

평가

환자를 바로누운자세(supine position)로 눕히고 의식수준을 확인한다. 의식이 있는 환자는 후두경 검사법을 견딜 수 없다. 환자가 의식이 있으면서 이물질에 의한 기도폐쇄가 있거나 의심되면 환자에게 말을 할 수 있는지 물어본다. 환자가 말을 할 수 있으면 이물질에 의한 완전 기도폐쇄가 아닌 이물질에 의한 부분 기도폐쇄이기 때문에, 이때는 이물질 제거를 위한 기본인명소생술이나 전문심장소생술을 시도해서는 안 된다. 부분 기도폐쇄에서는 그렁거림(협착음 : stridor), 호흡 곤란 소견이 있으면서 호흡음을 들을 수 있다. 완전 기도폐쇄에서는 말을 할 수 없고, 호흡음이 없고, 들숨 시 갈비뼈 및 빗장뼈 위쪽의 심한 함몰이 있으며, 청색증이 악화되고, 의식 수준이 저하되고, 환기를 할 수 없게 된다.

절차 : 마질겸자를 이용한 후두경 검사방법

1. 감염방지를 시행한다.

   이론적 근거 : 기도 확보술을 시행하는 과정에서 구조자는 기도 분비물에 노출될 위험성이 매우 높다. 따라서 기도 확보술을 시행하기 전에 글러브, 보호안경, 마스크 등을 착용하도록 한다.

2. 마질겸자를 이용한 직접 후두경 검사법을 준비하면서 반드시 이물질에 의한 기도폐쇄에 대한 기본인명소생술을 시행해야 한다.

   이론적 근거 : 전문 인명구조술의 시술은 합병증이 발생할 위험성이 있기 때문에 침습적인 전문 인명구조술을 시행하기 전에 기본인명소생술을 먼저 시행해야 한다.

소아환자 주의사항

하임리히법에서 복부 밀쳐올리기 술기는 성인과 1세 이상의 소아에서 동일한 방법으로 시행된다. 단, 두 가지 차이점이 있는데, 첫째, 구조자는 소아 환자 옆에 적당한 높이로 무릎을 꿇고 앉아서 부드럽게 눌러야 하고, 둘째, 1세 이하의 영아에서는 복장뼈(흉골) 중간부위에 손가락 두개만 사용해서 압박을 시행해야 한다.

3. 후두경을 사용할 때는 먼저 후두경을 점등하여 불빛 밝기와 후두경 날이 손잡이에 잘 맞는지를 확인하고, 흡인기도 잘 작동되는지 점검한다(그림 6.3).

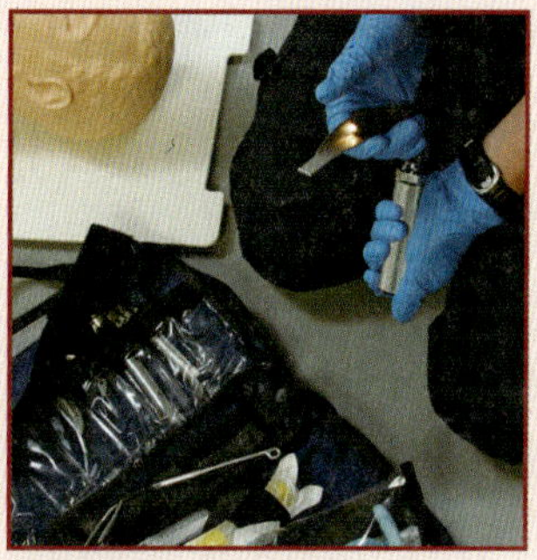

그림 6.3

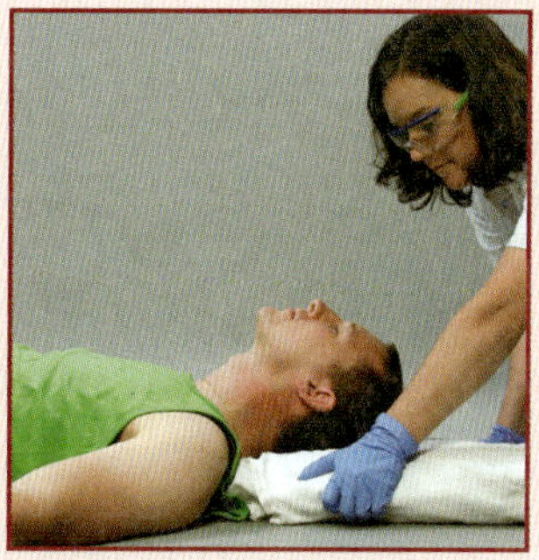

그림 6.4

   이론적 근거 : 후두경 날이 느슨하면 후두경 검사 과정에 날이 빠질 수 있고, 후두경 전구가 제대로 작동하지 않으면 구조자는 성대를 확인하거나 이물질을 확인하는 것이 불가능하다. 흡인기와 기본인명구조술(기본인명소생술)에 사용되는 기도유지 장비는 이물질에 의한 기도폐쇄 환자에서 이물질을 제거한 후 즉시 사용할 수 있도록 준비되어 있어야 한다.

4. 환자를 냄새맡는 자세(sniffing 자세)로 하고 환자 입을 벌린다(그림 6.4).

   이론적 근거 : 냄새맡는자세는 기도접근에 가장 용이한 자세이다. 하지만 외상과 기도폐쇄가 동반된 특별한 상황에서는 손으로 목뼈를 고정하면서 중립자세를 유지해야 한다.

노인환자 주의사항

심각한 척추 후만증이 있는 환자에서는 중립자세나 냄새맡는자세를 유지하기 위해서는 머리 밑을 받쳐주는 것이 필요하다. 척추에 이상이 있어 저항이 느껴지면 환자에게 힘을 주어 무리하게 자세를 교정하려고 해서는 안 된다.

5. 후두경 날을 입에 넣고, 혀를 왼쪽으로 젖힌다(그림 6.5).
   이론적 근거 : 입안의 혀를 한쪽으로 젖히면 후두의 모양과 이물질을 관찰하는데 도움이 된다.
6. 시선을 떼지 말고 후두경 날을 이물질이 보일 때까지 밀어 넣는다(그림 6.6). 필요하면 흡인기를 사용한다.
   이론적 근거 : 기도 내에 있는 수액이나 분비물, 부스러기 등으로 인하여 이물질이 보이지 않을 수 있다.
7. 끝을 오므린 상태에서 마질겸자를 넣는다.
   이론적 근거 : 겸자의 끝을 벌린 상태에서 넣으면, 특히 겸자 끝 집게 부위에 톱날 모양이 있는 경우에는 입인두 조직에 손상을 줄 수 있다.

소아환자 주의사항

소아에서 이물질에 의한 기도폐쇄의 경우에는 소아용 마질겸자를 비롯해서 소아에게 알맞은 장비를 사용해야 한다.

8. 마질겸자 끝을 벌려 이물질을 잡고, 일정한 힘으로 당기면서 제거한다(그림 6.8).
   이론적 근거 : 이물질이 기도 깊숙이 위치해 있는 경우 이를 제거하려면 어느 정도 힘이 필요하다. 이물질을 너무 빨리 당기면 이물질을 놓칠 수 있다.

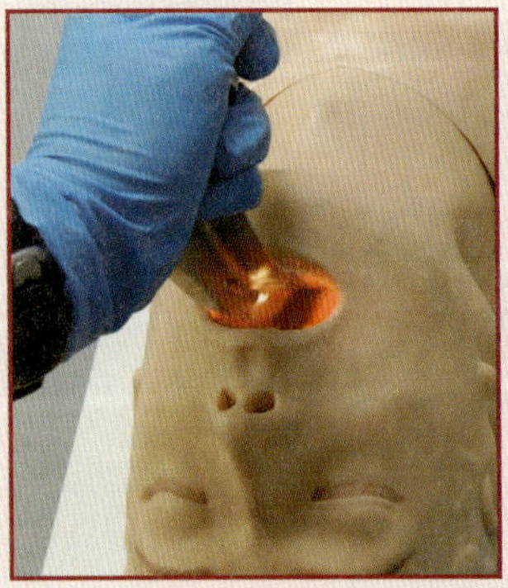

그림 6.5

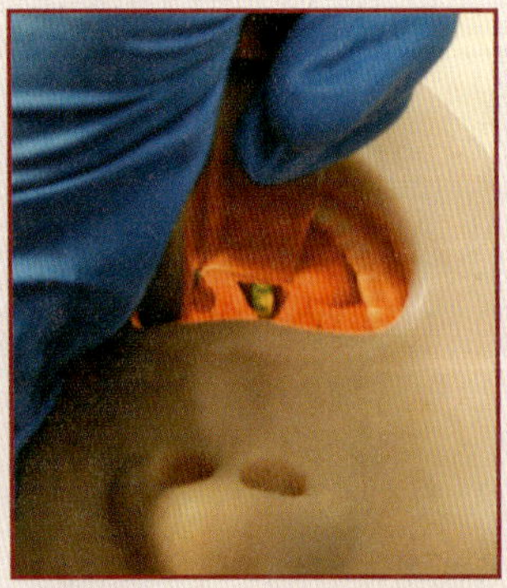

그림 6.6

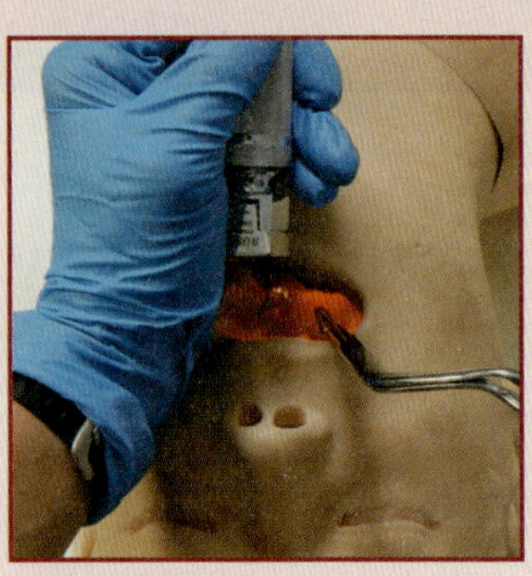

그림 6.7

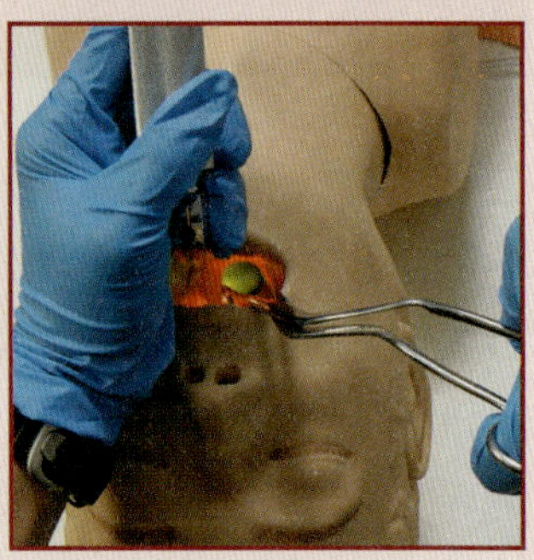

그림 6.8

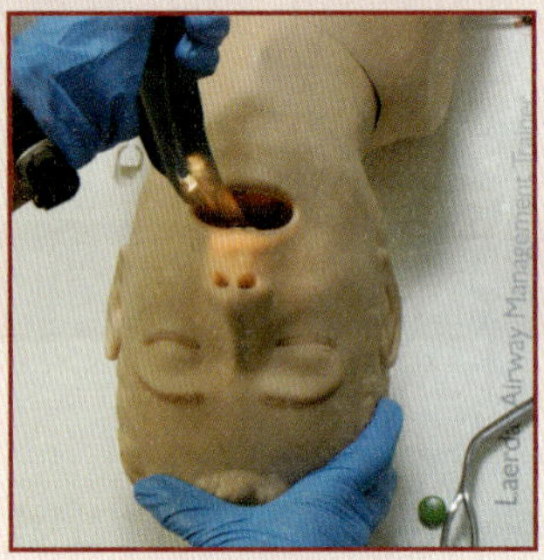

그림 6.9

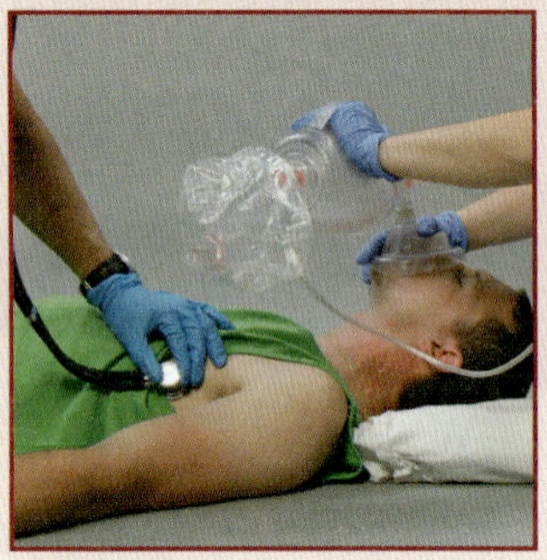

그림 6.10

노인환자 주의사항

성인에서는 음식물이 기도폐쇄의 가장 흔한 원인이다. 노인환자는 침 분비 능력이 떨어지기 때문에 음식물을 삼킬 때 잘 안 넘어갈 수 있다. 더구나 많은 뇌졸중 환자들은 실어증이나 연하곤란 증상이 있기 때문에 기도폐쇄의 위험성을 증가시킨다.

9. 후두경 날을 환자 기도에서 빼 낸다(그림 6.9).
   이론적 근거 : 후두경 날을 제거하면 환자의 기도유지나 호흡상태를 평가할 수 있다.
10. 환자의 기도유지, 호흡, 순환상태를 평가한다.
   이론적 근거 : 기도폐쇄를 유발했던 모든 이물질이 제거되었는지 확인하고, 환자의 기도가 유지되고 있는지, 호흡이 있는지, 맥박이 촉진되는지 확인한다.
11. 필요하면 흡인, 산소공급, 환기, 심폐소생술 등을 시행한다(그림 6.10).
   이론적 근거 : 환자는 이물질에 의한 기도폐쇄 상황에서 이물질이 제거될 때까지 저산소증 상태에 빠지게 된다. 따라서 이

물질이 제거된 후 최소한 비재호흡 마스크로 고농도산소를 공급해야 한다.

12. 제거한 이물질과 일회용 기도유지 기구들은 허가된 폐기물 봉지에 넣어 처리한다.

이론적 근거 : 대부분의 기도유지 기구들은 환자의 기도 분비물과 접촉되기 때문에 오염되었다고 판단해야 한다.

이송 중 평가

이물질이 제거된 후에도 환자 기도상태에 대한 주의 깊은 관찰이 필요하다. 대부분의 환자들은 이물질이 제거되면 자발적으로 호흡을 시작하면서, 적당한 호흡수를 유지하게 된다. 하지만 초기에 환자상태가 호전되었어도 산소보충이 필요하다. 기도폐쇄나 후두경 검사법 자체가 입인두 점막에 손상이나 자극을 주게 된다. 따라서 후두경과 마질겸자 삽입이 점막 부종을 발생시키고 이차적인 기도폐쇄나 **후두경련**이 유발되는지를 관찰해야 한다. 쉰 목소리(hoarseness), 그렁거림(협착음 : stridor), **저산소증**(hypoxia) 등의 기도 점막 부종이나 후두경련 소견이 보이면 기관내 삽관을 고려해야 한다.

▶ 문제 해결

- ▶ 이물질은 미끄러워 마질겸자로 잡을 때 놓칠 수 있기 때문에 이물질을 제거하기 위해서는 여러 번 잡기를 시도할 수도 있다.
- ▶ 기도의 이물질 제거가 불가능한 상황이면 이물질을 기도 아래쪽으로 밀어 용골을 지나 오른쪽 혹은 왼쪽 주 기관지로 밀어서 내려 보내는 방법을 사용한다. 이러한 방법은 오른쪽 혹은 왼쪽 폐 한쪽을 막게 되는데, 반대편 폐를 통한 환기가 가능하고, 추후 기관지경을 이용해서 이물질을 제거할 수 있다.
- ▶ 후두경련은 직접 후두경 검사법 시 발생하는 위험한 합병증이다. 후두경련의 증상이 있으면 후두경련에 의한 완전 기도폐쇄가 발생하기 전에 즉각적인 기관내 삽관을 시행해야 한다.
- ▶ 이물질 제거 시도가 실패할 경우를 대비해서 반지방패연골절개술(cricothyrotomy)을 실시할 수 있도록 준비해 둔다.

▶사례 연구

음식점에서 호흡이 없는 환자가 발생했다는 출동 요청을 동료와 함께 받았다. 충돌 요청을 받으면서 심정지와 같은 최악의 시나리오를 생각했다. 현장에 도착했을 때 20대 남자가 청색증을 보이면서 쓰러져 있었고, 주변 사람이 가슴압박을 시행하고 있었다. 목격자에 의하면 환자는 점심식사를 하다가 갑자기 일어서서 자신의 목 부위를 움켜잡았다고 한다. 환자는 아무런 소리도 내지 못했으며, 새파래지면서 쓰러졌다고 했다. 주변 사람이 쓰러지는 환자를 도와주어 머리가 바닥에 부딪치지는 않았다고 한다.

목뼈손상이 의심되지 않았기 때문에 머리기울임 – 턱들어올리기 방법으로 기도를 개방했고, 인두에 이물질이 있는지 확인했다. 기도에는 이물질이 관찰되지 않았고, 동료에게 백-밸브마스크로 환기를 하도록 요청했다. 동료는 백-밸브마스크로 백을 짜는데 상당한 저항이 느껴진다고 했기 때문에 다시 한번 기도유지를 실시했는데, 소용이 없었다. 이물질이 보이지 않았지만 손가락으로 입안내 이물질 제거를 시도했는데, 손가락에 이물질이 닿는 느낌이 없었다. 주변 사람에게 가슴압박을 다시 실시하도록 부탁하면서 마질겸자를 이용한 직접 후두경 검사법을 시행하기 위해서 준비했다. 곡선형(Macintosh) 3번 후두경 날을 준비해서 후두경 손잡이에 끼웠고, 후두경 날이 헐겁지 않은지 확인하고, 후두경 불빛의 밝기도 확인하였다. 흡인기가 작동되는지 확인하고, 고정형 흡인관을 연결하였다. 환자 머리위에 위치해서 마질겸자를 잡고, 후두경 날을 넣어 환자의 혀를 왼쪽으로 밀치고 아래턱뼈를 들어 올렸는데, 커다란 고기 덩어리가 하인두 아래쪽에 위치하면서 성대문을 완전히 막고 있는 것을 발견했다. 마질겸자를 넣어서 이물질을 잡았고, 적당한 힘을 주면서 잡아당겨 기도에서 이물질을 제거하였다.

후두경을 빼내자 환자는 기침과 구토를 하기 시작하였고, 환자를 왼쪽으로 돌려 눕혀 기도 분비물이 흘러나오도록 하였다. 환자는 기침을 더 크고 강하게 하기 시작했고, 청색증도 점차 사라졌다. 동료가 호흡음을 들을 수 있도록 환자에게 산소를 불어 넣었다. ■

Chapter 7

식도기관 콤비튜브 삽입

Insertion of the Esophageal Tracheal Combitube®

핵심용어

- 부식성 물질(Caustic substances)
- 먼쪽 커프(Distal cuff)
- 기관내 삽관(Endotracheal intubation)
- 식도기관 콤비튜브(ETC, Esophageal Tracheal Combitube®)
- 관제거(Extubation)
- 구역반사(Gag reflex)
- 위 확장(Gastric distension)
- 성대문 개방(Glottic opening)
- 과다젖힘(과신전 : Hyperextend)
- 저산소증(Hypoxia)
- 턱 들어올리기(하악견인법 : Jaw-lift maneuver)
- 인두 커프(Pharyngeal cuff)
- 몸쪽(Proximal)

학습목표

학습자들은 다음 사항을 수행할 수 있어야 한다.

- ▶ 식도기관 콤비튜브를 적용하여야 하는 적응증을 열거할 수 있다.
- ▶ 식도기관 콤비튜브를 적절히 적용하는 중요성에 대해 설명할 수 있다.
- ▶ 식도기관 콤비튜브 적용의 금기증을 열거할 수 있다.
- ▶ 식도기관 콤비튜브 삽입을 위한 적절한 술기를 기술할 수 있다.
- ▶ 식도기관 콤비튜브를 적용하는 능력을 보일 수 있다.

서론

식도기관 콤비튜브는 대부분의 전문소생술 체계에서 일차적으로 선택되는 대체용 기도유지기이다. 이 장비는 여러가지 주요한 장점이 있다. 첫째로 기관을 눈으로 확인할 필요 없이 보지 않고 삽입할 수 있다. 둘째로 식도기관 콤비튜브가 구토물이 기관으로 들어가는 것을 막아서 기도를 보호한다. 셋째로 식도기관 콤비튜브는 환자의 자세와 관계없이 신속하게 기도관리를 할 수 있다. 이것은 목뼈의 운동제한이 필요한 손상환자에게 특히 도움이 된다.

식도기관 콤비튜브는 삽입하는 과정에서 성대문 개방을 눈으로 확인할 필요가 없고, 2종류의 크기가 있다. 이것은 칸막이에 의해 분리된 2개의 관으로 구성된 이중내강기도기(double lumen airway)이다. 식도기관 콤비튜브는 기관이나 식도로 삽입하도록 개발되었다. 식도기관 콤비튜브의 먼쪽 끝은 기도기가 들어간 기관이나 식도를 막기 위한 커프를 가지고 있고 **몸쪽** 끝은 인두를 막기 위한 커프가 있다.

1번(#1) 식도폐쇄 튜브는 2번(#2) 기관튜브보다 약간 길고 끝이 막혀있다. 환기는 **먼쪽 커프**와 **몸쪽 커프** 사이에 튜브에 뚫린 여러 개의 구멍을 통해서 이루어진다. 이 구멍들은 성대문입구의 바로 근위부에 있다.

콤비튜브가 식도로 들어가면, 먼쪽 커프는 식도를 막고 몸쪽 커프는 입을 막는다. 환기하는 동안 튜브의 막힌 끝은 식도나 위로 공기가 들어가는 것을 막는다. 작은 구멍들을 통해서 나온 인두로 들어가서 기관과 폐로 들어간다. 보지 않고 튜브를 삽입

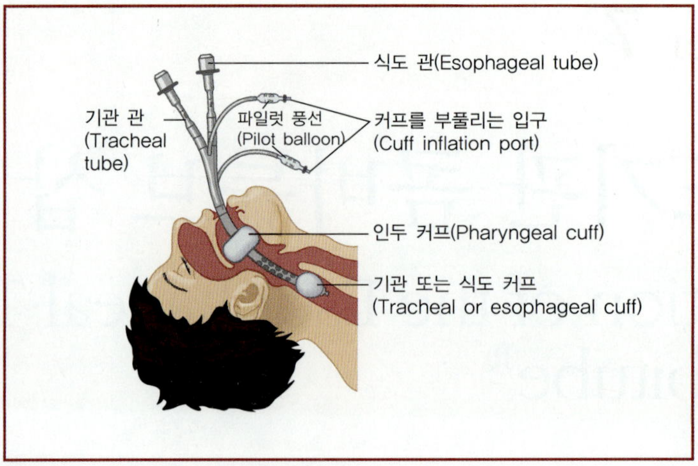

그림 7.1

하는 경우 80%에서 식도로 삽입된다.

2번(#2) 튜브는 기관내 튜브와 비슷하게 끝이 열려있다. 만일 콤비튜브가 기관으로 들어가게 되면, 먼쪽 커프와 열린 먼쪽 끝은 직접 기관을 통해 환기가 될 수 있다.

콤비튜브의 사용은 **구역반사**가 없는 무의식 환자에게 기관내 삽관이 필요하지만 성공하지 못한 경우이다. 콤비튜브 사용의 금기증은 16세 이하이거나, 150cm보다 작거나 210cm보다 큰 경우이다. **부식성 물질**을 삼켰거나, 식도질환, 구역반사가 있는 경우에는 콤비튜브의 사용을 하지 말아야 한다.

▶ 장비

다음과 같은 장비를 준비한다.

- 글러브
- 보호안경
- 산소 실린더
- 저장주머니가 있는 백-밸브마스크
- 흡인기구
- 콤비튜브
- 수용성 윤활제
- 100cc 주사기
- 20cc 주사기
- 청진기

평가

콤비튜브의 사용은 기본인명구조술의 술기임을 기억한다면, 콤비튜브의 사용에 필요한 환자평가는 기도, 호흡, 순환(ABCs)의 기본사항에 치중해야 한다. 덧붙여서 전문인명구조술 시술자만이 삽관에 실패한 후에 콤비튜브를 사용할 수 있다. 콤비튜브의 사용이 아니라

기관내 삽관이 전문인명구조술의 선택적인 기도관리 방법이다. 콤비튜브를 즉시 사용하게 하는 가장 분명한 평가소견은 호흡정지나 심장정지에 의해 발생하는 이차적인 무호흡이다. 질병이나 외상에 의해 이차적으로 발생한 심한 호흡곤란이나 극단적인 위험을 나타내는 환자에게도 사용할 수 있는데 이런 환자들은 어느 정도 의식과 구역반사를 가질 수도 있다. 콤비튜브는 구역반사가 있는 환자에게는 금기이다. 그렇지만 환자가 극단적 위험상태에 있거나 기본인명구조술의 기도유지와 삽관시도가 실패했다면 콤비튜브의 삽입을 고려해봐야 한다. 심한 호흡곤란이 있는데다가 삽관을 해야 하는 환자가 지치고 숨을 늦게 쉬고 의식수준이 감소하고 구역반사가 없어질 수 있다. 단순히 말하자면 호흡정지가 임박한 것이다.

의식을 잃거나 무의식 그 자체는 콤비튜브 삽입의 절대적인 징후는 아니고, 구역반사가 없고 흡인의 위험이 있어야 한다. 병원전 환경에서는 대부분의 환자가 약간의 위내용물을 가지고 있다고 보아야 하고, 구역반사가 없는 어떤 환자에게도 콤비 튜브를 사용할 수 있다. 환자에게 입인두기도유지기를 삽입하고 양압환기를 시행하고 있는데, 저혈당 환자에게 포도당을 투여하거나 마약중독자에게 날록손을 투여하는 것처럼 빠른 회복을 기대하는 경우가 아니라면, 콤비 튜브의 적응증이 된다. 이런 환자들이 구토를 하거나 기도관리가 되지 않으면 즉시 콤비 튜브의 삽입이 필요할 수 있다.

절차 : 식도기관 콤비튜브 삽입

1. 감염방지를 시행한다.
   이론적 근거 : 최소한 글러브를 끼고 눈의 보호가 필요하다. 많은 양의 혈액이나 체액이 있다면 감염질환의 노출을 막기 위하여 가운이 필요할 수도 있다.
2. 100%산소와 백-밸브마스크 기구를 이용해 순환이 되는 환자라면 분당 10-12회(5-6초에 1회 호흡)의 속도로, 최소한 30초 정도 환기시키고, 심폐소생술 중인 환자에게는 분당 10-12회 시행한다.
   이론적 근거 : 삽관 시도 동안 산소포화도는 급격히 감소하여 이 과정 중에 환자는 저산소증으로 된다.
3. 환자를 반듯이 눕힌다.
   이론적 근거 : 이 과정 중에서 적절한 해부학적 배열을 유지하는 것이 중요하다. 콤비튜브는 바로누운자세로 눕힌 환자에게 사용하도록 개발되었으나 때로는 목뼈의 운동을 제한해야 하는 외상환자에게도 사용된다.
4. 시술자는 환자의 머리 쪽에 위치한다.
   이론적 근거 : 이 위치가 튜브를 삽입하는 가장 좋은 자세이다. 이런 자세를 취할 수 없으면 환자의 옆에서 시행할 수 있다.
5. 콤비튜브 삽입의 금기증을 배제하고 환자의 나이와 키를 확인한다.
   이론적 근거 : 콤비튜브는 16세 이하, 150cm 이하이거나 210cm 이상인 환자에게는 금기이다.
6. 환자가 구역반사가 없음을 확인한다.
   이론적 근거 : 활발한 구역반사가 있는 환자에게 튜브를 삽입하면 구토가 발생해 흡인의 위험이 있다.
7. 환자의 병력 및 식도질환을 확인한다.
   이론적 근거 : 콤비튜브를 삽입하면 생명을 위협하는 합병증인 식도정맥류의 파열과 출혈을 야기할 수 있다.
8. 환자가 부식성 물질을 삼키지 않았음을 확인한다.
   이론적 근거 : 부식성 물질은 식도의 내벽을 침식해서 출혈이나 궤양을 일으킬 수 있다.
9. 필요하다면 기도를 막을 수 있는 물체나 액체를 흡인한다.
   이론적 근거 : 흡인해 내지 않으면 상기도를 통한 물체나 액체의 흡인이 생길 수 있다.
10. 장비를 준비하고 점검한다
   이론적 근거 : 장비의 점검은 삽입과정 중에서 문제가 발생하지 않도록 확인하는데 필수적이다. 시행하면서 장비가 빠진 것을 발견하는 것은 너무 늦다. 장비를 청결한 장소에 보관한다. 콤비튜브에 이물이 있으면 감염의 원인이 될 수 있다. 튜브를 삽입하는 동안 주사기를 콤비튜브에 붙여 놓은 것에 대해서는

논란이 있다. 일부 시술자는 주사기를 붙여놓으면 삽관이 더 어렵게 느껴진다.

11. 튜브의 먼쪽 끝에 윤활제를 바른다.
    이론적 근거 : 튜브에 윤활액을 바르는 것이 삽입을 쉽게 하고 삽입 도중에 손상을 줄여준다.
12. 환자를 바르게 눕히고 머리는 중립적 자세로 한다.
    이론적 근거 : 머리를 중립적 배열을 유지하는 것은 적적한 해부학적 배열을 유지하는데 중요하다.
13. 턱 들어올리기를 실시한다(그림 7.4).
    이론적 근거 : 이런 과정이 콤비튜브를 입안으로 삽입하는데 편하다. 이 술기를 시행하는 동안에 환자가 얼굴 손상을 경험하였거나 약간 의식이 있는 경우에는 주의하여야 한다.
14. 콤비튜브를 입안에 넣고 기도로 부드럽게 밀어 넣는다. 콤비튜브 삽입을 수행하는 시간이 얼마나 걸렸는지 인지하는 것은 매우 중요하다. 이 과정을 30초 이상 시도하지 않는다. 만일 저항이 느껴지면 튜브를 밀어 넣지 않는다.
    이론적 근거 : 콤비튜브를 세게 밀어 넣으면 상기도의 손상이 발생할 수 있다. 이 과정 동안 환자는 저산소증에 빠질 수 있다.

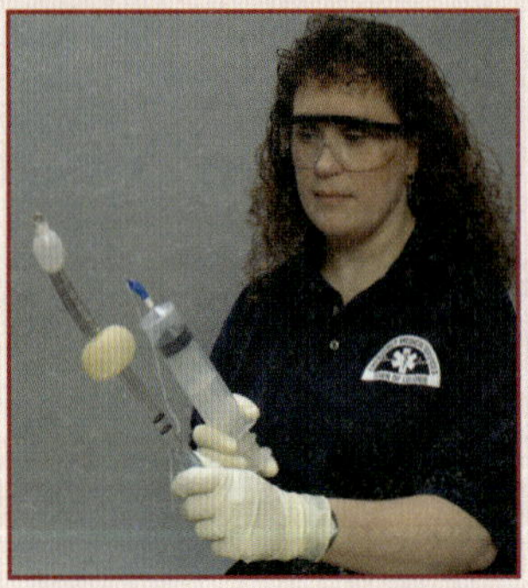

그림 7.2

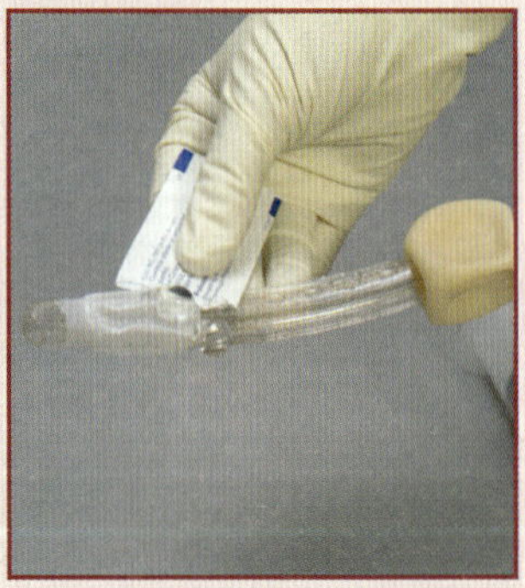

그림 7.3

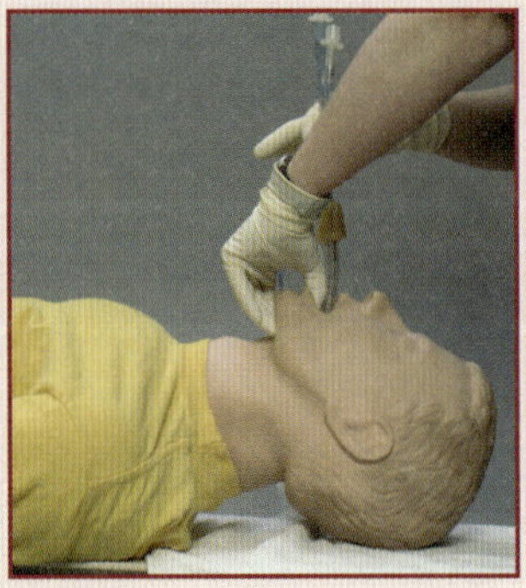

그림 7.4

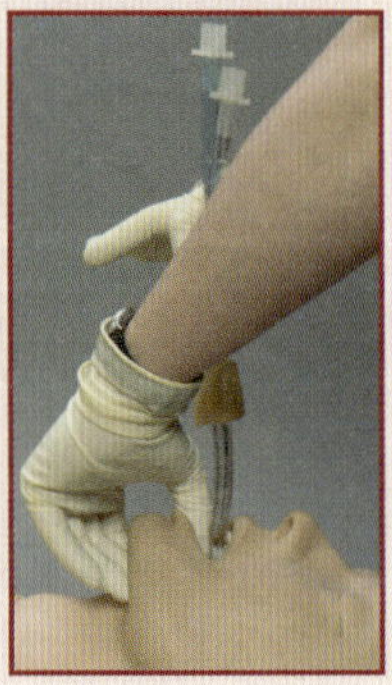

그림 7.5

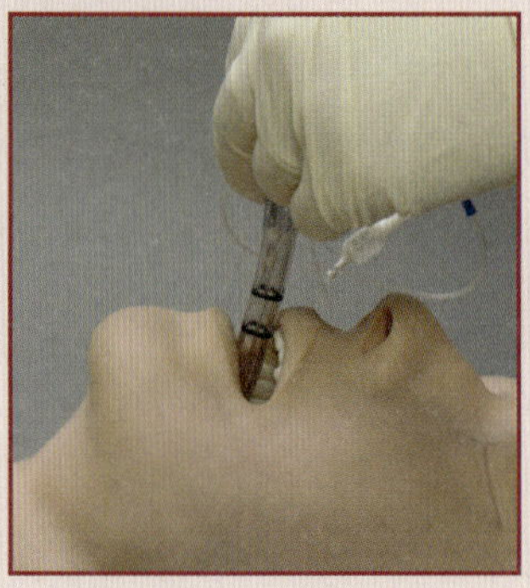

그림 7.6

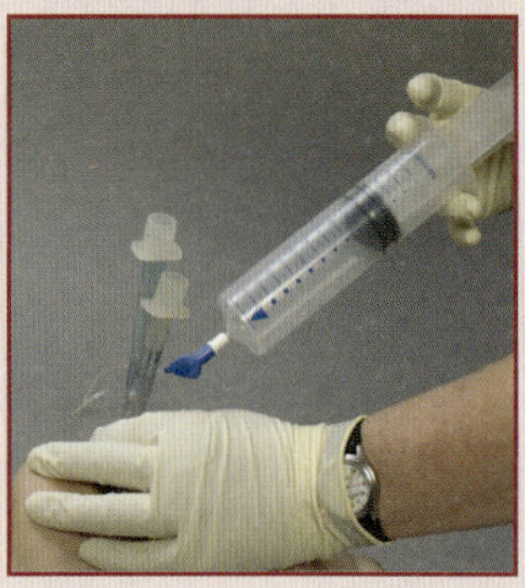

그림 7.7

15. 환자의 치아에 기도의 검은 고리선이 닿을 때까지 콤비튜브를 밀어 넣는다(그림 7.6).
    이론적 근거 : 이 위치가 환자의 기도에 콤비튜브가 적합한 위치에 도달한 위치이다.
16. 100cc주사기를 사용하여 1번(#1) 튜브의 인두 커프(파란색)를 100cc의 공기를 넣어 부플린다(작은 콤비튜브는 85cc의 공기를 넣는다).
    이론적 근거 : 후두 커프가 하부 인두에 자리잡는다. 100cc의 공기를 넣음으로써 환기하는 동안 공기가 새지 않는다.
17. 20cc주사기를 사용하여 2번(#2) 튜브의 먼쪽 커프(흰색 또는 투명)에 15cc의 공기를 넣는다(작은 콤비 튜브는 12cc의 공기를 넣는다).
    이론적 근거 : 먼쪽 커프는 식도에 자리잡는다. 10–15cc의 공기는 식도 조직에 손상을 주지 않으면서 식도를 막는데 충분한 양이다.
18. 백–밸브마스크를 1번 튜브에 부착하고 천천히 환기를 시작하라. 청진기를 환자의 명치부위에 놓고 꾸르륵거리는 소리를 확인한다.
    이론적 근거 : 콤비튜브는 눈으로 보지 않고 기도로 삽입하기 때문에 시술자는 튜브가 식도로 들어갔는지 기관으로 들어갔는지 확인하여야 한다.
19. 만일 환자의 명치부위에서 소리가 들리지 않는다면 가슴이 올라오는지 보고 양쪽 가슴을 청진해서 호흡음을 확인한다. 환기 때마다 가슴이 올라오고 호흡음을 들을 수 있다면 환기를 계속한다. 파란색 튜브(인두로 통하는 관)를 사용하여 환기를 시행한다. 백–밸브마스크를 사용하여 100% 산소로, 순환이 되는 환자에게는 분당 10–12회의 속도로 심폐소생술이 진행 중인 환자에게는 8–10회의 속도로 환기를 시행한다(18번 과정과 19번 과정은 바꾸어 시행할 수 있다).

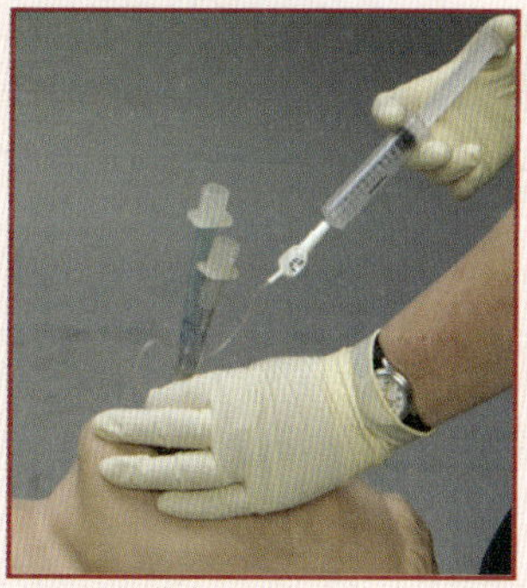

그림 7.8

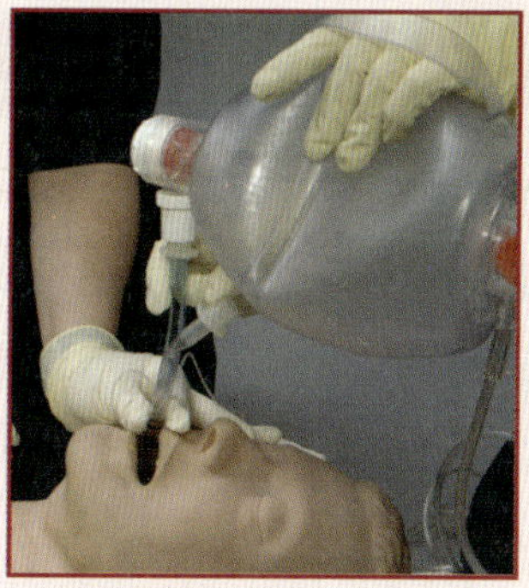

그림 7.9

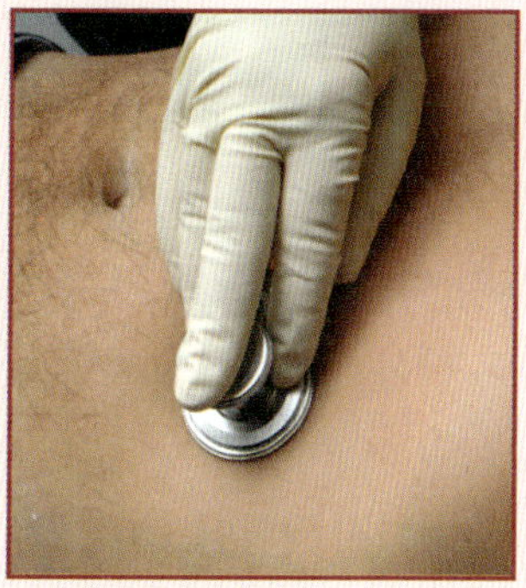

그림 7.10

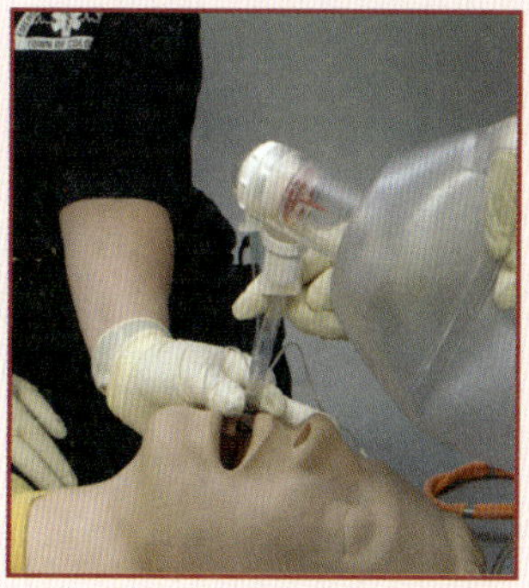

그림 7.11

이론적 근거 : 가슴이 올라오고 호흡음이 들리는 징후가 나타나고 명치부위에서 꾸르륵거리는 소리가 들리지 않는다면 콤비튜브가 식도로 적절히 들어간 것을 확인할 수 있다.

20. 꾸르룩 소리가 들리고, 가슴 상승이나 호흡음을 들을 수 없다면 콤비튜브는 식도로 들어간 것이다. 튜브가 식도로 들어갔다는 확신이 서면 즉시 1번 튜브(파란색 관)를 통한 환기를 멈춘다.

이론적 근거 : 환기를 계속하면 위에 공기가 들어가서 구토를 할 위험이 커지게 된다. 덧붙여서 위에 계속적으로 공기를 넣으면 위 팽만이 생겨서 가로막에 압력이 가해지고 폐를 통한 환기를 어렵게 한다.

21. 2번 관(흰색 또는 투명관)을 통해서 천천히 환기를 한다.

이론적 근거 : 2번 관을 통한 환기는 폐로 직접 환기된다.

22. 명치부위를 청진하여 꾸르륵 소리가 들리는지, 가슴이 올라오나 확인하고 양측에서 호흡음이 들리는지 가슴을 청진한다.

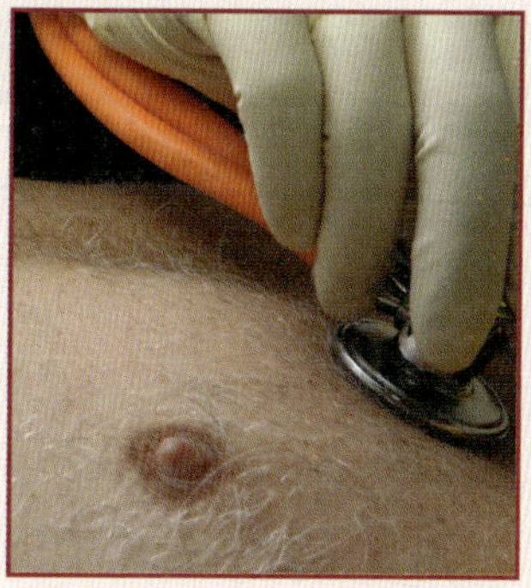

그림 7.12

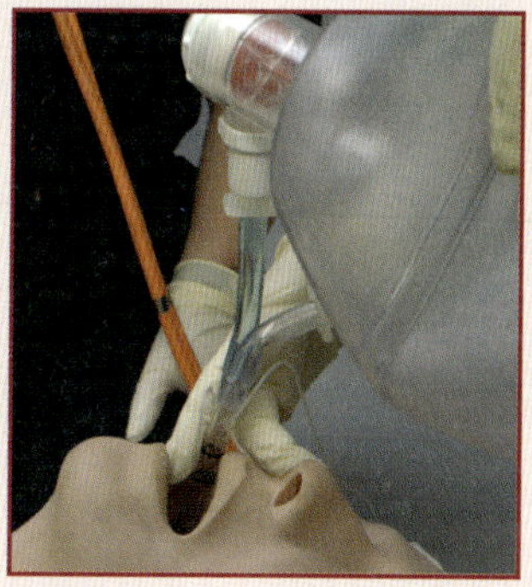

그림 7.13

이론적 근거 : 명치부위를 청진하는 동안 꾸르륵 소리가 들린다면, 과량의 공기가 위에 들어갔고 콤비튜브가 제 위치로 들어가지 않았다는 표시이다. 양쪽 중 어느 한쪽 관으로 환기를 할 때 가슴도 올라오지 않고 호흡음도 들리지 않는다면 콤비튜브가 잘못 삽입되었거나 잘못된 관을 통해서 환기를 하는지 확인하여야 한다.

23. 만일 명치부위에서 소리도 들리지 않고 가슴 상승을 볼 수 있고 호흡음을 들을 수 있다면 환기를 계속 시행한다.

이론적 근거 : 2번 관을 통한 환기는, 가슴 상승이나 호흡음 그리고 명치부위의 꾸르륵 소리와 같은 징후를 통해서 콤비튜브가 기관으로 삽입된 것을 확인할 수 있다.

24. 논쟁의 소지는 있지만, 콤비튜브의 위치를 혼동하거나 확신할 수 없을 때는, 튜브의 제거를 고려해야 한다. 다시 삽관을 시도하기 전에 적어도 30초간 환기를 해야 한다.

이론적 근거 : 콤비튜브의 위치를 확신하지 못하는 경우가 생겨서는 안 된다. 잘못된 쪽의 관으로 환기를 하는 것은 환자를 죽게 하거나 심한 장애를 유발한다. 튜브의 위치를 확신할 수 없다면 환기를 시작하지 않는 것이 더 낫다.

25. 입인두기도유지기를 삽입하고 환자에 대한 환기를 계속한다.

이론적 근거 : 입인두기도유지기를 삽입하면 환자가 발작을 하거나 깨어나서 튜브를 깨무는 경우에 환자를 보호해줄 수 있다.

26. 시행한 내용을 기록한다.

이론적 근거 : 현장에서 발생한 사건이나 사실이 발생한 순서대로 시술자의 소견을 기록하는 것은 매우 중요하다.

이송 중 평가

가슴 상승과 위 팽만 발생을 항상 감시하여야 한다. 폐 환기가 이루어진다면 산소포화도(SaO_2)가 즉시 상승하기 시작한다. 가능하다면 $ETCO_2$를 감시하고, 자주 다시 측정하고 계속 환기한다. 각각의 튜브 끝에 달린 파일럿 풍선을 점검한다. 커프가 적절히 부풀어 있다면 이 파일럿풍선은 적절한 공기압을 가지고 있다. 환자를 이송할 때마다 폐음을 재평가하고 이물이나 체액이 있는지 기도를 확인한다.

▶ 문제 해결

- 튜브 삽입 과정에서 저항이 느껴진다면 강제로 밀어넣지 않는다.
  강제로 밀어넣으면 상기도 또는 하기도 심지어 식도 손상의 원인이 된다.
- 콤비튜브의 주된 합병증은 튜브가 어디로 들어갔는지 결정하지 못하는 것이다. 환자에게 적절한 환기가 이루어지고 있는지 확인하는 평가가 반드시 이루어져야 한다. 튜브의 위치를 확신할 수 없다면 콤비튜브를 제거하고 환기시키고 다시 시도하여야 한다.
- 얼굴 손상이 있는 환자에게 콤비튜브를 삽입한 경우에는 잘 관리하여야 한다.
- 목뼈 손상이 의심된다면 콤비튜브를 삽입할 때 머리를 **과다젖힘**하지 말아야 한다.
- 삽입에 30초이상 시간을 소비하면 **저산소증**이 발생할 수 있다. 삽입하는데 30초이상 되었다면 콤비튜브를 제거하고 과환기시키고 다시 삽입을 시도한다.
- 인두 커프와 먼쪽 커프에 적절한 공기압을 유지시켜야 한다. 부적절한 팽창은 흡인이나 튜브에서 공기유출의 원인이 된다. 적절한 팽창을 위해서는 먼쪽 풍선의 압력을 확인해야 한다.
- 환자의 의식이 회복되었거나 구역반사가 나타나는 경우 콤비튜브를 제거한다(제거할 때 거의 대부분 구토가 뒤따르는 것을 명심한다). 콤비튜브를 제거하는 관제거에는 다음 과정대로 시행한다

  1. BSI 예방조치를 실시한다.
  2. 흡인기를 준비한다.
  3. 환자를 옆으로 눕힌다
  4. 인두 커프의 공기를 제거한다.
  5. 먼쪽 커프의 공기를 제거한다.
  6. 튜브를 부드럽게 제거한다.
  7. 환자를 재평가한다.
  8. 고유량 산소를 공급한다.

▶사례 연구

당신은 승무원으로부터 중독환자가 있다는 신고를 받고 출동하였다. 현장에 도착해보니 선임승무원이 환자의 흡인을 하고 있었다. 환자는 반응이 없었고 구토를 하였으며, 승무원이 기도확보를 위한 준비를 하고 있었다. 환자에게 통증자극을 주어도 반응이 없었다. 흡인을 하는 중에 당신은 환자에게 구역반사가 없음을 알았다. 당신의 동료가 어려움없이 입인

두기도유지기를 삽입했다.

당신은 양압환기를 시작했으며 환자의 반응수준이 변화하지 않았기 때문에 전문기도기를 삽입하기로 결정하였다. 불행하게도 두번이나 시도했는데 기관내 삽관에 실패했다. 동료가 콤비튜브를 제안했고, 당신도 찬성한다. 환자에게 과환기를 하는 동안 동료는 장비를 준비한다. 당신은 콤비튜브를 쥐고 부드럽게 밀어 넣는다. 당신의 동료는 커프를 부풀려서 당신을 돕는다. 당신이 환자의 명치부위를 청진을 하는 동안 동료는 1번 관을 통해서 환기를 시작한다. 당신은 아무 소리도 들을 수 없고, 폐음을 듣기 시작한다. 튜브의 적절한 위치를 확인했고 고정하기 시작한다. 당신의 동료가 환기를 계속하는 동안 현장의 나머지 시술자들은 환자 이송을 위한 준비를 한다. 이송 중 콤비튜브를 통한 환기를 계속했고, 환자는 양호한 산소화를 보였다. 응급실에 도착하자마자 환자의 처치는 응급의사에게 인계되었다. ■

MEMO

Chapter 8

호기말 이산화탄소 검출

End-Tidal Carbon Dioxide Detection

핵심용어

- 호기말이산화탄소분압측정술(Capnography)
- 호기말이산화탄소 분압측정법(Capnometry)
- 체도계(Colormetric)
- 고탄산혈증(Hypercarbia)
- 저탄산혈증(Hypocarbia)

학습목표

학습자들은 다음 사항을 수행할 수 있어야 한다.

- ▶ 이산화탄소검출기(CO_2 detector)의 사용 적응증을 열거할 수 있다.
- ▶ 이산화탄소검출기의 적절한 사용의 중요성을 설명할 수 있다.
- ▶ 이산화탄소검출기의 적용과 평가에 대한 적절한 기법을 설명할 수 있다.
- ▶ 이산화탄소검출기를 잘 사용할 수 있는 능력을 보여 줄 수 있다.

서론

삽관 확인은 환자 생존에 중요한 요소이다. 기관내삽관튜브(endotracheal tube; ETT) 삽입을 확인하기 위해서 임상적 평가에 의존하는 몇 가지 표준의 일차적인 확인 방법이 있다. 이차적 확인 방법은 신체 평가 소견에 의한 것이 아니고, 호기말이산화탄소(end-tidal CO_2, $ETCO_2$)측정기라는 기관내삽관튜브(ETT)를 통해서 배출된 이산화탄소를 탐지하는 기구와 식도 삽관 탐지장치를 포함한다.

$ETCO_2$ 검출기 사용은 미국마취과학회가 정한 병원에서의 표준 관리지침에 명시되어 있다. 국가응급의료서비스협회 의사들은 병원 전 식도탐지기구 뿐만 아니라 $ETCO_2$ 검출기구 사용을 권장한다. 그에 따라 삽관 장치의 일부분으로서, 식도탐지기구뿐만 아니라 $ETCO_2$ 검출기구를 고려해야만 하고, $ETCO_2$ 검출기구는 다른 장비의 일부처럼 삽관 전에 준비되어야 한다.

$ETCO_2$ 존재 결정은 두 가지 중 한 가지로 결정될 수 있는데, 이산화탄소로 색깔이 변화하는 질적 체도계 또는 수치로 표시되는 지속적인 이산화탄소 파형을 보여주는 양적 기구이다. $ETCO_2$ 검출 비색법은 매우 빠르고, 사용이 쉽고 경제적이며, 소아와 성인 크기 삽관에 모두 사용 가능하다(그림 8.1). 기구는 15㎜ 연결기를 통해 백-밸브마스크와 기관내삽관튜브 사이에 위치시키도록 되어 있다. 장치는 사각형, 원형, T형 연결기처럼 몇 가지 형태가 있으며, 백-밸브마스크 장치가 목 부위에 장착된 것을 볼 수 있다.

장치 내 리트머스 시험지 일부분은 환자의 날숨에서 보라색(이산화탄소 없음)에서

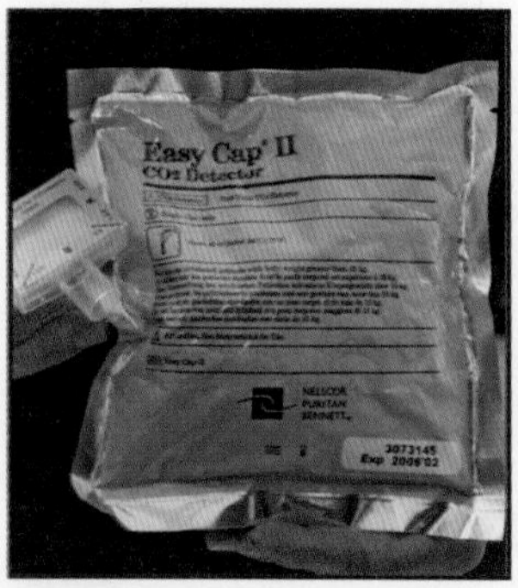

그림 8.1

노란색(이산화탄소 있음)으로 변화시킨다. 장치는 어떤 경로든지 기관내삽관튜브 장치 위치확인을 돕고, 삽관한 환자의 날숨시 $ETCO_2$ 범위를 감지하는데 사용할 수 있다. 정상 $ETCO_2$는 비색장치에 따라 변화하고, 대개 4.0–5.7 kPa 또는 4.0–5.6% 사이로 떨어진다. 비색장치에서 색깔 범위는 대략적인 $ETCO_2$를 보여주며, **저탄산혈증** 또는 **고탄산혈증**을 정확하게 측정할 수 없다.

간단히 말해, 색깔 변화가 없는 보라색은 기관내삽관튜브가 기관 내에 위치해 있지 않거나, 기관에 있지만 환자가 심정지를 나타낸다. 호흡 때마다 보라색이 노란색으로 변화하면 기관내삽관튜브가 기관에 위치하고 폐동맥과 정맥의 관류가 있음(환자가 맥박이 있음)을 의미한다.

$ETCO_2$ 비색장치는 몇 가지 제한점이 있다. 심정지 상태에서, $ETCO_2$는 적게 생성되어 탐지가 안 될 수 있으며, 기관 내에 관이 잘 위치에 있더라도, 폐로부터 이산화탄소가 운반되어 제거되는 것이 매우 감소된 것이다. 응급의료제공자가 기억해야 할 것은, 적절한 심폐소생술 시행 중에, 충분한 폐 혈류가 있으면, 약간의 색깔 변화가 가능하다는 것이다. $ETCO_2$ 검출기는 심정지 환자에게 부착하여 사용하는데, 검출기가 이산화탄소 배출 증가에 반응하게 되면 환자의 맥박이 회복된 상태이다. 사실, $ETCO_2$ 검출기에서 색깔 변화는 자연 순환회복이 있다는 것을 처음 알려줄 것이다.

$ETCO_2$ 비색장치는 기관내삽관튜브가 청진기로 폐음을 들어 적절하게 위치해 있는지 확인하는데 필요한 적절한 깊이로 삽관되었는지를 확인할 수 없다.

$ETCO_2$ 검출기는 식도 내의 이산화탄소와 반응할 수 있어 거짓양성을 보일 수 있으며(기관내삽관튜브는 식도 내에 있을 때 기관에 있다고 추측된다), 확인되지 못한 식도 삽관이 있을 수 있다. 위 내에 탄산음료, 환자의 후두인두로부터 삼키거나 압력으로 나오는 공기가 식도로 가서, 그 결과 거짓양성을 보인다. 그런 경우, $ETCO_2$ 검출기에서 "황갈색" 색깔을 보이거나 보라색에서 노란색으로 변화를 보이면 소량의 이산화탄소가 있다는 결과이다.

색깔이 그렇게 바뀌는 것을 막기 위해, 제조사는 장치에서 색깔 변화를 확인하기 전에, 식도에 남아있는 이산화탄소를 제거할 수 있도록 6회의 호흡을 하라고 권장한다. 그 결과 장치의 보라색이 변화하지 않으면, 식도에 위치해 있거나 심정지 상태를 나타낸다. 이런 노력은 색깔 변화 평가 전에 처음 6회 호흡으로 호흡과 명치부위에서 청진하도록 하여 준다.

$ETCO_2$ 비색장치는 입 대 입, 환기 동안, 마취약 같은 화학제, 분무제나 가열된 가습기와 같은 매우 가습된 곳에서 사용하면 안 된다. 이런 장치는 위 내용물, 점액, 에피네프린과 접촉하면 안 된다. 이런 모든 상황은 호흡주기에 따라 변화하지 않는 거짓 또는 잘못된 $ETCO_2$ 판독반응을 일으킬 수 있다.

이런 종류의 장치는 파랑–노랑 색맹인 사람이 분석하기 어려울 것이다.

양적인 호기말이산화탄소검출기는 많은 사람들에 의해 기관내관(ET tube)의 이차적 위치 확인을 위한 가장 좋은 방법으로 인정되었다. 이산화탄소검출기(그림 8.2)는 환기주기를 통해 존재하는 이산화탄소 농도를 지속적인 파형으로 보여준다. 이산화탄소검출기는 이동이 쉽고, 측정되는 이산화탄소의 농도수치를 보여줄 수 있다. 모니터와 환기 기계는 현재 이산화탄소 그래프 또는 이산화탄소 측정능력을 가져서 표준화가 되어 있다(그림 8.3). 용지 기록을 읽는 대신에, $ETCO_2$ 범위를 추측함으로써 그래프 파형을 볼 수 있거나(**호기**

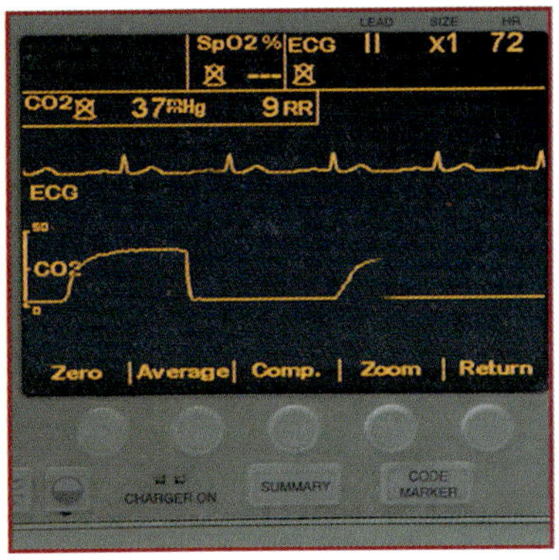

그림 8.2

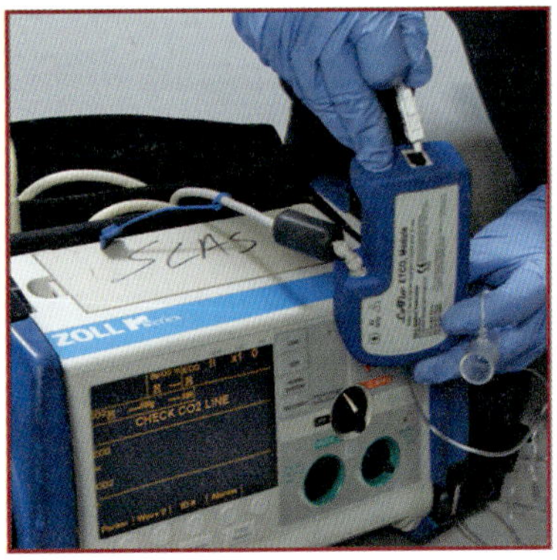

그림 8.3

말이산화탄소분압측정술), 실제의 mmHg 또는 torr라고 나올 수 있다(**호기말이산화탄소 분압측정법**). 정상적인 이산화탄소검출기는 기관내삽관튜브가 바른 위치에 있을 때 나타난다. 파형의 판독은 $ETCO_2$의 적정값, 기도의 평가, 적절한 관 위치 확인, 환기와 호흡 과정의 평가를 나타낸다. 판독결과는 심폐소생술 효율성의 중요한 지표가 되며, 심장과 폐 상태의 빠른 평가를 내릴 수 있다.

이산화탄소 측정기 화면을 판독하는 것은 매우 쉬우며, 화면에는 mmHg 또는 torr라고 표시된다. 정상 대사 상태와 외부로 이산화탄소를 충분하게 교환하는 사람에서, 정상 $ETCO_2$는 35–45mmHg 이다.

비색장치와 마찬가지로, 호기말이산화탄소 분안측정술과 호기말이산화탄소 분압 측정법은 기관내삽관튜브와 백-밸브마스크 사이 또는 환기튜브 사이에 위치하여야 한다. 적외선 빔(infrared beam)은 이산화탄소를 포함하는 날숨을 통해 나오고, 전달된 빛으로 흡수된 빛의 비율은 이산화탄소 농도로 측정된다. 이 장치 사용의 장점은 빨리 작동함으로 인해서 구토 또는 약물투여 시 거짓 판독을 나타내지 않으며, 코안캐뉼라를 사용하는 삽관하지 않은 환자에게도 적용할 수 있다.

▶ 장비

다음과 같은 장비를 준비한다(그림 8.4).

- ▶ 글러브
- ▶ 보호안경
- ▶ 청진기
- ▶ 백밸브마스크
- ▶ 산소
- ▶ 환자(기관내 삽관된 상태)
- ▶ 이산화탄소 검출장치

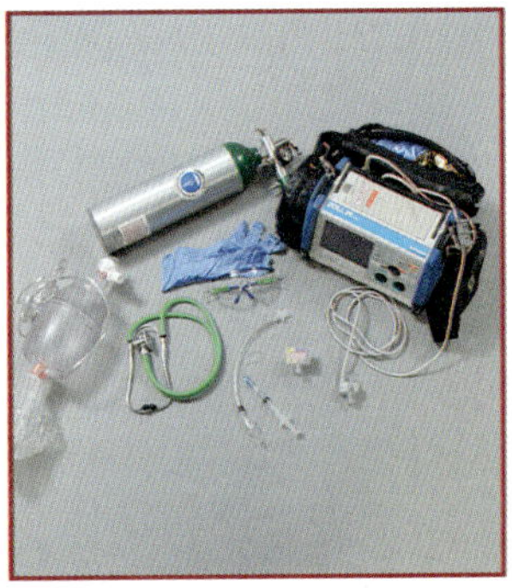

그림 8.4

평가

모든 삽관 환자는 튜브가 잘못 위치해 있거나 환자의 맥박이 회복되면 즉각적인 반응을 보일 장치될 때 $ETCO_2$의 장점이 될 수 있다.

절차 : 호기말 이산화탄소 검출

1. 감염방지를 시행한다.
   이론적 근거 : 호흡기 입자가 감염성 미생물을 가지고 있기 때문에 글러브와 보호안경은 기도관리가 필요한 환자를 다룰 때 필수품이다.
2. 이산화탄소 검출기 상태를 확인하기 위해 기구를 점검한다.
   이론적 근거 : 만약 포장이 파손되었거나 장치에 결함이 있다면, 부정확한 판독이나 거짓 판독이 나타날 수 있다.
3. 삽관을 시행하고, 폐와 명치부위에서 청진한 후, 비색장치나 호기말이산화탄소 분압측정기를 연결한다(그림 8.6).
   이론적 근거 : 장치는 기관내삽관튜브 끝을 통해서 호흡관을 빠져나가게 될 날숨시 이산화탄소를 측정한다.

소아환자 주의사항

성인용 비색장치를 15kg 이하 환자에게 사용하면 안 된다. 정확한 판독을 위해 소아용 이산화탄소검출기를 사용해야 한다.

4. 날숨 또는 모니터에서 이산화탄소 측정을 판독하는 동안에 색깔 변화를 관찰하기 적어도 6회 호흡 후 백-밸브마스크 환기를 시행하도록 동료에게 지시한다. 이 사이에 호흡음을 평가한다(그림 8.7).
   이론적 근거 : 6회 호흡은 식도 삽관으로 인한 이산화탄소 제거를 위한 공기 교환을 제공하여 기관내삽관튜브가 식도에 삽입 되었는지 확인시켜 준다. 호흡음을 청진하여 관이 적절한 위치와 깊이로 들어갔는지 확인하는 일차적인 방법이다.
5. 비색장치의 색깔, 호기말이산화탄소분압측정기 판독, 필요한 조치를 결정한다.
   이론적 근거 : 만약 비색장치가 매 날숨시마다 보라색에서 노란색으로 변화하면, 관과 검출기를 그대로 둔다(그림 8.8). 하지만 비색장치가 매 날숨시마다 황갈색으로 변화하면, 6회 이상 호흡을 시행하고 색깔 변화를 확인하기 위해 관 위치와 검출기를 다시 확인한다(그림 8.9). 만약 비색장치가 날숨 때 보라색으로 남아 있다면, 관을 발관한다.

노인환자 주의사항

노인은 심정지 결과로 무호흡이 되기 쉽다 : 관이 기관에 잘 삽입되어 있는데, 관류가 안 되는 환자에서 보라색으로 남아 있을 수 있다는 것을 기억한다.

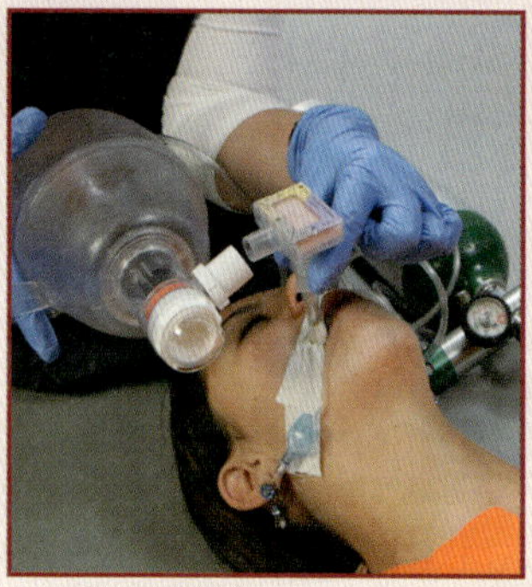

그림 8.5

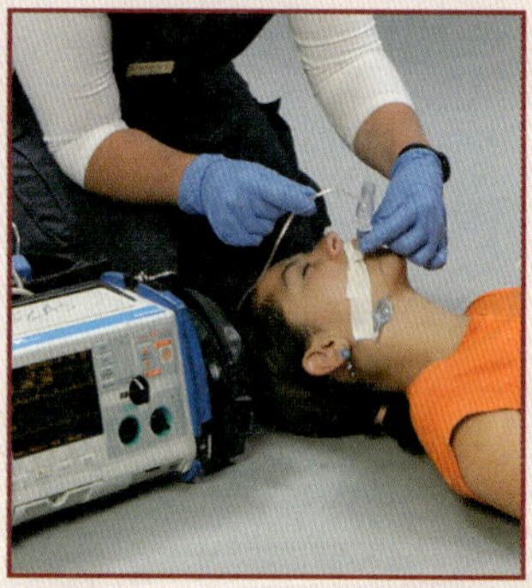

그림 8.6

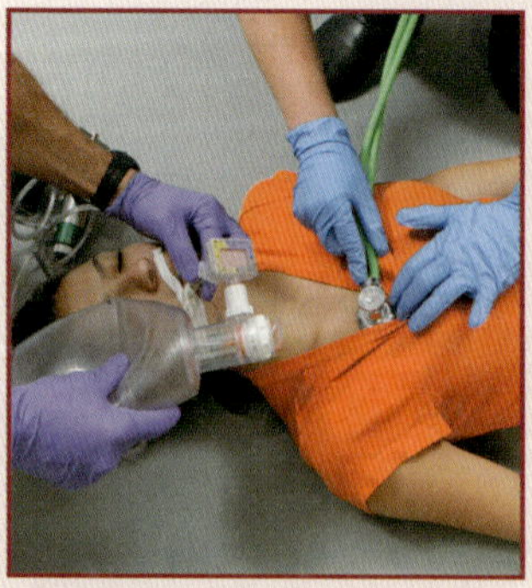

그림 8.7

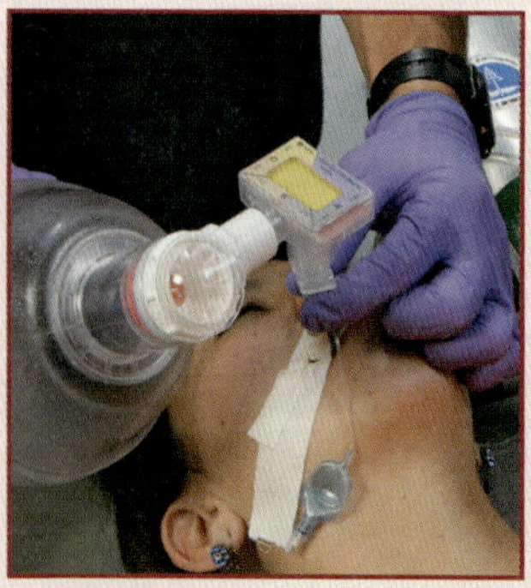

그림 8.8

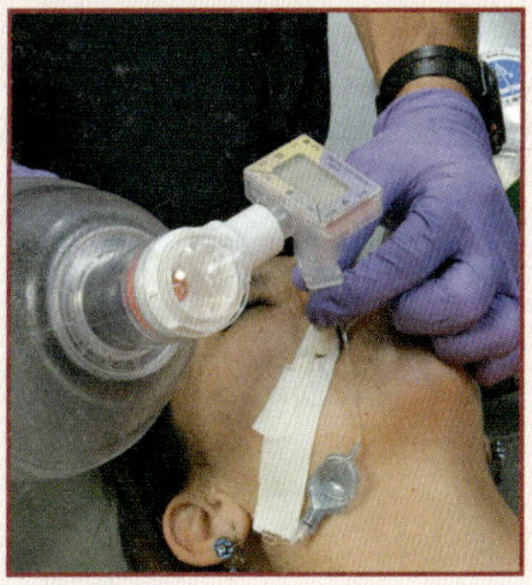

그림 8.9

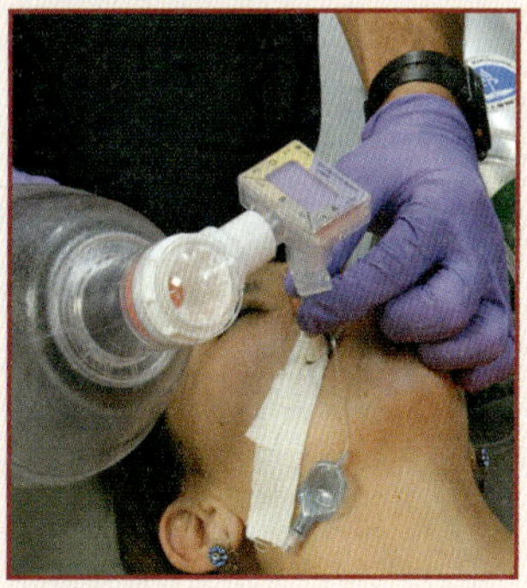

그림 8.10

이송 중 평가

호기말이산화탄소분압측정기가 호흡 정지가 될 것 같은 기관내삽관 환자에게 사용한다면, 이 환자는 위급한 상황이다. 활력징후를 환자에서 5분마다 확인한다. 기관내삽관 환자 관리시 기도와 호흡 상태의 특정 부분 확인은 매우 중요하다(그림 8.11).

호흡 상태를 눈으로 확인할 때 호기말이산화탄소분압측정기는 기도와 호흡 평가에 도움이 될 수 있다. 호기말이산화탄소분압측정기와 비색장치의 색깔의 수적인 판독은 지속적인 삽관 확인에 도움이 될 수 있다. 수치가 급격히 떨어지거나 비색장치의 색깔이 노란색에서 보라색으로 변화할 때, 처치자는 삽관 위치, 장비 기능, 호흡 상태, 호흡 수치 등 재확인을 한다.

기관내삽관 환자는 기도, 관 압력, 백-백브마스크 기능, 가슴 상승, 내쉴 때 관의 누름, 폐음, 명치부위 음을 자주 확인해야 한다. 이송 중, 응급실 도착 시, 가슴 압박, 투약 중에 현장에서의 환자 움직임은 기관내삽관의 잘못된 위치를 가져올 수 있다. 비색장치는 처치자에 의해 곧바로 교정되어 기관내삽관 잘못을 확인하는데 도움이 될 수 있다(그림 8.12).

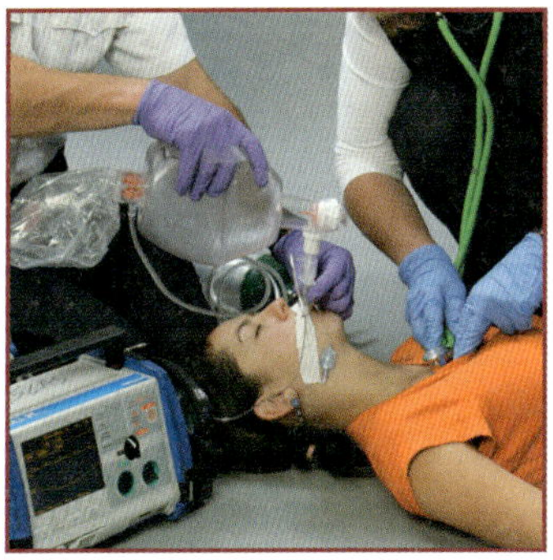

그림 8.11

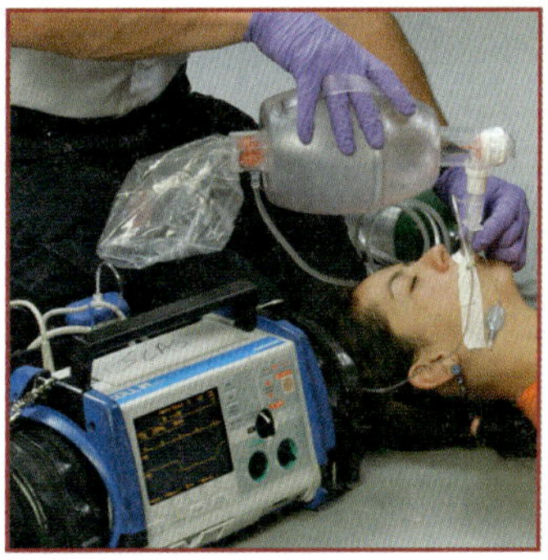

그림 8.12

▶ 문제 해결

- 비색장치는 이산화탄소 존재와 결과적인 색깔 변화를 결정하기 위해 장치 내 있는 리트머스 시험지에 달려 있다. 만약 시험지가 젖어있다면, 장치는 색깔 변화를 일으키지 않을 것이다. 장치가 호흡 분비물, 혈액, 구토물로 젖었다면 장치를 폐기한다.
- 비색장치는 기관내삽관을 처음 확인한 후 폐기한다. 계속 사용하면 장치가 응축하여 부정확한 판독을 나타낼 것이다.
- 충분하지 않은 혈액이 심장과 폐로 되돌아 와서 측정 가능한 이산화탄소를 배출하기 때문에 심정지와 같은 관류가 안되는 환자에게 사용 시 보라색으로 남게 될 것이다. 만약 이런 상황이 발생하면, 결과를 기록하고, 성대관찰, 가슴 상승, 폐음, 관의 응축을 확인한다.
- 정상 이산화탄소 파형 시, 0 또는 한 자리 숫자로 파형이 갑자기 없어지거나 떨어지는 것은 기관내삽관튜브의 잘못된 삽관의 믿을 만한 지표가 될 수 있다. 환자에게서 기관내튜브를 빼고 즉시 재평가한다.

▶사례 연구

당신이 심폐소생술 진행 중인 75세 여자 환자에게 출동하였다. 당신이 도착하였을 때, 환자의 아들이 효과적인 심폐소생을 시행하고 있었고, 모든 사람에게 뒤로 물러나라고 하였다. 당신은 호흡과 맥박을 확인하였으나, 맥박이 없었다. 제세동을 하기위해 관찰하니 무맥성전기활동(PEA)이었다. 당신은 환자의 아들에게 가슴 압박을 시행하라고 명령하고 당신의 동료는 입인두기도유지기를 삽입하고 기관내삽관을 준비하는 동안, 백-밸브마스크와 고농도 산소로 연결하여 환기를 실시하였다.

후두경, 기관내삽관튜브, 식도 탐지장치를 사용하여, 비색 $ETCO_2$ 검출기의 유효기간, 포장상태 점검 후 리트머스 시험지가 보라색인 것을 확인한다. 삽관 후 백-밸브마스크와 기관내삽관튜브 사이에 비색 ETC_2 검출기를 장착하며 심폐소생술과 환기를 중단한다. 당신이 명치부위와 폐음을 청진할 때, 동료는 백-밸브마스크를 이용해 환기를 시작한다. $ETCO_2$ 검출기 색깔 변화가 없다고 보고받지만, 환자는 심정지이고, 성대에서 기관내삽관튜브가 빠져 나가서 가슴 오르내림과 동일한 좌우 폐음 청진, 명치부위음이 없음을 확인한다. 그 결과 기관내삽관튜브가 기관에 위치해 있음을 확인한다. 기관내삽관튜브를 확인하면, 동일한 좌우 폐음을 재평가하고, 무맥성전기활동(PEA)에 대한 프로토콜을 따른다. ■

Chapter 9

식도검출기장치의 사용

Use of the Esophageal Detector Device

핵심용어

- 호기말이산화탄소검출기 ($ETCO_2$, End-tidal carbon dioxide detectors)
- 식도검출기장치(EDDs, Esophageal detector devices)
- 식도삽관(Esophageal intubation)
- 식도 삽관 검출기(EIDs, Esophageal intubation detectors)

학습목표

학습자들은 다음 사항을 수행할 수 있어야 한다.

- ▶ 식도검출기장치의 적용목록을 열거할 수 있다.
- ▶ 식도검출기장치의 적절한 적용 방법에 대해 설명할 수 있다.
- ▶ 식도검출기장치의 적용과 사용 시 이용되는 기술에 대해 설명할 수 있다.
- ▶ 식도검출기장치의 적절한 적용과 사용 방법에 대해 설명할 수 있다.

서론

옛날부터 기관내삽관튜브의 삽입은 환자 소생에 있어 중요한 것이다. **호기말산화탄소검출기($ETCO_2$)**, 탄산가스 분압측정기는 현장에서 기관내삽관튜브 삽입 확인 시 표준지표로 성문을 통해 튜브가 삽입되었음을 보여주는 지표이다. **식도검출기장치(EDDs)**와 **식도 삽관 검출기(EIDs)**는 병원 전 전문기도확보를 위한 준비시 선호하는 장치가 될 것이다. 심정지나 심각한 기관지 경련과 같은 경우 이산화탄소의 양이 불충분하여 기관내 삽관 후 $ETCO_2$를 이용한 기관내삽관 확인의 신뢰성이 떨어지기 때문에 식도검출기장치가 좋은 대안이 될 수 있다. 식도검출기장치(EDD)는 두 가지 형태가 있다: 주사기 유형과 자가 팽창 벌브(bulb)형태가 있다.

각각의 이 장비들은 같은 원리로 작동되어 지는데 이러한 장비들은 기관과 식도의 해부학적 특징이 다르므로 식도검출기장치(EDD) 부착 시 발생된 음압에 의해 서로 다른 상황이 발생된다. 만약 기관내삽관튜브가 기관내에 위치하였을 경우 기관내삽관튜브 몸쪽에 식도검출기장치를 부착하고 공기를 흡인할 때 기도내에 음압이 발생하여도 기관 연골에 의해 기도가 지지되므로 기관내삽관튜브 먼쪽 주변의 허탈예방으로 기관내삽관튜브를 통해 저항 없이 공기가 흡인된다. 그 결과 기관내에 위치한 기관내삽관튜브의 몸쪽 끝에 연결된 자가 팽창 벌브 장치가 4초 이내에 재팽창될 것이다. 만약 주사기 타입 장치를 사용한다면 주사기의 주사기내관(plunger)을 잡아당기기가 쉬워야 하고 기관으로부터 공기가 흡인되어야 할 것이다.

만약 식도검출기장치(EDD)를 식도내에 위치한 기관내삽관튜브의 몸쪽에 연결한다면 기도와는 다르게 지탱 받지 못해 식도의 부드러운 점막이 음압 발생으로 기관내삽관튜브 먼쪽부 주변 식도의 근육과 점막이 기관내삽관튜브를 막아서 공기가 흡인되지 않을 것이다. 그 결과 벌브의 자가 팽창이 지체되거나, 재팽창이 되지 않거나, 주사기 장치의 주사기내관을 잡아당길 때 저항감이 느껴질 것이다.

식도검출기장치를 이용하여 튜브의 적절성을 확인하기 전까지는 기관내삽관튜브를 통해 먼저 환기를 시작하지 않아야 함을 의료제공자는 인식하여야 한다. 잘못된 기관삽관으로 식도로 공기가 들어가면 식도가 팽창되고 거짓양성(식도내에 기관내삽관튜브 삽입시 벌브의 팽창)과 같은 결과가 나타나 벌브의 재팽창이나 주사기 흡인 시 저항감이 없을 것이다.

그 밖의 이 장치의 사용은 몇몇의 장점이 있다. 두 가지 모두 사용이 쉽고, 믿을 수 있으며 소음이 있는 환경에서도 사용할 수 있고, 전기가 필요 없으며 색상을 맞추기($ETCO_2$ 사용 시) 위해 추측할 필요도 없고, 환자에게 빠르게 적용할 수 있으며 즉시 결과를 알 수 있다. 게다가 이 장치는 휴대용이며 일회용이다. 자가 팽창 벌브 장치는 성인의 식도내 삽관 감지에 민감하게 반응을 하지만 거짓음성과 거짓양성이 발생하기도 한다. 연구 결과 자가 팽창 벌브 장치가 주사기 타입보다 식도내 위치 시 민감도가 더 크다고 보고되어 있다.

주사기 타입은 60~100cc 주사기를 15mm 기관내삽관튜브 어댑터에 연결한다. 주사기의 주사기내관 끝에 검은색 부분이 있어 주사기내관이 앞뒤로 작동하는데 중요한 역할을 하여 흡인 시 도움을 준다.

기관내삽관튜브를 삽입하고 환기를 하기 전에 주사기를 기관내 튜브 어댑터에 연결한다. 연결한 주사기를 통해 저항이 느껴지지 않으면서 흡인이 쉽다면 기관내에 삽입된 것을 의미한다. 만약 흡인이 어렵거나 공기를 흡인할 수 없다면 튜브는 식도내에 삽입된 것이다. 만약 흡인이 된다면 기관내삽관튜브에 부착한 식도검출기장치를 제거하고 환자에게 환기를 시작하며, 양쪽 폐음을 청진하여 기관내 튜브의 위치와 적절한 깊이를 확인한다. 만약 흡인에 성공하지 못했다면 즉시 발관하고 백-밸브마스크를 이용해 최소한 30초 정도 100% 산소로 환기를 제공하고 삽관을 재시도한다.

벌브 타입의 식도검출기장치 사용도 비슷한 방법이며 환기 전에 사용되어져야 하고 가능한 거짓양성 결과를 예방하여야 한다. 벌브 타입의 식도검출기장치는 원형의 15mm 기관내삽관튜브 어댑터를 사용한다. 몇몇 제조업자들은 어두운 곳에서도 빛이 나는 벌브 타입을 만들기도 한다. 기관내삽관튜브를 삽입하고 몸쪽에 15mm 기관내삽관튜브 어댑터를 통해 부착하여 손으로 벌브를 압착하여 사용한다. 기관내삽관튜브의 끝에 음압이 발생되어 기관내삽관튜브가 기도에 삽입되었다면 빠르게(<4초) 벌브가 재팽창된다. 기관내삽관튜브가 식도내 삽입되면 벌브가 압축된 상태로 있거나 정상 형태로 천천히 팽창된다.

▶ 장비

다음과 같은 장비를 준비한다(그림 9.1).

- ▶ 글러브
- ▶ 보호안경
- ▶ 환자(기관내 삽관된 상태)
- ▶ 식도검출기장치

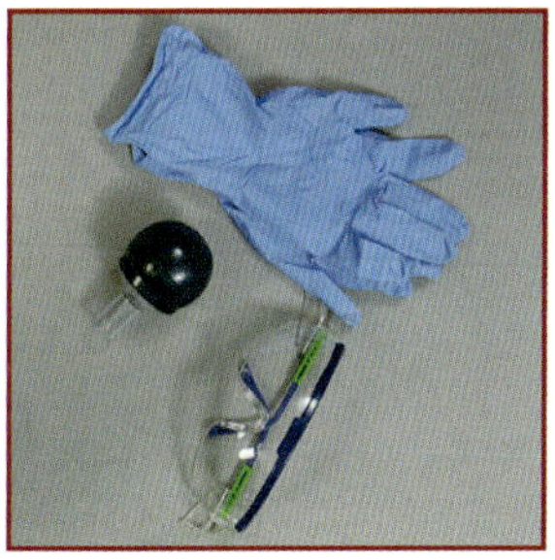

그림 9.1

평가

기관내삽관튜브를 삽입한 후 반드시 식도검출기장치의 사용과 적용을 위한 적합한 평가는 없지만, 언제나 기관내 삽관을 시행한 후 식도검출기장치의 사용과 적용에 대해 항상 기억하고 있어야 한다. 환자에게 필요로 한 기관내 삽관의 평가는 1장에 소개되어 있다.

절차 : 식도 검출기장치의 사용

1. 감염방지를 시행한다.
   이론적 근거 : 식도검출기장치의 사용은 기도관리 동안 잠재되어 있는 감염된 호흡기 분비물에 처치자가 노출되어 위험에 처하게 되기도 할 것이다.
2. 식도검출기장치 준비 시 벌브의 유연성을 확인하거나(그림9.2) 주사기 안의 주사기내관을 움직여 본다.
   이론적 근거 : 장비를 점검하는 것은 잘못된 판독과 술기의 어려움을 예방하여 정확성을 높일 수 있다.
3. 만약 환자에게 백-밸브마스크를 이용한 환기가 제공되고 있다면 환기를 멈추고 백-밸브마스크를 제거한다(그림 9.3).
   이론적 근거 : 기관내 삽관 튜브 끝에 식도검출기장치를 부착하여야 하기 때문이다.
4. 기관내삽관튜브의 끝에 식도검출기장치를 부착한다(그림 9.4).
   이론적 근거 : 기관이나 기관지를 통해 기관내삽관튜브가 만약 정확하게 기관내로 들어갔다면 식도검출기장치가 팽창될 것이다.
5. 기관내삽관튜브 위치확인 시 벌브가 압착되거나 주사기의 plunger가 잡아 당겨진다면 기관내에 위치한 것이다.
   이론적 근거 : 만약 기관내삽관튜브가 기관내에 정확하게 위치했다면 벌브가 재팽창될 것이다(그림 9.6). 만약 주사기 사용 시 주사기 안으로 공기의 흡인이 가능할 것이다. 벌브가 수축된 상태로 있거나(그림 9.7) 주사기 안으로 공기의 흡인이 불가능하다면 식도의 근육과 점막이 기관내삽관튜브의 끝 주변을 막았기 때문이다.

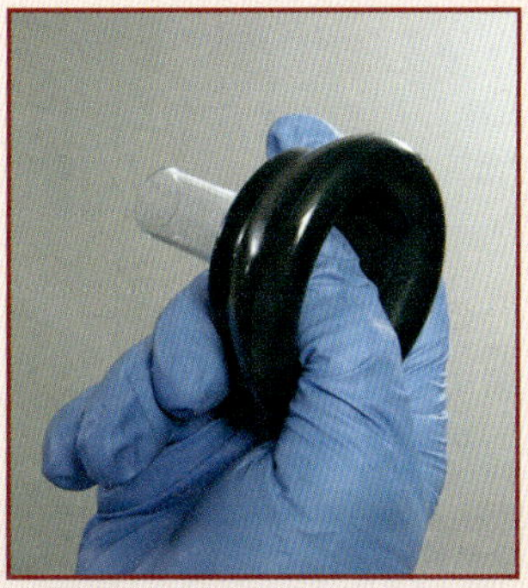

그림 9.2

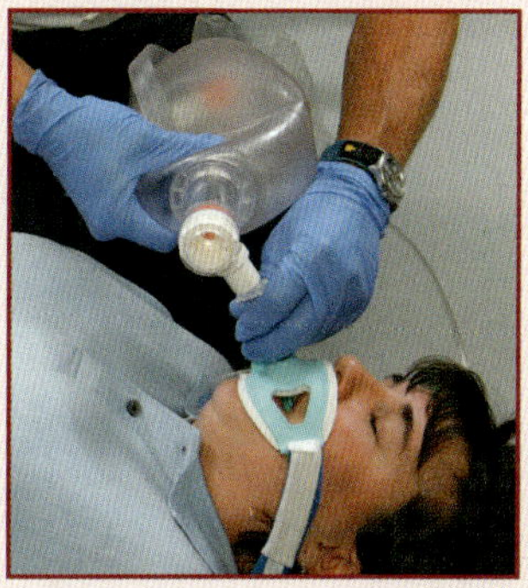

그림 9.3

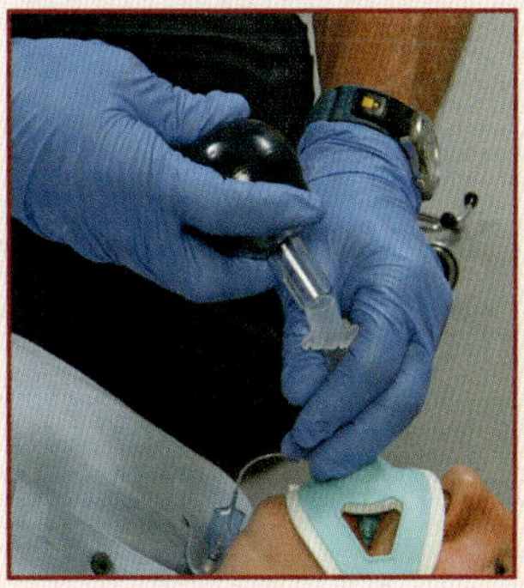

그림 9.4

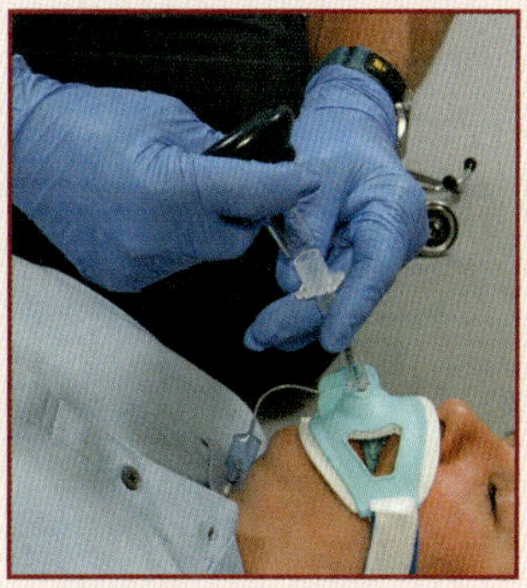

그림 9.5

절차 : 식도검출기장치의 사용 (계속)

소아환자 주의사항

영아나 소아의 기관은 아직 연골고리(cartilaginous rings)가 닫혀있지 않고 어느 정도 열려 있기 때문에 20kg보다 적은 소아환자에게는 사용할 수 없다. 튜브 주변의 기관이 허탈(collapse)될 가능성이 있어 잘못된 판독을 유발할 수 있다.

6. 식도검출기장치의 관찰 결과로 적절한 처치를 취할 수 있다. 만약 벌브가 팽창되거나 주사기에 공기가 흡인된다면 환기를 계속한다(그림 9.8). 그러나 식도내에 튜브가 들어갔다면 기관내삽관튜브를 발관한다(그림 9.8).
   이론적 근거 : 기관내삽관튜브를 통해 가능한 한 빨리 백-밸브마스크로 환기를 시작해서 저산소증을 예방해야 한다.

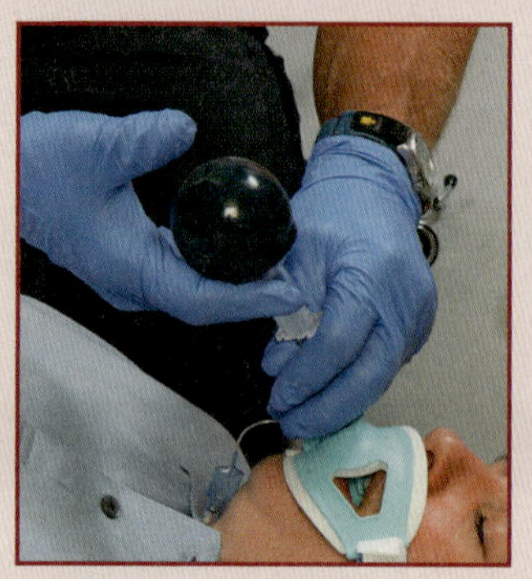
그림 9.6

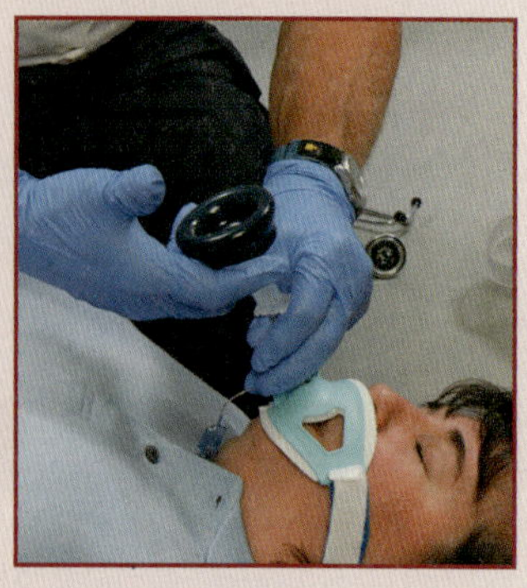
그림 9.7

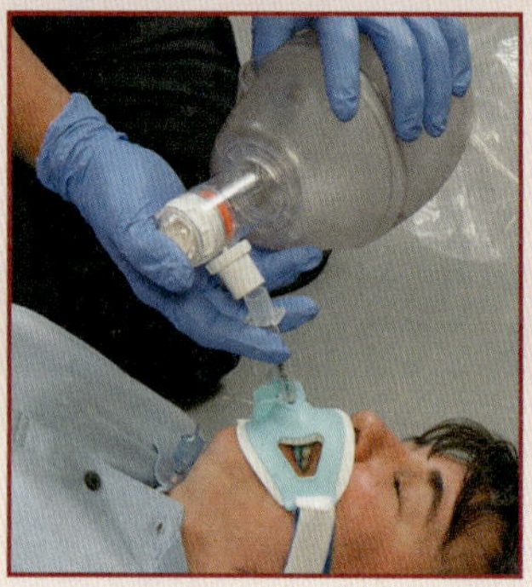
그림 9.8

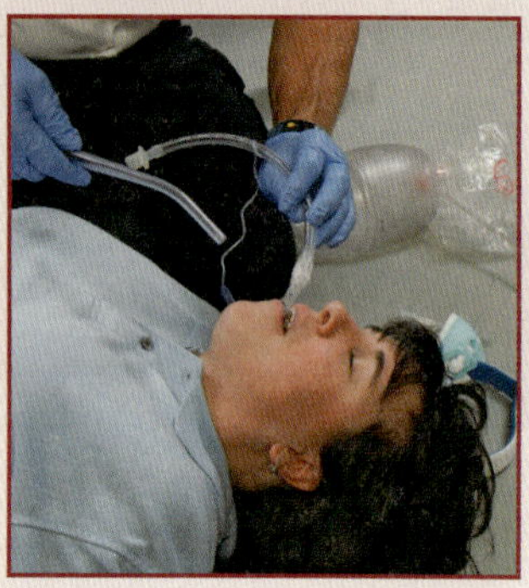
그림 9.9

이송 중 평가

처음 시도한 식도검출기장치(EDD) 적용의 결과를 수용하고 그 결과에 따라서 반복적인 술기가 필요하다. 초기 기관내 삽관동안 사용되는 술기(EDD 적용)나 환자 이동 후 튜브의 위치 재확인에 필요한 술기(EDD 적용)에 동일하게 적용하면 된다. 만약에 튜브가 이동했거나, 가슴상승이 부적절하거나, 폐음이 없거나 감소되고, 환기가 어렵거나, 산소포화도(SaO_2)가 감소되어지거나, 피부색의 변화가 있거나, 빠른맥 등이 의심되면 식도검출기장치의 재적용을 위해 잠시 백-밸브마스크를 제거하고 튜브의 위치를 지속적으로 확인한다. 벌브의 재팽창이 부적절하거나 튜브가 이동되었을 가능성이 있다면 즉시 발관을 고려한다.

▶ 문제 해결

- 만약 이송 중 튜브가 처음 적절한 위치에서 이동되어졌다면 발관하고 백-밸브마스크를 이용하여 100% 산소로 환기시켜야 한다.

- 대부분 식도검출기장치는 플라스틱으로 만들어져 고온과 저온에 영향을 받을 것이다. 고온에서는 성능이 떨어지거나 심지어 플라스틱이 녹기도하고, 저온에서 건조한 공기가 플라스틱을 깨지게 할 수 있다. 모든 기도 장비는 실온에 항상 보관하도록 한다.

▶사례 연구

당신과 동료는 복잡한 고속도로 사고현장에 파견되었다. 현장에 도착한 당신은 호흡정지 상태로 차안에 꼼짝 못하고 있는 운전자를 발견한다. 동료가 목뼈를 고정하는 동안 고농도 산소를 백-밸브마스크에 연결하여 환기를 시작한다. 혀에 의한 기도폐쇄는 환기를 어렵게 만들 수 있으므로 입인두기도유지기를 삽입한다. 구조대는 차에서 환자를 구조하는데 7분정도 걸린다고 말한다. 당신은 기관내 삽관 장비를 준비하는 동안 다른 동료에게 환기를 인계한다. 차의 지붕에서 환자를 대면하는 동안 당신은 손가락을 이용한 튜브 삽관을 시행한다.

주위 상황은 구출 장비 사용으로 인해 매우 시끄러워 정확한 폐음을 청진할 수 없을 것이고 그녀의 가슴을 누르고 있는 계기판(dashboard) 때문에 환자의 상체를 확인하기 어려울 것이다. 환자에게 환기시키기 전에 당신은 주사기 형태의 식도검출기장치(EDD)를 부착하고 저항 없이 50cc 정도의 공기를 흡인한다. 당신은 즉시 식도검출기장치를 제거하고 백-밸브마스크를 부착하여 환자에게 환기를 시작한다. 기관내삽관튜브의 응축을 확인하고 차에서 구조될 때까지 환자에게 환기를 지속한다. ■

MEMO

Chapter 10

맥박산소 측정법
Pulse Oximetry

핵심용어

- 아세톤 티슈(Acetone wipes)
- 혈색소(Hemoglobin)
- 저산소증(Hypoxia)
- 산소포화도 백분률(Oxygen saturation percentages)
- 맥박산소측정기(Pulse oximeter)

학습목표

학습자들은 다음 사항을 수행할 수 있어야 한다.

▶ 환자에게 맥박산소측정기를 적용하기 위한 적응 목록을 열거할 수 있다.

▶ 맥박산소측정기의 적합한 적용의 중요성을 의논할 수 있다.

▶ 맥박산소측정기의 적합한 술기 사용법을 설명할 수 있다.

▶ 맥박산소측정기를 적용할 수 있는 능력을 설명할 수 있다.

서론

맥박산소측정기(Pulse oximeter)는 환자의 혈관에서 산소 순환의 정도를 측정하는 시각적 장비로 휴대용모니터와 감지센서로 구성되어 있다.

산소측정기의 센서는 일반적으로 손가락 끝, 발가락, 귓불이나 신생아인 경우 말초부위에 끼운다. 장비에서 보내는 불빛이 조직 안으로 들어가고 되돌아오는 빛의 양을 측정하게 된다. 맥박산소측정기는 혈중 산소포화도를 백분률로 결과를 기록하고, SpO_2 로 표기되어 진다.

정상 산소포화도(SpO_2)는 95~100% 사이이다. 산소포화도가 95% 이하라는 것은 저산소증을 나타낸다. 그렇지만 기억하고 있어야 하는 것은 몇몇 환자에서는 정상적으로 95%보다 낮은 수준의 산소포화도(SpO_2)를 나타낼 수 있다는 것이다. 예를 들면 만성 폐쇄성 폐질환(COPD) 환자와 같은 경우가 그렇다.

맥박산소측정기에 의지하는 대신 당신이 실시한 전반적인 임상 평가를 종합하여 판단한다. 호흡불편감이 있거나 의식수준 변화가 있는 환자는 꼭 맥박산소측정기로 평가를 해야하며, 몇몇 응급의료 체계에서는 모든 환자에게 적용을 권장한다. 이 장비는 환자의 상태를 알려주는 다른 주요 일상징후를 알아차리지 못하게 하는 것만 제외하고 두드러진 합병증 없는 비침습적장비이며 환자를 치료하는 장비는 아니다.

맥박산소측정은 활력징후 측정의 일부분으로 흔히 "다섯 번째 활력징후"로 불린다. 그런 것처럼 맥박산소측정기는 당신이 환자평가를 수행하는 매 순간 사용된다. 그리고 특별히 잠재적으로 호흡이 불안정한 몇몇의 환자 평가에 사용되어진다. 그렇지만 맥박산소측정기는 일차평가의 구성으로는 볼 수 없다. 빈혈, 일산화탄소 중독, 또는 말초순환관류가 잘 안되는 상황은 맥박산소측정기의 정확성에 영향을 줄 수 있다.

활력징후로써의 중요한 가치외에 맥박산소측정기는 부가적으로 산소요법, 약물투여의 치료효과를 평가할 수 있고 환자상태가 악화되고 있는지 평가하는데 유용하다.

각 장비는 장비에 따라 특별한 작동방법이 요구되어진다. 장비 작동방법에 능숙해지는 것은 필수적이다. 장비사용의 절차는 맥박산소측정기의 일반적인 절차와 유사할 것이다.

▶ 장비

다음과 같은 장비를 준비한다.

- 맥박산소측정기
- 다양한 크기의 탐침(성인, 소아, 영아)
- 여분의 배터리
- 아세톤티슈(매니큐어 제거하기 위해)

평가

이전에 설명한 것과 같이 맥박 산소측정은 5번째 활력징후로 고려될 수 있어 당신은 환자를 평가할 때 항상 맥박 산소측정을 수행해야 한다.

특별히 고려해야 할 것은 환자가 현재 호흡 장애를 가지고 있는가이다. 호흡장애의 징후나 증상으로 호흡곤란, 빠른 호흡, 느린 호흡, 호흡 노력의 증가, 청색증, 차갑고 발한된 피부, 우발적인 폐음은 산소포화도(SpO_2)를 결정하는데 근거가 된다.

절차 : 맥박 산소측정법

1. 감염방지를 시행한다.
   이론적 근거 : 글러브와 보호안경이 최소한으로 필요하고 만약 많은 양의 혈액이나 분비물에 노출된다면 감염성질환으로부터 방지하기 위해 가운을 착용한다.
2. 센서 리드를 모니터와 연결하고 손상이 없는 환자의 손가락 끝에 감지센서를 끼운다.
   이론적 근거 : 비록 다른 유형의 센서일지라도 사용할 수 있는데 대부분 손가락형 센서가 환자에게 불편감을 주지 않는다. 대부분 손가락 센서는 재사용할 수 있는 장비이다.
   손상이 있는 팔에서 측정을 실패하거나 측정이 불가능할 수도 있다.
3. 맥박산소측정기를 작동시킨다.

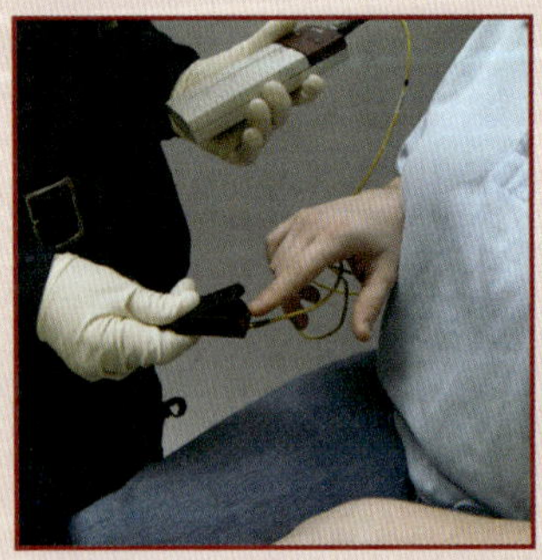

그림 10.1

이론적 근거 : 만약 전원이 꺼져 있다면 맥박산소측정기는 작동하지 않을 것이다.

4. 산소포화도와 맥박을 관찰한다. 모니터 화면에 나타난 맥박은 환자의 맥박과 같다는 것을 명심한다(그림 10.2).

   이론적 근거 : 결과를 얻는데 몇 초가 걸릴 것이다. 환자의 맥박과 심박수는 맥박산소측정기와 같을 것이다. 만약 그렇지 않다면 다른 손가락에 센서를 적용하는 것을 고려한다.

5. 몇몇 맥박산소측정기는 박동성 파형을 나타내고 환자의 맥박에 반응할 것이다.

   이론적 근거 : 심장박동수로 확인하는 파형을 사용할 수 있지만 이는 혈류 상태가 좋아서 기계가 직접 맥박수를 측정할 수 있을 때에만 감지할 수 있다. 저혈량과 같이 불충분한 순환을 가진 환자는 맥박산소측정기에서 부정확한 심장박동수가 나타난다.

6. 당신이 정확한 측정결과를 얻고 싶거나 만약 환자가 갑자기 저산소증의 징후를 보이거나 호흡이 짧아진다면 매 5분마다 맥박산소측정기를 체크한다. 환자의 활력징후를 확인할 때 맥박산소측정기도 확인하는 것이 편하다(그림 10.3).

   이론적 근거 : 중요한 것은 만약 당신이 환자에게 맥박산소측정기를 사용한다면 당신은 꾸준히 모니터를 읽어야 한다는 것이다. 변화가 있는 맥박산소측정기의 결과는 기록해야 한다. 만약 맥박산소측정기가 지정해 놓은 수준 밑으로 떨어짐을 인식하게 되면 몇몇 산소측정 장비는 알람이 울리게 된다.

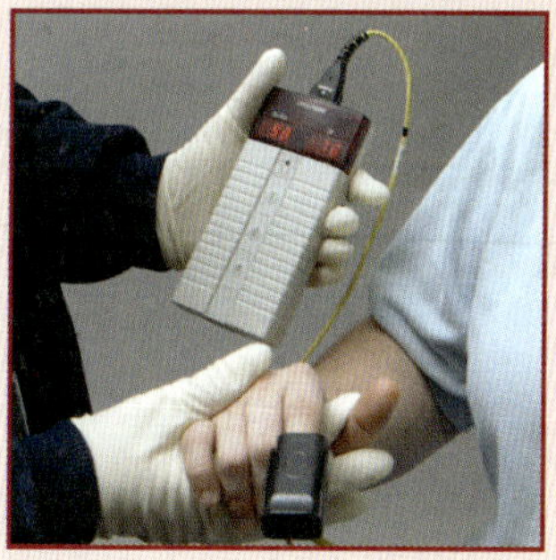

그림 10.2

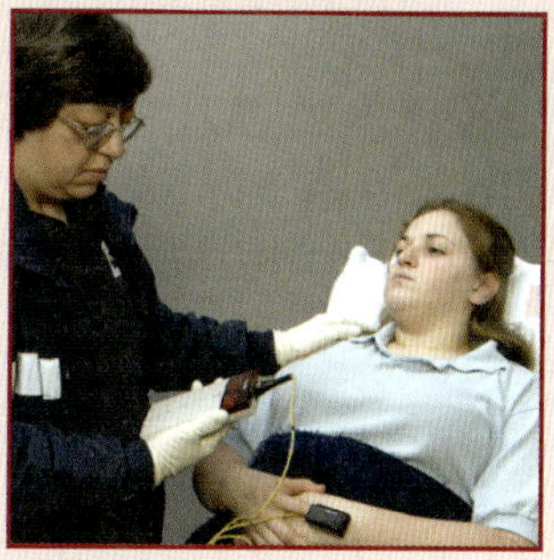

그림 10.3

7. 산소포화도 측정결과를 기록한다.

   이론적 근거 : 당신이 측정한 측정값과 그 상황이 일어난 결과를 기록하는 것은 너무나도 중요하다.

진행 중 평가

감지센서가 환자에게 잘 부착되어 있는지 잘 살펴본다. 환자가 움직일 때, 자발적, 무의식적으로 센서가 제거될 수 있다. 당신은 맥박 산소측정기의 알람을 켜 놓고 센서가 제거됐을 경우를 명확히 알아야 한다. 또한 어떤 모델은 얼마동안 움직이지 않으면 자동으로 꺼지기 때문에 다시 켜야 함을 기억한다.

▶ 문제 해결

- 만약 당신 생각에 감지센서가 쉽게 제거된다면 반창고로 단단히 고정시키는 것을 고려하라.
- 만약 당신이 측정결과를 얻기가 불가능하거나 약한 파형을 얻었거나 표시기가 고장 났을 경우에는 센서를 다른 부위에서 측정한다. 배터리가 있는지 체크하고 만약 그렇지 않다면 배터리를 교체한다.
- 환자가 약한 말초관류 상태라면 귓불은 손가락이나 발가락보다 더 정확한 측정치를 줄 것이다.
- 매니큐어를 손톱에 바른 경우 정확한 측정을 하기 위해 아세톤을 이용해 손톱을 닦는다.
- 맥박 산소측정 판독에 관계없이 불편감, 불안, 혼란이나 피부색 변화 같은 저산소증의 징후를 관찰할 수 있을 것이다.

▶사례 연구

당신과 동료는 호흡 곤란을 호소하는 57세 남자가 있는 가정집으로 출동하였다. 당신이 도착했을 때 당신은 쇼파에 앉아 큰 소리로 쌕쌕거림(천명음)을 내고 있는 그를 보았다. 그 환자는 천식의 과거력을 가지고 있었고 호흡 곤란 증상은 대략 도움을 요청하기 30분 전부터 시작하였다고 한다. 휴대하고 있던 흡인기를 사용했지만 도움이 되지 않았다고 한다.

일차 평가로 그의 피부가 따뜻하고 건조하며 강한 맥박을 나타내고 있음을 알 수 있었다. 당신의 동료가 평가한 활력징후는 호흡수 32회/분, 맥박 96회, 혈압 132/76mmHg이다. 당신은 맥박산소측정기를 환자 손가락에 적용하고 처음 산소포화도가 90%임을 알 수 있었다. 당신은 비재호흡 마스크로 환자에게 15리터의 산소를 제공하였다. 청진을 통해 당신은 날숨시에 쌕쌕거림이 모든 폐 부분에서 발생하는 것을 알 수 있었다. 그래서 동료에게 분무기(nebulizer)에다가 2.5mg의 알부테롤(albuterol)과 500mcg의 이프라트로피움 브롬아이드(ipratropium bromide)를 준비하라고 하였고, 당신은 환자에게 비재호흡 마스크를 적용한 후 산소포화도가 92%로 올라갔다고 말해주었다. 당신은 환자의 왼쪽 팔에 정맥라인을 확보하여 생리식염수를 투여하였고, 분무기(nebulizer) 처치 후 몇 분 후에 산소포화도가 95%로 올라감을 볼 수 있었다.

그리고 나서 당신은 환자를 이송할 준비를 하고, 환자를 구급차에 태움으로 환자에 대한 마지막 현장에서의 처치를 하였다. 당신은 환자의 산소포화도가 99%임을 알았고 폐음을 청진하면서 기관지수축 현상이 분명하게 감소하는 것을 알았다. 당신이 비재호흡마스크를 환자에서 제거를 하였고, 응급실로 이송하는 중 산소포화도가 94%로 떨어진 것을 알았다. 당신은 폐음을 청진시 날숨시 쌕쌕거림이 다시 발생했음을 알았고 다른 호흡 처치를 준비하였다. ■

Chapter 11

지속적 기도양압술

CPAP—Continuous Positive Airway Pressure

핵심용어

- 성인 호흡곤란증후군(ARDS, Adult respiratory distress syndrome)
- 무호흡(Apnea)
- 지속적 기도양압술(CPAP, Continuous positive airway pressure)
- 비침습적 양압환기법(NIPPV, Noninvasive positive-pressure ventilation)

학습목표

학습자들은 다음 사항을 수행할 수 있어야 한다.

▶ 지속적 기도양압(술)을 시행하는 환자의 적응증을 열거할 수 있다.

▶ 지속적으로 기도에 양압을 적절하게 적용하고 사용하는 방법의 중요성에 관하여 설명할 수 있다.

▶ 환자에게 지속적 기도양압술을 제공하기 위해 사용되는 기술을 설명할 수 있다.

▶ 지속적 기도양압술을 환자에게 시행할 수 있다.

서론

지속적 기도양압술(CPAP)은 환자 호흡 양압을 제공하는 **비침습적 양압환기법**이다. CPAP는 얼굴마스크, 코마스크 기관내삽관튜브를 통해 제공된다. 이 장은 얼굴마스크를 이용해 현장에서 지속적 양압 환기를 제공하는 방법에 중점을 두고 있다(그림 11.1).

CPAP는 급성 저산소성 호흡기능상실이 임박한 환자의 산소화를 증가시키고 호흡하는 노력을 감소시키려고 사용된다. 지속적 기도양압이 어떻게 호흡하는 노력을 감소하는지 알아보려면 움직이는 차량 밖으로 머리를 내밀고 호흡해 보면 알 수 있다. 창문밖으로 내밀은 움직이는 머리로 인해 얼굴에 양압이 형성되어 보다 쉽게 들이마시게 된다는 것이다. 이와 같은 원리를 이용해 얼굴마스크로 제공되는 지속적 양압은 들이마시는 노력을 줄여주어 호흡기능상실이 임박한 환자를 보다 적절하게 도울 수 있다.

뿐만아니라 이것은 허탈된 폐포를 팽창시키고 폐 순응도를 증가시켜준다. 가슴(우리) 안에 형성된 양압은 혈역학적 기능을 향상시켜 왼심실기능상실 환자의 전부하와 후부하를 감소시킨다. 얼굴마스크를 사용한 CPAP 제공은 곧 삽관이 필요할 수도 있지만 아직 자발 호흡 요구가 있는 호흡기능상실이 초래된 환자에게 적절한 도구이다. 이런 방법으로 CPAP를 시행하면, 약물치료를 시작하거나 그 효과를 기다리는 동안 기관내삽관을 지연시키거나 삽관을 피할 수 있게 된다. 하지만 CPAP는 호흡기

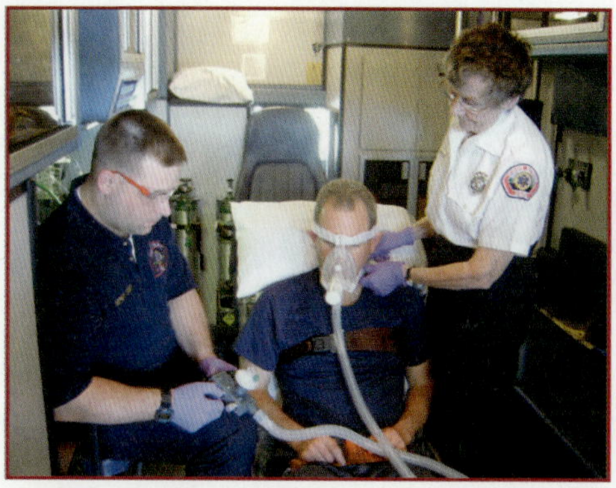
그림 11.1 Larry Torrey, RN

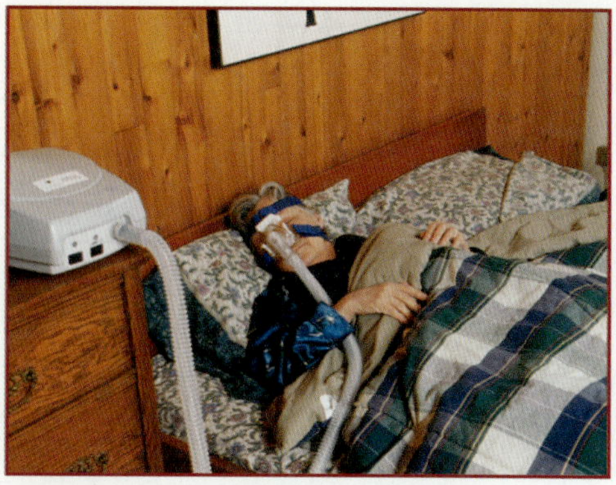
그림 11.2

능상실 환자를 치료하는 일시적인 방법이다.

CPAP는 만성 폐쇄성 폐질환, 천식, 폐부종을 동반한 급성 심기능상실, **성인 호흡곤란증후군**, 폐렴, 외상 후 2차적인 호흡기능상실 환자에게 동반되는 저산소성 호흡기능상실에 사용된다. 위턱얼굴손상, 공기가슴증, 세로칸기종, 급성심근경색증, 저혈압, 부정맥, 다량의 분비물 배출, 분비물 제거능력 상실, 심한 구토 CPAP 사용의 금기증이다. 부작용은 분비물 축적이나 위 팽만 등이다.

CPAP에 이용하는 얼굴마스크는 백-밸브마스크와 같이 가장자리가 밀착이 잘 되도록 고무로 된 밀착부가 있다. 또한 두 개의 끈을 머리쪽으로 고정해서 얼굴에 밀착이 잘 되도록 하여 CPAP시스템 내의 압력이 새어나와 치료 효과가 저하되지 않도록 한다. 적용되는 양압은 0-20cmH_2O 범위중 선택할 수 있는 밸브를 통해 조절할 수 있다.

CPAP마스크는 FiO_2나 산소 농도를 조절하는 필터가 있는 경우도 있다. 병원전 환경에서 CPAP로 FiO_2 95-100%로 시작하면 응급실에 도착하기 전에 별도로 조절은 하지 않아도 된다. CPAP를 사용해온 환자라면 흡입산소농도를 이전 정도로 맞추어야 한다. 병원전에 사용되는 가장 단순한 얼굴마스크는 산소통에 유속계가 부착된 경우 25lpm으로 필요한 압력을 제공한다. 이러한 시스템은 산소 소모량이 많으므로 CPAP에 적합한 산소통을 연결하여 지속적으로 충분한 산소가 공급되도록 해야 한다.

CPAP사용법은 간단하지만 가끔 환자의 호흡을 곤란하게 할 수 있다. 따라서 환자에게 적용 과정을 잘 설명하고 마스크를 보여주고 얼굴에 밀착시키는 동안 호흡을 몇 번 들이마시도록 한다. 환자가 익숙하게 되면 설명을 하면서 머리끈을 조여 고정한다. 환자들 대부분은 장비 사용후 곧 편안해지므로 충분한 설명을 통해 제공 기구에 대해 편안해지도록 충분히 시간을 할애해야 한다.

압력은 3-5 cmH_2O로 제공하면서 호흡곤란이 계속되거나, 산소 포화도를 증가해주려면 압력을 증가시킨다. 일반적으로 10-15 cmH_2O로 공급하지만 15cmH_2O이상 높은 압력으로 일어나는 외상 위험을 유의한다.

CPAP는 호흡곤란 치료뿐만 아니라 수면 **무호흡**(그림 11.2)을 치료하기 위해서도 사용된다. 수면 무호흡은 수면중에 상기도부가 좁아져서 초래되는데 CPAP는 상기도의 해부학적 구조를 지지해 주어 기도 허탈을 막고 기도폐쇄를 예방한다. 얼굴 마스크와 코마스크, 코프롱(prong), 코 쿠숀 등이 이용된다.

▶ 장비

다음과 같은 장비를 준비한다.

- ▶ 글러브
- ▶ 보호안경
- ▶ CPAP마스크, 산소 연결 튜브
- ▶ 산소 탱크
- ▶ 맥박산소측정기

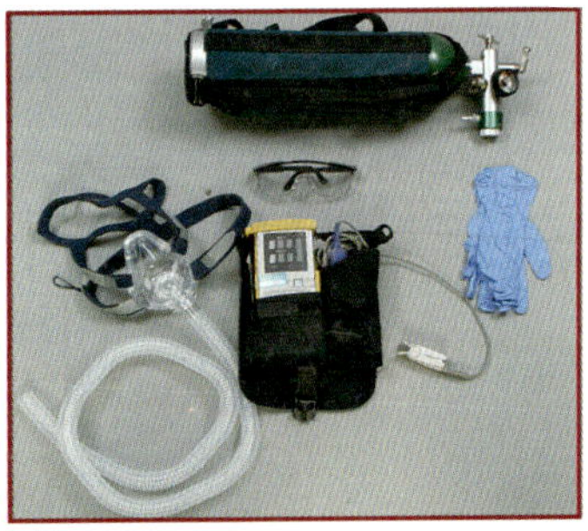

그림 11.3

평가

CPAP는 만성 폐쇄성폐질환, 천식, 폐부종을 동반한 급성 심장기능상실, 성인 급성호흡곤란증후군, 폐렴, 외상 후 2차적인 호흡기능상실 환자에게 동반되는 저산소성 호흡기능상실에 사용된다. 급성 호흡기능상실의 증상 및 징후는 호흡곤란, 빠른호흡, 호흡보조근육 사용, 콧구멍 확장, 창백, 차고 축축한 피부, 말초 및 중심 청색증, 뒷당김, 입술을 오므리고 호흡, 날숨이 길어지고 비정상적인 호흡을 한다. 이외에도 명백한 환자의 피포로 인해 지치게 되는 것은 호흡기능상실이 도래한다는 징후로 이러한 경우 CPAP를 사용할 수 있다.

CPAP는 환자의 자발 호흡 의지가 있어야 하며 얼굴 마스크에 적응해야 하고, 실제 호흡기능상실이 초래된 경우는 이 치료를 적용할 수 없다. 호흡기능상실 징후는 느린호흡, 의식변화, 중심성 청색증과 무호흡이다. 호흡기능상실 환자는 즉시 기관내삽관을 시행해야 한다. 또한 분비물이 과다 생성되고 있거나 제거 능력이 없는지, 구토 등도 모두 평가해야 한다. 환자의 입안 부위가 얼굴 마스크로 씌워져 치료효과 보다 질식의 위험이 초래 될 수 있다.

절차 : CPAP-지속적 기도양압술

1. 감염방지를 시행한다.
   이론적 근거 : CPAP 적용시 얼굴과 손이 환자의 기도와 가까이 닿게 되어 감염 위험이 있다.
2. CPAP 얼굴 마스크의 산소 연결부를 산소 탱크 조절기에 연결한후 25lpm으로 맞춘다.
   이론적 근거 : 산소를 25lpm으로 제공해서 적절한 기도내압력을 유지해야 한다.
3. 3-5cmH_2O 압력으로 맞추어 95-100% 산소를 제공한다(그림 11.4).
   이론적 근거 : 기도내압력은 낮게 시작하여 환자의 임상적 반

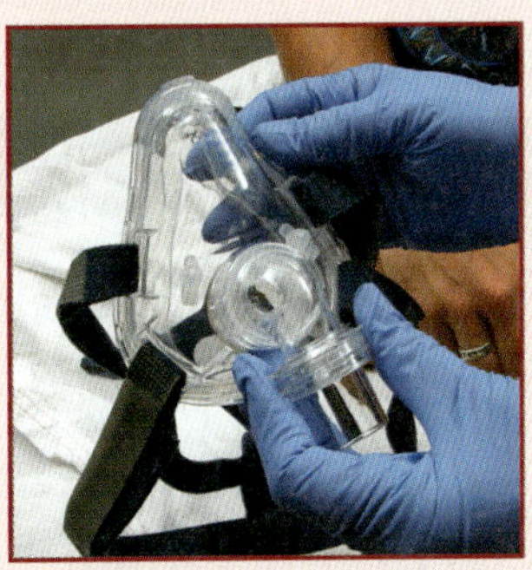

그림 11.4

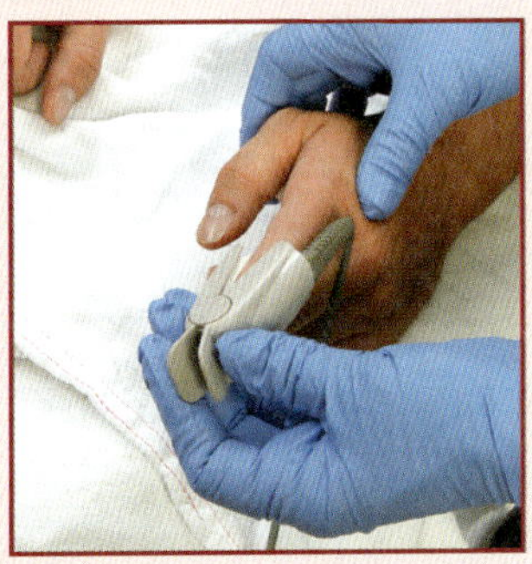

그림 11.5

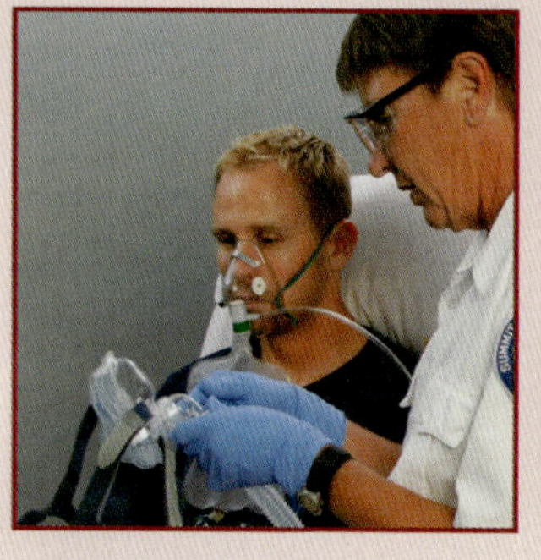

그림 11.6

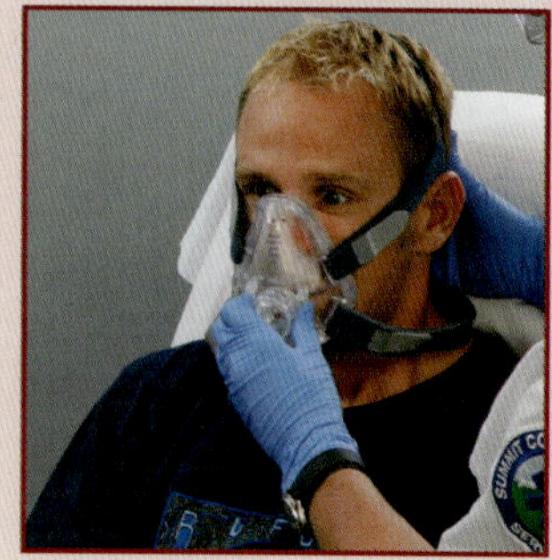

그림 11.7

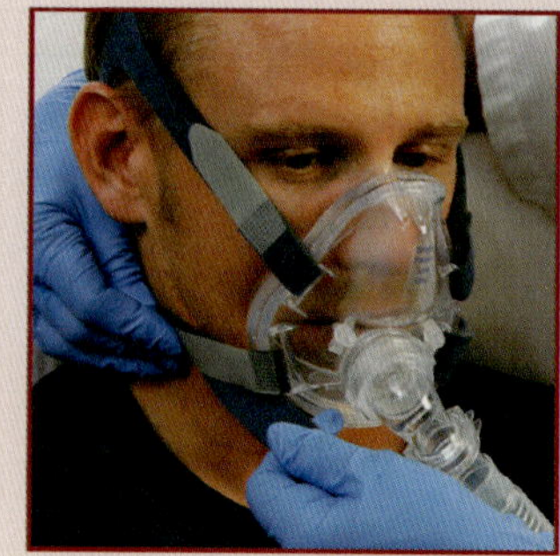

그림 11.8

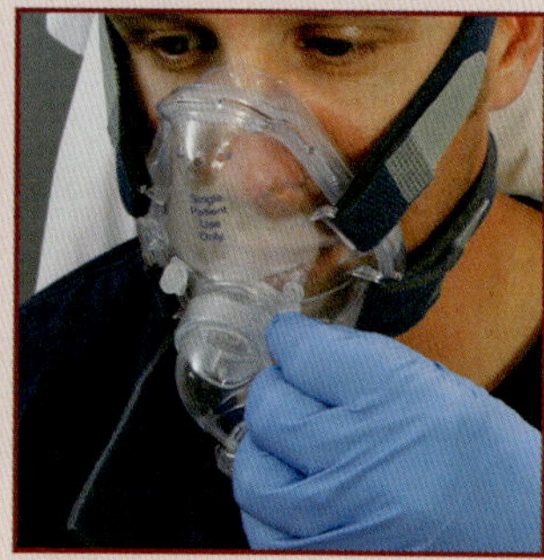

그림 11.9

응에 따라 증가시켜야 환자에게 고압으로 인해 손상이 발생하는 것을 피할 수 있다.

4. 맥박산소측정기를 손가락에 끼운다.

이론적 근거 : 맥박산소측정기는 치료 효과에 대해 객관적인 자료를 제공한다.

5. 환자에게 절차를 설명하고 CPAP마스크가 친숙하게 느껴지도록 한다(그림 11.6). 환자의 얼굴에 마스크를 밀착한 후 몇 번 호흡을 하도록 유도해서 마스크에 적응하도록 한 후에 머리 끈을 고정시킨다.

이론적 근거 : 환자가 마스크에 대해 불편감이나 질식할 것 같다는 것을 느끼므로 절차를 설명하고 편하게 해서 놀라지 않고 치료가 잘 되도록 한다(그림 11.7).

소아환자 주의사항

신생아, 영아 등은 불가피하게 코로 호흡하므로 얼굴 마스크를 사용하지 않고 코 마스크, 비강 프롱(prong)을 사용한다.

6. 두 개의 머리 고정 끈을 조절한다(그림 11.8).

이론적 근거 : 얼굴에 마스크가 잘 밀착되도록 돕는다.

노인환자 주의사항

틀니가 있다면 얼굴 마스크를 착용하기 전에 제거해준다. 마스크가 압력을 가해서 틀니가 빠져 질식할 수도 있다.

7. 3–5분 후에 환자를 재평가하고 상태가 호전되지 않으면 압력을 $2cmH_2O$씩 올린다.

이론적 근거 : 조금씩 압력을 증가시키는 것은 증상을 호전시킬 수 있는 가장 낮은 압력을 확인하기 위해서 이다.

이송 중 평가

CPAP를 제공하면 환자의 상태가 대부분 호전된다. 3–5분이 지나면 일차적인 집중평가, 활력징후 재평가, 맥박산소측정을 시행한다. 환자의 호전 징후는 빠른호흡 감소, 호흡보조근 사용, 불안감, 힘든 호흡이 감소하고 산소 포화도가 증가한다. 호전되지 않는다면 $2cm\ H_2O$씩 압력을 올리고 재평가하면서 필요하다면 $15\ cmH_2O$가 넘지 않도록 증가해준다. $15\ cmH_2O$ 이상 증가시킬 필요가 있다고 판단되면 지도의사의 지시를 받아 결정한다.

▶ 문제 해결

- CPAP 얼굴 마스크를 머리에 고정하고 코와 입을 덮는 것을 참지 못하는 환자가 있다. 그런 경우에는 끈으로 고정하지 않고 손으로 환자의 얼굴에 마스크를 밀착하면서 산소를 제공해주면 환자가 더 편하게 느낀다. 환자에게 치료가 잘 이루어지고 있음을 확신시켜주면서 이 방법을 사용한다.
- 밀착하고 끈으로 고정하면 구토물이 잘 배출 안 되고 환자가 마스크를 쉽게 벗기지 못하게 된다는 점을 유의해야 한다. 양압이 가해지기 때문에 그런 상황에서 흡인의 위험은 더 많이 증가한다.
- 밀착이 잘 되도록 하고 자주 밀착 정도를 재점검한다. 공기가 새어나오게 되면 CPAP 효과가 없어지게 되고 비싼 장비의 기능이 쓸모 없어지게 된다.
- 급성 호흡곤란으로 CPAP를 사용하는 환자는 바로 앉아야 한다. 환자가 너무 쇠약해서 바로 앉지 못하면 CPAP의 사용 결정을 재고하여야 하며 대신 기관내삽관을 고려한다.

▶ 사례 연구

당신은 항공구조를 하는 1급응급구조사로 근무중이다. 새벽 4시에 호흡곤란을 호소하는 환자가 있어 출동하였다. 현장으로 출동 중 2급응급구조사인 구급대원도 출동에 응하고 있음을 보고 받았다. 출동해보니 환자는 비재호흡마스크로 산소를 제공받고 있으며 구급차에 이송되는 중이었다. 멀리서 보기에도 환자는 호흡곤란이 있어 보였다.

기도유지세트, 투약장비세트, 심장 모니터 기기를 들고 구급차에 올랐다. 다른 2급 응급구조사가 인사를 하는 소리와 함께 환자의 비정상 호흡음을 들을 수 있었다. 대원의 인사에 응답한 후 환자에게 인사하고 숨 소리가 들리는지 환자에게 물었다. 환자는 84세 노인 여성으로 만성 심장기능상실 환자이며 2주 정도 이뇨제를 복용하지 않았고 급성 호흡곤란 증세가 밤새 심해졌다고 한다. 청진상 폐 양쪽에서 거품소리(악설음 : crackle)가 들리며 기저부에서는 호흡음이 들리지 않는다.

병원 도착시까지 45분 정도 소요될 예정이다. 환자의 활력징후는 맥박 118회/분 , 혈압 142/98mmHg, 호흡 36회/분, 산소포화도는 82%이다. 구급차에 실습학생이 있었고 심장 모니터를 연결하는 동안 그 학생에게 정맥로를 확보하도록 요청하였다. 12유도 심전도상 동성 빠른맥(빈맥)이며 급성 심근경색 병력은 없다. 정맥로 확보가 끝났고 환자는 호흡 보조근을 사용하면서 바로 앉아 호흡하려 하고 피부는 차고 창백하고 축축하였으며 주변 상황에 대한 인식은 가능하다.

이송 시간이 45분 소요될 것이고 호흡기능상실이 예견되고 기관내삽관이 필요할 수도 있으므로 CPAP를 사용하는 것으로 판단하였다. 산소 공급용 관을 구급차 벽면 유속계에 연결하도록 한 후 환자에게 설명하고 25 lpm, 5cm H_2O, FiO_2 100%로 제공하였다.

환자는 별 불편감 없이 마스크로 산소를 제공 받았고 머리에 고정끈으로 잘 밀착하였다. 몇분 후에 마스크 밀착 상태를 확인하였고 환자의 산소 포화도는 90%로 향상되었으며 호흡 수는 적절히 감소되었다. 혈압을 체크하도록 하고 청진을 통해 호흡음을 다시 평가하였다. 폐 기저부에 호흡음을 청진한 후 실습 학생에게 울혈성 심장기능상실이 있는 환자에게 투여할 약물에 대해 질문하였다. ■

MEMO

Chapter 12

주사바늘 반지방패연골절개술

Needle Cricothyrotomy

핵심용어

- 압력손상(Barotrauma)
- 꼬리모양(Caudally)
- Cook® 카테터(Cook® catheter)
- 반지연골(Cricoid cartilage)
- 반지막(Cricoid membrane)
- 반지방패막(Cricothyroid membrane)
- ENK 산소유속조절세트(ENK Oxygen Flow Modulator Set)
- 저산소혈증(Hypoxemia)
- 저산소증(Hypoxia)
- 산소공급(Oxygenation)
- 피부밑공기증(Subcutaneous emphysema)
- 방패연골(Thyroid cartilage)
- 경기관 제트 환기기(TJI, Transtracheal jet insufflator)
- 환기(Ventilation)

학습목표

학습자들은 다음 사항을 수행할 수 있어야 한다.

- 주사바늘 반지방패연골절개술 수행을 위한 적응증들을 나열할 수 있다.
- 주사바늘 반지방패연골절개술 수행의 중요성을 평가할 수 있다.
- 주사바늘 반지방패연골절개술 수행을 위한 적절한 방법을 설명할 수 있다.
- 주사바늘 반지방패연골절개술 수행 능력을 시범보일 수 있다.

서론

주사바늘 반지방패연골절개술 또는 기관경유 환기법이라고 언급되는 주사바늘 반지방패연골절개술(Cricothyrotomy)은 기관내 삽관이 불가능하거나 제한적으로 기도유지를 할 수 밖에 없는 상황에서 활용되는 것으로 이 술기는 자주 사용되지 않는, 드물게 사용되는 것으로 가끔 이 술기의 적응증이 되는 상황 하에서도 주목받지 못하고 그냥 지나치기도 한다.

이 주사바늘 반지방패연골절개술은 수술적인 반지방패연골절개술이 금기일 경우 또는 장비의 부족으로 시술할 수 없는 경우에 사용된다.

또한 주사바늘 반지방패연골절개술은 구조적 또는 해부학적 원인으로 기관내 삽관을 할 수 없을 때, 상기도 폐쇄를 해결할 수 없을 때 사용된다.

주사바늘 반지방패연골절개술은 기관내 삽관을 여러번 시도를 하였어도 성공하지 못했거나 백-밸브마스크나 식도 폐쇄 환기 장치 등을 이용해 효율적으로 환기를 시킬 수 없을 경우 사용된다.

ENK 산소유속조절세트(ENK Oxygen Flow Modulator Set)와 같이 주사바늘 반지방패연골절개술을 시행할 때 필요한 장비들을 모두 모아놓은 효율적인 세트가 있는데 그 세트에는 한 개의 **Cook® 카테터**, ENK 산소유속조절기, 주사기, 두개 부분으로 된 산소연결 튜브, 경기관 연결 카테터가 포함되어 있다. 한 개의 Cook® 카테터는 5.0-7.5cm 길이이고, 정확한 곳에 위치할 단단한 재질의 카테터와 함께 14 게이지 혹은 좀 더 큰 구경의 주사바늘로 구성되어 있다. 한 개의 ENK 산소유속조절기는 손으로 산소유속을 조절할 수 있는 장치이다. 상품화된 주사바늘 반지방패연골절개술 세트가 미리 준비되어 있지 않은 경우, 반지방패연골절개술에 필요한 모든 장비들을 모아 하나의 세트로 구성해 기도유지 세트에 넣어 놓아야 한다.

일반적으로 병원 전 상황에서 주사바늘 반지방패연골절개술을 통한 산소공급 방법은 **경기관 제트 공기흡입기(TJI : transtracheal jet insufflator)**와 백-밸브마스크 또는 수요밸브를 사용하여 이루어진다. 경기관 제트 공기주입 방법은 주사바늘 반지방패연골절개술을 시행한 환자에게 환기시킬 수 있는 가장 효율적인 방법이라고 인식되고 있다. 상품화된 경기관 제트 공기주입 조절기는 고압의 50psi산소시스템에 견딜 수 있는 나사로 된 금속성 접합부위로 되어 있어 고압으로 산소를 주입하기에 바람직하다. 만약 상품화된 장치가 없으면 환자를 환기시키기 위하여 Y-컨넥터를 이용하여 산소를 공급할 수 있으며 이 경우 크리스마스-트리 모양의 연결기와 함께 산소 압력을 단계적으로 낮추는 조절기의 사용이 필요하다. 부가적으로 산소공급시스템에서 고압의 50psi산소시스템은 여러 개의 연결기들과 연결하여 산소를 각각 공급하려는 목적으로 사용되는 데 따라서 팀 요원에 의하여 일정하게 주의집중하여 공급되기도 하고, 중지되기도 한다. 추가적으로 소량의 산소는 이 산소공급시스템의 개방통로를 통하여 버려지기도 하고, 특별하게 좀 더 소량의 산소는 이동용 산소탱크를 사용하여 산소공급을 빠르게 할 수도 있다.

후두를 경유하는 환기방법으로써 병원 전 환경 하에서 가장 많이 사용되는 방법은 다음의 아래 부분에서 설명하고 있다.

주사바늘 반지방패연골절개술을 통하여 환자를 환기시키기 위한 백밸브마스크의 사용은 일반적이지만 경기관 제트 환기 방법의 차선책으로 일회 호흡량만큼 공급할 수 있으나 경기관 제트 환기 방법과 비교했을 때 환기량은 좀 불충분하다. 후두경유 카테터와 백밸브마스크를 연결하는 방법에는 여러 가지가 있는 데, 한 가지는 3.0mm 구경의 소아용 기관내 삽관 튜브의 어댑터를 사용하는 방법이고 또 다른 방법은 후드경유 카테터에 부착된 3cc 주사기를 이용하는 방법이다; 즉, 그 주사기 내관은 제거하고 7.0mm 구경의 기관내 삽관 튜브의 어댑터를 주사기 외관의 개방된 부분에 삽입하여 백밸브마스크를 부착하여 사용할 수 있다. 또 다른 방법은 경후두 카테터를 연결한 주사기에 7.0mm 구경의 기관내삽관튜브를 직접 주사기 외관 몸통에 삽입하여 튜브에 부착된 백밸브마스크로 환기시키는 것이다.

주사바늘 반지방패연골절개술을 통하여 환자를 환기시키기 위한 가장 최소한의 효율적 방법은 수요밸브를 사용하는 것이다. 수요밸브의 유속율은 제한적이어서 주사바늘 반지방패연골절개술을 했을 때 사용되어지는 작은 구경의 카테터를 통하여 보다 많은 일회 호흡량의 산소를 공급하기 위한 고압의 산소공급을 방해하게 된다.

아마도 주사바늘 반지방패연골절개술을 통한 경기관제트환기법의 가장 비효율적인 방법은 고정적으로 부착된 산소유속계에 직접적으로 산소를 연결하여 공급하는 방법일 것이다. 이 장치는 폐를 환기시키기 위한 최소한의 압력을 발생시킬 수 없어 실질적인 환기를 일으키기에는 비효율적인 면을 암시하는 "무호흡 산소화"로 언급되고 있다.

환기방법 중 어느 것을 사용한다 해도 주사바늘 반지방패연골절개술은 시술시 사용되는 가스 교환과 산소공급에 사용되는 카테터의 구경이 작기 때문에 매우 비효율적이다. 그럼에도 불구하고 만약 환자의 기도가 다른 어떠한 방법으로도 유지될 수 없어 환기가 지연되고 있는 경우, 주사바늘 반지방패연골절개술이 환기를 조금이라도 가능하도록 하기에 경우에 따라 바람직하다고 할 수 있다.

▶ 장비

다음과 같은 장비를 준비한다.

- ▶ 글러브
- ▶ 보호안경
- ▶ 마스크
- ▶ 청진기
- ▶ 50psi의 산소 압력을 단계적으로 낮추는 조절기가 부착된 산소탱크
- ▶ 백–밸브마스크
- ▶ 주사바늘 반지방패연골절개술 세트 또는
  - 알콜 소독솜(Alcohol preps)
  - povidone–iodine 소독솜(Povidone-iodine wipes)
  - 14게이지 또는 더 큰 구경의 IV 카테터 또는 반지방패연골절개술 주사바늘(14-g or larger IV catheter or cricothyrotomy needle)
  - 10cc 주사기(10-cc syringe)
  - 두 개 부분으로 된 산소 관(튜브)((2) lengths of oxygen tubing)
  - (Three-way stopcock)
  - Y–연결기(Y-connector)
  - 고정 테잎 또는 상품화된 고정장비(Tape or commercial securing device)

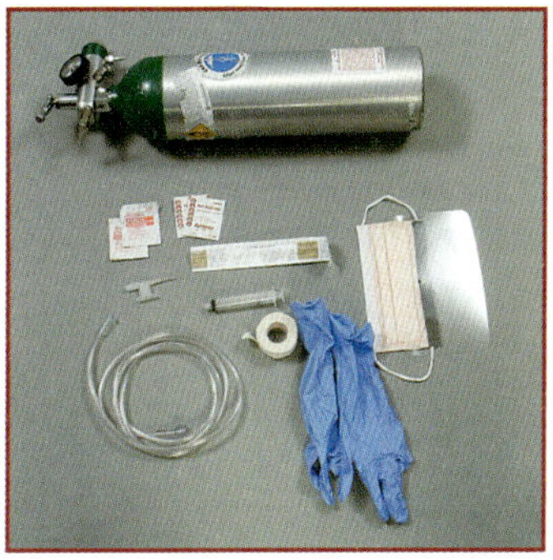

그림 12.1

평가

술기수행과 마찬가지로 이론적으로 주사바늘 반지방패연골절개술이 필요한 환자에 대한 평가는 ABCs평가할 때 기도부분을 절대로 그냥 지나치지 말아야 한다.

주사바늘 반지방패연골절개술이 요구되는 모든 환자는 느린 호흡, 감소된 일회 호흡량, 또는 무호흡과 같은 호흡기능상실 징후들을 나타낸다. 악화된 저산소증으로 인한 심장에 나타나는 증상은 빠른맥(tachycardia), 느린맥(bradycardia), 심실세동(ventricular fibrillation) 또는 무수축과 같은 부정맥들이며 산소압력도 유의하게 낮게 나타날 수 있다. 주사바늘 반지방패연골절개술을 고려하기 전에 기본인명소생술의 기도유지를 시도하면서 기관내 삽관이 반드시 시도되어야 하며 기관내 삽관이 비효율적인지, 불가능한 지를 각각 진단하여 선언해야 한다.

주사바늘 반지방패연골절개술이 요구되는 환자들의 한 그룹은 이물질로 인한 완전한 기

도폐쇄 증상을 갖고 있거나 알레르기 반응, 감염, 기관내 삽관 튜브가 삽입 못할 정도의 흡입성 손상으로 인한 기도 부종이 있는 경우이다. 그러한 환자들은 무의식, 무호흡, 그리고 청색증이거나 차갑고 얼룩덜룩한 피부 증상을 나타낸다고 할 수 있다.

추가적으로 심한 위턱얼굴이나 후두 손상들이 있는 환자의 경우 주사바늘 반지방패연골 절개술이 필요한 데 이러한 손상들은 종종 기도 경계부위를 변형시키거나 폐쇄시켜 성문 개방이 불가능하기 때문이며 이러한 전형적인 손상을 입었을 때 기도내에 많은 양의 혈액이 누출되어 기관내 삽관을 더욱 어렵게 하기 때문이다.

절차 : 주사바늘 반지방패연골 절개술

1. 감염방지를 시행한다.
   이론적 근거 : 혈액이나 기도 분비물이 주사바늘 반지방패연골 절개술로 기도관리하는 시술 중에 묻을 수 있다. 글러브와 보호안경은 기도관리시 필수적으로 착용해야 하며 마찬가지로 마스크 착용도 좋은 생각이다.
2. 시술 절차에 따라 모든 장비를 준비해 놓는다.
   산소 튜브는 50 psi 또는 그 이상의 압력을 갖고있는 산소탱크와 연결되었는 지 확인하고 산소가 그 장치를 통하여 자유로이 흐르도록 한다. 만약 상품화된 주사바늘 반지방패연골절개술 키트(kit)를 사용하지 않는다면 산소탱크에 연결된 한쪽 산소관을 Y-연결기 위의 한쪽 부분과 연결하고 또 다른 산소관은 그 Y-연결기 아래의 한쪽 부분과 연결한다. Three-way stopcock과 주사기가 쉽게 이용될 수 있도록 근처에 위치시켰는 지 확인한다.
   이론적 근거 : 모든 장비들을 주사바늘 반지방패연골절개술 절차를 시작하기 전에 준비하고 점검하는 일은 시술의 성공 가능성을 확신하도록 한다.
3. 주사바늘 반지방패연골절개술의 해부학적 부위, 즉 방패연골(Cricothyroid membrane), 반지연골(Cricoid membrane), 반지방패막들을 확인한다(그림 12.2).
   이론적 근거 : 부종, 출혈, 해부학적 결함으로 인하여 시술부위를 확인하기가 불가능한 것은 주사바늘 반지방패연골절개술 시술의 금기사항이 되는 데 그 이유는 반지방패막(Cricothyroid membrane) 이외의 부위를 주사바늘로 천자하게 되면 대량출혈이 발생될 수 있기 때문이다.

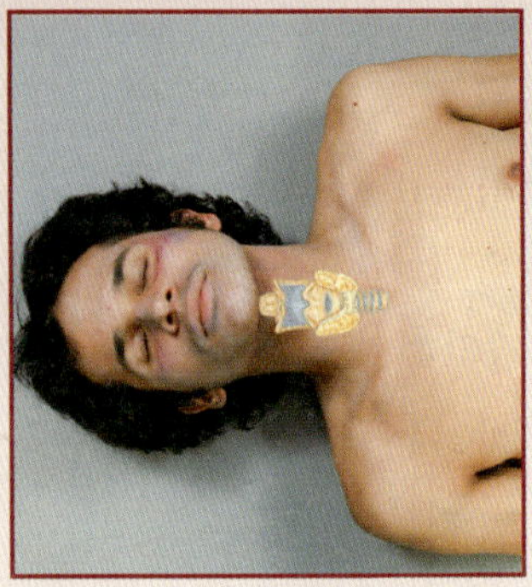
그림 12.2

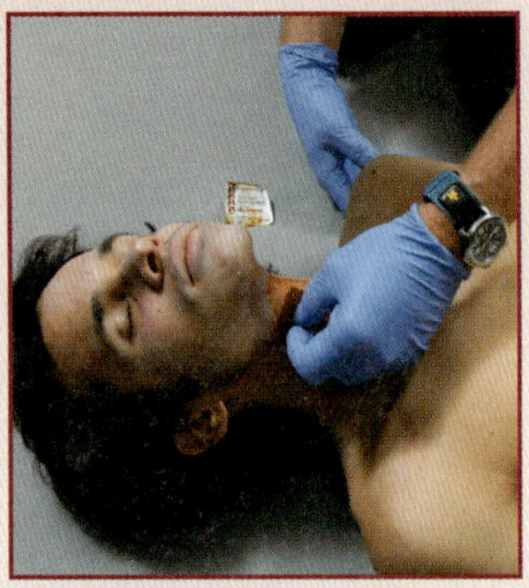
그림 12.3

소아환자 주의사항

영아와 소아의 목은 살이 많고 연약하여 해부학적인 시술부위를 확인하기가 보다 더 어렵다. 덧붙여, 소아환자의 해부학적으로 미성숙하고 작은 체구의 전형적 특징으로 인하여 시술부위에 대한 인식이 방해를 받기 때문이다.

외상이 없는 소아환자는 목을 단순하게 과신전시켜서 피부와 연부조직을 잡아 당겨 좀 더 확실하게 시술부위를 노출시킨다. 마찬가지로 보다 더 작은 카테터가 종종 소아환자에게 사용된다.

4. 반지방패막을 덮고 있는 목의 피부를 알코올 솜으로 깨끗하게 하고 포비돈-요드 소독솜으로 소독한다(그림 12.3). 이 부위는 시술의 절차에 들어가기 전에 가능한 청결함을 유지해야 한다.
   이론적 근거 : 주사바늘 반지방패연골절개술 시술 절차는 반드시 청결과 무균적으로 시행되어야 만 하는데 이는 그 카테터가 직접 기도안으로 들어가기 때문에 피부로부터 오염물질이

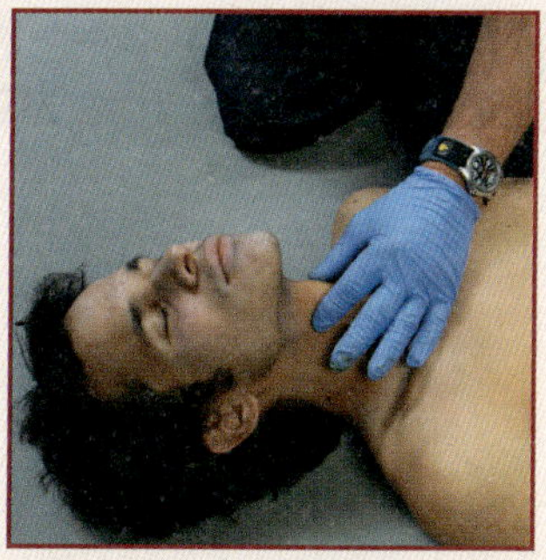

그림 12.4

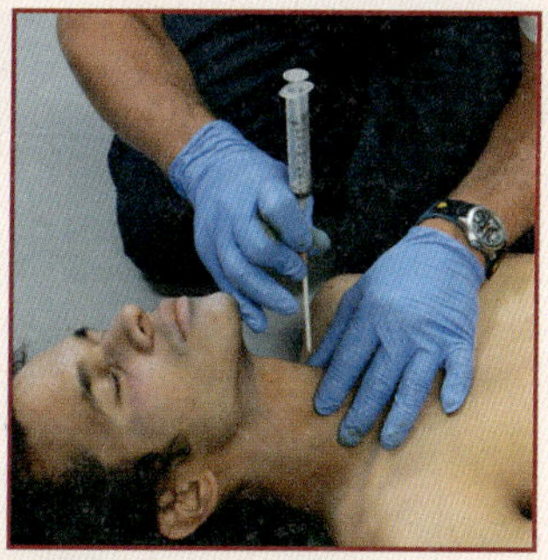

그림 12.5

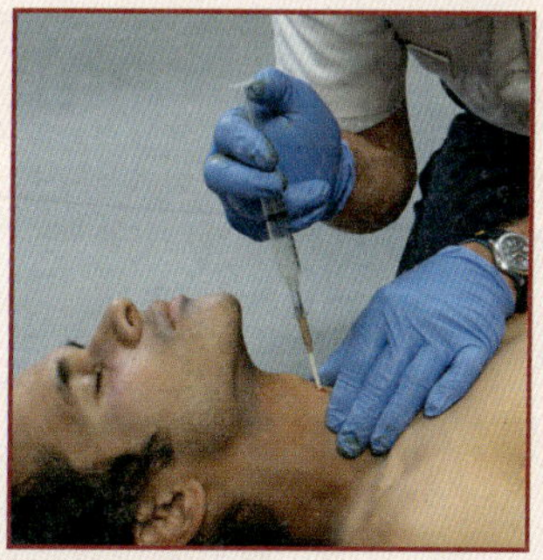

그림 12.7

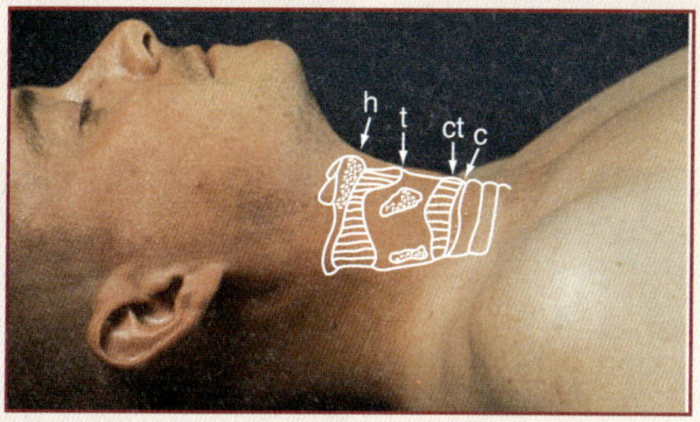

그림 12.6

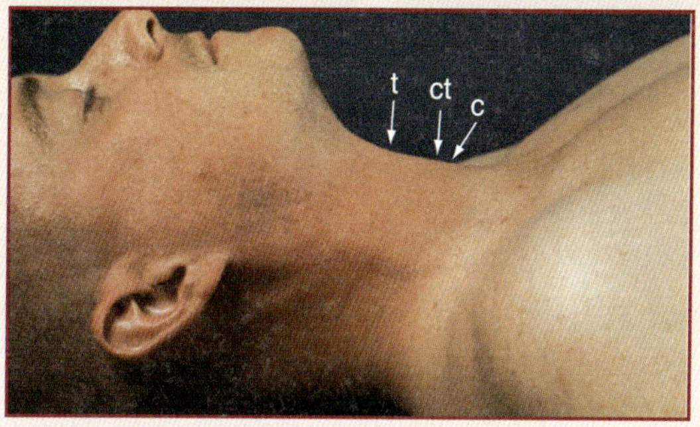

그림 12.8

기도안으로 들어가 환자에게 중요한 감염상태를 유발하여 환자를 위험하게 할 수 있기 때문이다.

5. 시술하는동안 기관의 움직임을 방지하기 위하여 시술자의 왼손(오른손잡이의 경우)의 엄지와 검지로 기관을 지지하여 안정시킨다(그림 12.4).

   이론적 근거 : 시술하는 동안 기관이 한 쪽 옆으로 움직여 주사바늘이 부정확한 부위를 천자할 수 있기 때문이다.

6. 반지방패연골을 90° 각도로 천자하여 바늘과 카테터를 기도안으로 삽입한다.

   그 바늘이 막을 통과할 때 "폭(pop)"하고 느껴지면 바늘이 기관 내면에 위치한 것을 의미하는 것이므로 카테터를 밀어넣지 않는다(그림 12.5). 그림 12.6은 중요한 반지연골 후두와 상부 기도 부위의 측면을 나타내는 해부도이다. : 목뿔(h), 방패연골(t), 반지방패막(ct), 반지연골(c)

   이론적 근거 : 기도안으로 삽입되는 바늘의 깊이는 매우 얕아서 그 깊이는 약 1/8-1/4inch 정도이다. 바늘이 너무 깊이 삽입되면 기관의 뒷 벽을 관통하게 되어 시술이 실패하게 된다.

7. 카테터의 접속부위에 연결된 주사기의 내관을 뒤로 당겨서 공기가 기관으로부터 쉽게 흡인되는 지 확인한다(그림 12.7). 만약 그렇지 않으면 바늘을 제거하고 시술을 중단해야 한다. 그림 12.8은 외부에서 보는, 목 앞 부분의 방패연골 융기점, 반지방패막, 그리고 반지연골 부위를 표시한 것이다.

   이론적 근거 : 공기가 쉽게 흡인되면 그 기관내에 카테터가 적절하게 위치한 것이다.

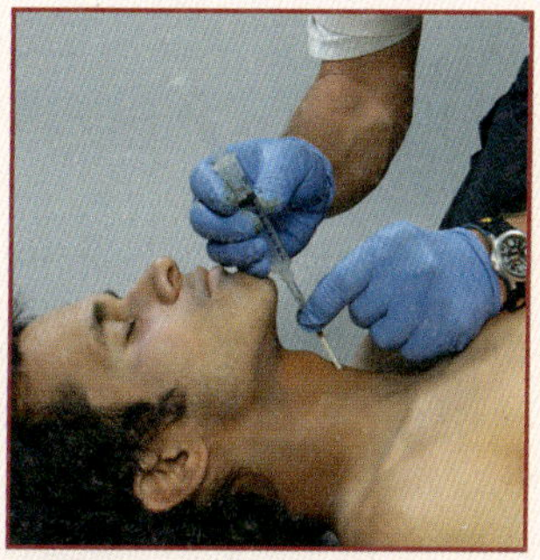

그림 12.9

8. 카테터 삽입이 성공된 직 후 바늘과 카테터를 아래쪽에서 45° 각도가 되도록 한다(그림 12.9). 이 후 시술자의 우선순위에 따라 이번 시술 단계나 다음 9번 단계를 위하여 주사기를 그대로 남겨두거나 제거한다.

   이론적 근거 : 환기를 위하여 카테터는 좀 더 기관내로 삽입되어야 하는 데 이 때 주사기를 제거한 이후에 하게되면 카테터가 유연해서 기관내에서 꼬여서 환기가 불가능하게 될 수도 있다. 바늘의 아래쪽을 45° 각도로 유지하지 못하면 기관의 뒷 벽을 관통하게 되어 환기를 할 수 없게 된다.

9. 카테터의 접속부위가 목의 피부부위 위로 남겨질 때까지 카테터가 기관내로 계속 삽입되는 동안 바늘은 미끌어져 분리되도록 한다. 이 때 한 손을 카테터 접속부위를 잡고 하든지 아니

절차 : 주사바늘 반지방패연골 절개술 (계속)

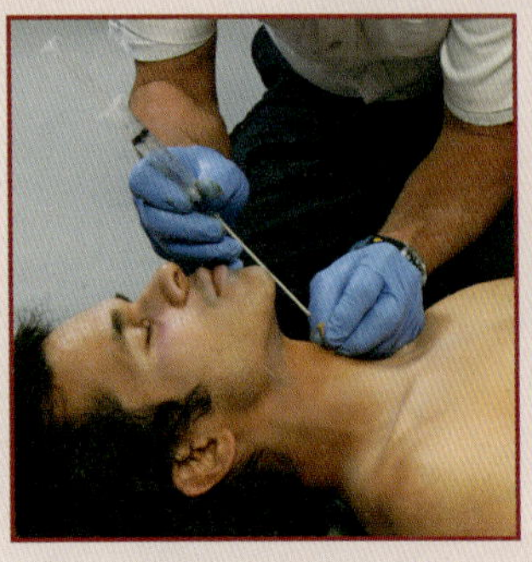
그림 12.10

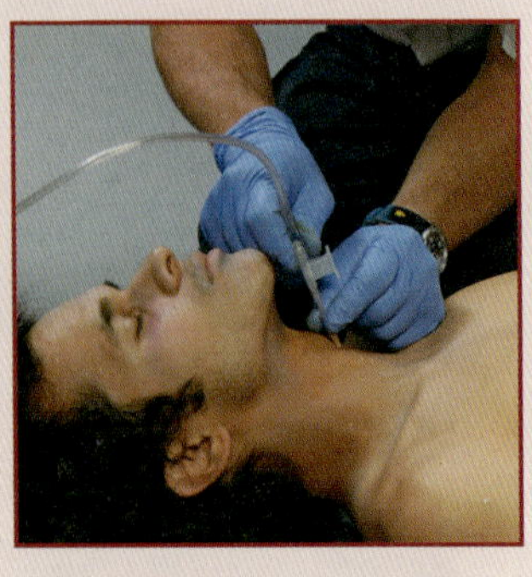
그림 12.11

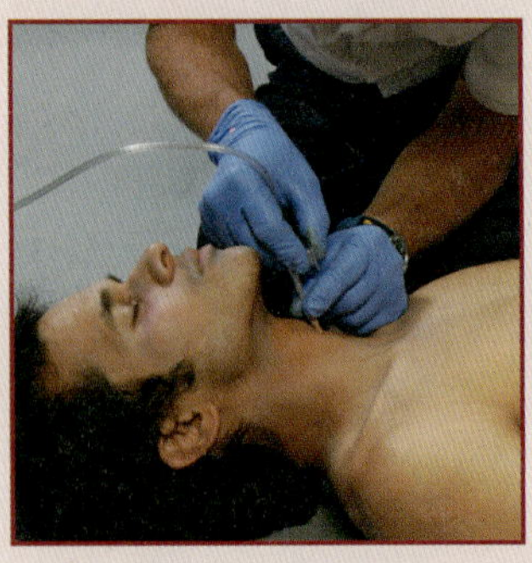
그림 12.12

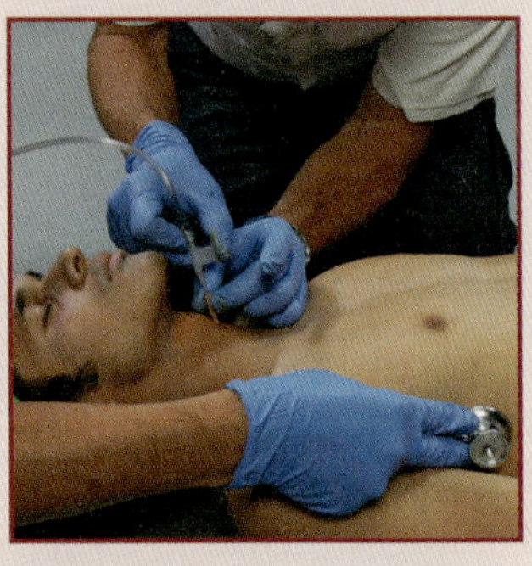
그림 12.13

면 동료에게 그렇게 하도록 요청하든지 하여 카테터의 접속부위만 피부 위로 남도록 안전하게 위치시킨다(그림 12.10).

이론적 근거 : 카테터가 안전하게 보호될 수 있는 이 위치는 환자가 움직여도 제거되거나 전위되는 것을 방지한다.

10. 카테터의 접속부위에 three-way stopcock을 부착시키고 stopcock에 산소공급시스템의 원위부 끝 부위를 부착시킨다(그림 12.11).

    이론적 근거 : 이것이 환자를 환기시킬 수 있도록 할 것이다.

11. 손가락으로 Y-연결기의 세 번째 가지부분이나 산소유속조절기 위의 출입구를 덮어서 환자를 환기시킨다(그림 12.12)

    이론적 근거 : 환기가 되려면 반드시 카테터 안으로 산소가 흐르도록 하여야 한다.

12. 환자 가슴부분이 올리는 것을 관찰함으로써 산소화와 환기상태를 확인하고 폐음을 청진한다(그림 12.13).

    이론적 근거 : 환자 가슴이 올라올 정도로 충분한 양의 산소가 공급되어야만 한다.

13. 환기를 위하여 산소 주입시간 이상으로 환자의 수동적인 호기시간을 기다려야 한다. 이 때 Y-연결기의 세 번째 가지부분을 덮었던 손가락을 들어올려서 호기가 이루어지도록 해야 할 것이다(그림 12.14).

    이론적 근거 : 카테터의 직경이 좁기 때문에 주사바늘 반지방패연골절개술을 통한 환기와 호기는 모두 긴 과정들이다. 지역의료지도 지침은 다양하지만 일부는 환기는 1초, 호기는 2초로 허락하는 반면, 또 다른 곳은 환기와 호기 비율을 1:4 또는 4:6으로 하기도 한다.

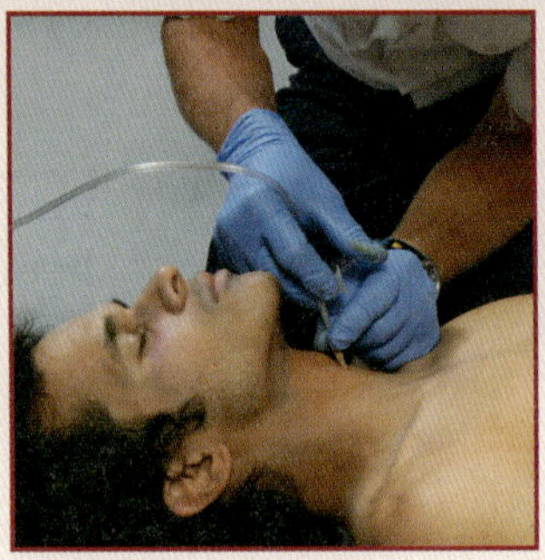
그림 12.14

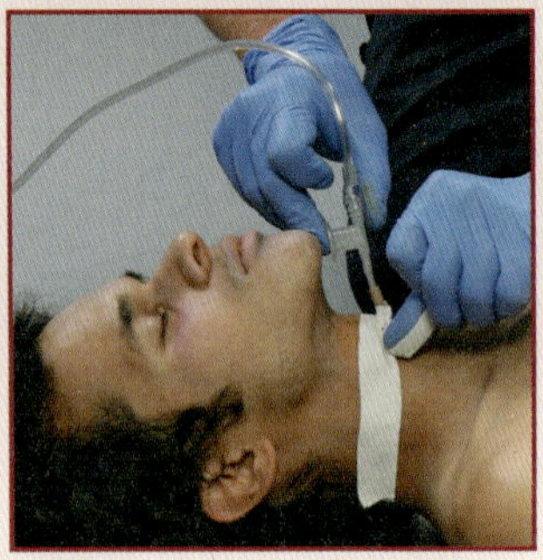
그림 12.15

> **노인환자 주의사항**
>
> 공기중, 호흡곤란성 질병으로 보다 더 고통을 받는 노인환자는 산소교환이나 호기가 더 어렵다. 공기소통이 어려운 폐쇄성 기도 질병을 갖고 있는 환자들에게는 좀 더 호기시간을 길게 주어야 한다.

14. 카테터를 반창고나 상업용 고정장치로 제 위치에 안전하게 고정시킨다. 덧붙여, 이 때 시술자는 한 손으로 카테터를 제 위치에 안전하게 붙잡아 카테터의 전위로 인한 위험을 줄여야 한다(그림 12.15).

    이론적 근거 : 카테터를 안전하게 고정하는 것은 환자가 움직이는 동안에도 카테터가 이탈될 수 있는 기회를 최소화 하도록 할 것이다.

15. 삽입부위에 부종, 출혈, 또는 기도주위의 피부밑공기증이 없는지 세밀하게 관찰하라.

    이론적 근거 : 부종, 출혈, 피부밑공기증이 있다는 것은 카테터가 반지방패막을 통과하여 기관내에 적절하게 위치하지 못했다는 것이거나 이탈되었다는 것을 나타낸다.

이송 중 평가

주사바늘 반지방패연골절개술은 환자의 기도가 다른 어떠한 방법으로도 유지될 수 없을 때 오로지 할 수 있는 방법이므로 이러한 환자들은 중환자이다. 환자가 환기되고 있고 호기가 허락되고 있다는 것을 확신할 수 있도록 기도유지에 대한 계속적인 감시가 필요하다. 구조자는 이러한 경우 환자가 필요로 하는 것보다 더 자주 환기시키려 하는 경향이 있어 이로 인하여 환자가 완전하게 호기를 하기가 불가능하기 때문에 호흡의 적체 현상과 더불어 하부기도가 **압력외상**을 입을 수도 있다.

목의 앞, 옆, 뒷쪽 부위에 출혈, 부종, 피부밑공기증이 있는지 자주 확인하고 평가해야 한다. 후두부위의 카테터로 직접 환기시키는 동안 일반적으로 기도내 압력이 상승되므로 카테터가 적절한 위치에 있어도 피하기종은 발생될 수 있으며 피하기종과 부종은 카테터의 위치가 잘못된 경우에도 역시 발생된다.

경우에 따라 카테터가 기도내에 위치된 즉시 부종이나 피부밑공기증이 발생되기도 하는데 이 경우 기도개방을 확인하기 위하여 환기에 대한 신속하고도 철저한 재평가를 필요로 하며 이러한 상황을 반드시 이송할 응급실의 지도의사에게 보고하여 환자가 응급실 도착 즉시 보다 더 적극적인 기도관리를 받도록 해야 한다.

기도의 환기상태를 감시하는 것과 더불어 계속적으로 환자의 활력징후도 감시해야 한다. 빠른맥은 저산소증의 초기 징후가 될 수 있는 반면 느린맥은 지속적인 **저산소혈**증과 **저산소**증의 결과로 나타나 결국 환자상태가 악화되어 간다는 것을 의미한다.

▶ 문제 해결

- ▶ 최근 문헌에 의하면 후두 환기법인 주사바늘 반지방패연골절개술은 단지 약 20-40분간만 최고로 적절한 산소압으로 환기시키는 것이 가능하기 때문에 고탄산혈증이 즉시 발생되어 급속하게 진행된다. 주사바늘 반지방패연골절개술과 후두 환기법은 기도유지를 위한 좀 더 확실한 처치가 이루어질 때까지만 임시적으로 적용되는 방법이라고 인식하는 것이 중요하다.
- ▶ 주사바늘 반지방패연골절개술의 해부학적 위치를 적절하게 확인하는 것이 필수적인데 이는 시술 위치가 잘못 선정되어 반지연골이 있는 위치에서 기관의 양쪽 측면에 있는 두 개의 갑상선 엽이나 반지연골 아래 쪽 기관의 앞 표면에 있는 갑상선 좌우엽을 연결하는 협부가 주사바늘로 천자되면 대량 출혈이 유발되고 더 나아가 기도폐쇄까지 발생되는 결과를 초래하기 때문이다.
- ▶ 일부 지역 의료지도 지침에서 심정지 약물을 주사바늘 반지방패연골절개술을 통하여 투여하는 것을 허용하므로 1급 응급구조사는 만약 자신이 근무하는 지역의 의료지도 의사가 이것이 유익하다고 인지하고 있다면 처치내용으로 결정되었는 지에 대한 의료지도 지침을 확인해야 한다. 그러나 기관내 삽관이 될 수 있고 환기가 잘 될 때에도 기관내삽관튜브를 따라 내려가 작용하는 약물의 효능이 좋지 않은 데 심지어 과환기도 이루어 질 수 없고 호기도 어려운 주사바늘 반지방패연골절개술의 카테터를 통한 약물 투여는 효과가 더욱 나쁠 것으로 사료된다.

▶사례연구

도시 외곽 지역에서 전문인명소생술 구급차를 타고 환자 이송업무를 하는 구급대원이 고속도로 순찰대로부터 응급처치 요청을 받고 현장에 도착하였다. 현장에 접근해보니 2차선에 모양이 찌그러진 자동차들로 도로가 완전히 막혀 있었고 119구조대는 이미 도착하여 한 명의 다친 환자를 현장에서 구조하여 목뼈를 완전히 고정 유지하고 있었다. 환자는 30대 중반으로 보였고 GCS는 3점으로 평가되었다.

환자는 불규칙한 호흡과 적은 호흡량과 말초부위 청색증을 나타내어 동료가 변형된 턱 밀어올리기방법으로 기도를 유지하면서 입인두 기도기를 입안내로 삽입한 후 환기시켰으나 실패하였다. 즉시 기관내 삽관 세트를 열어 장비를 준비하여 기관내 삽관을 시도하였다. 동료가 목뼈고정을 유지하고 있는 상황에서 Miller 4번 후두경날을 환자 입안으로 삽입 후 확인한 결과 환자의 후두는 압착되어 심하게 변형되어 있어 기관내삽관튜브가 통과할 수 없는 모습이었다. 동료가 구급차에 가서 가져온 50-psi압력의 산소통과 산소공급세트 중 주사바늘 반지방패연골절개술 세트를 열어 기구들을 준비하여 환자의 반지방패연골 시술부위를 촉지하기 시작하였다.

시술부위를 알코올 솜으로 소독한 후 한 손으로 기관을 지지하고 다른 한 손으로 카테터를 삽입할 준비를 하였다. 피부로 덮혀진 반지방패연골을 14게이지 카테터로 천자하였고 이 때 '팝(pop)' 하는 느낌을 느끼며 조금 더 카테터를 삽입한 후, 피부 밖의 카테터 끝에 연결한 주사기로 기관내의 공기를 흡인해 보았다. 흡인하였을 때 거품섞인 핑크 빛의 객담이 흡인되었지만 Y-연결관이 연결된 카테터를 통하여 환기시켰을 때 환자의 가슴이 적절하게 오르내리는 것으로 보았고 청진기로 가슴을 청진해보니 적절한 폐음이 청진되었다. 환자를 들것에 실어 구급차안으로 이동하였고 환자는 확실한 기도관리와 기타 다른 손상들을 치료하기 위하여 외상센터로 이송되었다. ■

Chapter 13

바늘 흉강천자술

Needle Thoracentesis

핵심용어

- 가슴관(Chest tube)
- 조동판막(Flutter valve)
- 갈비사이 공간 (Intercostal space(ICS))
- 중간겨드랑선(Midaxillary line)
- 빗장중간선(Midclavicular line)
- 바늘 감압(Needle decompression)
- 벽쪽 가슴막(Parietal pleura)
- 고무튜브 배출관(Penrose drain)
- 가슴막 공간(Pleural space)
- 공기가슴증(Pneumothorax)
- 긴장공기가슴증(Tension pneumothorax)
- 내장쪽 가슴막(Visceral pleura)

학습목표

학습자들은 다음 사항을 수행할 수 있어야 한다.

▶ 환자에게 바늘 흉강천자(Needle Thoracentesis)를 시행해야 할 증상을 나열할 수 있다.

▶ 적절한 바늘 흉강천자 시행의 중요성을 설명할 수 있다.

▶ 적절한 바늘 흉강천자기술에 대해 설명할 수 있다.

▶ 바늘 흉강천자 수행 능력을 시범 보일 수 있다.

서론

때로 **바늘감압**(needle decompression)이라고도 불리는 바늘 흉강천자(Needle thoracentesis)는 **긴장공기가슴증**이 진행되면서 가슴안 압력이 증가하는 환자의 생명을 구하는 술기이다. 바늘 흉강천자의 목적은 가슴안 내 압력의 증가를 줄이는 것이다. 바늘 흉강천자는 허탈된 폐를 다시 확장하거나 혈액가슴인 경우 가슴으로부터 혈액을 뽑아내기 위해 사용되지는 않는다.

긴장공기가슴증은 개방성 **공기가슴증**이나 폐쇄성 공기가슴증으로 인해 생길 수 있다. 개방성 공기가슴증은 외상성 손상에 의해 가장 자주 발생하며 가슴벽과 **벽쪽 가슴막**이 관통되는데, 이로 인해 갈비사이 공간에 공기가 들어가게 된다. 폐쇄성 공기가슴증은 드러나지 않은 폐질환, 또는 지나친 기침, 만성 폐쇄성 폐질환(COPD), 천식 환자들에게서 발생할 수 있으며, **내장쪽 가슴막**을 관통하여 가슴막내 공간으로 공기가 새어 들어가는 결과를 가져오게 된다. 개방성과 폐쇄성 공기가슴증은 둘 다 동일한 결과를 가져올 수 있는데 가슴안 압력이 계속 증가하여 그 결과 호흡의 효율성이 떨어지고, 심장으로의 정맥혈 귀환이 감소하며, 심장 박출이 극도로 감소하고, 호흡 곤란으로 이어져 즉시 바늘 감압술이나 가슴관 삽입술을 시행하지 않으면 사망에 이르게 된다.

바늘 흉강천자는 두 부분에서 행해질 수 있다. 한 부위는 **빗장중간선** 상의 2, 3번째 **갈비사이 공간**이고 다른 위치는 **중간겨드랑선**상의 4, 5번째 갈비사이 공간이다. 이 기술을 설명하기 위해 2번째 갈비사이 공간을 사용했다. 설명 절차에 5~10cm 길이의 14게이지 정맥 카테터가 사용되었다. 각 갈비뼈 아래쪽에 있는 가슴안 신경, 동맥, 정맥들을 피하기 위해, 카테터는 아래갈비뼈의 꼭대기 위로 삽입되었다.

많은 프로토콜에서, 바늘을 삽입하고 가슴안 감압이 성공적으로 이루어진 후, 응급구조사로 하여금 카테터가 있는 곳에 **조동판막**(flutter valve)을 설치하도록 지시하고 있는데, 이 밸브는 구조가 간단하고 쉽게 사용할 수 있는 상용 도구이다. 조동판막은 들숨 동안 가슴안으로 공기가 흡입되는 것을 막아주고, 반면에 재축적된 압력을 제거하도록 해준다. 이 밸브는 여러 규격의 커플링이 달려있어, 미리 자리를 잡은 카테터 연결부에 쉽게 결합할 수 있게 해준다. 조동판막을 사용하는 또 다른 방법은 바늘과 카테터를 가슴에 삽입하기 전 수술용 글러브의 손가락 끝을 잘라 대고 통과하도록 하는 것이다. 이렇게 하면 이 접히는 물질이 들숨 동안 가슴으로 공기가 들어가는 것을 막고, 반면에 호기하는 동안 공기가 배출되도록 해준다. 또 최근의 많은 시스템들은 이러한 판막을 전혀 필요로 하지 않는 것들도 있다.

어떤 경우, 카테터를 가슴에 삽입한 후 카테터가 혈액으로 막히는 경우가 있다. 이는 대부분 폐 안의 혈액가슴에 의한 것이다. 혈액가슴을 해소하기 위해 통상 **가슴관**을 필요로 하고, 병원 전 단계에서 바늘 흉강천자로는 바로 잡을 수가 없다. 만약 환자의 상태가 악화되거나, 호흡하기가 점점 더 어려워지면, 카테터를 제거하고, 폐쇄 드레싱을 하고 이송한다.

▶ 장비

다음과 같은 장비를 준비한다(그림 13.1).

- ▶ 글러브
- ▶ 보호안경
- ▶ 알코올 솜이나 povidone-iodine preps
- ▶ 길이 5~10cm, 14게이지 이상의 정맥 카테터
- ▶ 10cc 주사기
- ▶ 조동판막이나 펜로즈드레인
- ▶ 거즈 붕대, 10cm x 10cm gauze pads 등의 압박드레싱 재료(Bulky dressing material such as Kling®, roller gauze, or 4×4 inch gauze pads)
- ▶ 반창고(Tape)
- ▶ 주사바늘 수거통(Sharps container)

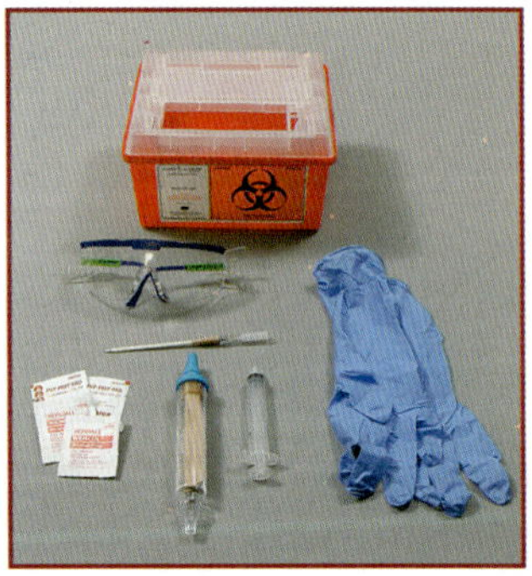

그림 13.1

평가

공기가슴증이 진행되면 긴장공기가슴증이 시작되는데, 그 징후 및 증상은 빠른 맥박, 빠른 호흡, 호흡주기의 감소, 청진 시 호흡음의 감소, 약간의 SaO_2감소이다. 가슴막내 공간으로 공기가 더 유입되고 가슴막내 압력과 부피가 더욱 증가하면, 폐는 더 쪼그라들고, 빠른 맥박, 빠른 호흡으로 이어지며, 호흡이 곤란해진다. 상처 받은 쪽 폐의 호흡소리가 더 약해지고, 쇼크로 진행되면 환자의 피부가 차고 축축해지며, SaO_2가 계속 떨어진다. 공기가 계속해서 가슴막내 공간으로 유입되면 가슴안 압력이 증가하고, 세로칸이 상처를 입지 않

은 쪽으로 전이된다. 이는 상처를 입지 않은 쪽 폐의 호흡음도 감소시키고, 세로칸 내 대동맥과 대정맥의 꼬임으로 인해 정맥 귀환도 감소시킨다. 정맥 귀환의 감소로 인해, 심박출량이 감소하고, 쇼크의 징후와 증상이 더 심해지며 저혈압 증상도 나타난다. 게다가, 혈액이 대정맥과 목정맥에 차게됨으로서 목정맥팽대(JVD)이 나타난다. 그 결과, 혈액은 우심실로 들어갈 수 없게 된다. 나중에 나타나는 긴장 공기가슴증의 징후는 기관 편위(TD)이다.

절차 : 바늘 흉강천자

1. 감염방지를 시행한다.

이론적 근거 : 혈액과 바늘을 사용하는 작업환경에서는 감염성 질환에 감염되는 것을 방지하기 위해 글러브와 보호안경 착용이 필수적이다.

2. 환자가 의식이 있으면 절차를 설명한다.

이론적 근거 : 절차가 위협적이거나 고통스러울 경우, 환자의 호흡 부전을 해소할 분명한 수단을 준비한다.

소아환자 주의사항

소아에게 가장 위험한 부정맥은 호흡기 문제로 발생한다는 것을 기억하라. 긴장공기가슴증의 완화는 소아의 심장 및 호흡 상태를 극적으로 호전시킨다.

3. 무균술을 사용하여 알코올 솜이나 포비돈 이오딘으로 2번이나 3번 갈비사이 공간과 빗장중간선(그림 13.2) 지점, 또는 4번이나 5번 갈비사이 공간과 빗장중간선(그림 13.3)에 적절한 위치 확인한다.

이론적 근거 : 바늘은 흉강에 직접 들어가기 때문에, 가슴안 감염을 방지하기 위해 피부 소독은 절대적이다.

노인환자 주의사항

노인환자의 면역체계는 종종 타협적이라는 것을 기억하라. 부위를 소독하는데 특히 유의하고, 생명에 위협이 될 수 있는 감염을 방지하기 위해 절차 전 과정에 무균술을 적용하라.

4. 장비를 준비한다. 10cc 주사기로 정맥 카테터에 부착하고, 주사기 내관이 자유롭게 움직이는지 확인한다(그림 13.4).

이론적 근거 : 사전에 모든 장비를 준비해 놓으면 처치 성공률이 높다.

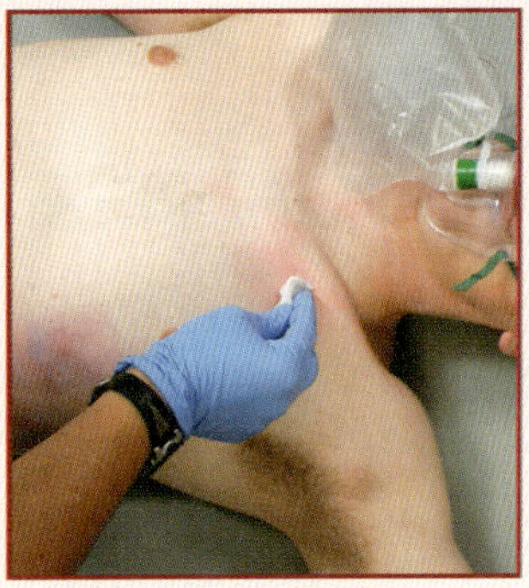

그림 13.2

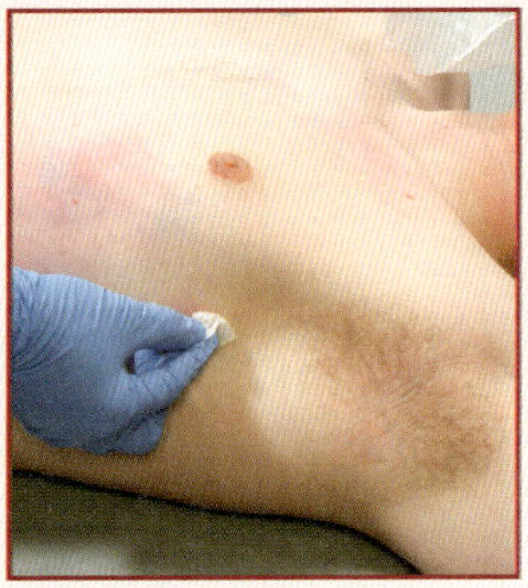

그림 13.3

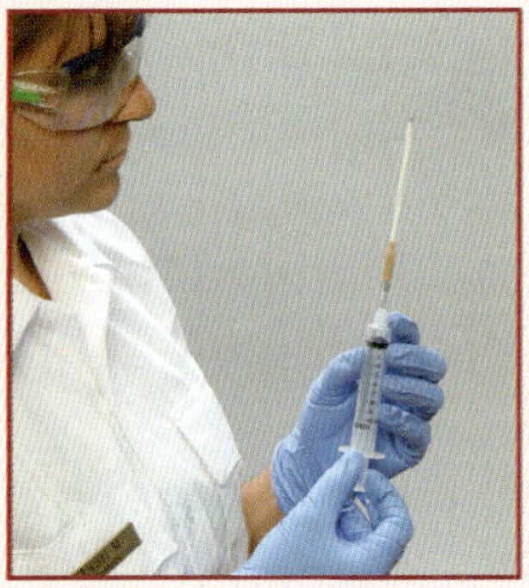

그림 13.4

5. 사용하지 않는 손으로 빗장중간선의 2번째 갈비사이 공간의 피부를 당긴다. 바늘을 가슴을 향해 90°로 삽입하고, 아래갈비뼈 위로 갈비사이 공간에 들어갔는지 확인한다(그림 13.5a, 그림 13.5b)

이론적 근거 : 갈비사이 신경과 혈관들은 각 갈비뼈의 아래 경계선에 위치하기 때문에 바늘은 아래갈비뼈 위로 갈비사이 공간으로 삽입된다. 이 신경과 혈관들에 손상을 입히지 않도록 주의를 기울여야 한다.

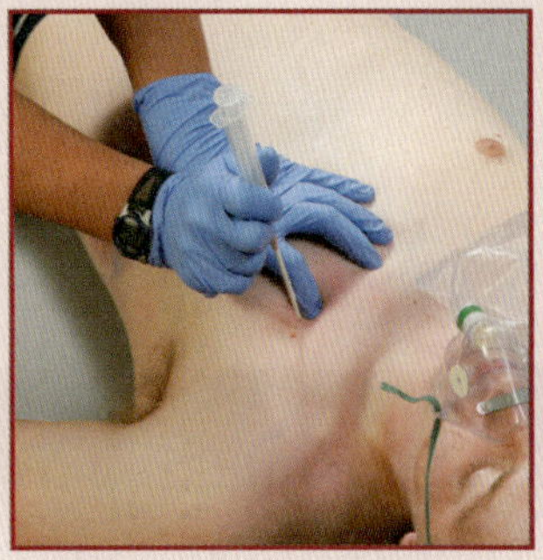

그림 13.5a

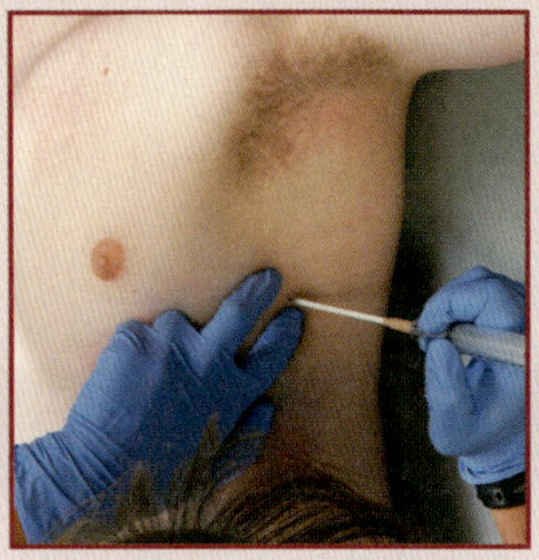

그림 13.5b

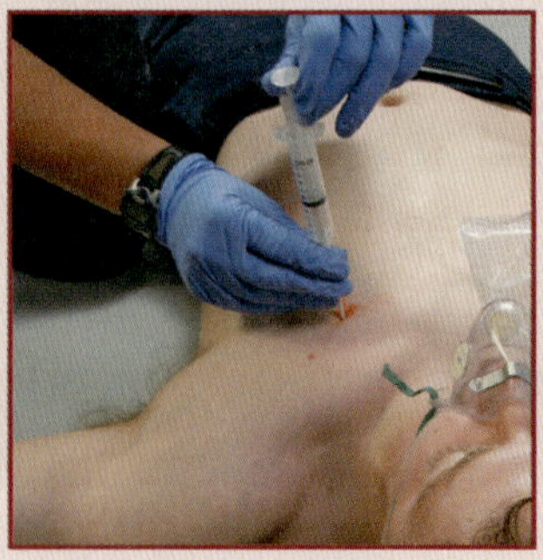

그림 13.6a

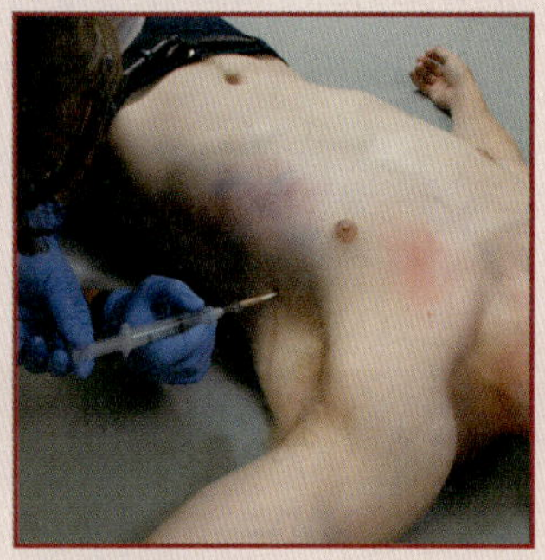

그림 13.6b

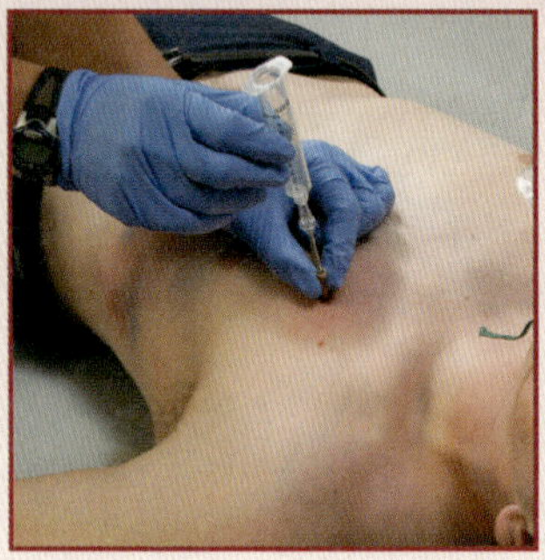

그림 13.7a

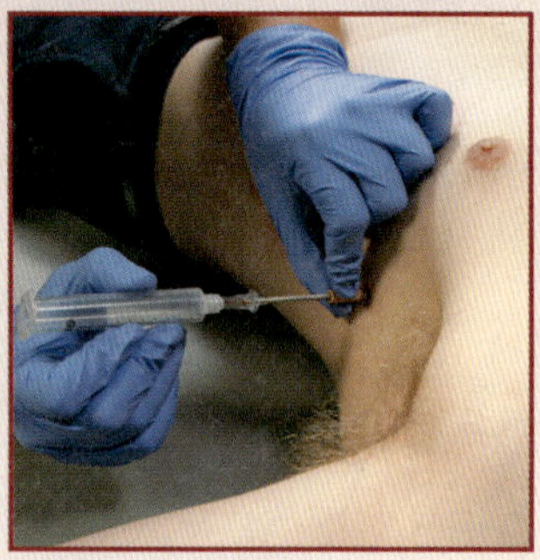

그림 13.7b

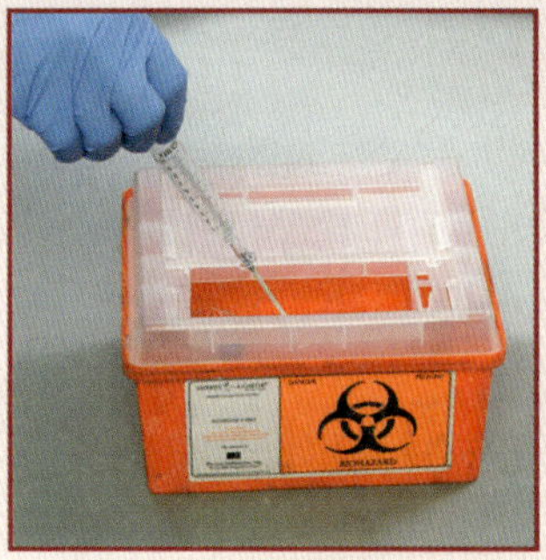

그림 13.8

소아환자 주의사항

소아환자에게 이 절차를 수행할 때에는 더 짧은 카테터를 사용하도록 지침에 나와 있을 것이다. 흉벽의 깊이를 측정하고, 벽쪽 가슴막을 겨우 관통할 수 있는 길이의 카테터를 선택하라.

6. 바늘을 삽입하는 동안 "폭(popping)"하는 느낌, 또는 카테터에 부착된 시린지에 공기가 통과하는 소리를 평가함으로서, 바늘이 가슴막 공간에 정확하게 위치했는지를 확인한다. 추가로, 가슴내 압력이 주사기로 빠져나오며 주사기 내관이 밖으로 움직이는 것을 확인할 수 있을 것이다. 주사기 내관을 외관 밖으로 잡아당기면 가슴이 쪼끄라들며 공기가 밖으로 빠져 나오게 된다(그림 13.6a, 그림 13.6b).

   이론적 근거 : 바늘이 정확하게 들어가지 않으면, 가슴안 압력이 빠져나오지 않을 것이다.

7. 허브가 가슴벽에 고정될 때까지 카테터를 바늘위로 밀어 넣어라(그림 13.7a, 그림 13.7b). 주사기 외관 위로 바늘을 당겨서 제거하고 적절하게 폐기한다(그림 13.8).

   이론적 근거 : 바늘은 가슴벽에 남겨둬서는 안되며, 그 이유는 그렇게 할 경우 가슴막 혈관을 손상시킬 위험이 크기 때문이다.

8. 가슴 청진을 통해 폐음이 좋아지고, 가슴의 오르 내림이 관찰되며, 빠른 혈역학적 회복을 통해 긴장공기가슴증이 완화되었음을 확인한다(그림 13.9a, 그림 13.9b).

   이론적 근거 : 일단 가슴안 압력이 줄어들면, 호흡 및 순환 상태가 현저히 좋아진다.

9. 프로토콜에 명시되어 있으면, 카테터에 heimlich flutter valve나 Penrose drain을 부착한다(그림 13.10a, 그림 13.10b). Flutter valve로 사용하기 위해, 수술글러브의 손가락 부분을 잘라 손가락부분 끝에 구멍을 낸다. 반창고나 고무밴드를 이용하여 조동판막(flutter valve)을 카테터 끝에 고정시킨다.

   이론적 근거 : 어떤 장비는 실내공기가 가슴안으로 들어가 공기가슴증을 악화시키는 것을 방지하기 위하여, 조동판막을 사용하도록 요구하는 것도 있다.

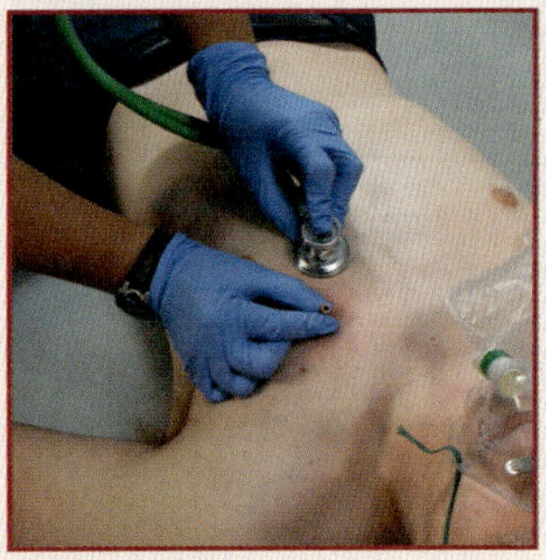

그림 13.9a

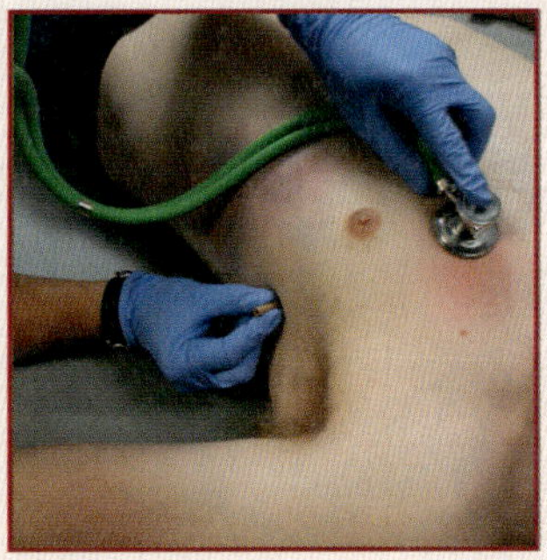

그림 13.9b

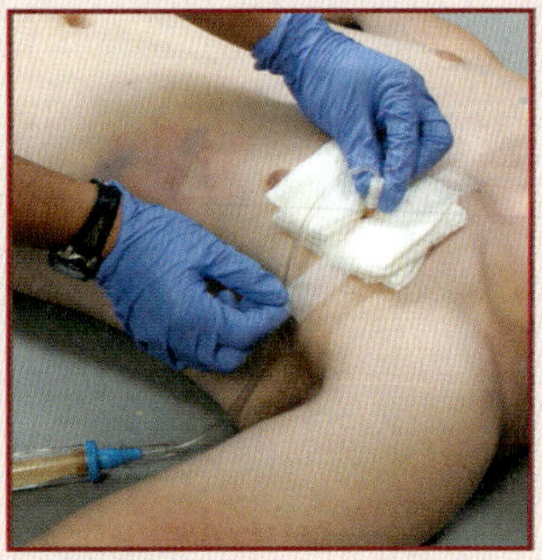

그림 13.11a

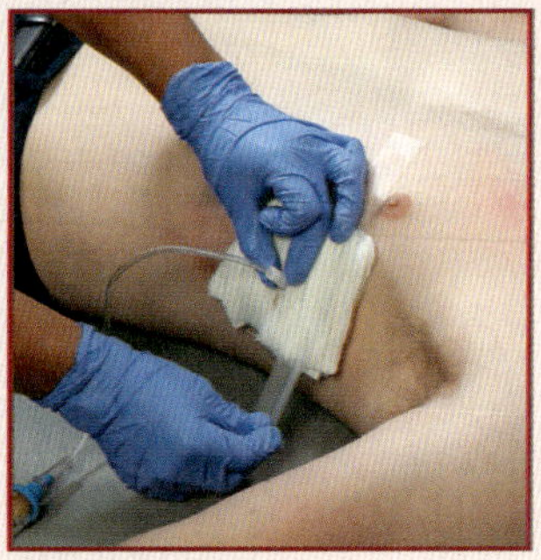

그림 13.11b

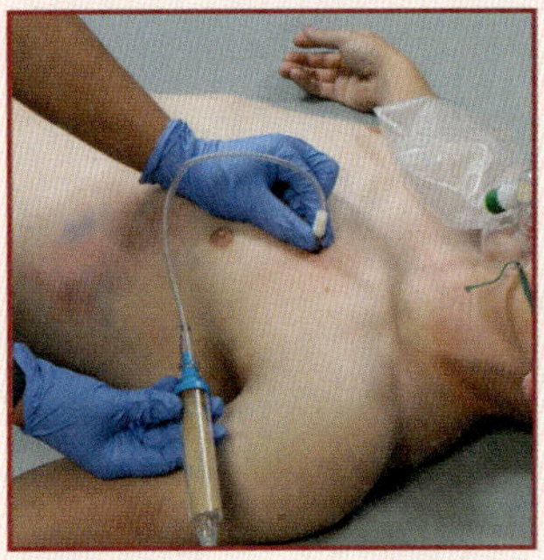

그림 13.10a

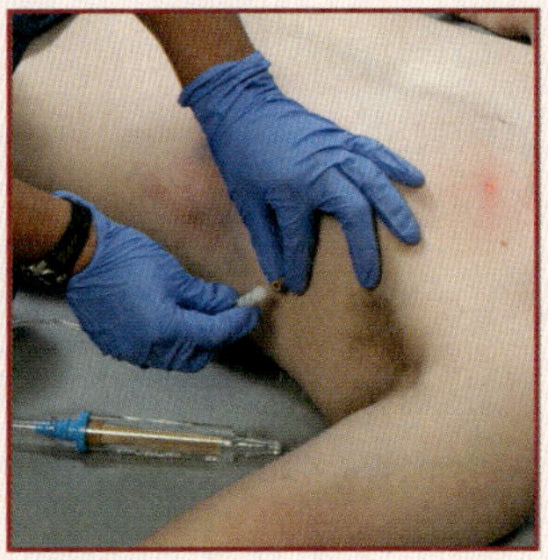

그림 13.10b

10. 필요에 따라 반창고나 압박드레싱으로 카테터를 고정시킨다.
    이론적 근거 : 환자가 움직이는 동안 카테터가 움직이는 것을 방지하기 위해 고정되어야 한다.

이송 중 평가

긴장공기가슴증으로 고통 받는 환자는 호흡이나 혈액 순환 면에서 매우 위태로운 심각한 상태다. 최소 매 5분마다 활력징후를 재평가해야 한다. 호흡수와 효과성, 가슴의 일정한 오르내림의 동일성, 적절한 주기적 호흡량 등을 관찰함으로서 계속적인 공기가슴증 완화의 필요성 여부를 평가한다. 피부색의 향상, 심박동수와 말초 맥박의 향상을 평가할 수 있어야 한다. 혈액에 의해 카테터가 꼬이거나 막혀, 긴장공기가슴증이 재발함으로서 추가적인 감압조치가 필요하게 되는 것은 흔한 일이다. 만약 환자가 계속 심각한 빠른 맥박, 빠른 호흡이나 혈량저하 상태에 처해 있다면, 상태가 호전되지 못하게 하는 가슴이나 복부의 또 다른 손상 증상을 찾아보라.

▶ 문제해결

- 중간겨드랑선이나 빗장중간선 표시 위치의 사용여부는 지침서에 의한다. 두 곳 모두 장단점이 있지만, 둘 중 어느 것도 선호도에 우선이 없다.
  빗장중간선 위치가 약간 높은데, 그로인해 상대적으로 작은 공기가슴증은 이 위치를 사용하면 치료가 되지 않을 수도 있다. 그러나 앞쪽 가슴 위치는 치료 및 이송 중 관찰을 더 쉽게 해주고, 움직일 확률이 낮다. 중간겨드랑선 위치는 긴장 공기가슴증 처치에 더 적합한데, 그 이유는 실제 가슴관이 위치해야 하는 곳에서 가까운 위치이기 때문이다. 그러나 이 위치는 어쩔 수 없이 환자의 팔 아래이기 때문에, 관찰이 어렵고, 환자가 움직임에 따라 움직이거나 이탈하기 쉽다.

- 어떤 시스템은 더 이상 카테터에 조동판막을 사용하지 않는다. 극히 작은 바늘 구멍이 가슴안 내로 많은 양의 공기를 빨아들이게 하지는 않는다고 생각하기 때문이다.
- 바늘 흉강천자에 의해 증상이 호전되지 않으면, 바늘의 제거를 지시할 수 있는 의료지도체계와 연락한다.

▶ 사례연구

당신은 응급구조사 평가 차량에서 일하고 있는데 점심을 먹고 돌아오던 중, 호흡이 곤란한 환자가 있는 지방 축구경기장으로 출동하도록 지시받았다. 당신이 현장에 도착하자, 여러 축구선수가 당신에게 도움을 요청했다. 당신의 팀원들에게 현장을 정리하도록 하고나서 보니, 키가 크고 야윈 25세 가량의 남자가 고통스럽게 운동장에서 뒹구는 모습이 보였다. 당신이 환자에게 다가가 말을 걸기 시작하자, 그는 겨우 한두 단어로 대답 할 수 있을 뿐이었다. 당신은 비재호흡 마스크를 통해 고압, 고농도 산소를 투여하고, 청진기를 잡았다. 우측 허파는 양호했으나, 좌측 허파는 소리가 희미해서 거의 들리지 않았다. 당신은 자신이 들은 것을 재확인하고, 주위 사람들에게 어떤 일이 일어났는지 물었다. 그 결과 운동장 한 가운데서 두 선수가 충돌했고, 당신의 환자는 일어서지 못했다고 한다. 환자를 더 평가해 보니, 피부가 차고, 창백하고, 땀이 나 있었으며, 입주위 청색증이 있고, 노동맥이 빠르고 약하다.

응급처치 박스에서 heimlich flutter valve kit을 꺼내고, 환자에게 당신이 시행할 처치에 대해 설명했다. 적절한 위치를 확인하고 나서, 환부를 알코올 솜으로 소독하고, 사용하지 않는 손으로 주사할 부위의 피부를 당겼다. 바늘을 가슴벽에 직각으로 꽂고, 가슴안을 지날 때, 뽁하는 느낌을 느꼈다. 바늘을 당기자 공기가 빠지는 소리가 들렸다.

폐음을 다시 듣기도 전에, 환자는 당신에게 엄지손가락을 들어 올리며, 이 처치가 그의 호흡을 되돌리는데 성공했음을 확인시켜 주었다. 허파를 청진해 보니, 좌측 폐음이 약간 약할 뿐이었다. 당신이 flutter kit을 함께 모아 드레싱으로 고정하고, 환자를 들것에 눕히는 동안, 당신 동료는 환자에게 산소마스크를 통해 100% 산소를 공급했다. 당신은 더 이상의 합병증 없이 환자를 응급실로 이송했다. ■

SECTION 2

약물투약 술기
Medication Administration Skills

전문기도관리가 생명을 구하는 내용이라면, 정맥주사관리는 생명을 유지하는 내용이라고 할 수 있다. 정맥주사관리가 처치보다는 단지 병원으로 이송함에 있어서 환자의 출혈, 탈수 그리고 패혈증 같은 체액의 손실이 있을 때 혈압을 유지하고, 심박출량을 지지하기 위한 것이라는 간단한 업무라고 생각할 수 있다.

그러나 종종 투약은 생명을 살리거나 죽음을 초래하는 직무가 될 수 있다. 리듬장애를 경험하는 환자에게 투여하는 많은 경우에서 리듬장애를 초래하거나 또는 리듬을 악화시켜서 죽음에 이르게 하는 심실세동까지 이르게 하기도 한다. 응급약물을 신속하게 투여하는 핵심내용이 바로 미리 잘 설정된 정맥주사삽관 술기이다. 이러한 투약은 환자의 생명을 살리기도 하지만, 투약은 위험상황 없이 지나갈 수 없다. 약의 용량을 잘못 계산해서 심각한 해를 입히거나 죽음에 까지 이르게 할 수 있다. 당신의 정맥주사술기 및 투약을 많이 연습하고 정규술기 실습을 확실히 배워서 병원전 응급상황에서 안전하고 신속한 투여를 할 수 있는 것이 필수적인 것이다.

Chapter 14

정맥주사 삽입

Intravenous Cannulation

핵심용어

- 투약세트(Administration set)
- 일회용 알코올 솜(Alcohol prep)
- 팔굽앞(Antecubital)
- 갈림(Bifurcations)
- 삽입관(Cannulas)
- ~에 삽관하다(Cannulate)
- 카테터(Catheter)
- 5%포도당(D_5W, 5 percent dextrose in water)
- 방울주입챔버(Drip chamber)
- 바깥목정맥(External jugular vein)
- 혈관밖유출(Extravasation)
- 게이지(Gauge)
- 혈종(Hematoma)
- 침윤물(Infiltrate)
- 링거액(Lactated Ringer's)
- 내강(관강 : Lumen)
- "마크로" 배관("Macro" tubing)
- "마이크로" 배관("Micro" tubing)
- "미니" 배관("Mini" tubing)
- 주로 사용하지 않는(Nondominate)
- 9% 생리식염수(Normal saline, 0.9 percent sodium chloride)
- 닫다(Occlude)
- 개방(Patent)
- 말초(Peripheral)
- 주사바늘수거통(Sharps container)
- 정맥천자(Venipucture)

학습목표

학습자들은 다음 사항을 수행할 수 있어야 한다.

- ▶ 정맥내 수액투여를 할 적응증의 내용을 기술할 수 있다.
- ▶ 정맥내 주입로를 확보할 수 있는 능력을 설명하고 시범을 보일 수 있다.
- ▶ 적절한 정맥내주입로 위치에 대한 중요성과 그 가치를 평가할 수 있다.

서론

정맥주사는 일반적으로 전문응급처치과정이며, 정맥에 금속이나 플라스틱 카테터를 주사할 수 있음을 말한다. 최초로 정맥주사를 시행할 적응증이라 함은 혈액이나 수액을 투여, 투약 또는 임상연구를 위한 혈액채취 등의 필요성을 의미한다. 어떤 경우는 환자의 상태가 악화될지도 모르는 사고의 예방책으로 미리 정맥주사하는 것일 수도 있다. 정맥주사는 성인과 어린이에게 시행될 수 있고, **말초정맥주사** 또는 중심정맥주사가 될 수도 있다. 말초정맥주사를 놓는 부위는 손 또는 팔 앞의 등쪽 표면 부위, 팔굽앞 부위, 위팔, 아래다리 그리고 발(그림 14.1)이다. 몇몇 응급상황에서는 바깥 목정맥에 정맥주사를 놓는 경우도 있다. 중심정맥주사는 일반적으로 중심라인이라고 설명할 수 있는데, 병원전에는 보통 잘 사용하지 않지만, 속 목정맥 및 빗장

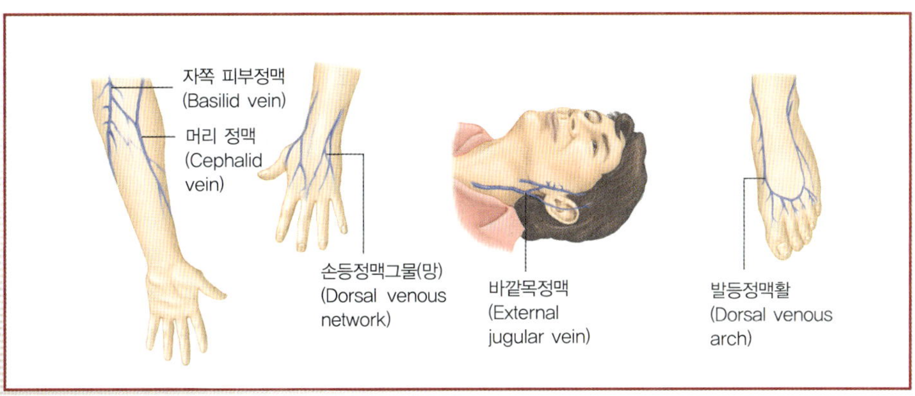

그림 14.1

뼈밑 정맥의 깊은 정맥혈관에 주사를 하는 것이다.

정맥주사를 통해서 투여하는 수액의 차이점을 살펴보면 생리식염수, 링거액 그리고 5% 포도당액(D_5W)이 있다. 생리식염수는 등장액으로서 물에 **0.9% 염화나트륨**을 함유하고 있는데, 병원전 내과 및 외상환자에게 가장 일반적으로 사용되고 있다. **링거액(lactated Ringer's)**은 또 다른 등장액으로서 수액이 보충이 필요한 외상환자에게 일반적으로 사용되는데, 물에 젖산나트륨, 염화나트륨, 그리고 염화칼슘을 함유하고 있다. 5% 포도당액(D_5W)은 저장성 포도당액으로서 내과환자에게 자주 사용된다. 적은 양의 포도당은 혈관내의 양적인 증가 없이 세포신진대사에 칼로리를 공급한다. 지역특성에 따른 지역 프로토콜 또는 의료지도의 지시를 받아 수액을 선택한다.

정맥주사용 수액은 일반적으로 다양한 크기로 플라스틱 백에 담겨져 있다. 백의 크기는 병원전 환경에서 가장 일반적인 것으로 50cc, 100cc, 250cc, 500cc, 그리고 1000cc 사이즈가 있다. 니트로글리세린 같은 약제는 플라스틱에 담기엔 부적절해서, 유리병에 포장되어 있다. 정맥주사용 수액백의 중요한 형상은 명확하게 용액의 상태, 유효기간, 수액세트 투약세트 주사입구, 투약세트 주사출구 부위를 확인할 수 있도록 되어있는 것이 중요하다(그림 14.2).

정맥라인을 확보할 때 정맥주사 투약 튜빙 세트는 일반적으로 2가지가 있다. "마이크로"와 "미니" 배관(Micro or Mini tubing) 세트는 밀리리터당 60 방울(drop)로서 투약을 세밀하게 하거나 적은양의 투여를 할 때 일반적으로 사용된다. 밀리리터당 10방울, 12방울, 또는 15방울인 **"마크로" 배관**세트는 짧은 시간내에 많은 양을 투여할 때 사용된다. **"마이크로"와 "미니"** 배관 세트는 말그대로 한방울 한방울 보이게 작은 주사바늘을 이용하여 만든 방울주입챔버(drip chamber)를 이용해서 미세한 정맥주입을 할 수 있도록 한 것이다(그림 14.3). 각 투여세트는 플라스틱주사돌기가 있는데 이것으로 수액백의 투약세트 출구부위에 꽂아서 드립챔버에 연결하고, 흐름조절기를 이용해서 공급하려는 수액의 흐름 속도를 조절하며, 클램프는 흐름을 차단하려 할 때 이용한다. 수액세트에 투약주사입구는 배관에서 먼쪽에 있는데 정맥주사 카테터 꽂이(허브)가 잘 맞게 되어 있는 주사연결부이다. 정맥주사용 도관과 카테터는 매우 다양한 종류가 있다. 가장 일반적으로 사용되는 것으로 angio-catheter(그림 14.5)인데 이러한 주사바늘은 크기를 "게이지"라는 단위를 쓰며, 게이지의 사이즈에 따라서 수액의 흐름양도 차이가 난다. 게이지의 숫자가 작아지면 작아질 수록 카테터의 직경은 커진다. 요즘은 주사가 잘 유지되도록 하는 이러한 카테터 바늘의 안전한 시

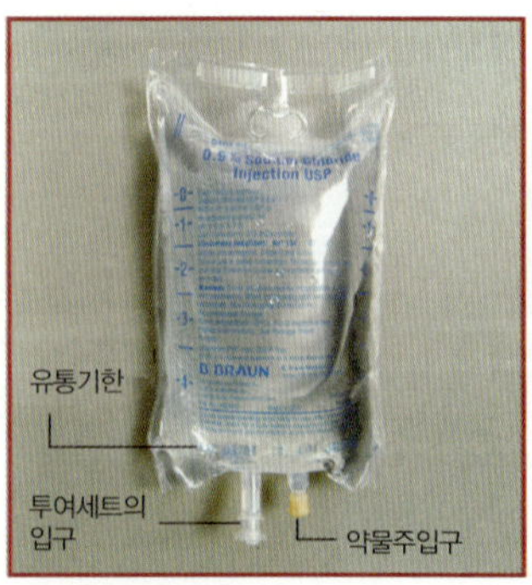

그림 14.2

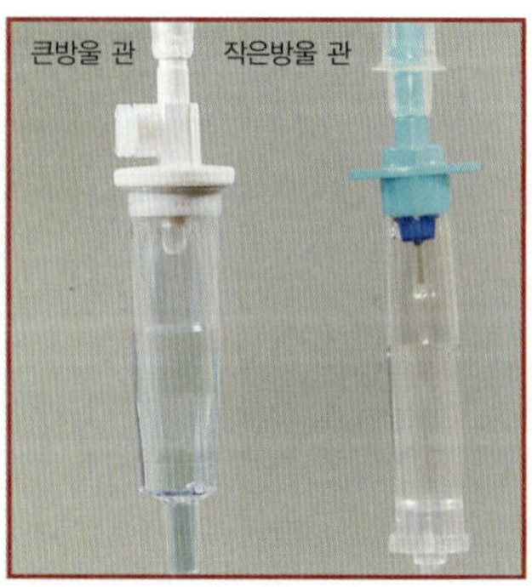

그림 14.3

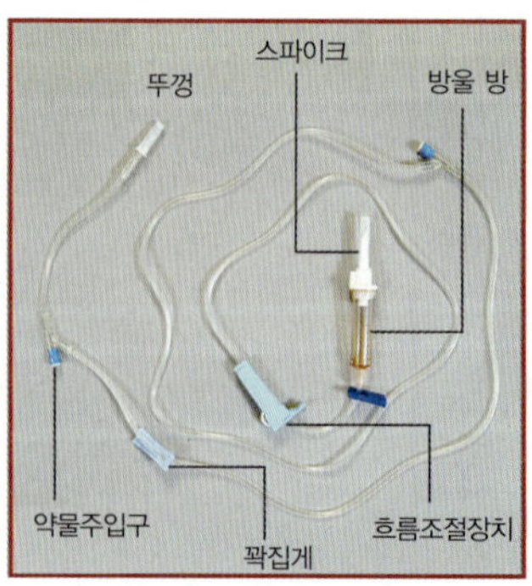

그림 14.4

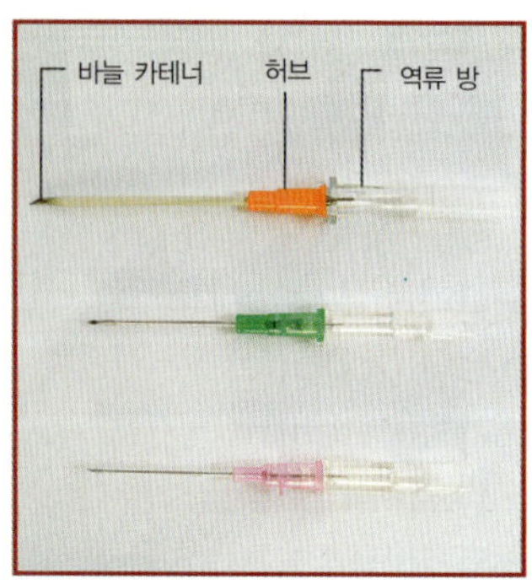

그림 14.5

스템의 요구가 늘고 있다.

정맥라인을 확보하는 것은 어렵지는 않지만, 부지런한 연습과 완벽한 경험적 수행술기가 요구된다. 한 때에 여러 번의 시도에도 불구하고 정맥라인 확보가 안될 때가 있다. 창피하게 생각하지마라. 대신에 당신 동료에게 시도해 보도록 의뢰를 하거나, 또한 절대적으로 필요 하다면, 수행의 목적을 위해서 재시도를 해보는 것도 고려해야 한다. 또한 정맥라인을 확보하지 않고서 이송하는 것도 하나의 방법이다. 그러나 너무 많은 시도를 해서 정맥들을 망가뜨리는 것은 또 다른 의료인을 위해서나 또는/그리고 환자의 너무 심한 통증을 피하기 위해서 삼가야 한다.

▶ 장비

다음과 같은 장비를 준비한다(그림 14.6).

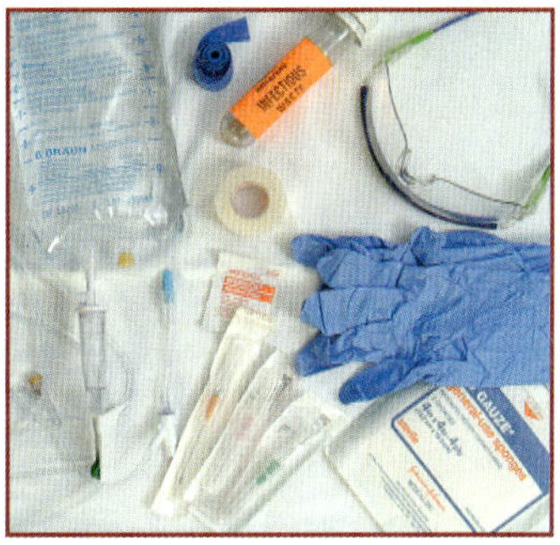

그림 14.6

- ▶ 글러브
- ▶ 보호안경
- ▶ 정맥주사용 압박대
- ▶ '일회용' 알코올 솜 또는 포비돈-요오드 소독 솜
- ▶ 정맥내 카테터
- ▶ 정맥주사 투약 수액세트
- ▶ 정맥주사 수액
- ▶ 반창고 또는 상업용 안전 플라스터 장비
- ▶ 2 × 2 거즈 패드
- ▶ 주사기 또는 채혈 기구(필요하다면)
- ▶ 손이나 팔 고정 보호대(필요하다면)

평가

적절한 신체분비물격리조치(BSI)를 시행한다. 환자 옆에 편안하게 자리를 잡고, 수행하기 좋도록 최초환자평가를 하고, 환자의 **기도개방**, 호흡과 맥박을 확인한다. 또한 의식수준과 활력징후를 확인해야 하며 집중적 그리고 정밀 환자평가(1차환자평가 및 2차환자평가)를 수행을 완료한다. 생명에 위협을 주는 징후와 증상을 즉시 응급처치하고 확인한다. 정맥주사는 일반적으로 탈수 또는 쇼크 그리고 체액량의 복구가 필요할 때, 또는 투약이 요구되는 내과 응급상황의 환자들에게 적용 수행된다.

정맥주사를 위한 바람직한 부위는 일단 노출시켜야 하고, 발적, 부종, 타박상, 궤양 또는 외상이나 손상 징후가 없는 곳이어야 한다. 가능한 환자의 움직임을 제한하여 또는 환자의 움직임에 의해서 주사가 빠져나오지 않도록 가능하다면 주로 사용하지 않는 사지에 주사하는 방법이 이용된다. 정맥밸브가 없는 직선모양의 정맥혈관을 선택해서 잡는다. 적절한 혈관카테터를 선택하여 확인 점검한다. 카테터의 사이즈는 필요할만한 수액이나 투약할 내용이 요구되는 것을 감안하여 선택한다. 최초 정맥주사를 위해서 현장 출발이 늦어져서는 안 된다. 현장에서 정맥주사 시간이 제한되거나 모자라면 이송 도중에 정맥라인을 확보해도 된다.

적절 말초혈관의 관류는 수혈을 위해서 그리고 수혈루트 확보를 위해서 필요한 것이다. 저혈압, 차가운 팔다리, 그리고 혈관질병 환자들은 정맥주사가 매우 어려울 수도 있다. 혈관질환자, 당뇨환자, 발이나 손에 정맥주사를 놓기가 어려운 환자들의 경우에는 시도하지 않아도 된다. 왜냐하면, 이러한 환자들의 경우는 말초적 관류가 매우 좋지 않아서 억지로 하다가는 감염의 위험을 가져야 하기 때문이다.

절차 : 정맥주사

1. 감염에 주의를 한다.
   이론적 근거 : 피부와 혈관을 관통하는 바늘이 혈액을 통한 병원체의 직접 매개통로가 되기 때문이다. 정맥주사삽관을 하는 동안에는 글러브와 보호안경을 반드시 착용한다.
2. 환자에게 정맥주사의 필요성과 술기의 단계를 설명한다.
   이론적 근거 : 환자는 무슨일이 일어났는지 알게 되면 기대이상으로 보다 협조적이거나 순응할 것이다.
3. 환자의 상태에 따라서 적절한 수액을 선택한다.
   이론적 근거 : 내과 및 외상의 상태에 따라서 다양한 수액이 구별된다. 병원전에서는 생리식염수가 가장 일반적으로 선택되는 수액이지만, 링거수액이나 D_5W가 지도의사의 지시에 따라서 선택되어 질수도 있다.
4. 선택된 수액이나 세트를 점검한다. 수액에 이물질이나 투명도 및 유효기간이 지나지 않았나 확인한다
   이론적 근거 : 모든 수액은 유효기간을 지켜야 한다. 만일 유효기간이 지났다면 사용해서는 안 된다. 오염의 척도를 나타내는 수액이 혼탁한가 또는 부유물이 뜨지는 않나 조사하여 만일 있다면 사용해서는 안된다.
5. 환자의 상태에 따라 적절한 정맥 카테터를 선택한다.
   이론적 근거 : 환자가 많은 양의 수액이 필요한 경우라면 큰 게이지의 카테터(14 또는 16 게이지)를 선택하며, 반면에 내과 환자와 같이 정맥주사 유지 또는 예방적인 정맥주사라면 작은 게이지의 카테터(18 또는 20 게이지)를 선택한다.

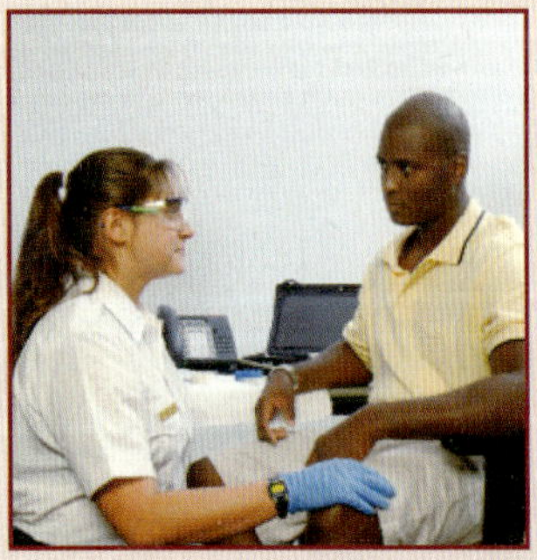

그림 14.7

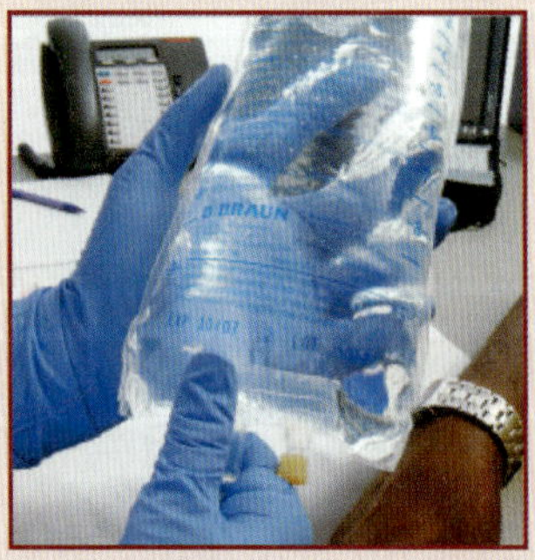

그림 14.8

노인환자 주의사항

많은 노인환자의 혈관은 작고 힘이 없어서, 보통 상태보다 작은 카테터를 사용함이 좋다. 큰 게이지 카테터는 힘을 못 받기 때문에 정맥이 잘 터지며 그 이유로 인해서 통증이 있거나 경미하지 않게 혈종의 원인이 된다. 작은 게이지의 카테터를 통해서 수액을 공급하는 것이 수액이 필요하거나 투약이 필요한 경우는 정맥주사를 놓아주지 않는 것보다는 좋은 것이다.

6. 적절한 투여세트를 선택한다.
   이론적 근거 : '매크로드립 튜빙(Macrodrip tubing)'은 많은 양의 수액을 신속하게 투여해야 할 때 쓴다. 반면에 '마이크로드립 튜빙(Microdrip tubing)'은 적은양의 수액을 투여할 때 또는 약물을 투여하기 위한 처음 정맥라인을 확보할 때 쓴다.

소아환자 주의사항

종종 Buretrol® 또는 burette 이라는 특수한 투여세트가 어린이 환자의 경우에는 사용되어 질 수 있다. 이것은 어린환자에게 과도한 양의 투입을 예방하기 위해서 미리 정해진 용량의 양만을 투약하기 위해서 특수한 병(챔버)에 담겨져 있다.

7. 수액 백의 세트 출구에 투여 세트의 가까운 끝부분인 수액세트의 스파이크를 삽입하고(그림 14.9), 방울주입챔버(drip

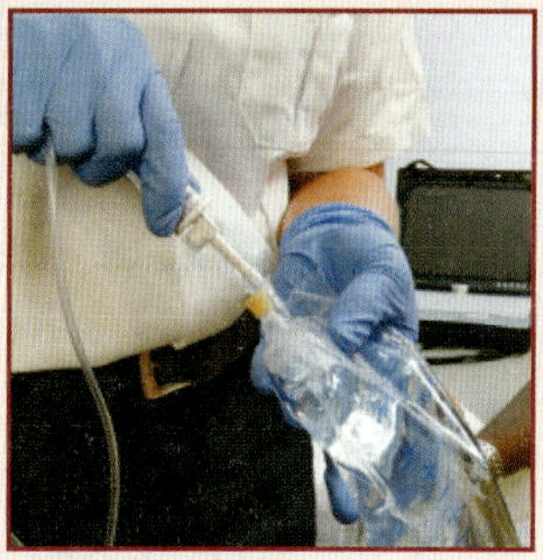

그림 14.9

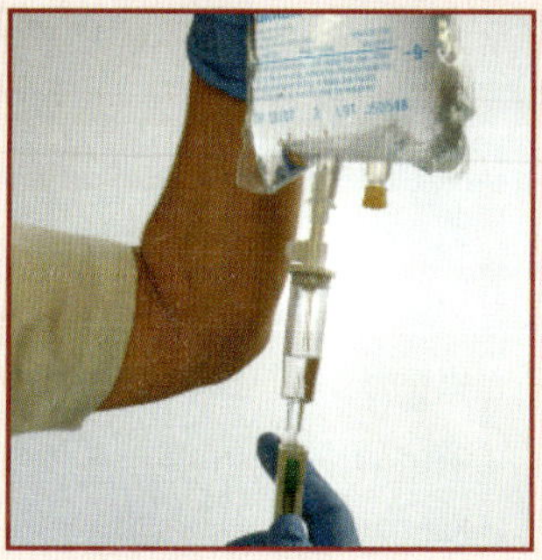

그림 14.10

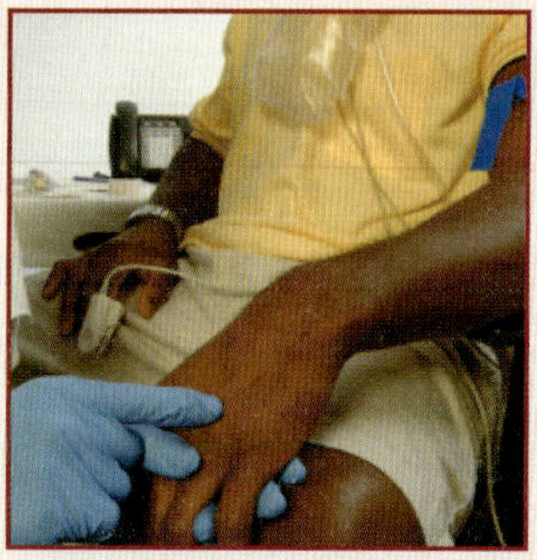

그림 14.11

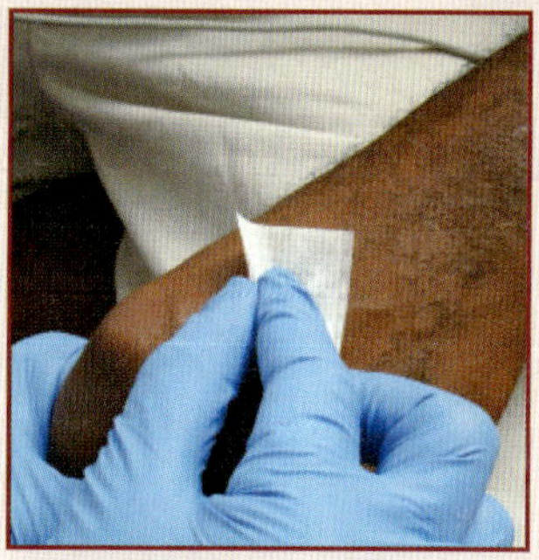

그림 14.12

chamber)에 수액을 적절히 채운다. 그리고 공기 거품이 없도록 확보한다(그림 14.10).

이론적 근거 : 많은 양의 수액투여에는 공기색전증의 위험이 있다.

8. 반창고를 찢어 준비하거나 또는 상업용 부착반창고 기구를 마련한다.

   이론적 근거 : 정맥 카테터 및 라인은 정맥이 적절한 위치에 자리를 잡게하고 가능한 안전하게 고정 확보되어야 한다. 많은 조작의 카테터 삽입 수행이 침윤의 원인이 될 수 있기 때문이다.

소아환자 주의사항

어린이 환자 뿐만 아니라 공격적 또는 정신상태가 왔다갔다 하는 환자의 경우에는 환자가 주사를 뽑아버릴 수도 있기 때문에 팔부목을 적용하여 정맥내주입로를 보호하거나 고정해야할 필요가 있다.

9. 삽입할 정맥을 선택하고 가까운 부위에 압박띠를 적용한다.

   이론적 근거 : 압박띠를 적용하면 압박띠를 한 몸통에서 먼쪽의 부위에 혈액이 모여서 정맥을 잘 보이게 하거나 쉽게 **삽입**을 할 수 있게 된다. 의지하는 위치(dependent position)에서 팔자세는 더 정맥이 잘 나타나게 된다.

10. 선택한 정맥을 촉지하고, **정맥천자(venipucture)**를 할 정확한 위치를 선택한다(그림 14.11).

    이론적 근거 : 선택할 정맥이란 선택한 부위에서 가능한 크고, 흔들림이 없고, 표면이 편평하고, 두 갈래로 갈라지는 **갈림부**이거나 정맥판막이 없는 곳을 택한다. 항상 가능한한 처음 시도에서 몸쪽에서 먼 곳에서부터 시작하면, 비록 실패하더라도 몸 쪽에서 가까운 곳에서 두 번째 시도를 할 수 있기 때문이다.

11. 정맥천자를 할 부위를 **1회용 알코올 솜**으로 청결하게 닦는데 주사할 부위 안쪽에서부터 바깥쪽으로 원을 그려 넓혀가면서

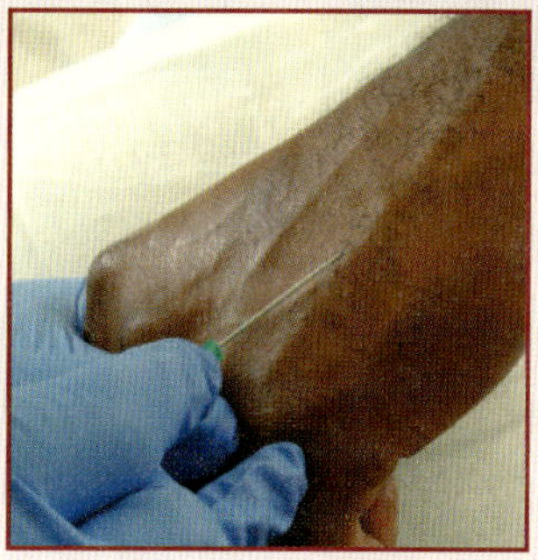

그림 14.13

닦아낸다(그림 14.12).

이론적 근거 : 알코올 소독제재로 원을 그려 넓혀가면서 닦아내는 것은 박테리아가 피부표면에 있다가 정맥부위로 번져가는 것을 막기 위함이다.

12. 피부를 정맥천자할 부위 아래로 당기는 방법으로 정맥을 안정화 시킨다(그림 14.13).

    이론적 근거 : 당기는 방법으로 정맥을 안정화하는 것이 정맥이 흔들리지 않게 되어 삽관이 성공적으로 완료하는 확률을 높이기 때문이다.

13. 환자에게 정맥천자될 부위에서 날카롭고 찌르는 듯한 통증이 있음을 알려준다.

    이론적 근거 : 주사할 시도가 임박해 있다는 정보를 환자에게 알려서 손을 뒤로 뺀다거나 시도를 방해하지 않도록 함이다.

14. 바늘의 사면을 위로 향하게 해서 선택한 정맥카테터로 정맥천자를 수행한다. 피부의 천자는 위에서 찌르거나 옆에서 찌르는데 각도를 20-45°를 유지한다(그림 14.14). 시술자의 느낌이 주사가 정맥으로 들어가면 "퐉(pop)"하는 느낌을 받는다; 혈액이 도관챔버에 들어가는 것을 확인하면서…

    이론적 근거 : 혈액이 도관에 채워지는 것을 눈으로 확인하는 것인데 이는 삽관이 잘되어 혈액이 정맥으로부터 도관챔버로 흘러들어 갔다는 것을 의미한다.

15. 카테터를 환자의 피부에 더 가까이 되도록 아래로 향하면서 편평하게 각을 잡아서 미끄러지듯이 삽입을 하는데 카테터 및 바늘을 2-3mm 더 밀어 넣으면서 수행을 하게 되는데 카테터

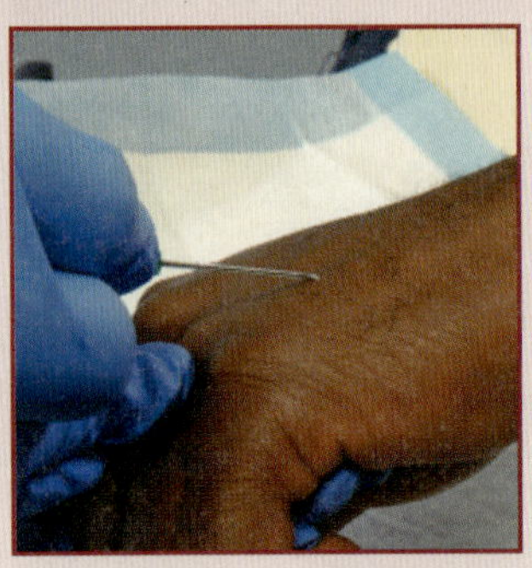

그림 14.14

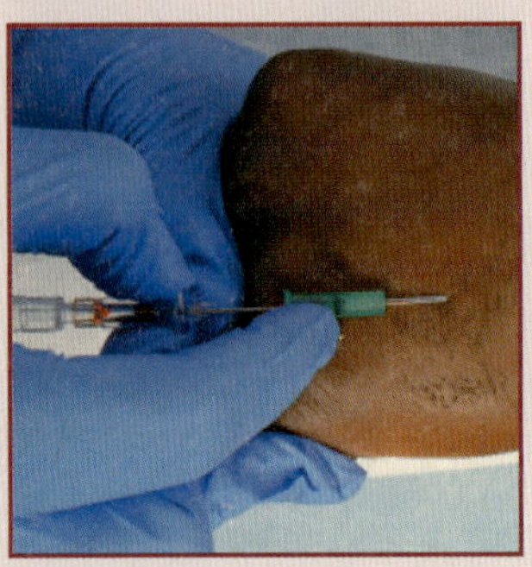

그림 14.15

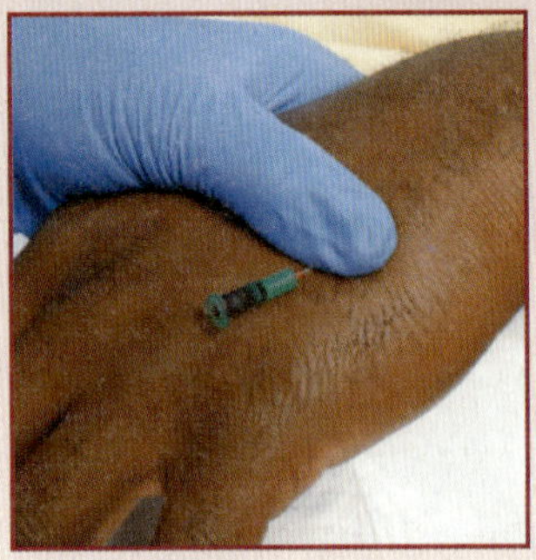

그림 14.16

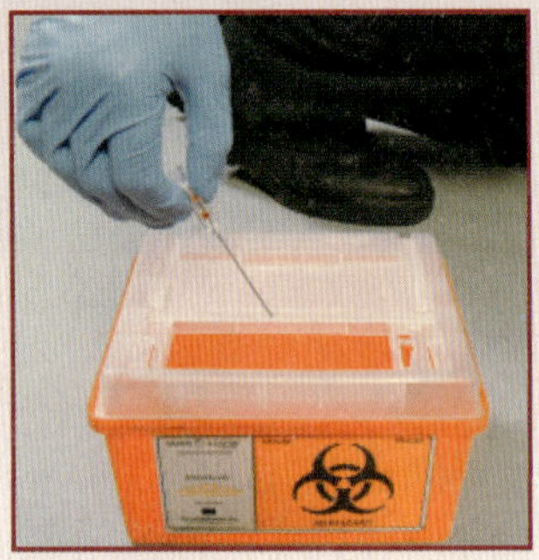

그림 14.17

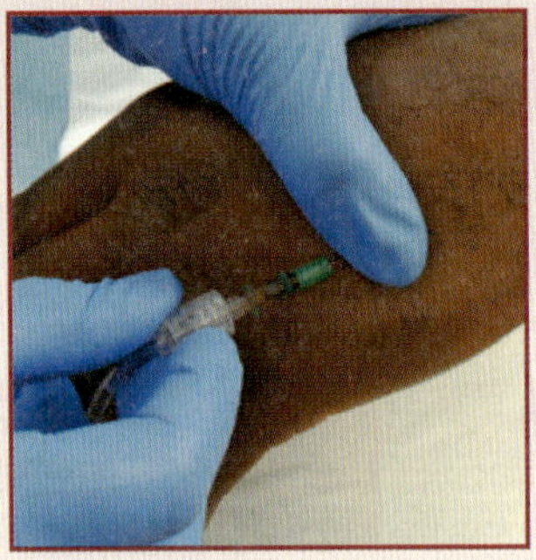

그림 14.18

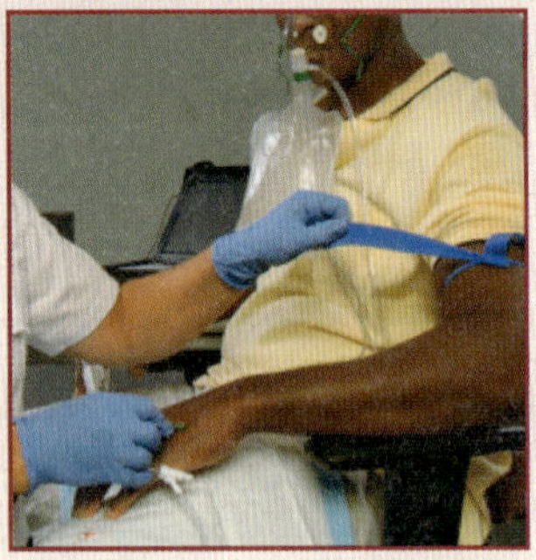

그림 14.19

가 바늘 앞쪽으로 나가 있게 되면서 떨어져 있게 된다(그림 14.15).

이론적 근거 : 정맥으로 들어간 후에는 정맥의 **속공간**에서 반대쪽의 정맥벽을 관통하지 않게 하려면, 즉 교차되지 않도록 하려면 삽입의 각도가 평편하게 된다. 그리고 바늘과 카테터를 2–3mm 더 앞으로 전진하게 하여 완전히 카테터가 내강안으로 들어가게 하는데 그 때 바늘을 정맥벽을 관통하게 함을 줄이기 위해서 바늘은 뒤로 빼고 카테터만을 전진시킨다.

16. 카테터에 가까운 쪽인 정맥을 손으로 눌러 막고, 바늘을 제거한다(그림 14.16).

이론적 근거 : 일단 바늘을 제거했다면, 오로지 유연성이 있는 카테터만 환자의 정맥에 남아 있게 될 것이다. 카테터는 빈 통로를 가지기 때문에 수액이 그리로 흘러갈 것이다. 그러나 혈액이 이러한 빈 통로를 통해서 튜빙으로 연결이 되어있지 않는다면 뒤로 흘러 나갈 것이다. 손으로 눌러서 막는 것이 혈액이 역류하여 환자의 팔이나 옷 또는 바닥으로 흘러 새는 것을 막을 수 있다.

17. 주사바늘을 **주사바늘수거통(sharp container)**에 버린다(그림 14.17).

이론적 근거 : 정맥주사 바늘은 날카롭다. 그리고 생물위험백을 관통시킬 수 있다. 그래서 주사바늘을 승인된, 소각되어질 수 있는, 딱딱한 플라스틱용기에다 버려야 한다.

18. 투약 수액세트의 끝쪽인 바늘 연결부를 카테터의 허브부위와 연결한다(그림 14.18).

이론적 근거 : 수액을 정맥튜빙과 연결될 때까지는 수액을 투여하지 않아야 한다.

19. 정맥주사 압박띠를 푼다(그림 14.19).

이론적 근거 : 압박띠가 적용되는 동안에는 수액이 정맥으로 들어가지 못한다.

20 정맥라인에 개방성을 확보하기 위해서 짧은 시간 동안에 정맥수액을 흘려보낸다(그림 14.20).

이론적 근거 : 간혹, "폭(pop)"하는 느낌을 받으면서, 챔버에 혈액이 잘 역류되었다 하더라도 적절하게 카테터가 정맥이 잘 삽입이 안될 수도 있으며, 정맥라인의 개방이 안될 수도 있다. 이런 경우에는 즉시 수액투여를 중단하고, 정맥카테터를 제거한다.

21. 반창고나 상업적 확보기구를 이용하여 카테터를 안정고정시켜야 한다. 팔에 투여튜빙을 고리모양을 해서 고정시키거나 그림처럼 고리모양의 반창고를 부착하여 고정시킨다(그림 14.21).

이론적 근거 : 우발적으로 환자의 움직임으로 인해서 카테터가 정맥에서 뒤로 당겨져 빠지는 것을 막기 위함이다. 정맥주사의 침윤은 위험한 부작용이다.

22. 환자의 상태에 따라서 적절하게 수액흐름의 속도를 조절한다.

이론적 근거 : 잠재적으로 치명적인 합병증을 가져올 수 있는 것으로, 적절한 수액의 흐름을 조절 못하면 과도한 수액을 투여할 수 있다.

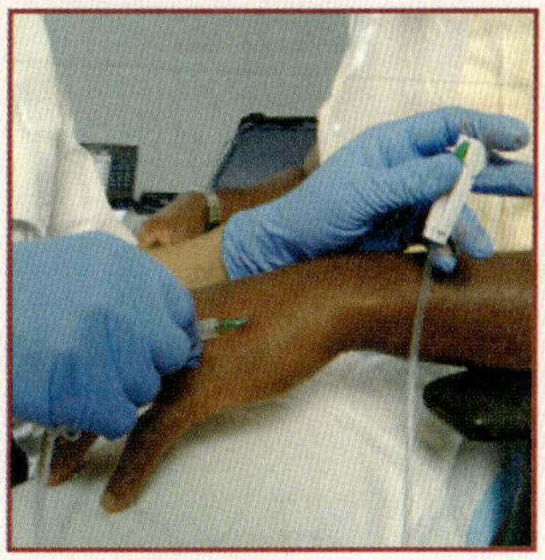

그림 14.20

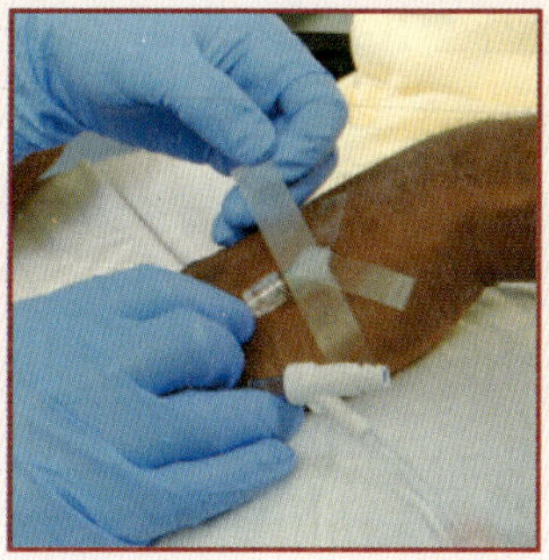

그림 14.21

노인환자 주의사항

노인환자의 피부를 테이핑할 때는 조심해야 한다. 피부가 매우 얇고, 탄력이 적어서 쉽게 찢어질 수 있기 때문이다. 피부가 찢어지는 것은 통증 뿐만 아니라 노인환자에게는 심각한 합병증을 가져올 수 있는 감염의 통로가 되기 때문이다.

이송 중 평가

정맥주사 삽입은 본래 침습적인 술기이다. 생명을 살리는 술기과정이기도 하지만 합병증을 가져올 수 있는 프로토콜이다. 일단 정맥주사 삽입이 행해졌다면, 환자의 상태 뿐만 아니라 부수적으로 수액과 정맥천자 부위 모두를 계속적으로 관찰하고 감시해야 한다. 흐름의 속도를 적절하게 조절하고 확인해야 한다. 정맥 투여 흐름속도가 너무 낮다면 생명을 소생시키는데 지연을 가져올 수 있으며, 또한 너무 높다면 환자상태를 안전하게 하는 상태보다 더 많은 수액을 공급하는 결과를 가져온다. 게다가 정맥주사부위에 발적, 출혈, 흘러나옴, 부종, 피부변색, 또는 통증이 없도록 확인하고 확보해야 한다. 이러한 증상들은 정맥카테터가 정맥으로부터 이탈되었다는 것을 암시하는 지표이다.

이러한 징후와 증상이 나타나거나 악화되면, 정맥카테터를 즉시 제거하고, 더 이상 정맥라인을 통해서 투약을 해서는 안 된다. 다른 정맥라인을 필요로 할 수도 있을 것이다. 어떤 비정상적인 것이 발견되면 기록 보고한다.

▶ 문제 해결

- 정맥주사 삽입에서 가장 일반적인 문제는 카테터를 적절하게 진입시키는데 실패하는 것이다. 최초 정맥천자를 하는데 카테터를 정맥에 집어넣을 때, 혈액이 챔버에 흘러들어오게 된다. 그 때 혈관의 속공간중심에 갈 수 있도록, 아주 조금 더 전진시켜야 하는데, 약 2-3mm 정도 전진시켜야 한다. 그렇지 않으면, 카테터가 조종 혈관벽에 손상을 주어, 침윤의 원인이 되는, 혈관 밖으로 새어 나가게 된다.
- 반창고는 정맥주사를 하기 전에 준비되어 있어야 한다. 한손은 완전하게 정맥천자부위의 혈관 가까운 쪽을 폐쇄하고 있어서, 카테터를 확실하게 조정 및 조작하면서는 반창고를 찢기는 불가능하다. 이러한 의미있는 부작위 술기술이 정맥수액의 **혈관밖유출**을 가져오기도 하는 것이 될 수 있다.
- 정맥주사 삽입시에 흔히 잊어먹는 것이 압박띠를 푸는 것이다. 압박띠를 풀지 않으면 정맥으로 수액이 흘러들어가지 못한다. 성공적으로 정맥주사를 해 놓고도, 압박띠 푸

는 것을 잊어서 자신이 정맥주사를 잘못한 것으로 오인하는 경우가 흔히 있다.

- 지역적 프로토콜에 따라서 정맥주사를 한 경우 임상검사용 혈액샘플 채취를 해야 한다면 정맥주사 삽입을 한후 샘플채취를 하고 수액을 투여해야 한다. 간단한 주사기구 뿐만 아니라 특수 혈액채취 기구는 수액을 투여하기 전에 정맥카테터에 연결해서 채취를 할 수 있을 것이다. 이러한 행위는 한번의 정맥주사를 줄여주는 것으로 응급의료 환자에게 더 나은 효과를 가져다 줄 것이다.

▶사례 연구

응급구조사인 당신과 동료가 연락을 받았는데, 오토바이와 보행자 충돌 교통사고였다. 환자는 34세의 남자로서 거리에 바로누운 자세로 있었으며, 배에 통증을 호소하고 있었다. 동료인 여성 응급구조사는 즉시 긴급이송법으로 이송을 한 후 머리와 목척추고정을 하고, 활력징후를 측정하였으며, 최초 환자평가를 하였다. 환자는 의식이 명료하고 지남력도 있었다; 기도유지를 하며, 호흡은 빨랐지만, 강했다. 빠른 맥박이 있었다. 피부는 창백하였고, 차갑고 축축했으며, 배의 윗부분을 만지면 통증을 호소했으며, 그 부위에 멍이 가로질러 있었다. 구급일지에 맥박 132, 혈압 90/60, 그리고 호흡 28이며 규칙적임이라고 보고되어 있었다. 그리고 비재호흡마스크로 15 lpm 100% 산소를 투여받고 있었다.

빠른 2차 환자평가를 하면서 오른손목골절과 왼발목 골절이 발견되었다. 배 타박상과 통증은 동료와 상의한 결과 "긴급이송 상황"으로 판단해서, 전문인명구조술을 위해 이송을 하면서, 소방대원과 함께 이송을 위한 환자고정패키지를 하라고 했다.

구급차에서 환자의 심장모니터와 정맥라인 확보 준비를 하였다. 환자가 갑자기 쇼크로 빠질 것을 예상하여 매크로 드립세트(macro drip set)로 생리식염수 1000cc에 넣어서 준비하였다. 수액을 방울주입챔버에 채우고 튜브에 공기를 다 빼내고서 IV 백을 천장고리에 걸었다. 정맥주사용 반창고를 여러개 준비해서 정맥주사할 때 손에 잘 닿는 곳에 떼어쓰기 좋게 붙여 두었다. 알코올 솜 두 개 그리고 16게이지 혈관바늘 주사기구를 열어서 준비했다.

구급차 뒷문이 열리자마자, 환자를 다른 구급차로 옮겨 실었고, 동료에게 응급센터로 이송 출발하라고 말했다. 가는 도중에는 전문인명구조술을 시작하라고 했다. 심장모니터를 하고 있었고, 오른손목의 골절 때문에 왼손에 최초 정맥라인을 확보해야 했다. 위팔 두갈래근 수준에 지혈대를 하고, 앞팔의 정맥중 크고, 똑바르고, 갈림이나 판막이 없는 부분을 정했다. 주사할 부분에 알코올 솜으로 닦아내었다. 정맥을 안정하게 하기 위해서, 즉 팽팽하게 하기 위해서 살짝 잡아당기고, 환자에게 꼬집는 것 같은 느낌의 통증이 있다고 알려주고 정맥으로 주사바늘을 삽입했다.

느낌으로 "폭(pop)"하는 것을 재확인하면서 챔버에 혈액이 역류하면서 차는걸 보았다. 주사바늘의 각도를 평편하게 하면서 바늘과 카테터를 2-3mm 더 진입하여 정맥속공간에 들어가게 하였고, 그때 바로 바늘과 카테터를 분리 진입시켰다. 그리고 나서 정맥의 몸쪽부분을 눌러서 폐쇄시키고, 지혈대를 풀었다. 주사바늘의 연결부위를 카테터 허브에 연결 전에 보호맥을 떼어버렸다. 확실하게 카테터를 잡고있으면서, 손을 뻗쳐서 수액조절기를 느슨하게 하여 수액을 자연스럽게 흐르도록 하였다. 정맥천자부위에 부종이나 혈종이 없었다. 그리고 반창고로 카테터를 안정하게 고정시키고, 반창고를 환자의 팔에 좀더 확고하고 안정되게 고정하였다. 그리고 나서 환자의 활력징후을 재평가하고 지속적으로 침윤이 있는지 없는지 정맥천자 부위를 모니터링하였다. 그리고 또한 지역전문외상응급센터로 이송하면서 환자의 모니터링을 계속하였다. ■

MEMO

Chapter 15

정맥내 대량 약물 투여

Intravenous Bolus Medication Administration

핵심용어

- 공기 색전(Air embolus)
- 딜티아젬(Dilltiazem)
- 주사 포트(Injection port(s))
- 정맥내 (IV) 대량주입 (Intravenous (IV) bolus)
- 개방 정맥주사선(Patent intravenous line)
- 일차 정맥주사선(Primary intravenous line)
- 약물 투여 경로 (TKO, To Keep Open)
- 부적절한 효과(Untoward effects)

학습목표

학습자들은 다음 사항을 수행할 수 있어야 한다.

- ▶ IV 주사선을 통한 약물 일시주사 투여의 적응증을 나열할 수 있다.
- ▶ IV 주사선을 통해 약물 일시주사를 투여할 수 있다.
- ▶ IV 주사선을 통한 약물 일시주사의 적절한 투여의 중요성을 평가할 수 있다.

서론

일반적으로 IV push라고 불리는 **정맥내**(IV) **대량주입**(Bolus)은 확보된 정맥 주사선을 통해 약물을 투여하는 방법이다. 정맥내주사는 혈류 내로 높은 농도의 약물을 직접 전달함으로써 약의 빠른 분포와 작용 개시를 가능하게 하여 특히 혈역학적으로 불안정한 상태에서 다른 방법들보다 우선시되고 있다.

투여되는 약물에 따라 투여 속도가 각각 다르게 정해진다. 아데노신(Adenosine)과 같은 몇몇 약물들은 빠른 속도로 주는 반면 **딜티아젬**(diltiazem) 등의 약물은 천천히 투여한다.

정맥내 투여에 이용되는 몇몇 약물들은 다용량의 앰풀 병에 포장되어 있어 투여 전에 적절한 크기의 주사기로 뽑아내야 한다. 많은 정맥내 일시주사 약물들은 미리 포장된 주사기에 들어있으며 피하주사바늘이 있는 경우도 있고 그렇지 않을 수도 있다. 바늘이 없는 경우는 바늘이 필요 없는 시스템에 쓰이기 위한 것이거나 전통적인 시스템과 사용하기 전에 피하 주사 바늘을 부착해야 한다. 미리 포장된 주사기의 대부분은 부착된 피하주사바늘과 들어맞는, 바늘이 없는 어댑터와 같이 제공된다. 바늘이 있든 없든 투여 절차에는 변함이 없다. 미리 포장된 주사기들은 약물 투여 전에 조립해야 하는 경우가 많다; 약이 든 튜브/플런저를 주사기 통에 삽입하고 조인다. 주사기 내부의 바늘이 약이 든 튜브를 관통하여 튜브를 주사기통으로 밀어 넣을 때 약이 외부 피하주사바늘을 통해 흐를 수 있게 한다(그림 15.1). 이 절차를 실행하기 위해 미리 포장된 주사기를 사용할 것이다.

정맥내 관유치(tubing)는 튜브에 약물 **주사 포트**와 함께 제공된다. 포트는 보통 단

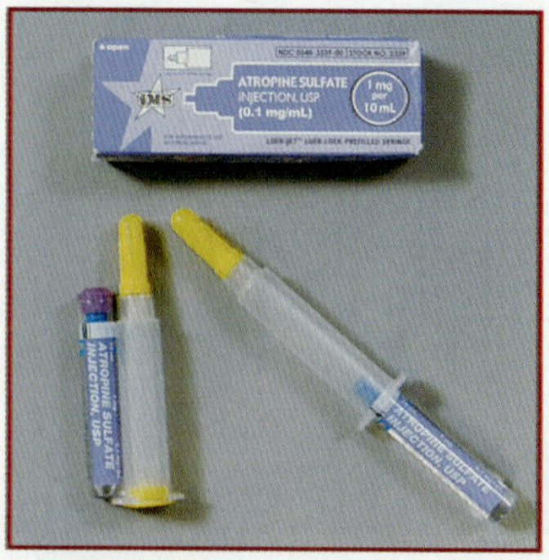

그림 15.1

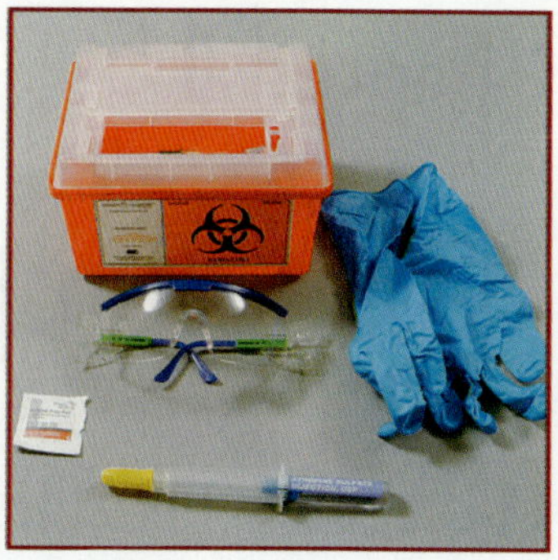

그림 15.2

단하고 투명한 플라스틱 재질로 되어있으며 약물이 투여되면서 통과하는 고무마개가 있다. 몇 가지 주사 포트는 주사 바늘이 없으며 암 (female) 어댑터가 있다. 대부분의 경우 정맥 내 투여 부위와 가장 가까운 포트가 바람직하다.

▶ 장비

다음과 같은 장비를 준비한다(그림 15.2).

- 글러브
- 보호안경
- 이미 확보된 개방 정맥 주사선
- 투여할, 미리 포장된 약물 주사기
- 알코올 소독솜
- 주사바늘 수거통

평가

적절한 신체분비물격리조치(BSI)를 시행한다. 환자는 편안한 자세에서 초기 평가를 시행한다. 이는 환자의 명백한 기도 확보, 충분한 호흡, 맥박이 있는지 확인하는 것을 포함한다. 의식 수준과 활력징후를 확인해야 하며 집중 및 정밀 평가가 이루어져야 한다. 생명을 위협하는 증상은 확인 후 즉시 치료해야 한다.

정맥내 대량 약물 투여는 병원전 환경에서 경험하는 광대한 범위의 임상적 상태들에 적용된다. 각각의 응급 상황에 대한 평가 전체를 이 부분에 포함시키기에는 너무 광범위하지만, 숙련된 제공자는 정맥내 대량 약물 투여를 필요로 할 수 있는 모든 질병 과정과 관련된 임상적 징후와 증상에 정통해야 한다.

IV 부위가 확보되어 그 흐름이 자유롭고 발적, 부종, 열감과 같은 감염 징후의 침윤이 없음을 확인한다. 약물 투여 전에 정확한 투여 대상, 약물, 용량, 시간, 경로를 확인한다. 약물 투여 직후 환자를 재평가하여 기대효과와 **부적절한 효과**를 살핀다.

절차 : 정맥 내 대량 약물 투여

1. 감염방지를 시행한다.

   이론적 근거 : 미리 설정된 정맥 주사선은 정맥 내에 직접 놓인다. 정맥 주사선을 조정할 때 사고에 의한 혈액 매개 병원체 노출을 방지하기 위해 투여 중 글러브와 보호안경의 착용은 필수이다.

노인환자 주의사항

노인환자들은 일반적으로 복합적인 병력을 가지며 이 모집단에서 감염성 질환이 흔하다는 것을 기억해야 한다. 병원 전 환경에서 치료하는 노인환자의 많은 수가 숙련된 간호 시설의 보조를 받고 서로 가까운 거리 내에 주거하기 때문에 감염성 질환의 위험이 높을 것이라고 사료된다. 노인환자를 치료할 때는 감염관리 예방책의 중요성을 과소평가해서는 안 된다.

2. 환자에게 절차에 대해 설명하고 투여되는 약물에 대한 알레르기의 여부를 확인한다.

   이론적 근거 : 환자는 약물로 인해 자신의 신체 상태가 다르게 느껴질 수 있다는 것을 알 필요가 있다. 환자가 약물의 효과와 부작용을 이해할 수 있게 도움으로써 그것들을 경험할 때 생기는 두려움을 덜 수 있다. 위험한 알레르기 반응을 예방하기 위해 환자가 알레르기를 가진 약물은 피해야 한다.

3. 정확한 환자, 약물, 용량, 농도, 경로를 확인하고 정보를 문서화한다(그림 15.3).

   이론적 근거 : 약물 종류나 용량에 실수를 범하거나 잘못된 환자에게 약을 투여할 경우 환자에게 약을 너무 적게 주거나 최악의 경우 치명적인 상황을 일으키게 된다. 몇몇 약물은 IM, SQ, IV와 같이 다양한 경로로 투여할 수 있다. 그러나 어떤 특정 상태나 투여 경로에는 한 가지 농도만이 적절할 수 있다.

소아환자 주의사항

소아환자에서는 아주 경미한 실수도 치사용량이 될 수 있기 때문에 소아환자의 용량 계산은 재확인한다. 계산을 완료한 후 다른 미리 인쇄된 소아 용량표의 키에 기초한 소생테이프(더 많은 정보를 위해 제25장 참조)와 맞춰본다.

4. 약물로 채워진 튜브/플런저를 주사기 통 안으로 죄어 미리 포장된 주사기를 조립한다(그림 15.4).

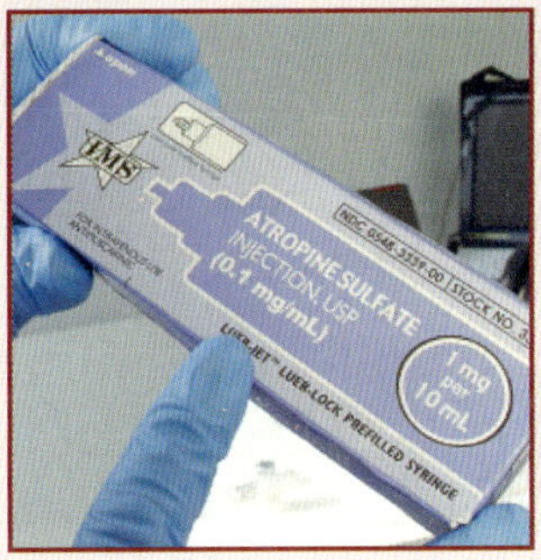

그림 15.3

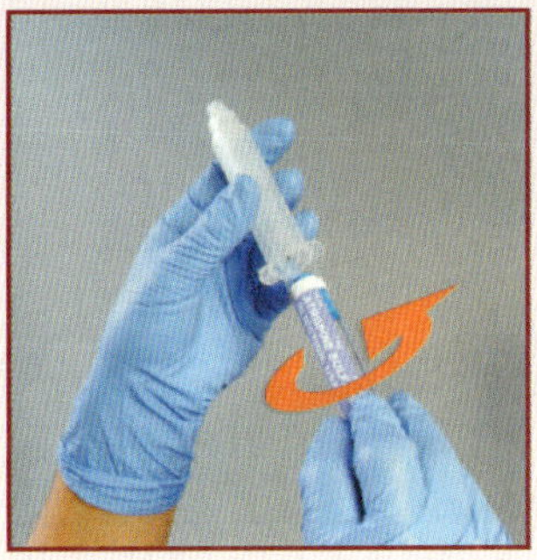

그림 15.4

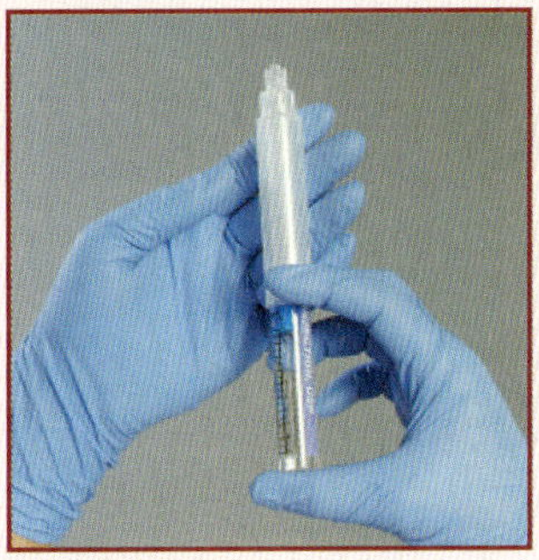

그림 15.5

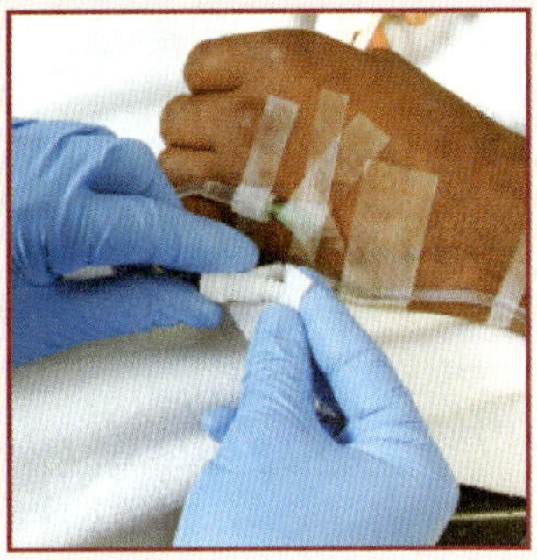

그림 15.6

   이론적 근거 : 대부분의 IV 일시주사(bolus) 약물은 미리 약으로 채워져 있고 사용전 조립이 필요한 바늘이 부착되어 있다.

5. 잔여 공기를 제거하기 위해 바늘이 천장을 향하게 하고 플런저를 조심스럽게 밀어 바늘에서 공기를 빼낸다(그림 15.5).

   이론적 근거 : 주사기 내의 잔여 공기는 환자에서 공기 색전을 유발할 수 있다.

6. 약물 주사 포트를 알코올 솜으로 소독한다(그림 15.6).

   이론적 근거 : 포트를 제대로 소독하지 않으면 IV 튜브를 조작하면서 주사 포트에 존재할 수 있는 세균이 환자의 혈류내로 직접 들어가게 될 것이다.

7. 정확한 약물, 농도, 용량, 투여경로, 유효기간을 재확인한다.

   이론적 근거 : 약물을 다른 것으로 오해하거나, 현장에서 보조자가 약을 잘못 놓거나, 병원 전 환경의 전형적인 혼란 속에서 의료 보조인의 주의가 흐트러질 가능성이 있다. 약물 투여 직후 재확인 과정은 치명적인 약물투여 과실을 방지하기 위해 필수로 행해져야 한다.

8. 약물 주사 포트의 윗부분에 롤러 클램프(roller clamp)를 집어서 정맥 주사선의 흐름을 막는다(그림 15.7).

   이론적 근거 : 약물 주사 포트 윗부분에서 일차 정맥 주사선을 막지 않으면 약물이 환자의 신체로 흐르지 않고 정맥 주입 백

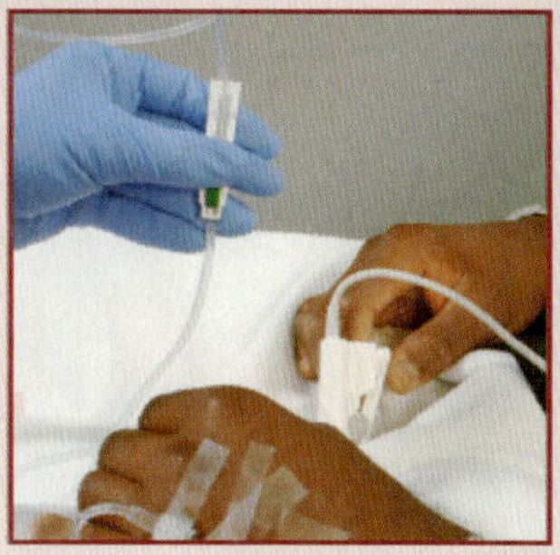
그림 15.7

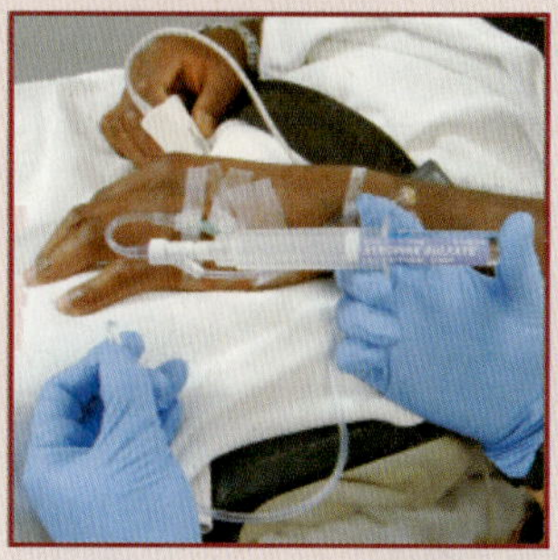
그림 15.8

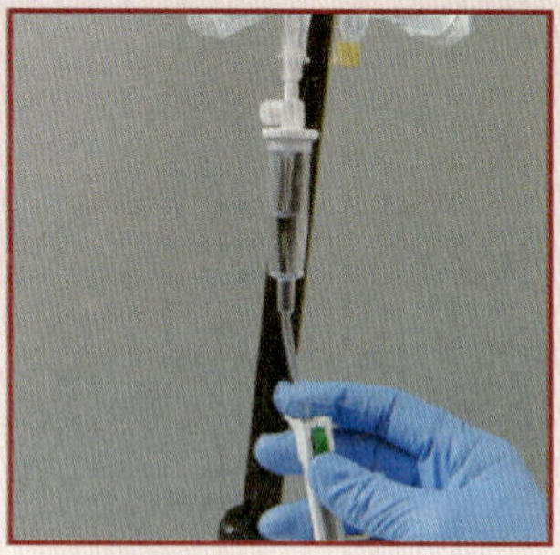
그림 15.9

으로 역류할 것이다.

9. 피하주사바늘을 약물 주사 포트에 삽입하고 희망한 용량을 적절한 속도로 투여한다(그림 15.8).
이론적 근거 : 대부분의 약물은 빠른 속도, 느린 속도, 또는 분당 특정 밀리그램과 같은 적절한 투여 속도가 정해져 있다. IV의 개방성을 확실하게 하기 위해서는 투여 전에 혈액을 흡인해보는 것이 도움이 될 수 있다.

10. 약물 투여 직후 정맥내 수액 20cc를 투여하여 정맥 주사 튜브를 씻어 내린다(그림 15.9).
이론적 근거 : 용액으로 튜브를 씻어 내리지 않으면 투여된 약물의 일부 또는 전체가 IV 튜브 내에 남아있을 수 있다. 정맥내 수액을 투여함으로써 약물을 환자의 순환계로 밀어 넣는다.

소아환자 주의사항

비록 소아환자의 신체는 더 작지만 IV 일시주사(bolus)를 통해 약물을 투여할 때 여전히 10–20cc flush를 사용할 수 있다. Flush의 목적은 튜브에서 약물을 제거하면서 환자의 순환계로 밀어넣는 것이다. 환자의 신체 크기와 상관없이 튜브 길이는 표준을 사용하며 flush(씻어내기) 위해서는 약 10–20cc가 필요하다.

11. 초기 정맥 주사선의 점적 속도를 약물투여경로(To Keep Open (TKO))의 흐름 속도로 다시 조절한다(그림 15.10).
이론적 근거 : 약물 투여 후 튜브를 씻어 내릴 때 보통 정맥 주사선을 완전히 열린 위치로 조절한다. 이 때 정맥 주사선이 TKO 또는 다르게 처방된 흐름 속도로 조절되지 않으면 체액과부하가 발생한다.

노인환자 주의사항

노인환자에서는 심장기능상실의 발생률이 더 높기 때문에 체액과부하에 특히 더 주의를 기울여야 한다. 심장기능상실은 체액과부하에 의해 악화되어 울혈성 심장기능상실로 이어진다.

12. 미리 포장된 주사기와 바늘을 주사바늘수거통에 넣어 폐기한다(그림 15.11).
이론적 근거 : 바늘은 보통 생물학적인 위험이 있는 백에 구멍을 내어 혈액 매개 병원체 노출을 야기할 수 있다.

13. 약물의 희망된 효과와 잠재적으로 원하지 않는 부작용을 확인하기 위해 환자를 재평가한다(그림 15.12).

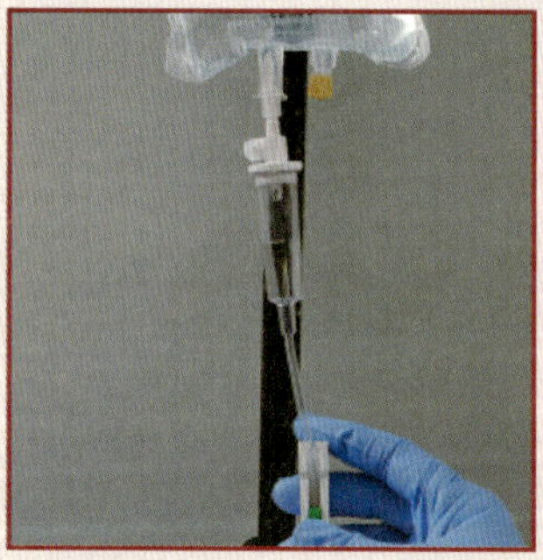
그림 15.10

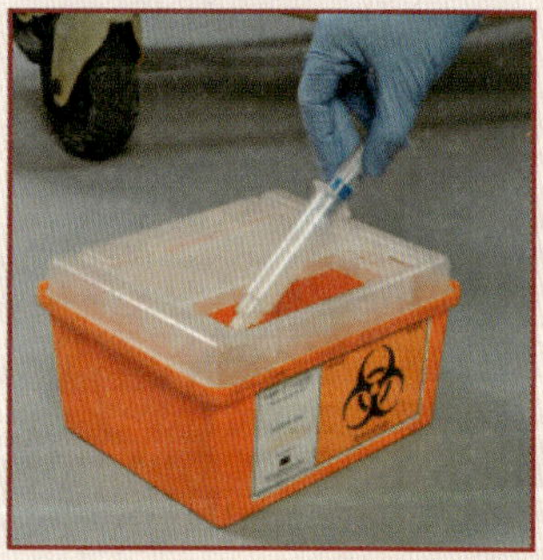
그림 15.11

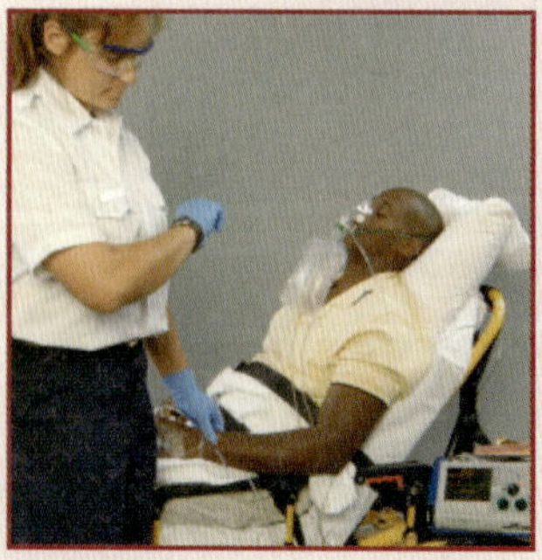
그림 15.12

이론적 근거 : 약물의 희망된, 희망되지 않은 효과와 부작용을 기록하기 위해서는 환자의 재평가가 이루어져야 한다. 발적, 가려움, 감각이상, 어지러움, 통증, 숨참 등은 모두 부정적인 부작용이며 약물의 부적절한 효과를 나타낸다.

14. 약물, 농도, 용량, 시간, 효과를 환자 관리 보고서에 기록한다.

이론적 근거 : 이 정보는 법적인 의료 기록의 일부가 되며 다른 의료 제공자들이 환자를 치료하는데 필요하다.

이송 중 평가

약물 투여는 심박동수, 혈압, 호흡 등 환자의 모든 생리적인 요소에 변화를 준다. 그러므로 어떠한 약물의 투여든 투여 전과 후의 활력 징후를 평가하는 것이 필수적이다. 모르핀 투여 후 흉통 소실과 같은 긍정적인 변화 뿐만 아니라 마그네슘 황산염 투여 후 나타나는 발적과 같은 부정적인 증상들도 모두 환자관리보고서에 기록한다.

활력징후는 약물 투여의 중요한 구성 요소이며 환자 신체에 희망된 또는 희망되지 않은 효과의 여부를 확인하기 위해서는 약물 투여 전후에 측정해야 한다. 몇몇 약물들은 혈압을 떨어뜨려 트렌델렌버그자세(Trendelenburg position) 또는 정맥내 수액 일시주사를 필요로 할 수 있다.

약물의 희망된 효과에 도달하거나 그것을 유지하기 위해서는 추가적인 용량이 요구될 수 있다. 약물 용량 추가가 용납되는지를 확인하기 위해 환자 모니터링을 지속한다. 예를 들어, 아데노신의 IV 일시주사는 심실위빠른맥을 치료하지 못할 수도 있어 추가적으로 더 많은 용량의 투여를 요구한다. 모르핀 의 IV 일시주사는 발목 골절에 의한 통증을 조절할 수 있으나 구급차를 타고 병원으로 이동하는 중 그 효과가 빨리 소실될 수 있어 희망된 통증 조절 효과를 유지하기 위해서는 이차적인 용량 추가가 필요하다.

▶ 문제 해결

- 권장되는 약물 투여 속도가 분당 밀리그램으로 주어진다면 그 지시를 따르기가 쉽다. 그러나 그 밖의 경우에는 단순히 "빠른 IV push" 또는 "천천히 IV push"라고만 표시되어 있다. 일반적으로 빠른 IV push는 최대한 빠른 속도를 의미한다. 천천히 IV push는 보통 일 분에서 수분 동안 주어진다. 투여 속도를 너무 빠르게 한 결과로 저혈압이 발생하는 등의 부작용을 피하기 위해서는 투여 지시 사항을 따르는 것이 중요하다.
- 몇 가지 시스템은 피하주사바늘을 수용하지 않는 주사 포트로 된 삽관 방식인 "바늘 없는 튜브(삽관) (needleless tubing)"로 되어 있다. 오히려 바늘 없는 튜브는 비틀려 돌아가 제자리를 찾는(twist into place) 표준 주사기를 적용하여 주사기 끝에 바늘을 부착할 필요성을 없앤다. 무바늘 시스템의 큰 장점은 바늘에 의한 혈액매개 병원체 노출 사고 위험을 줄인다는 것이다.
- 정맥내 일시주사 약물 투여 후 튜브에 남아있는 약물을 환자의 중심 순환계로 밀어내기 위해 20cc의 정맥내 수액 또는 생리식염수로 씻어 내리는 것이 제안된다. 정맥 주사선의 롤러 볼(roller ball)을 열어 약 20cc를 투여한다. 20cc를 더 정확하게 투여하기

위해서는 약물 투여 전에 20cc의 용액으로 미리 채워진 주사기를 준비한다.

- 전문인명소생술 제공자는 약물을 투여하는 동안 자신이 사용할 모든 장비를 확인하고 그것들에 정통해야 한다. 장비의 일부를 어설프게 다루거나 잘못 사용할 경우 환자에게 위험한 결과를 가져올 수 있다. 예를 들어, 전문인명소생술 제공자가 무바늘 삽관의 주사 포트에 바늘을 삽입하려 한다면 전체 정맥 주사선에 구멍을 내어 주사선의 완전성을 잃게 되고 정맥 내 접근이 어렵게 된다. 정맥 주사선을 다시 확보하기 위해서 환자는 또 다시 정맥 천자를 받아야 한다. 이것은 고통스러울 뿐만 아니라 주사선을 다시 확보하기가 힘들 수도 있다. 약물 투여의 지연을 가져오는 것은 물론이다.
- 절대적으로 요구되지는 않지만 많은 병원 전 시스템들은 약물을 투여 받는 환자들에게 투여 전, 그리고 투여하는 동안 심장 모니터를 연결할 것을 제안한다. 병원 전 환경에서 약물 치료를 받아야 할 만큼 환자 상태가 심각하다면 그는 아마도 심장 모니터링을 하여 이득을 볼 수 있을 것이다. 환자의 신체 징후와 증상 외에도 모니터는 희망되지 않은 부작용에 대한 조기 경고를 제공한다.

▶사례 연구

당뇨 병력을 가진 54세 여성의 집에 도착한다. 도착 시 의식은 있으나 혼란에 빠져있는 듯하다. 활력징후는 안정적이다. 남편은 그녀가 당뇨를 앓고 있으며 그 날 그녀의 insulin을 투여해 주었다고 확증한다. 또한 그는 지난 6시간동안 그녀가 아무것도 먹지 않았다고 한다. 당신의 동료는 심박수 108, 혈압 112/70, 호흡수 16, 실내 공기에 대한 SaO_2가 96%라고 보고한다. 당신은 환자의 차가운 피부와 발한을 기록한다.

간이혈당측정기로 측정한 결과 혈액 glucose는 45 mg/dL이다. 당신의 동료는 환자에게 비재호흡 마스크를 통해 100% 산소를 15 lpm으로 주고 심장 모니터를 연결한다. 당신은 18게이지 혈관카테터로 정맥 주사선을 확보하고 500cc 생리식염수와 연결된 마크로드립(macrodrip) 투여 세트를 시작한다. 당신은 주사선이 완전하고 자유로이 흐르며 침윤의 증거가 없음을 확인한다. 당신과 당신의 동료는 정맥 주사선을 통해 glucose 25g을 투여하기로 동의한다. 당신이 알코올 솜으로 약물 주사 포트를 소독하는 동안 동료는 미리 포장된 50% dextrose 주사기를 조립한다. 당신이 약물 주사 포트 윗부분을 집는 동안 동료는 dextrose 주사기를 당신에게 건넨다. 당신은 주사 포트에 주사기의 피하주사바늘을 삽입하고 주사선이 완전한지 살핀다. 주사기를 잠시 당겨 카테터 내로 혈액이 돌아오는 것을 확인한다. 수 분에 걸쳐 dextrose 25g을 투여한 후 주사기와 바늘을 주사바늘수거통에 넣는다.

몇 분 후 환자는 각성되어 의식이 명료해진다. 그녀는 당신에게 도와줘서 고맙다고 한다. 당신의 동료가 환자의 활력 징후를 재평가할 동안 환자는 자신이 그동안 건강이 좋지 않았고 식욕을 잃었다고 말하였으며 평가를 받기 위해 병원으로 동행하는 데 동의한다. ■

Chapter 16

헤파린/생리식염수 잠금법

Heparin/Saline Lock

핵심용어

- 흡인물(Aspirate)
- 삽입관(Cannula)
- 씻어내다(Flush)
- 혈종(Hematoma)
- 헤파린(Heparin)
- 침윤(Infiltration)
- 바늘없는 주사체계 (Needleless injection port system)
- 개방(Patent)
- 생리식염수(Saline)

학습목표

학습자들은 다음 사항을 수행할 수 있어야 한다.

- 생리식염수나 헤파린 잠금법 적응증을 열거할 수 있다.
- 적당한 방법에 의한 생리식염수나 헤파린 잠금법의 중요성을 설명할 수 있다.
- 생리식염수나 헤파린 잠금법의 정확한 방법(technique)을 기술할 수 있다.
- 생리식염수나 헤파린 잠금법의 정확한 방법(technique)을 시범 보일 수 있다.

서론

정맥주사는 약의 농도와 빠른 흡수 및 작용시간 때문에 선호되고 있는 투약법이다. 많은 약들이 정맥주사로 만 효과적으로 흡수된다. 말초순환이 부적당한 환자들에게는 정맥주사가 가장 효과적으로 약을 투여할 수 있는 유일한 방법일 수도 있다.

정맥관을 가지고 계속적인 수액주입 없이 정맥 **삽입관** 끝에 마개나 고무주사관에 짧은 튜브를 연결하여 정맥으로 약을 주입할 수 있다. 이때 주입되는 약은 바늘이나 주사기를 통해 주입된다. **바늘없는 주사체계**(needleless injection port system) 잠금장치는 주사바늘에 찔리는 사고의 기회를 감소시키며 피부밑주사바늘 없이 직접적으로 주사기를 연결하여 투약할 수 있다. 바늘없는 주사체계 잠금장치에는 생리식염수나 헤파린 잠금법이 있다.

- **생리식염수 잠금법**: 장기간 쓰이지 않을 정맥관이 혈액으로 막히는 것을 방지하기 위해 캐뉼라 관에 **생리식염수**를 채운다.
- **헤파린 잠금법**: **헤파린**은 생리식염수와 같은 용도로 사용하나 정맥관을 좀 더 길게 유지해야 할 경우에 사용한다. 이때 정맥관이 **개방**된 채로 유지하려면 헤파린의 농도는 10 – 1,000units/mL로 한다.

생리식염수 잠금법이나 헤파린 잠금법에 사용되는 기구는 다음과 같은 것을 사용(그림 16.1)하며, 투약과 채혈을 위해 사용할 수 있다. 만약, 정맥관으로 투약을 한 경우에는 튜브에 약이 남아있지 않도록 약을 주입하고 나서 튜브를 생리식염수로 **씻어내는** 것이 중요하고, 채혈을 할 경우에는 먼저 튜브에 있는 용액을 버린다. 이것은 채혈혈액에 생리식염수나 헤파린이 섞이는 것을 방지하기 위함이다. 투약이나 채혈 후 계속적으로 정맥관의 열린 상태 유지를 위해 다시 생리식염수나 헤파린을 채워 넣는다.

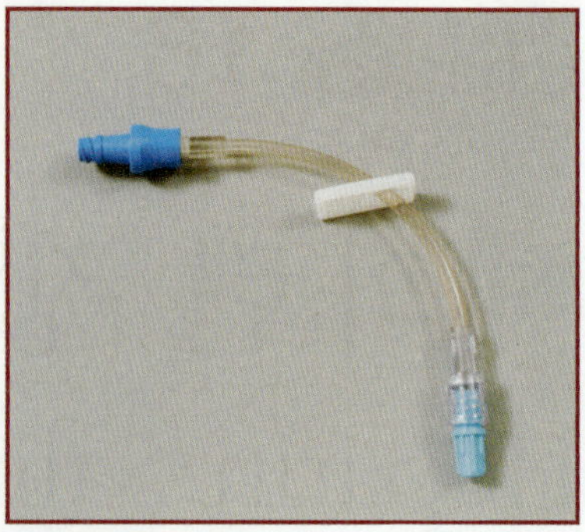

그림 16.1

생리식염수/헤파린 잠금법은 정맥유지를 위해 사용하는 비용을 줄일 수 있다. 연구에 의하면 생리식염수 잠금법이 혈관의 열린 상태를 유지시킴으로써 잦은 정맥주사로 인해 손상되는 정맥혈관이 감소한 것으로 보고되었다. 또한, 정맥관 유지를 위해 수액을 유지함으로써 발생할 수 있는 수액과잉이나 전해질 불균형이 나타나는 기회도 감소되었다. 이러한 방법이 수분공급이 필요한 환자에게는 최선의 방법은 아니다. 왜냐하면 잠금장치 튜브의 안쪽 직경이 카테터와 튜브의 직경보다 작고, 전체적인 튜브의 길이를 늘려야 하므로 수액 주입속도에 제한이 생긴다. 그러므로 언제나 잠금장치 부분을 멸균상태로 유지해야 한다.

▶ 장비

다음과 같은 장비를 준비한다(그림 16.2).

- 글러브
- 보호안경
- 10cc 주사기
- 18G 피하 주사바늘
- 10cc 생리식염수나 생리식염수에 희석된 헤파린 용액
- 생리식염수 잠금장치(연결튜브는 없을 수도 있음)
- 반창고 또는 고정 가능한 안전 장치
- 주사바늘 수거통

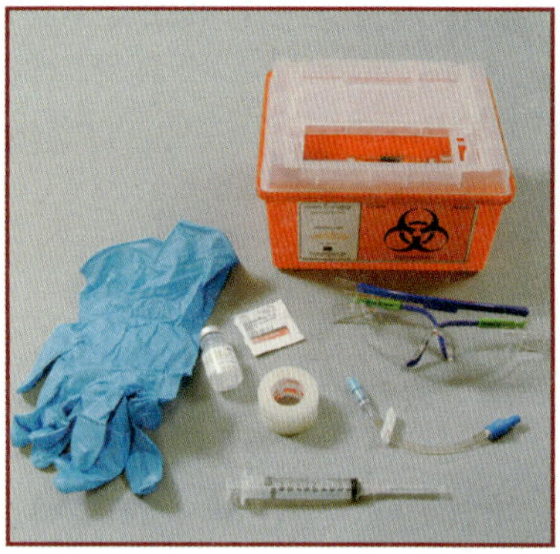

그림 16.2

평가

신체분비물 격리를 시행한다. 환자는 편안한 자세를 취해준다. 환자의 기도와 순환이 잘 이루어지고 있는지에 대해 1차 평가 및 의식상태와 활력징후 평가를 시행한다. 환자에게서 위험한 증상이 발견되었을 때 즉시 교정한다. 정맥주사 부위 확보를 위해 **침윤**이 없는 정맥을 확보한다. 약물을 주입하기 전에 항상 6R(6원칙: 정확한 환자, 정확한 약물, 정확한 용량, 정확한 시간, 정확한 경로, 정확한 기록)을 확인한다. 또한, 약에 대한 알레르기 반응도 확인한다. 약물을 투여 후 약에 대한 부작용이 나타나는 지 확인하고 계속적으로 주사

부위의 침윤 발생 정도를 점검한다.

절차 : 헤파린 /생리식염수 잠금법

1. 감염방지를 시행한다.

   이론적 근거 : 정맥주사용 카테터는 혈관과 피부를 직접적으로 통과하므로 헤파린 또는 생리식염수 잠금법을 시행하는 동안 글러브와 보호안경을 착용한다.

2. 환자에게 헤파린 또는 생리식염수 잠금법 과정에 대해 설명한다(그림 16.3).

   이론적 근거 : 환자가 자신에게 일어날 일을 예측할 수 있다면 잘 협조할 수 있기 때문이다.

3. 사용할 수액을 확인한다(유효기간, 용기의 손상 유무, 수액의 혼탁 및 이물질 유무 등)(그림 16.4).

   이론적 근거 : 모든 수액과 약은 일정한 유효기간이 있다. 수액이 뿌옇거나 이물질이 보이면 오염된 것이므로 사용하면 안 된다.

4. 10cc 주사기에 관류용액(헤파린이 섞인 생리식염수나 생리식염수)을 5 – 10cc 정도 뽑는다(그림 16.5).

   이론적 근거 : 관류용액은 헤파린 또는 생리식염수 잠금법을 하기 전에, 잠금법을 하기 위한 튜브를 채우기 위함이다(공기 색전을 예방하기 위함). 이때 사용한 주사기는 제거하지 않고 정맥주사 바늘이 혈관에 정확하게 삽입되었을 때 역류되어 나온 혈액을 혈관으로 밀어 넣기 위해 사용할 수 있다.

5. 관류용액을 담은 주사기에서 바늘을 제거한다. 이때 바늘은 주사바늘 수거통에 넣는다(그림 16.6).

   이론적 근거 : 바늘은 날카롭기 때문에 생물학적 위험물질수거백에 구멍을 낼 수 있으므로 그림 16.6과 같이 딱딱한 플라스틱 통에 넣는다.

소아환자 주의사항

소아환자에게 헤파린/생리식염수 잠금법을 사용하면 여러 가지 이점이 있다. 첫째, 정맥선의 열린 상태를 위해 수액을 연결하여 긴 수액선을 사용해 발생할 수 있는 수액선 잡아당김이나 수액선 엉킴을 방지할 수 있다. 둘째, 헤파린/생리식염수 잠금법을 사용 시 튜브의 길이는 약 5cm로 소아환자들이 장난감을 가지고 놀거나 침대에서 담요와 엉키는 일은 거의 발생하지 않는다.

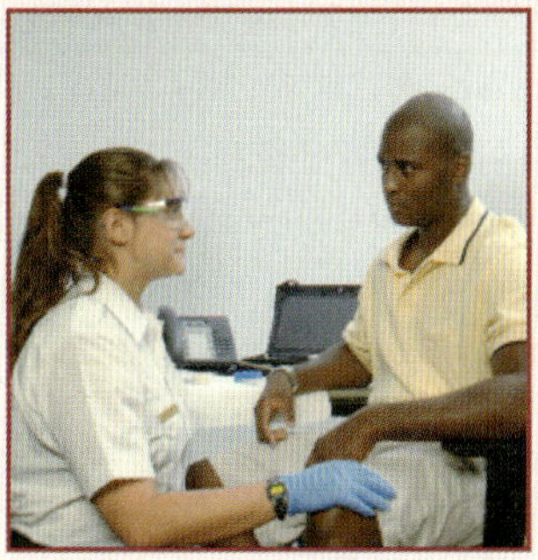

그림 16.3

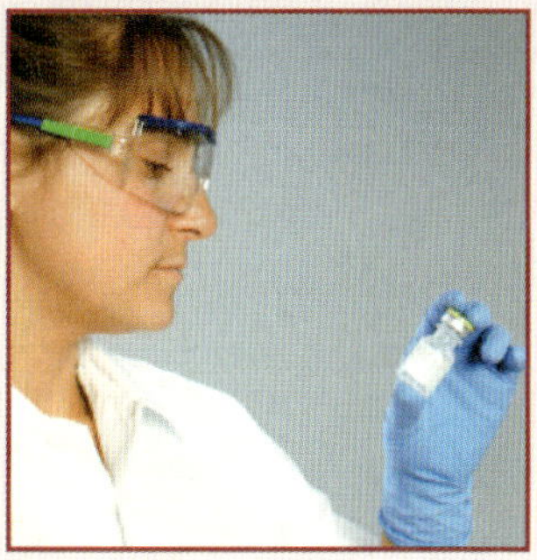

그림 16.4

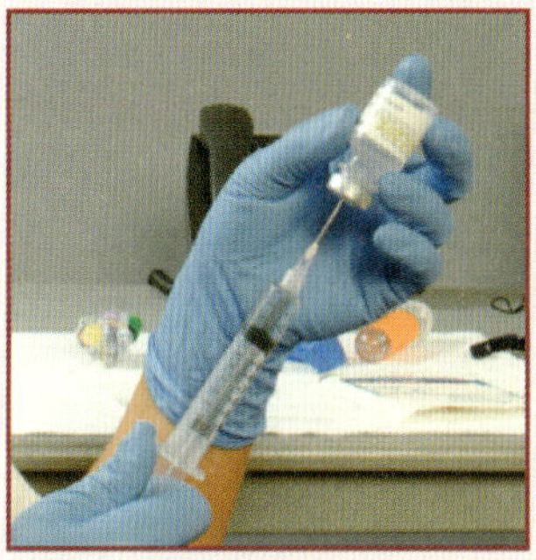

그림 16.5

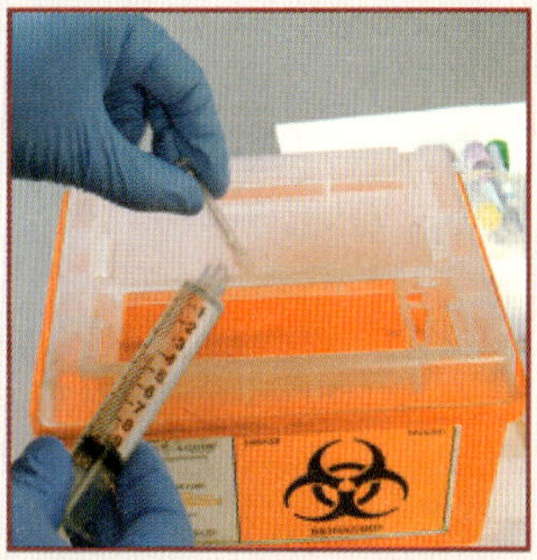

그림 16.6

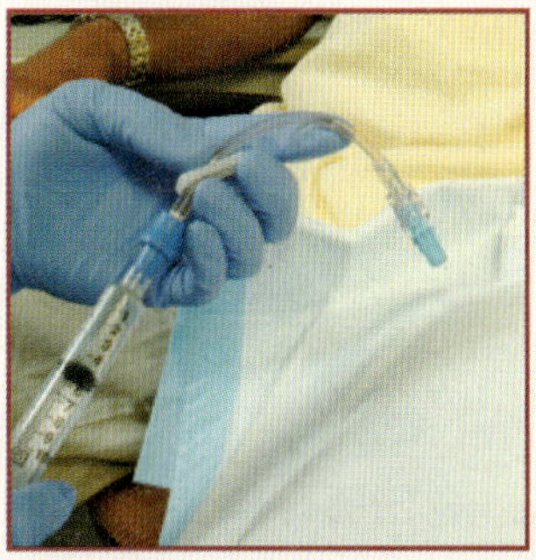

그림 16.7

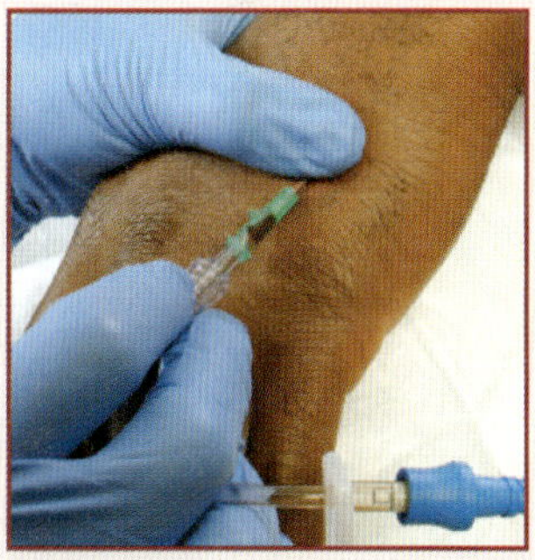

그림 16.8

6. 관류용액을 잠금법을 하기위한 튜브에 채운(그림 16.7) 후 환자 옆에 놓는다. 주사기는 제거하지 않는다.

   이론적 근거 : 튜브에 있는 작은 양의 공기도 환자에게는 공기 색전의 위험을 초래할 수 있다.

7. 고정할 반창고 또는 고정 가능한 안전장치를 준비한다.

   이론적 근거 : 카테터가 정확하게 정맥에 들어가면 즉시 안전

하게 카테터를 고정해야 한다. 고정하지 않은 채로 조금만 움직여도 혈관을 뚫기 때문이다.

8. 정맥천자를 시행할 부위를 선택하고 정맥주사용 카테터를 준비한다(Chapter 14에서 설명함).

   이론적 근거 : 정맥주사용 카테터가 정확하게 정맥에 삽입되어야 헤파린 또는 생리식염수 잠금법을 시행할 수 있다.

9. 카테터에 헤파린 또는 생리식염수 잠금장치를 연결한다(그림 16.8).

   이론적 근거 : 카테터에 잠금장치를 연결하는 것은 직접적으로 수액이나 투약을 할 수 있는 통로이기 때문이다.

노인환자 주의사항

노인환자에게 헤파린/생리식염수 잠금법을 사용하면 채혈을 위해 또 다른 정맥천자를 하지 않아도 된다. 그러나 채혈한 혈액에 헤파린이나 생리식염수가 희석되어 있다면 검사결과에 문제가 생길 수 있으므로 어떤 검사실에서는 혈액샘플을 받아주지 않는다. 그러므로 잠금장치에서 혈액채취를 한다면 병원 지침에 따른다.

10. 압박띠를 제거한다(그림 16.9).

    이론적 근거 : 압박띠가 제거되지 않는다면 수액이 혈관을 통해 주입되지 않는다.

11. 정맥선의 열린 상태를 확인하기 위해 잠금장치에 연결된 주사기의 내관을 잡아당기면서 혈액이 역류되어 나오는 지 관찰한다(그림 16.10). 그리고 주사기의 내관을 밀어 주사기에 있는 생리식염수나 생리식염수에 희석된 헤파린 용액 3 – 5 cc 정도를 천천히 주입시키면서 정맥바늘이 주입된 조직의 침윤을 관찰하고(그림 16.11), 역류된 혈액을 정맥으로 주입시키고 주사기를 제거한 후 보호용 캡을 씌운다.

    이론적 근거 : 만약, 생리식염수나 생리식염수에 희석된 헤파린 용액 관류시 쉽게 주입되지 않거나 잠금장치에 연결된 주사기의 내관을 잡아당기면서 혈액이 역류되지 않는다면 카테터가 정맥에 들어가지 않은 것이므로 새로운 정맥 혈관을 확보해야 한다.

노인환자 주의사항

노인환자의 정맥은 약하므로 정맥혈관 유지가 어렵다. 침윤은 혈종형성의 원인이 된다. 그러므로 카테터 제거 후 카테터 제거 조직에 압력을 가하며, 용액관류 시 천천히 주사기의 플란저를 눌러 주입한다.

12. 정맥선의 열린 상태가 확인되었다면 반창고 또는 고정 가능한 안전장치를 이용하여 카테터를 고정한다(그림 16.12).

    이론적 근거 : 환자의 움직임으로 인해 카테터가 잡아 당겨지거나 움직여져서 정맥에서 카테터가 빠지는 것을 방지하기 위함이다.

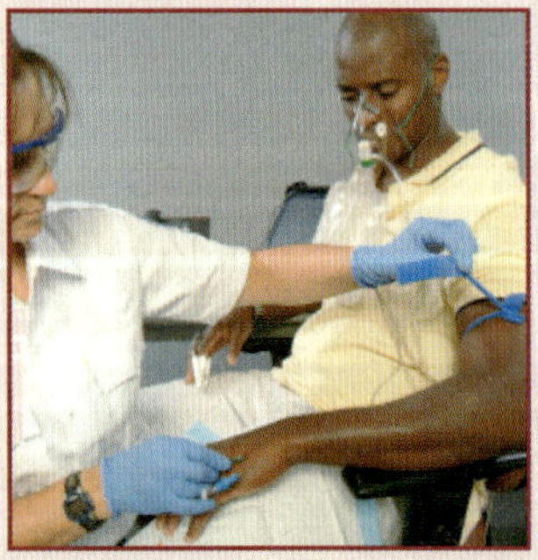
그림 16.9

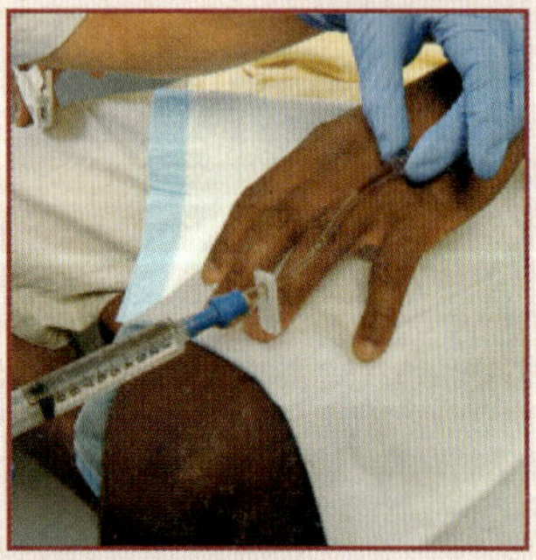
그림 16.10

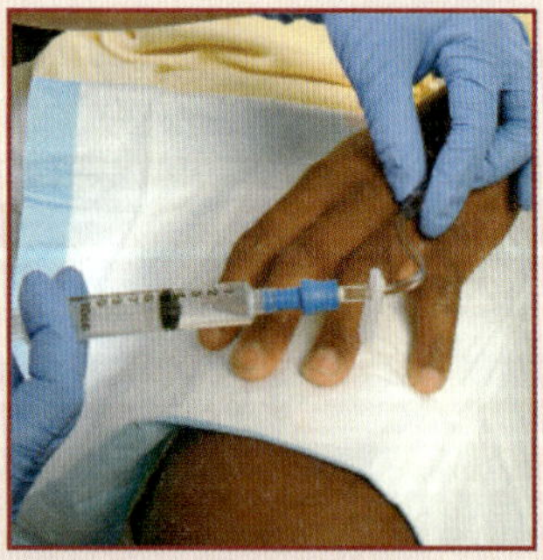
그림 16.11

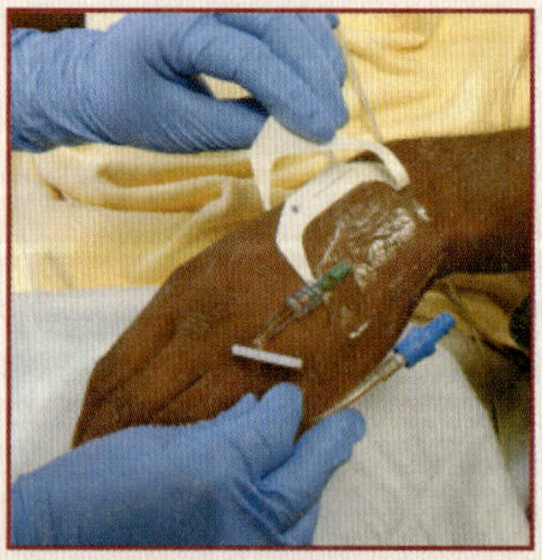
그림 16.12

이송 중 평가

투약이나 수액 주입 전 · 후 헤파린 / 생리식염수 잠금장치의 열린상태 확인은 중요하다. 헤파린 /생리식염수 잠금장치를 가지고 있다면 환자가 쉽게 움직일 수 있다. 만약, 환자가 정맥선 부위에 발적, 부종, 통증, 혈종, 압통 등을 호소한다면 잠금장치를 제거해야 한다.

잠금장치를 가지고 있다고 하여 항상 수액주입이 잘 되는 것은 아니다. 카테터 주위에 혈액이 응고되면 수액주입이나 투약은 어렵거나 불가능하다. 헤파린은 생리식염수 보다 정맥카테터나 잠금장치에 혈액이 응고되는 것을 방지할 수 있다. 잠금장치를 통해 투약을 하거나 수액을 연결하기 전에 항상 생리식염수를 흘려보낸다. 많은 시스템에서 생리식염수를 흘려보내기 전에 잠금장치 튜브로부터 첫 혈액 또는 수액 3 – 5cc를 주사기로 제거한 후 생리식염수를 3 – 5cc 관류시킨다. 생리식염수 관류시 용액이 쉽게 주입되면 정맥의 열린 상태가 유지되고 있는 것으로 약물이나 수액을 투여한다.

▶ 문제 해결

헤파린 잠금장치를 유지하기 위해 튜브에 들어 있는 첫 3–5cc 용액은 환자에게 주입하지 않는다. 만약에 환자에게 주입한다면 헤파린을 주입한 것으로 부작용이 발생할 수 있다. 또한, 튜브 안에 고여 있던 용액은 굳어 있을 수 있으므로 제거하지 않고 환자에게 주입하면 위험할 수 있다.

관류를 시킬 때 쉽게 용액이 주입되지 않는다면 스톱콕(꼭지)이 잠겨 있거나 잠금장치가 되어 있는지 확인한다. 잠금장치 수액연결 튜브와 연결되어 있다면 튜브로 혈액이 역류되어 응고되는 것을 방지하기 위하여 클램프를 사용할 수 있다. 클램프는 수액이나 약물 주입이 되지 않도록 한다.

▶사례 연구

당신과 당신 동료는 무의식환자가 있다는 신고를 받고 출동하여, 통증에만 반응을 보이며 침실바닥에 바로누운자세로 누워있는 26세 여자 환자를 발견하였다. 그녀의 룸메이트는 환자가 아침부터 헤로인을 사용하였다고 하였다. 당신은 환자에게 구토반사가 있고, 정상적으로 숨을 쉬고 있으며, 노동맥박이 강하게 뛰고 있는 것으로 1차 평가하였다. 2차 평가에서 양쪽의 동공이 수축되어 있는 것을 발견하였다.

비재호흡마스크에 100%산소를 연결하고 심장모니터를 실시하고 당신의 동료가 활력징후를 측정한 결과 혈압 102/60, 맥박 60회/분, 호흡 12회/분, 산소포화도(SaO_2) 96%였고, 혈당은 100mg/dL이었다.

당신과 당신의 동료는 환자의 상태를 감안할 때 날록손 투여가 필요하다고 판단하였다. 그러나 환자의 의식이 돌아오면서 환자의 행동이 난폭해지고 정맥 수액선을 잡아당길 것이 염려되었다. 정맥카테터를 유지하기 위한 방법으로 당신의 동료가 혈관을 확보하는 동안 생리식염수 잠금장치를 준비하였다. 10cc 주사기에 18게이지 피부밑주사용 바늘을 연결하고, 생리식염수 10cc를 뽑아놓았다. 바늘을 주사기에서 분리하여 제거하고 주사바늘 수거통에 넣고, 보호용 캡을 제거한 후 바늘없는주사체계 잠금장치에 주사기를 연결하였다. 그리고 5cc 생리식염수를 관류시켰다. 정맥천자를 수행한 동료에게 주사기가 연결된 바늘없는주사체계 잠금장치를 건네주어 연결하고 지혈대를 제거하였다. 카테터 허브를 통해 생리식염수를 주입하고 주사기의 내관을 당겨 혈액이 역류되는 것을 확인한 후 주사기에 남아있는 나머지 5cc의 생리식염수를 카테터를 삽입한 조직에 침윤되지 않도록 서서히 주입시켰다. 생리식염수가 침윤증상 없이 주입된 것을 확인한 동료는 테가덤을 이용하여 생리식염수 잠금장치를 안전하게 고정하였다.

당신이 환자를 재평가하였을 때 여전히 날록손 투여가 필요한 상태였으며, "6R"을 확인하였다. 날록손 2.0mg을 주사기에 측정하여 생리식염수 잠금장치를 통해 투여하였으며, 생리식염수 잠금장치 튜브에 약이 남아있지 않도록 하기 위해 마지막으로 5cc 생리식염수를 흘려보냈다. 몇 분 후 환자는 몸부림치기 시작하였고, 병원으로 이송 도중 다시 의식이 돌아왔다. ■

Chapter 17

앰플이나 바이알에서 약물 뽑아내기

Medication Withdrawal from an Ampule or Vial

핵심용어

- 앰플(Ampule)
- 무균(Aseptic)
- 다용량 바이알(Multi-dose vials)
- 일회용량 바이알(Single-dose vials)
- 바이알(Vial)

학습목표

학습자들은 다음 사항을 수행할 수 있어야 한다.

- ▶ 앰플이나 바이알에서 뽑아낸 약물의 적응증을 나열할 수 있다.
- ▶ 앰플이나 바이알에서 약물을 뽑아낼 때 적절한 기술을 사용하는 것의 중요성을 설명할 수 있다.
- ▶ 앰플이나 바이알에서 약물을 뽑아내는 적절한 기술을 설명할 수 있다.
- ▶ 앰플이나 바이알에서 약물을 적절하게 뽑아내는 시범을 시행할 수 있다.

서론

많은 건강관리 전문가들은 큰 어려움이 없는 기술이라고 생각하는 약물 뽑아내기는 병원전 상황에서 매우 흔히 일어난다. 그러나, 약물을 뽑아내는 동안의 무관심이나 부주의함은 심각한 합병증을 유발하거나 환자의 사망까지도 초래할 수 있어서 이 기술은 경솔하게 다루어서는 안 된다.

약물 뽑아내기에 수반되는 단계를 이야기하기 전에 앰플과 바이알의 차이를 먼저 이야기하는 것이 중요하다. **앰플(ampule)**은 원통모양의 바닥, 또는 몸통; 얇은 목; 젖꼭지 모양의 윗부분을 가진 깨지기 쉬운 유리로 된 약물 용기이다(그림 17.1). 용기 속의 약을 빼내기 위해 이 꼭대기 부분을 꺾는다. **바이알(vial)**은 윗부분이 고무로 자동밀봉된 원통모양의 유리나 플라스틱으로 된 용기이다(그림 17.2). 바이알은

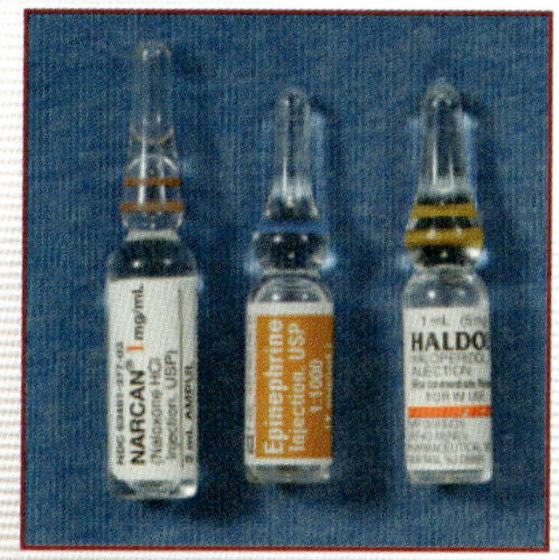

그림 17.1

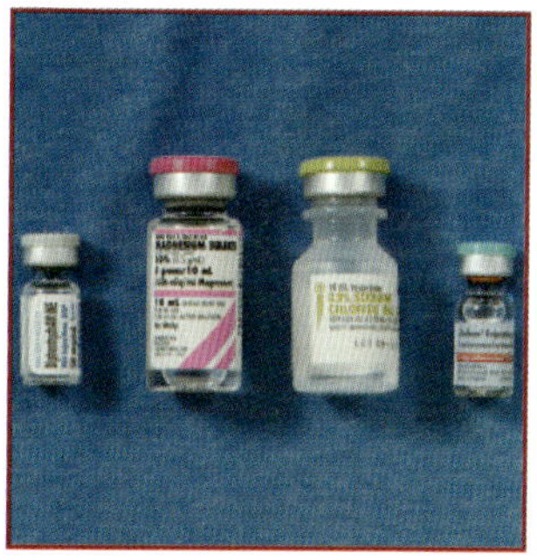

그림 17.2

일회용량이나 다용량의 약물을 담을 수 있고, 대개 **일회용량** 바이알 또는 **다용량** 바이알이라 부른다. 고무마개는 용기에서 약물을 엎지르는 것을 예방할 뿐만 아니라, 피부밑바늘로 다용량 바이알을 여러 번 찌를 수 있게 해준다.

당신이 앰플이나 바이알에서 뽑아낸 약물을 투여하려고 결심했을 때, 투여하기에 안전한지 확인할 필요가 있을 것이다. 앞장에서 투약의 "6R(원칙)"에 대해 배웠었다. 투약의 안전을 확인하기 위한 또 다른 방법은 "DICE"이다. "D"는 올바른 약(drug)과 용량(dose)을 의미한다. 당신이 처방된 올바른 약물을 가지고 있는지, 올바른 용량을 알고 가지고 있는지 확인하라. "I"는 약물 용기의 완전한 상태(integrity)를 의미한다. 만약 용기의 완전한 상태가 손상되었다면, 즉시 약물을 적절한 장소에서 폐기하여야 한다. "C"는 색깔(color)과 농도(concentration)를 의미한다. 그것이 나타내야 하는 색깔을 드러내는지 확실히 하기 위해서 약물의 색깔을 보라. 예를 들어, 정상적으로 깨끗한 약물은 흐리거나, 착색되거나 미립자 부스러기가 두드러지지 않아야 한다. 만약 약물이 색깔 있는 유리로 포장되어 있다면 적절한 색깔을 판별하기가 어려울 수 있다. 이런 경우, 약물을 조금 뽑아내어 깨끗한 주사기에서 점검한다. 또한, 약물이 기대되는 효과를 위하여 요구되는 정확한 농도로 준비되었는지 확인하기 위해 이름표를 점검한다. "E"는 유효기한(expiration)을 의미한다. 유효기한이 지난 약물을 적절히 처리하는지 확인하라. 언제나 약물을 다룰 때는 'DICE' 법을 적용하거나 오류를 피하기 위해 "6R(원칙)"을 수행해야 한다.

앰플은 크기와 색깔이 매우 다양하게 생산된다. 앰플을 따기 전에 꼭지 위쪽의 용액을 빼내기 위해 앰플의 꼭지 부분을 가볍게 두드려라. 앰플을 자르기는 매우 쉽지만 부서지기 쉬우므로 조심한다. 두 손가락을 이용하여 앰플을 한 손에 잡는 것이 좋다. 다른 한손으로, 거즈패드나 알코올 소독솜을 이용하여 꼭지를 잡는다. 앰플을 잡은 손을 당신과 환자로부터 떨어뜨리고 나무줄기를 반으로 나눌 때처럼 앰플 몸통의 꼭지를 얇은 목 부위에서 꺾기 위해 힘을 주어라. 유리나 약물이 튀어 다치지 않도록 항상 당신과 환자에게서 떨어져서 유리를 꺾어야 한다는 것을 명심하라. 그 꼭지는 적절한 통에 버리도록 한다.

그리고 나서, 앰플을 뒤집어, 주사바늘로 앰플에서 약을 뽑아낸다. 앰플 속의 진공상태가 약물이 흘러나오는 것을 막아줄 것이다. 반드시 앰플 안으로 공기를 주입하지 않도록 해야 한다. 그렇지 않으면 약물이 흘러내릴 것이다. 내관을 완전히 닫은 채, 주사기의 피부밑바늘을 앰플 속으로 넣고, 주사기 내관을 뒤로 당겨 앰플에서 약물을 뽑아내어라. 앰플의 몸통을 적절한 통에 버리도록 한다.

바이알에서 약물을 뽑아내는 것에는 약물의 DICE 확인 후 약간 다른 기술이 필요하다. 바이알을 사용할 때는 무균적인 기술의 사용이 매우 중요하다. 만약 고무마개를 덮은 덮개가 있다면 덮개 아래의 고무마개는 멸균상태로 간주할 수 있다. 만약 덮개를 열고 바이알의 마개를 만졌거나, 이전에 덮개가 제거되었다면 더 이상 멸균상태가 아니다. 이런 경우 **무균적인** 기술을 사용하여 새 알코올 소독솜으로 마개를 닦아야 한다. 만약 앞으로도 의심스러울 때는 알코올 소독솜으로 마개를 닦아라. 약물을 뽑아내기 위해서 바이알을 뒤집고, 주사기의 피부밑바늘을 꽂고, 뽑아낼 용액의 양과 같은 양의 공기를 바이알에 주입한다. 바이알에 주입된 공기는 용액을 뽑아내는데 도움이 될 것이고, 앰플처럼 용액이 흘러내릴 걱정이 없다. 만약 다용량 바이알을 사용하면, 바이알을 약상자나 약장의 적당한 위치에 가져다 놓는다. 만약 일회용량 바이알을 사용하면, 적절한 통에 바이알을 버린다.

어떤 용기를 사용하더라도, 합병증을 피하기 위해 투여 전에 약물 처방과 용량을 재확인하라.

▶ 장비

다음과 같은 장비를 준비한다(그림 17.3).

- ▶ 글러브
- ▶ 보호안경
- ▶ 투여할 약물
- ▶ 피하주사바늘
- ▶ 주사기
- ▶ 알코올 소독솜
- ▶ 거즈 패드
- ▶ 생물학적 위험물 버리는 통
- ▶ 주사바늘 수거통

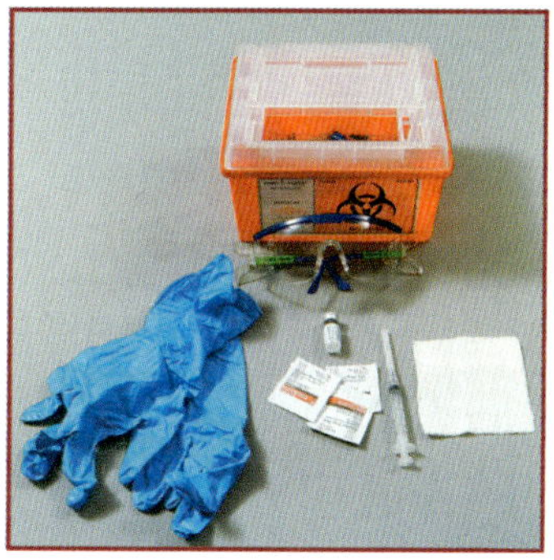

그림 17.3

평가

앰플 또는 다용량 바이알의 약물 투여가 요구되는 전형적인 환자 평가결과가 없다는 것은 분명하다. 오히려, 앰플이나 다용량 바이알로 포장된 특정 약물의 투여가 요구되는 질병의 증상과 징후 또는 상태를 확인해야 한다. 이런 모든 가능한 질병과 상태 사정 결과를 포함하는 것은 이 장에서 다루는 범위를 넘어선다; 당신은 앰플이나 바이알로 포장된 약물의 투여가 요구되는 모든 질병 과정을 익히 알고 있어야 한다.

절차 : 앰플이나 바이알에서 약물 뽑아내기

1. 감염방지를 시행한다.
   이론적 근거 : 정맥주사선, 약물, 피하주사바늘을 다룰 때 글러브와 보호안경은 잠재적으로 감염성 질병에 노출되는 것을 예방하기 위해 필요하다.
2. 약물을 뽑아내기 위해 주사기와 피하주사바늘을 조립한다(그림 17.4).
   이론적 근거 : 사용되지 않은 약물을 남기는 것은 유출이나 파손을 야기시킬 수 있는데, 이것은 물품을 지금 준비하는 것으로 예방할 수 있다.
3. 약물, 대상자, 용량, 완전한 상태, 농도, 투명도, 색깔이 정확한지 확인하라. 약물 포장의 완전한 상태와 유효기한을 확인한다(그림 17.5).

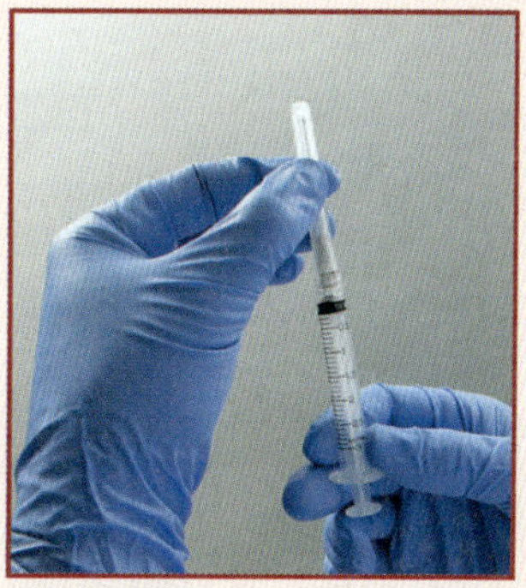

그림 17.4

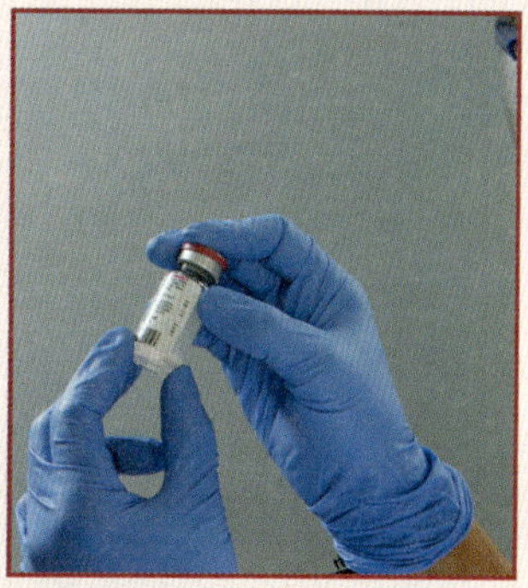

그림 17.5

절차 : 앰플이나 바이알에서 약물 뽑아내기 (계속)

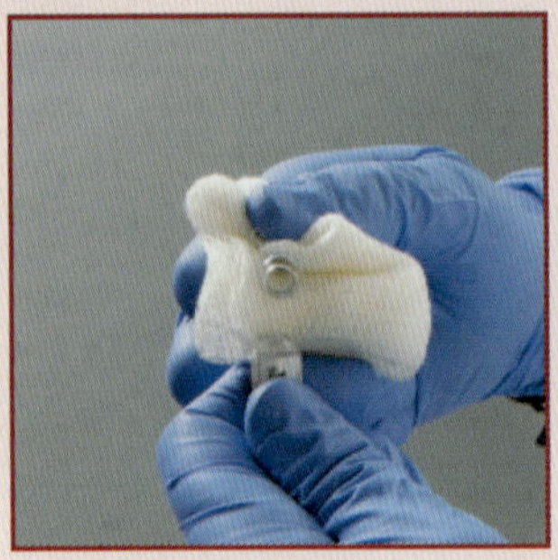

그림 17.6

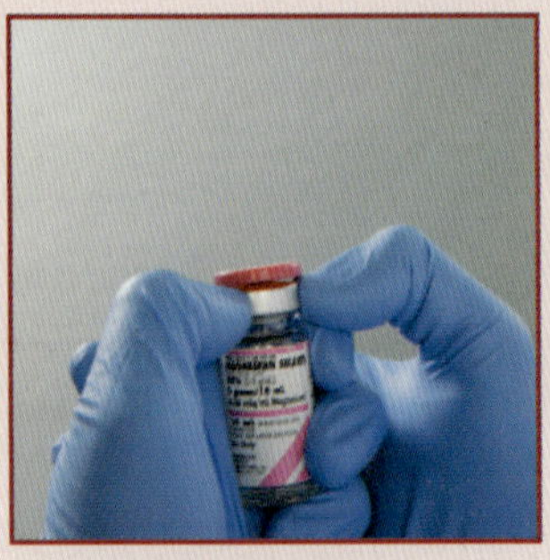

그림 17.7

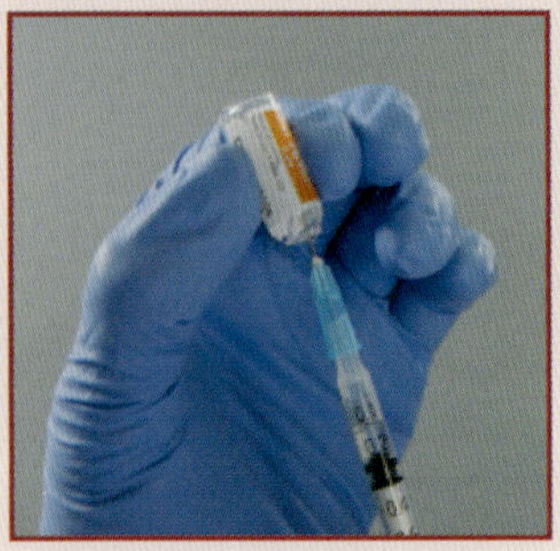

그림 17.10

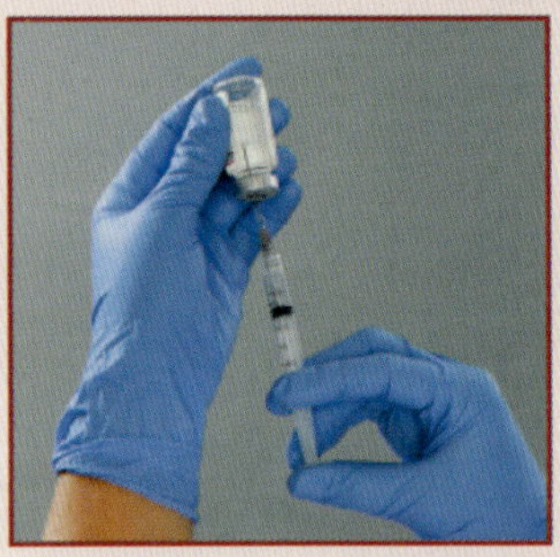

그림 17.11

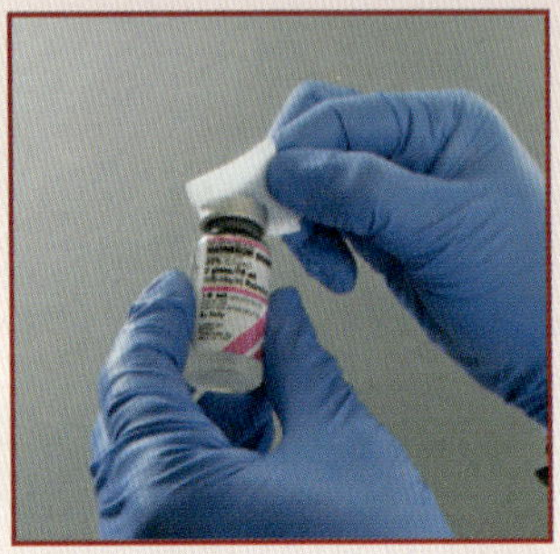

그림 17.8

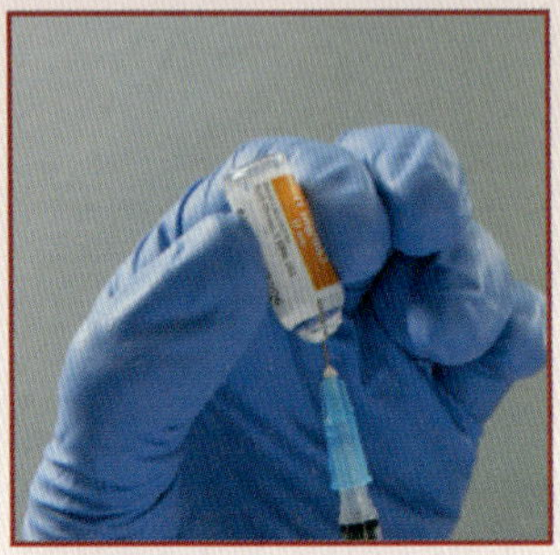

그림 17.9

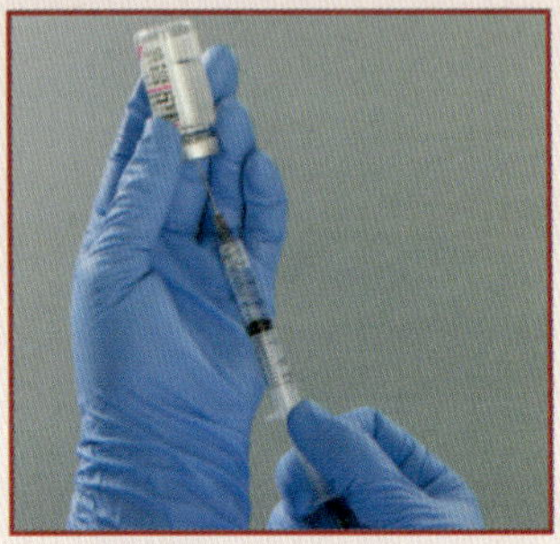

그림 17.12

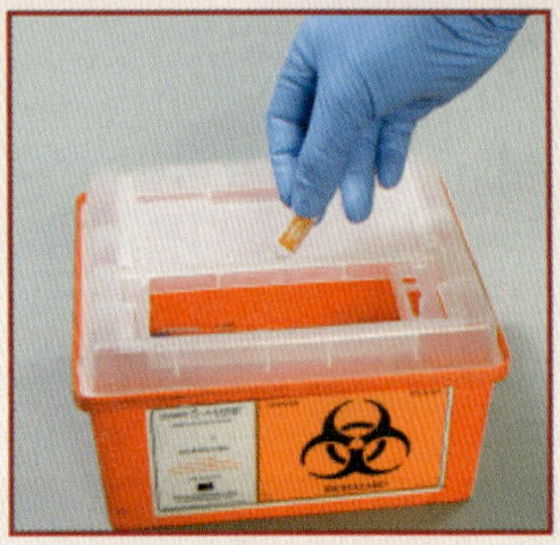

그림 17.13

이론적 근거 : 약물을 확인하기 위한 DICE의 사용은 환자에게 나쁜 결과를 유발할 수 있는 사고를 예방하는데 도움이 될 것이다.

4. 약물용기를 개방하고 만약 앰플을 사용한다면 알코올 소독솜이나 2×2거즈 패드로 손가락을 보호하면서 앰플의 꼭지를 딴다(그림 17.6). 만약 바이알을 사용한다면 보호덮개를 제거하거나(그림 17.7), 바이알을 이전에 열었다면 알콜 소독솜으로 고무마개를 닦는다(그림 17.8).
   이론적 근거 : 약물이 환경에 노출될 때 무균적인 기술을 수행하기 위해 주의하여야 한다.

소아환자 주의사항

소아 약물은 종종 예기치 못한 용량 과다를 예방하기 위해 다양한 농도로 공급된다. 만약 성인 농도가 사용되어야 한다면, 적절한 참고자료를 사용하거나 약물 오류를 막기 위해 의료지도를 받도록 하라.

5. 약물을 뽑아내기 위해 주사기와 피하주사바늘을 사용한다. 앰플의 경우, 앰플을 뒤집고, 앰플안으로 바늘을 넣어(그림 17.9), 원하는 약물의 용량을 주사기로 뽑아낸다(그림 17.10). 바이알의 경우, 바이알을 뒤집어서, 바늘을 찔러넣고, 바이알에 적은 양의 공기를 주입한다(그림 17.11)
   이론적 근거 : 공기는 바이알 안에만 넣어야 한다. 앰플의 목에는 고무마개가 없어서 공기를 주입하면 약물이 바닥으로 흘러내릴 것이다.
6. 사용한 앰플과 바이알은 지정된 통에 버리도록 한다.
   이론적 근거 : 유리, 특히 깨진 앰플 조각은 잠재적인 손상을 최소화하기 위해 신속하게 정리해야 한다.
7. 주사기를 뒤집고 조심스럽게 주사기에서 공기를 빼낸다(그림 17.14).
   이론적 근거 : 환자의 혈류로 공기가 들어가면 색전을 야기할 수 있다.
8. 환자에게 약물을 투여하기 전에 약물처방과 뽑아낸 양을 재확인한다(그림 17.15).
   이론적 근거 : 약물처방은 위험한 약물 투여 실수를 예방하기 위해 적어도 두 번 확인해야 한다.

노인환자 주의사항

노인환자는 다양한 약물을 복용하는 것 같다. 병원 전 약물 사용 시 약물 상호작용의 가능성을 배제하기 위해 환자가 복용하고 있는 처방받은 약, 일반 의약품, 생약을 확실히 확인한다.

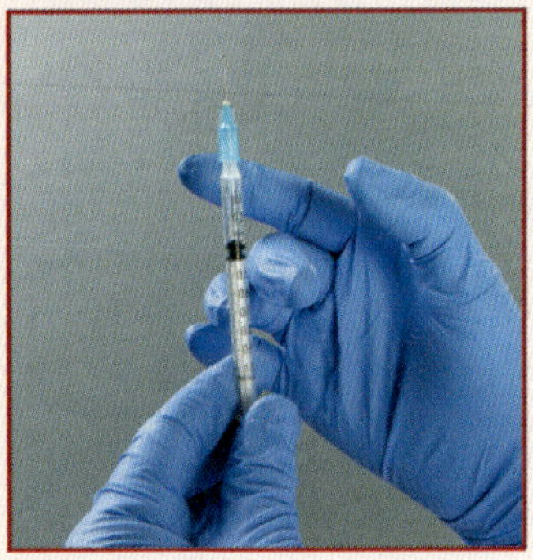

그림 17.14

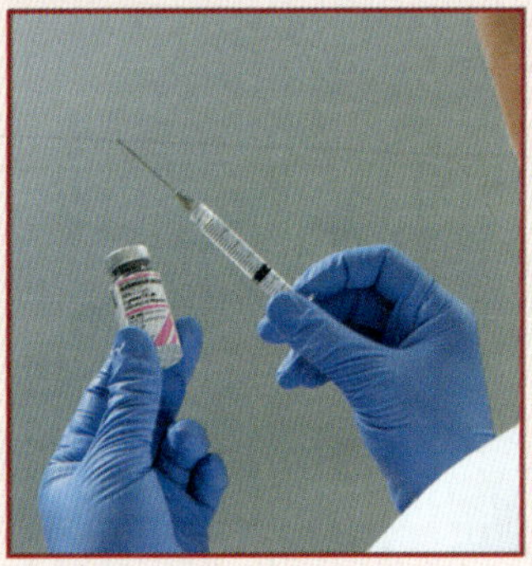

그림 17.15

이송 중 평가

한번 주사기에 뽑아낸 약물은 사용하지 않아도 남겨두지 않아야 한다는 것을 주의하라. 모든 주사기에 약물의 이름, 농도, 용량을 이름표로 붙여두는 것이 좋은 습관이다. 불행히도, 병원 전 상황에서는 대부분 약물을 뽑아낸 즉시 투여하기 때문에 이를 항상 행할 수는 없다. 그러나, 당신은 다른 환자치료가 더 긴급하여 당황하거나, 동료나 병원과 의사소통할 필요가 있기 때문에, 주사기를 내려놓고 뜻하지 않게 다른 것과 혼동할 수 있다.

때로는 약물 처방을 받지만 앰플이나 바이알에서 약물을 뽑아냈을 때, 환자의 상태가 변하여 약물이 더 이상 필요하지 않을 수도 있다. 약물을 투여하기 전에 약물 투여의 적응증이 여전히 존재하는지 확인하기 위해 환자를 평가하고, 기대했던 효과나 부적절한 효과를 확인하기 위해 투약 후 환자를 평가하라.

▶ 문제 해결

- 이 장에서 약물에 대해 알아보고 있는데, 생리식염수는 일반적으로 바이알로 포장되어 있다. 이 용액이 사실상 약물이 되지는 않음에도 불구하고, 엄밀히 말해서 절차는 같다.
- 농도가 다름에도 불구하고 많은 약물의 포장은 거의 동일하다. 항상 앰플이나 바이알에서 약물을 뽑아내기 전에 이중으로 농도를 확인해야만 한다. 잘못된 농도를 투여하는 것은 환자에게 치명적일 수 있다.
- 바이알에 공기를 넣지 않고 약물을 뽑아내는 것은 불가능할 것이다. 뽑아낼 약물의 양과 대략 비슷한 양의 공기를 바이알에 넣어야 한다.
- 만약 구급차가 이동하거나 흔들리기 때문에 앰플의 열린 목으로 바늘을 넣기가 어렵다면 덜 사용하는 손의 엄지와 검지로 앰플을 잡고, 자주 사용하는 손에 주사기 몸통의 받침대 부분을 잡고 같은 쪽 손바닥 위에서 흔들리지 않게 한다. 그리고 나면 앰플 속으로 천천히 바늘을 전진시킬 수 있다.

▶사례 연구

당신은 조개를 먹은 후 가려움과 두드러기를 호소하는 26세의 남자 집으로 출동하였다. 일차평가 후 기도가 제대로 유지된다는 것을 확인한 후, 디펜히드라민(Diphenhydramine)의 처방을 받기 위해 의료지도의에게 연락을 하였다. 지도의사는 근육내 주사 필요시 25mg을 근육내로 주사하라고 말했다. 당신은 약가방에서 디펜히드라민을 찾아 약물의 DICE를 확인하고, 2mL 바이알 안에 50mg이 들어있다는 것을 알게 되었다. 덮개가 아직 덮혀 있어서 환자에게 알레르기가 있는지 물은 후 덮개를 제거한다. 환자가 알레르기가 없다는 것을 확인한 후 디펜히드라민(Diphenhydramine) 1cc를 뽑아 무균적인 기술을 이용하여 근육내 주사 부위를 닦아내고 약물을 투여한다.

초기 이송과 환자의 재평가 후, 당신은 25mg으로 가려움과 두드러기를 완화시키는데 충분하지 않았다는 것을 깨닫는다. 당신은 알코올 소독솜으로 마개를 닦아내고, 남아있던 25mg을 뽑아내어, 약물을 투여하였다. ■

Chapter 18

기관내 약물투약

Endotracheal Medication Administration

핵심용어

- 허파꽈리(Alveoli)
- 백밸브마스크(BVM : Bag-valve mask)
- 호기말이산화탄소분압측정기(Capnometer)
- 이산화탄소검출기(CO_2 detector)
- 양압환기를 통한 약물주입(Disposition delivery)
- 발관(Extubate)
- 삽관법(Intubation)
- 산소 포화도(Oxygen saturation)
- 산소투여(Oxygenation)
- 환기(Ventilations)

학습목표

학습자들은 다음 사항을 수행할 수 있어야 한다.

- ▶ 기관내 삽관 튜브를 통한 약물 투여의 적응증을 나열할 수 있다.
- ▶ 기관내 삽관 튜브를 통한 약물 투여 시 올바른 기술 사용의 중요성에 대하여 논의할 수 있다.
- ▶ 기관내 삽관 튜브를 통한 약물 투여 시 올바른 기술상의 단계를 나열할 수 있다.
- ▶ 기관내 삽관 튜브를 통해 약물을 투여할 수 있는 시범을 시행할 수 있다.

서론

당신이 정맥내 투여나 뼈속(IO) 투여를 적용할 수 없는 상황에 놓여 있고 기관내삽관튜브를 가지고 있다면 호흡기계를 통하여 몇 가지의 약물을 선택하여 투여할 수 있다.

기관내삽관튜브를 통하여 약물투여 후 **백-밸브마스크**(BVM)를 이용하여 **양압환기**를 시행하면 허파꽈리 내로 약물이 운반되어, 허파꽈리에서 허파꽈리내 모세혈관막을 통하여 폐순환계로 흡수된다.

기관내삽관튜브를 통하여 투여된 약물은 직접 순환기로 흡수되는 것이 아니기 때문에, 정맥으로 직접 투여하는 것과 약물의 용량이 같다면, 기관내삽관튜브로 투여되는 약물의 혈청농도는 매우 낮게 된다. 많은 연구결과들은 약물의 용량을 규정 용량보다 2~2.5배 증가시킨 권장량이 필요하다는 것을 밝혀내고 있다.

기관내삽관튜브 아래쪽으로 전달된 몇몇 약물들은 투여량을 증가시키기 위해 희석될 필요가 있기도 하다.

일반적인 규칙에 따라, 충분한 양의 약이 준비되지 않았다면 기관내 경로를 통한 약물투여는 5-10cc의 증류수에 희석해야 한다.

약물이 투여되는 과정에서 기관내삽관튜브와 기도벽에 약물이 유착될 것이므로, 이것은 무엇보다 중요한 과정이다.

유착되는 것은 약물이 허파꽈리까지 도달하는 것을 방해할 것이다. 그리고 허파꽈리내 모세혈관막을 통하여 허파꽈리순환계에 흡수되지 못하게 할 것이다. 따라서 투여된 양 만큼보다 약물의 효과를 감소시킬 수 있다.

기관내삽관튜브를 통한 약물 흡수는 실행된 환기의 질과 밀접한 관련이 있다.

만약 환기의 질이 부적절하거나 환기량이 불충분하다면 전달된 약물이 제대로 흡수되지 못할 것이다. 양질의 환기가 시행되더라도 폐질환, 기관지협착, 폐부종, 기타 폐의 병변을 가지고 있는 환자들은 기관내삽관튜브를 통하여 투여되는 약물의 흡수가 심각하게 감소될 수 있다는 사실에 유의해야 할 것이다.

다음은 일반적으로 병원에 오기 전에 가장 빈번하게 기관내삽관튜브를 통하여 투여될 수 있고 폐의 중심부까지 도달할 수 있는 약물의 목록을 나열한 것이다.

- 날록손(Naloxone)
- 아트로핀(Atropine)
- 바소프레신(Vasopressin)
- 에피네프린(Epinephrine)
- 리도카인(Lidocaine)

최근에 개발된 기관내 분무기는 기관내삽관튜브 내에서 약물을 흐르게 하면서, 허파꽈리와 혈액이 가스교환하는 동안 약물을 분사할 수 있다.

때로는 기관내삽관튜브를 따라 투입되는 약물의 양과 관련한 질문이 제기된다.

부작용 없이 기관내삽관튜브를 따라 투입되는 정확한 약물의 양에 대하여 확신할 수 있다는 연구결과는 없지만, 질병 등으로 인하여 적절하지 못한 환기 상태가 되기 전에 충분한 양의 약이 기관지내에 투여될 필요가 있다는 것을 나타내는 연구들이 많이 있다.

최근의 연구들에서는 약물 투여 경로의 속성에 의문을 제기한다. 이러한 연구들은 기관내삽관튜브를 이용한 약물투여는 말초정맥과 중심 정맥, 그리고 골강내에 반복적인 약물 투여가 성공적이지 못할 경우에만 사용할 수 있는 마지막 방법으로 고려되어야 한다는 것이다. 또한 최근의 연구에서는 생리식염수 보다 증류수가 기관내삽관튜브를 통해 전달되는 약물을 희석시키는 데에 효과적인 방법이라는 것을 알아내었다.

▶ 장비

다음과 같은 장비를 준비한다.

- 글러브
- 보호안경
- 마스크
- 투여할 약물
- 10cc 주사기
- 5~10cc 증류수
- 흡인 장비
- 백-밸브마스크
- 사용되지 않은 기관내삽관튜브

▶ 청진기

평가

기관내삽관튜브를 통하여 약물투여를 희망한 환자에 대한 초기 평가는 기도 평가에 중점을 둔다. 가슴의 적절한 오르내림, 튜브내의 수분응결, 산소포화도의 증가, 맥박과 환자의 피부색 그리고 호기말이산화탄소분압측정기로 측정한 이산화탄소의 농도를 관찰하여 튜브의 위치를 재확인한다.

충분한 환기량을 확보하고, 오른쪽 주기관지에 삽관되지 않았음을 배제하기 위해 호흡음을 청진한다. 환자가 적절한 양의 호흡을 하고 있는지 확인한다. 왜냐하면 부족한 호흡량은 허파꽈리를 통해 전달되는 약물의 흡수에 영향을 줄 수 있다. 약물의 전달과 흡수에 영향을 줄 수 있는 환자의 폐질환 병력을 확인한다.

환자의 임상적인 조건이 특별히 약물치료 대한 부작용은 없는지, 그리고 기관내삽관튜브를 통한 약물투여의 가능성 등을 확인해야 한다.

절차 : 기관내 약물투약

1. 감염방지를 시행한다.
   이론적 근거 : 기관내삽관튜브를 통해 약물을 투여하는 동안 감염력이 있는 환자의 분비물이 공기를 통하여 전파될 수 있다. 글러브와 보호안경은 반드시 갖추어야 하는 필수품이다. 그리고 기도관리를 시행할 때에 마스크를 착용하는 것 또한 필수적이다.
2. 환자의 알레르기를 확인한다.
   이론적 근거 : 환자가 기관내삽관튜브를 하는 동안 안정적인지 의식을 잃을지 확인하여야 하며, 부작용의 발생을 막기 위해 알레르기가 있는지를 가족이나 보호자 또는 차트 등을 통해 확인해야 한다.
3. 포장상태, 적절한 농도, 투명도, 사용기한이 확실한 약물을 확인하여 선택한다(그림 18.1).
   이론적 근거 : 부적절한 농도, 오염되거나 사용기한이 지난 약물을 투여하는 것은 환자에게 바람직하지 못한 결과를 가져올 수 있다.
4. 약물의 정확한 용량을 결정한다.
   이론적 근거 : 기관내삽관튜브를 통해 투여되는 약물의 용량은 정맥주사를 통하여 2~2.5회 투여되는 양과 같다.

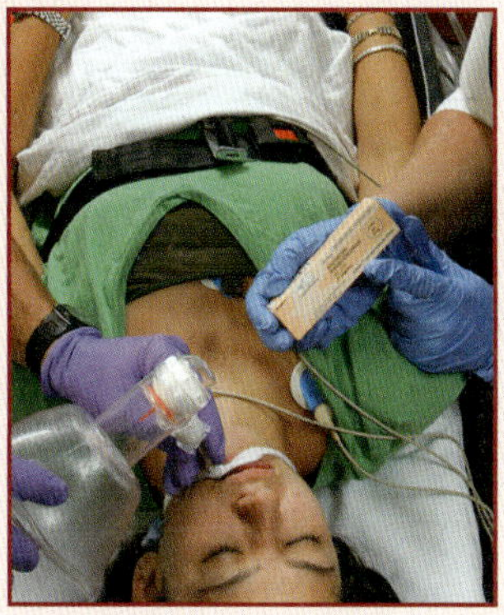

그림 18.1

노인환자 주의사항

리도카인 같은 몇 가지 약물이 노인들에게 투여될 때에는 적은 양이 투여되어야 하지만, 이러한 규칙이 몇 가지 약물이 기관내삽관튜브를 통해 투여될 때 일반적으로 적용되는 것은 아니다. 기관내삽관튜브를 통한 약물의 흡수가 아주 좋지 않을 때는 투여량을 줄일 필요는 없다.

5. 주사기에 적어도 10cc정도되는 양을 준비한다. 5~10cc의 증

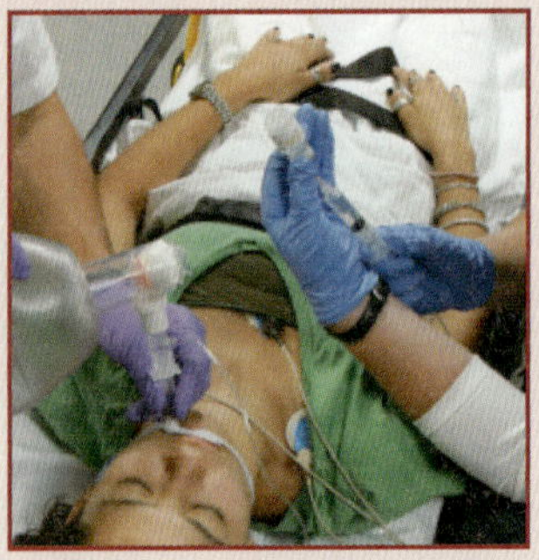

그림 18.2

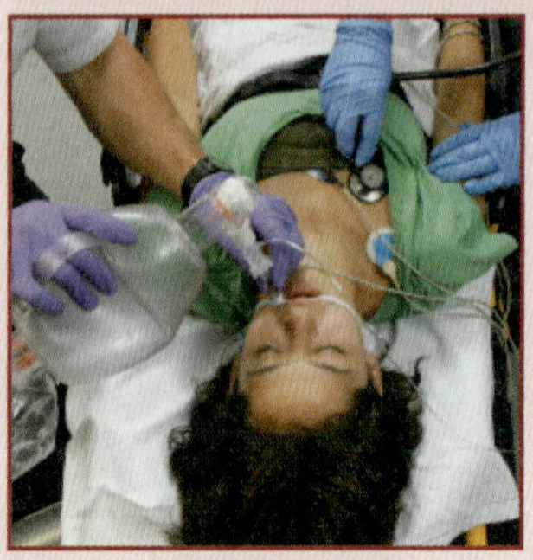

그림 18.3

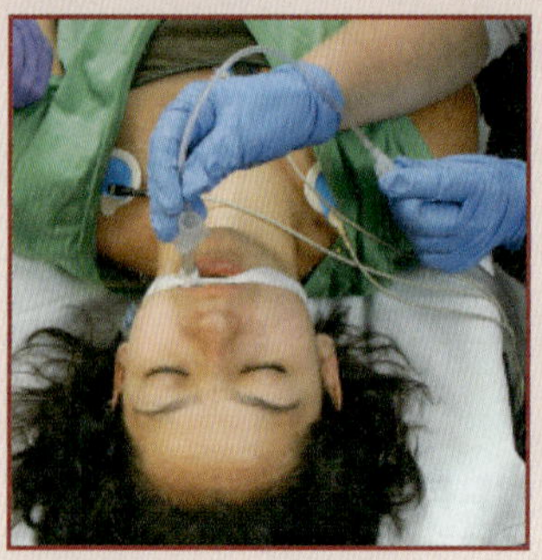

그림 18.4

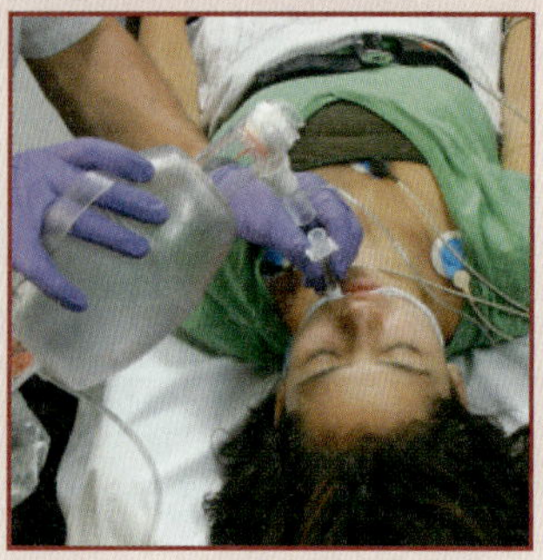

그림 18.5

류수에 약물을 희석시킨다(그림 18.2).

이론적 근거 : 튜브의 길이가 20mm를 넘고 기관지에는 해부학적 사강(dead space)이 있다. 10cc의 양은 약물이 실제로 허파조직에 도달함을 확실히 하는데 필요하다고 생각되어지는 양이다.

> **소아환자 주의사항**
>
> 소아용 기관내삽관튜브 및 소아용 기도유지기들은 더 짧고 더 날렵하며 좁게 생겼기 때문에 전체용량인 10cc 보다 적게 투여되어야 한다. 소아환자에게 기관내삽관튜브 투여 시에 일반적으로 사용되는 양은 5cc 정도이다.

6. 가슴의 오르내림을 관찰하고, 호기말 이산화탄소의 존재여부를 기록하고, 양쪽 폐의 호흡음을 청진한다. 그리고 명치부위에서 소리의 유무를 기록함으로써 기관내삽관튜브의 위치를 확인한다(그림 18.3).

   이론적 근거 : 튜브가 식도내에 잘못 위치되면 약물이 흡수되지 않는다. 오직 튜브가 기도내에 삽관될 때에만 약물투여가 가능하다.

7. 필요한 만큼 기관내삽관튜브를 흡인한다(그림 18.4).

   이론적 근거 : 약물 투여 시 폐 안에 있는 세포조직 사이의 혈액이나 구토물 같은 액체성분의 오염물질에 의하여 희석된다면 효과가 감소될 수 있다.

8. 환자에게 기관내삽관튜브를 통하여 약물을 투여하기 전에 적어도 30초 동안 100% 산소로 환기시킨다.

   이론적 근거 : 약물을 투여하는 동안 산소화와 환기가 잠시 정지될 것이다. (100% 산소)환기는 혈중 산소포화도를 충분히 높일 수 있어 산소저하로 인한 위험발생을 예방할 수 있다.

9. 가슴압박이 진행 중이었다면 가슴압박을 잠시 멈추도록 한다.

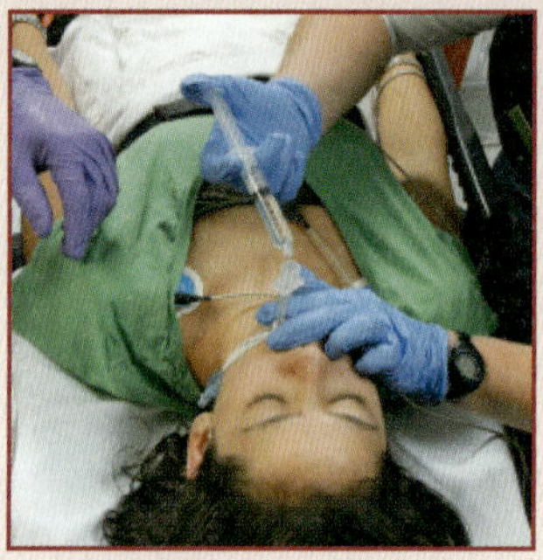

그림 18.6

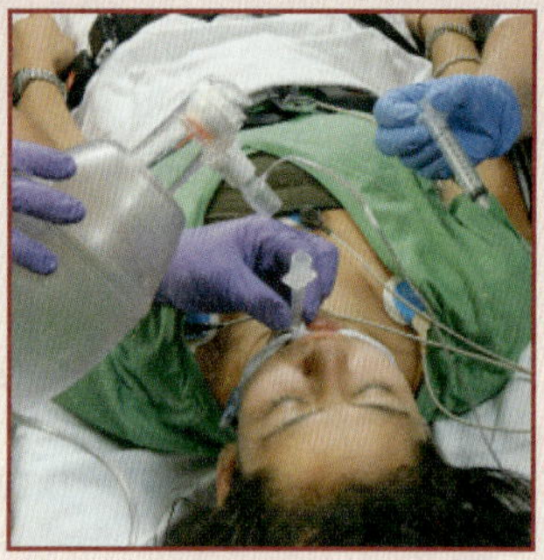

그림 18.7

   이론적 근거 : 약물을 투여하는 동안 가슴압박으로 인하여 약이 허파에 흡수되기 전 튜브로 역류될 수 있다. 그러나 어떤 경우 심폐소생술을 중지하는 것은 환자에게 좋지 않은 결과를 가져올 수 있다.

10. 백-밸브마스크(BVM)나 이산화탄소검출기가 있다면 제거한다(그림 18.5).

   이론적 근거 : 이산화탄소검출기를 통해 약물을 투여할 경우, 이산화탄소검출기가 작동되는 것을 불가능하게 할 수 있다.

11. 기관내삽관튜브 튜브 끝을 통하여 필요한 약물을 신속하게 주입한다(그림 18.6).

   이론적 근거 : 환자에게 환기가 이루어지지 않는 시간을 최소화하기 위하여 빠른 움직임이 필요하다.

12. 폐 조직에 약물전달이 유용하도록 이산화탄소검출기와 백-밸브마스크를 연결한다(그림 18.7).

   이론적 근거 : 양압환기는 허파꽈리에 더 많은 약물이 전달되어 기관지 가지와 폐순환에서 더욱 빨리 흡수될 수 있도록 도와준다(그림 18.7).

13. 기관내삽관튜브의 정확한 위치 및 상태를 계속해서 확인한다(그림 18.8).

   이론적 근거 : 백-밸브마스크와 이산화탄소검출기를 탈부착

하거나 튜브 끝에서 약물을 투여하는 등의 기관내삽관튜브를 조작하는 과정은 기관에서 튜브가 빠지거나 위치가 바뀌도록 할 수 있으며, 이것은 아주 치명적인 실수가 될 수도 있다. 그러므로 튜브를 조작하거나 만질 때에 튜브의 위치가 잘못되지 않도록 확인한다.

소아환자 주의사항

소아들의 기관은 더 작고 매우 유연하기 때문에 튜브의 위치가 잘못되기 쉽다. 필요 이상으로 튜브를 조작하지 않도록 특별히 주의하고 튜브의 정확한 위치를 계속해서 확인한다.

14. 필요한 경우 가능한 한 빨리 가슴압박을 다시 시작한다.
    이론적 근거 : 인공호흡과 같이 필요하다면 가능한 빨리 흉부압박을 수행한다. 약물 투여가 가능한 한 최소의 시간만 일시적으로 멈추어 준다.
15. 공인된 방법을 이용하여 사용한 주사기를 버리도록 한다(그림 18.9).
    이론적 근거 : 주사기 끝에 바늘이 없다면 또는 기도 분비물에 오염되지 않았다면 일반적인 쓰레기통에 폐기할 수 있다. 오염된 장비는 생물학적 유해물질 폐기 장소에 버려져야 하고 바늘은 주사바늘 수거통에 버려져야 한다.

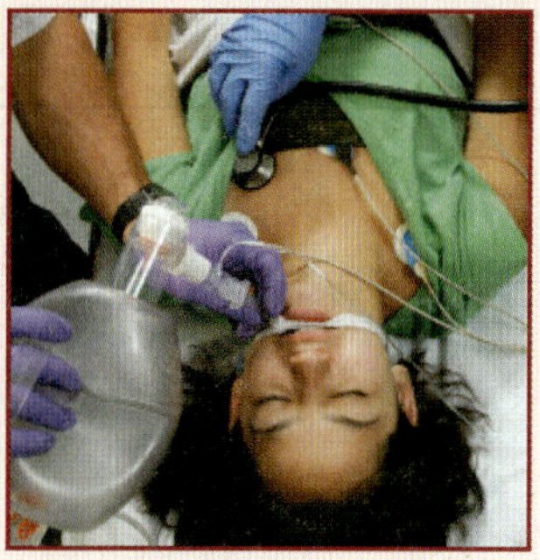
그림 18.8

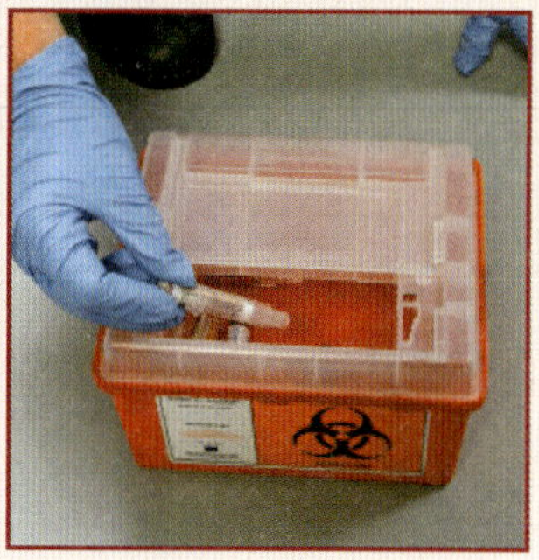
그림 18.9

16. 투약의 기대되어진 결과와 바람직하지는 않지만 언제든 발생 가능한 부작용을 위해 환자를 재평가해야 한다.
    이론적 근거 : 투약에 대한 부작용이 발생하면 보고되고 즉시 교정되어야 하기 때문이다.
17. 환자기록지에 약물명, 농도, 투여량, 투여시간, 약물의 효과들을 기록한다.
    이론적 근거 : 투약과 관련된 모든 내용은 치료의 연속성을 위해 환자기록지에 기록되어야 한다.

이송 중 평가

기관내삽관튜브를 통해 투약된 환자에 대하여 지속적인 평가의 첫 단계는 기도를 평가하는 것으로 시작되어야 한다. 기관내삽관튜브에 대하여 지속적으로 감시하고 튜브가 환자에게 잘 물려있는지, 튜브가 기관내에 잘 위치하고 있는지 등을 확인한다.

환자가 움직이거나 투약하는 동안 튜브 조작이 잘못되어 튜브가 잘못 위치해 있는지의 여부는 다음을 확인하면 알 수 있다. 약한 가슴의 오르내림, 청색증, 기관내삽관튜브 내의 응축이 일어나지 않고, 이산화탄소검출기 또는 **호기말이산화탄소분압측정기**의 변화 또는 산소포화도의 감소를 확인하면 알 수 있다. 튜브의 위치가 잘못된 것 같다면, 후두경을 이용하여 점검한다. 튜브가 기관내의 열린 성문을 통해 잘 꽂혀 있는지를 확인하라. 후두경을 통해 적절한 기관내삽관튜브의 적절한 위치를 확인할 수 없다면 즉시 **발관**하고 환자에게 관이 재삽입될 수 있을 때에 백-밸브마스크와 기본인명구조술에 따른 임시적인 방법으로 환기를 시켜준다.

모든 약물은 잠정적으로 생명을 구할 수 있다. 그러나 잘못된 약이나 잘못된 환자에게 투여되면 위험하기도 하다. 투여된 약물로 인하여 호흡 맥박 혈압 등에서 생명을 위협하는 변화들이 발생하지 않는다는 것과, 투약의 바람직한 결과를 확인하기 위해 매 5분마다 환자의 활력징후를 지속적으로 평가한다.

▶ 문제 해결

- 어떤 기관내삽관튜브는 튜브 내에 투약을 위한 연결포트를 가지고 있는 제품들이 생산된다. 이 연결 포트는 호흡에 방해를 주지 않고 투약이 가능하다.
  물론 산소공급이나 호흡이 중단되지 않고 기관내삽관튜브, 호기말이산화탄소분압측정기, 그리고 백-밸브마스크의 조작을 최소화하는 것이 환자에게 이로운 일이다.
- 약물 주입용 포트가 달린 튜브 아래로 약물을 투여하기 전에 기관내삽관튜브를 충분히 흡입하는 것은 필수과정이다. 기도내 오염물질과 섞일 때 약물의 효과는 심각하게 좋지 않을 수 있다
- 기관내삽관튜브로 투약하는 것은 정맥이나 뼈내로 약물을 투여하는 것만큼 효과적이지는 못하다. 환자관리도구로 기관내삽관튜브를 통하여 약물을 투여할 수 있으나 혈관을 통한 투여 방법에 대한 접근을 시도하는 것을 멈춰서는 안 된다. 일반적으로 소생을 위한 약물은 처음 투여 시 기관내삽관튜브를 통해 투여될 수 있다. 정맥이나 뼈내를 통한 투여는 가능한 한 빨리 이루어 져야 한다.

▶ 사례 연구

당신이 현장에 도착하였을 때 심장이 멈춘 67세 남성을 발견하였다. 응급구조사의 평가 차량이 현장에 처음 도착하였고, 당신이 도착하기 전 4분 동안 소생술을 시도하였다.

평가를 시행한 응급구조사는 환자에게 현재 심실세동이 발생하여 제세동을 하였고, 경련은 없었다고 보고하였다. 기관내삽관튜브가 있었고, 정상적인 호흡음이 들렸으며, 호흡의 양이 충분하였다. 평가 응급구조사는 정맥주사를 시도하였으나 성공하지 못하였다. 당신은 외부 목정맥 혈관확보를 시도하였으나 성공하지 못하였다.

당신은 환자의 정강이뼈 앞쪽에서 뼈내 투여를 시도하였으나 마찬가지로 성공하지 못하였다. 당신은 정맥투여나 뼈내 투여를 포기하고 확실한 기관내삽관튜브를 이용하여 에피네프린을 투여하기로 결정하였다. 당신이 증류수 10cc에 1:1,000 에피네프린 2mg를 준비하는 동안, 응급구조사에게 백-밸브마스크를 통하여 분당 20회의 속도로 100% 산소 환기를 시키도록 지시한다. 당신은 기관내삽관튜브로부터 백-밸브마스크와 이산화탄소검출기의 연결을 분리하고, 기관내삽관튜브 아래로 에피네프린을 투여한다.

가슴압박 30회와 인공호흡 2회를 5번 반복하는 심폐소생술이 시행되자, 심실세동이 제거되었으며 촉지 가능한 맥박과 동성리듬으로 회복된다. ■

Chapter 19

분무약물의 투여

Administration of Nebulized Medication

핵심용어

- 소형분무기(Handheld nebulizer)
- 약물약실(Medication chamber)
- 입에 무는 부분 (mouthpiece)
- 산소연결구(Oxygen connect port)
- T자관(T-tube)

학습목표

학습자들은 다음 사항을 수행할 수 있어야 한다.

- 소형분무기를 통해 약물을 투여할 수 있는 적응증을 나열할 수 있다.
- 소형분무기를 통해 약물이 적정하게 투여되는지의 중요성을 평가할 수 있다.
- 소형분무기를 통해 약물을 투여할 수 있는 적절한 기술을 설명할 수 있다.
- 소형분무기를 통해 약물을 투여할 수 있다.

서론

분무기는 폐에 직접적으로 분무약물을 안개형태로 전달되기 위해 사용된다. 약물은 허파꽈리모세혈관막을 통해 혈류 속으로 흡수되어지고, 이것은 약물을 투여하는 가장 빠른 비 침습적 방법의 하나이다. 투여 약물에 대한 지식은 필수적이며 적응증, 금기증, 부작용 그리고 사용량을 알고 있는 것 또한 중요하다.

소형분무기는 아래쪽에 산소배관과 연결되어지는 **약물약실**을 가지고 있다. 산소연결관은 의료공기압축기와 분무기를 연결하고 또는 대부분의 응급의료체계 내에서 고유량, 고농도의 100% 산소 공급원에서 5~8 l/min의 유속으로 전달한다. 분무약물은 약실을 통하게 되고 약실 위쪽으로 분무형태로 **T자형** 연결관 안으로 흐르게 된다. **입에 무는 부분**과 구부러진 관은 T자형 연결관 어느 쪽과도 연결할 수 있으며 환자는 분무기의 입에 무는 부분을 이용하여 호흡을 통해 분무약물을 흡입한다. 날숨은 **산소 연결 배출구**를 통한 분무제의 급속한 배출에 의해 나타난다. 환자가 그의 입에 분무기를 사용할 때 그리고 적절한 호흡수와 일회호흡량이 유지되기 위해서는 분무약물이 전달되는 과정에서 충분히 주의할 것이 요구된다.

분무기를 사용하는 적응증에 기관지수축과 흡입된 공기를 가습하는 것도 포함된다.

▶ 장비

다음과 같은 장비를 준비한다(그림 19.1).

- ▶ 글러브
- ▶ 보호안경
- ▶ 약물
- ▶ 소형분무기
- ▶ 연결 관
- ▶ 분무기 약실
- ▶ T자형관
- ▶ 6인치 구부러진 관
- ▶ 입에 무는 부분
- ▶ 산소공급 탱크

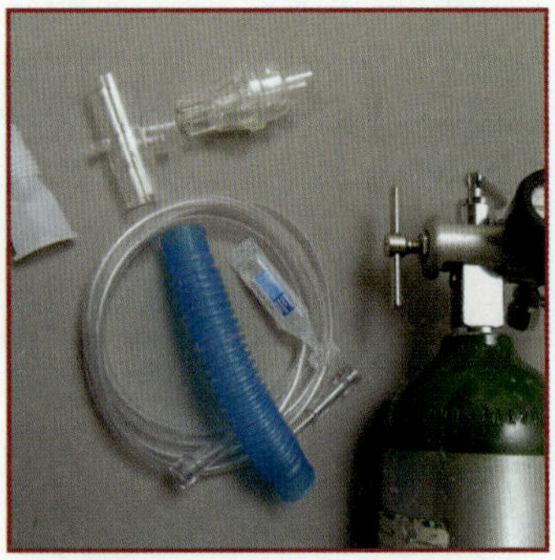

그림 19.1

평가

기관지 수축에 의한 이차적인 호흡곤란을 가진 환자는 분무기에 의한 약물투여를 필요로 할 것이다. 전형적인 징후와 증상은 호흡곤란, 짧은 호흡, 빠른 맥박, 감소된 SaO_2, 차고 창백하고 축축한 피부, 코의 벌렁거림, 근육뒤당김, 부속근육사용, 오므린 입술로 하는 호흡을 포함한다. 폐음의 청진 상 쌕쌕거림을 나타내고 심각한 기관지수축에서는 심하게 감소되거나 또는 사라진 허파음이 들린다.

기관지 수축에 의한 이차적인 호흡곤란을 가지고 있는 것이 확인된 후, 환자가 의식이 있고 명료하면 간단한 설명으로 분무기를 사용하는 것을 동의할 수 있다.

부가적으로, 기도원위부를 통해 충분한 양의 약물이 전달될 수 있도록, 적정한 호흡수와 일회호흡량을 보장한다.

절차 : 분무약물 투여

1. 감염방지를 시행한다.
   이론적 근거 : 글러브 착용과 눈의 보호는 감염질환에 노출되지 않기 위한 최소한의 조치이다.
2. 약물투여 시 환자에 대한 "6R(원칙)"을 명심하고 지키도록 한다.
   - ▶ 정확한 환자
   - ▶ 정확한 약물
   - ▶ 정확한 용량
   - ▶ 정확한 투여경로
   - ▶ 정확한 시간
   - ▶ 정확한 기록

   이론적 근거 : "6R(원칙)"은 어떠한 약물을 투여하더라도 올바르고, 안전한 절차를 위해 사용하고 지켜야 한다. "DICE"는 몇몇 체계 안에서 사용되는 다른 약물확인 방법이다.
3. 환자에게 절차를 설명하시오(그림 19.2).
   이론적 근거 : 이 처치가 적절하게 이루어지기 위해서는 환자의 도움이 필요하다. 이 처치는 환자의 도움이 없이는 약물의 흡수에 더 작은 효과를 보게 된다. 환자가 처치를 이해했다면 환자는 더 협조적으로 보일 것이며, 환자가 처치를 이해할 수 있는 방법으로 설명하는 것이 필요하다.

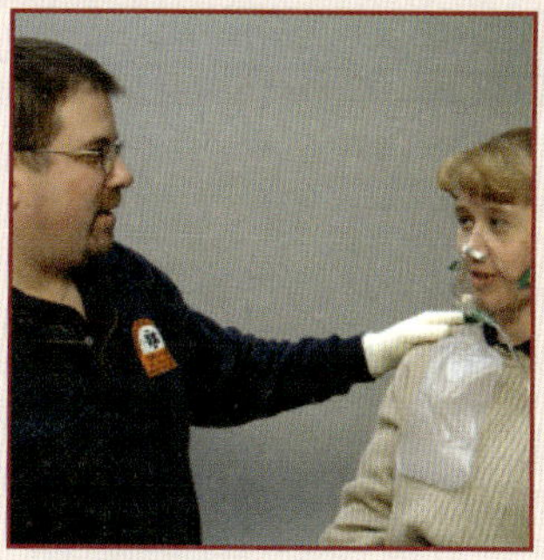
그림 19.2

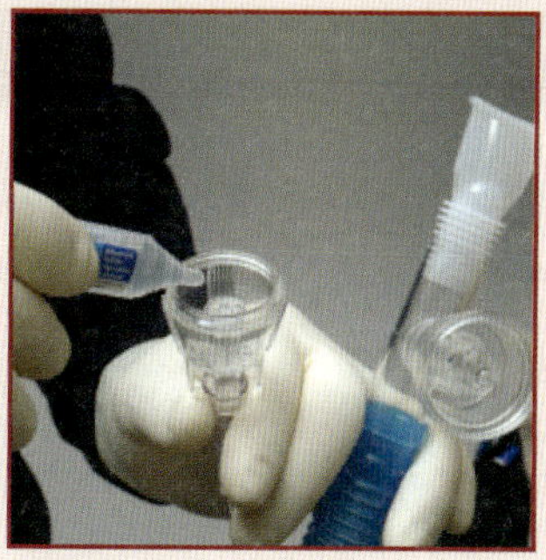
그림 19.3

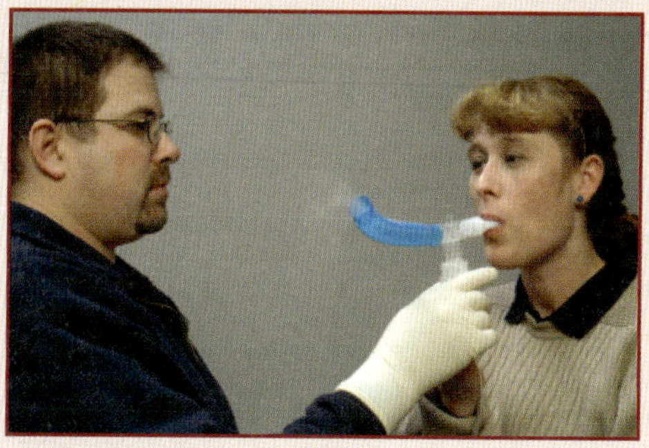
그림 19.6

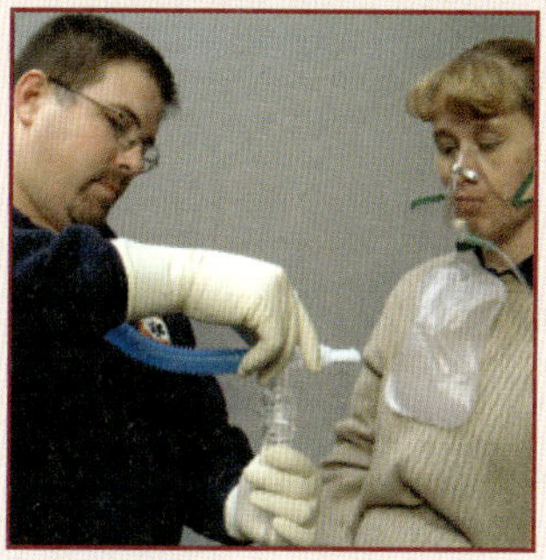
그림 19.4

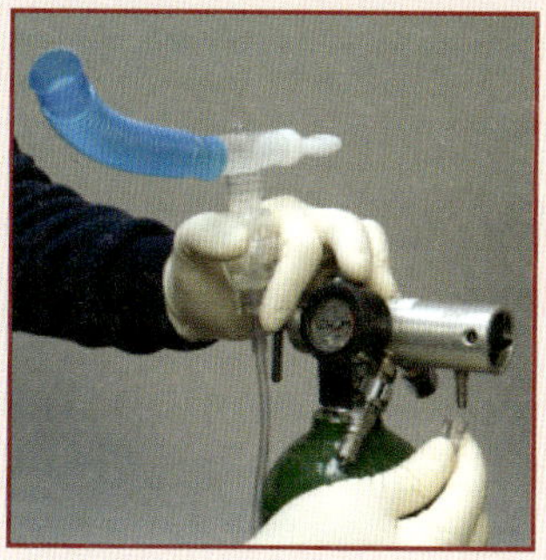
그림 19.5

4. 분무기 약실의 뚜껑을 연다.
   이론적 근거 : 분무약물을 넣기 위해 약실을 연다.
5. 처방된 약물을 넣도록 한다(그림 19.3).
   이론적 근거 : 약물이 산소와 섞일 때까지 그곳에 담겨져 있을 것이다.
6. 뚜껑을 닫는다.
   이론적 근거 : 정확한 용량과 농도로 환자에게 전달되기 위해 약물이 담긴 약실의 뚜껑을 닫는다.
7. 분무기 약실에 T자형관을 연결한다(그림 19.4).
   이론적 근거 : T자형관은 구부러진 관과 입에 무는 부분 사이 도관으로 사용된다.
8. 입에 무는 부분 끝과 TT자형관의 끝 그리고 구부러진 관의 다른 끝을 연결한다.
   이론적 근거 : 입에 무는 부분은 그 환자에게 분무기를 사용하는 것이 상대적으로 편안하고 편리하게 사용되어진다.
9. 산소공급장치에 분무기를 연결하고 분당 6리터로 조정한다. 당신은 구부러진 관과 입에 무는 부분 양쪽에서 나오는 안개 형태의 분무를 보게 될 것이다(그림 19.5).
   이론적 근거 : 약물의 흡입을 위해 산소공급장치에서 분무하는 것이 필요하다.
10. 환자에게 가능한 한 똑바로 앉을 수 있는지 묻는다.
   이론적 근거 : 똑바로 앉는 것은 가슴안 내 폐의 최대 확장을 돕는다.
11. 당신이 분무기를 잡고 있거나 환자에게 환자의 손으로 분무기를 잡을 수 있는지 묻는다. 환자의 입에, 무는 부분을 완전하게 위치시키도록 한다. 그리고 입술은 입에 무는 부분 주위를 빈틈없이 막아야 한다. 입을 통해 깊고 느리게 호흡하라고 요구한다(그림 19.6). 때때로 약실 벽에 붙어 있는 약물을 떨어뜨리기 위해 약실을 흔드는 것이 필요할지도 모른다.
   이론적 근거 : 만약 환자가 입에 무는 부분 주위를 빈틈없이 막을 수 없다면 약물은 환자에게 흡입되는 대신에 공기 속으로 유출되고 결과적으로는 복용량이 감소된다.
12. 이 치료는 약물의 충분한 양이 투여될 때까지 계속되어야 한다.
   이론적 근거 : 환자가 호전되었다고 느끼더라도 약물투여는 계속하라. 약실은 환자에게 필요한 양이 투여되기 전에 비워지게 된다.
13. 환자에 대한 기대되는 약물의 효과 및 잠재적인 부작용에 대하여 환자의 재평가를 시행한다.
   이론적 근거 : 약물의 적절치 못한 효과를 즉시 바로잡고 관찰해야 한다.
14. 환자치료보고서에 투여한 약물의 농도, 용량, 시간 그리고 환자에 대한 효과를 기록하라.

이송 중 평가

환자에게 약물이 투여된 후 약물의 요구되는 효과 뿐만 아니라 예상되지 못한 영향과 부작용에 대해 관찰한다. 부가적으로 가려움증, 호흡곤란 또는 빠른 맥박과 같은 부작용에 대해 관찰한다. 약물에 대한 알레르기 또는 과민반응을 나타낼 수 있다. 이와 같은 결과는 의료지도의사에게 즉시 보고하고 증상에 대해 즉각 처치를 시행한다.

활력징후는 모든 약물의 투여 전 · 후에 측정하여야 한다. 몇 가지 활력징후는 병원 이송 도중에 제공한 처치의 결과로서 환자의 증상이 완화되었거나 악화되는 것을 확인하는데 도움을 준다. 모든 환자는 병원 도착 전에 최소한 두 번 이상 활력징후를 확인하여야 한다.

▶ 문제 해결

- ▶ 만약 환자가 분무기를 사용하기 위한 호흡수와 일회호흡량이 충분하지 않다면 그녀의 입에서 장비를 사용할 수 없다. 비재호흡마스크를 제거하고 마스크 아래쪽을 약실(T자형관, 입에 무는 부분, 구부러진 관 없이)을 직접 집어넣는 것을 고려한다. 당신은 환자에게 분무기를 적절하게 위치시킬 필요성이 없어지고 보통의 경우처럼 마스크를 사용할 수 있다.
- ▶ 만약 환자가 기관지경련에 의한 심각한 호흡기능상실으로 분무기를 사용하기 위한 호흡수 또는 일회호흡량이 충분하지 않다면 백-밸브마스크를 통한 약물의 투여를 고려한다. 많은 백-밸브마스크는 사용하기 쉬운 분무배출구가 있고 그렇지 않은 일반적인 연결장치의 백-밸브마스크를 이용할 수 있다. 당신이 그 장비를 사용하는 것이 익숙해지면, 환자가 그것을 필요로 할 때 가장 유익하게 사용할 수 있다.

▶사례 연구

68세 여성 환자가 35분 동안 숨이 찬 것을 경험한 후 응급의료체계에 도움을 요청하였다. 당신과 다른 구급대원이 도착하였고 당신은 현장을 안전하게 확보한 후 글러브와 보호안경을 착용한다. 집안으로 들어갔을 때 당신은 삼각자세(tripod position)를 취하고 있는 환자를 부엌에서 발견하였다. 그녀는 얕고 빠른 호흡으로 겨우 두 세 마디의 말을 할 수 있었다. 환자의 남편이 현장에 있었고, 환자에 대한 병력을 제공할 수 있었다.

남편은 그녀가 40년 동안 하루에 한 갑의 흡연을 했으며, 5년 전에 만성폐쇄성폐질환을 진단받았다고 이야기했다. 환자는 필요에 따라 집에서 산소를 사용하였으며, 현재 증상이 나타나기 전 환자는 그녀의 애완견과 함께 한 블록을 산책 후 막 돌아왔다. 1차 평가 동안 혈압은 146/82; 심박동수는 126회; 피부는 차갑고 창백했으며 축축하였다; 분당 40회의 쌕쌕거림; 호흡보조근육을 사용하고 있었다.

환자가 알부테롤에 알레르기가 없는 것을 확인한 후 Online 의료지도를 참고하고 알부테롤 2.5mg을 처방하였다(생리식염수 2.5cc에 희석된 0.5% 용액 0.5cc). 당신은 분무 약물 투여를 준비하고 환자에게 절차를 설명한 후 약물투여의 '6R(원칙)' 을 확인한다(정확한 환자, 정확한 약, 정확한 용량, 정확한 경로, 정확한 시간 그리고 정확한 기록).

당신은 분무기의 약실에 분무약물을 채우고 산소공급 장치에 연결한 다음 분당 6리터로 조정하였다. 입에 무는 부분과 구부러진 관 밖으로 분무가 보여 지고 당신은 환자의 손에 분무기를 들게 한 후, 사용하는 동안 입에 무는 부분을 빈틈없이 막은 상태로 느리고 깊게 호흡하도록 설명했다. 이송을 준비하는 동안 환자는 가능한 한 앉은 자세를 유지하도록 한다. 약물투여가 끝나자마자 당신은 환자를 재평가하고 절차를 기록한다. 응급부서는 보고된 것을 가지고 필요에 따라 이차 처치를 제공하기 위해 지시를 내린다. 환자는 편안해졌고 잘 호흡하고 있었으므로 이차 처치는 필요하지 않다. 응급의료진에게 인계되어지는 동안, 환자가 단지 1회분의 알부테롤을 투여받았다고 당신은 그들에게 전달했다. ■

MEMO

Chapter 20

근육내 투약

Intramuscular Medication Administration

핵심용어

- 부작용(Adverse effect)
- 앰플(Ampules)
- 무균법(Aseptic technique)
- 흡인물(Aspirate)
- 바늘 끝 경사면(Bevel)
- 어깨 세모근(Deltoid muscles)
- 글루카곤(Glucagon)
- 큰볼기근(Gluteus maximus muscle)
- 피하주사바늘(Hypodermic needle)
- 넙다리곧은근(Rectus femoris)
- 가쪽넓은근(Vastus lateralis muscle)
- 바이알(Vials)
- 와파린(Warfarin)

학습목표

학습자들은 다음 사항을 수행할 수 있어야 한다.

- ▶ 근육주사로 투약 가능한 적용사항을 열거할 수 있다.
- ▶ 근육주사 투약의 중요성을 설명할 수 있다.
- ▶ 근육주사를 통하여 투약하는 적절한 방법을 설명할 수 있다.
- ▶ 근육주사를 통한 투약을 시범 보일 수 있다.

서론

근육주사는 약물을 혈류내로 흡수될 수 있도록, 깊은 근육 조직속으로 주입하는 것이다. 수의근에는 약물의 흡수를 높일 수 있도록 혈관이 풍부하다. 근육주사를 통한 약물 흡수정도는, 정맥주사보다는 느리지만 피하주사 보다 빠르다.

일반적으로 근육주사를 가장 많이 이용하는 근육은 위팔의 **어깨세모근** 뒤쪽과 엉덩이의 **큰볼기근**(**대둔근**), 넙다리 측면의 **넙다리 곧은근**과 **가쪽 넓은근**이다(그림 20.1).

근골격계를 잘 이해하는 것은 정확한 주사부위를 찾는데 매우 필요하다.

대부분의 응급의료체계에서는 근육주사 부위로 어깨세모근을 가장 많이 이용한다. 투여할 투약 용량에 따라 근육주사 부위는 다양하다. 2.0mL까지 용량은 어깨세모근을 이용하며, 5.0mL까지의 용량은 가쪽 넓은근, 넙다리 곧은근을 이용할 수 있다. 5.0mL이상 되는 용량은 뒤쪽 볼기근을 이용한다.

주사기 선택은 주사하려는 약물에 따라 다르다. 주사바늘의 길이도 고려해야 하는데, 피하지방층의 두께와 근육두께에 따라 다르다. 너무 짧은 주사침은 피하에 약물이 주입될 우려가 있으며, 너무 기다란 주사침은 뼈에 부딪칠 우려가 있다. 근육내에 약물 투여는 반드시 몇 초가 지나도록 서서히 주입시켜야 하는데 그 이유는 주사통증 발생과 근육 자체의 압력에 의해 약물이 다시 피부로 빠져나갈 수 있기 때문이다.

투여될 약물에 대한 지식은 필수적이며 적응증과 금기증, 부작용과 사용량에 대한

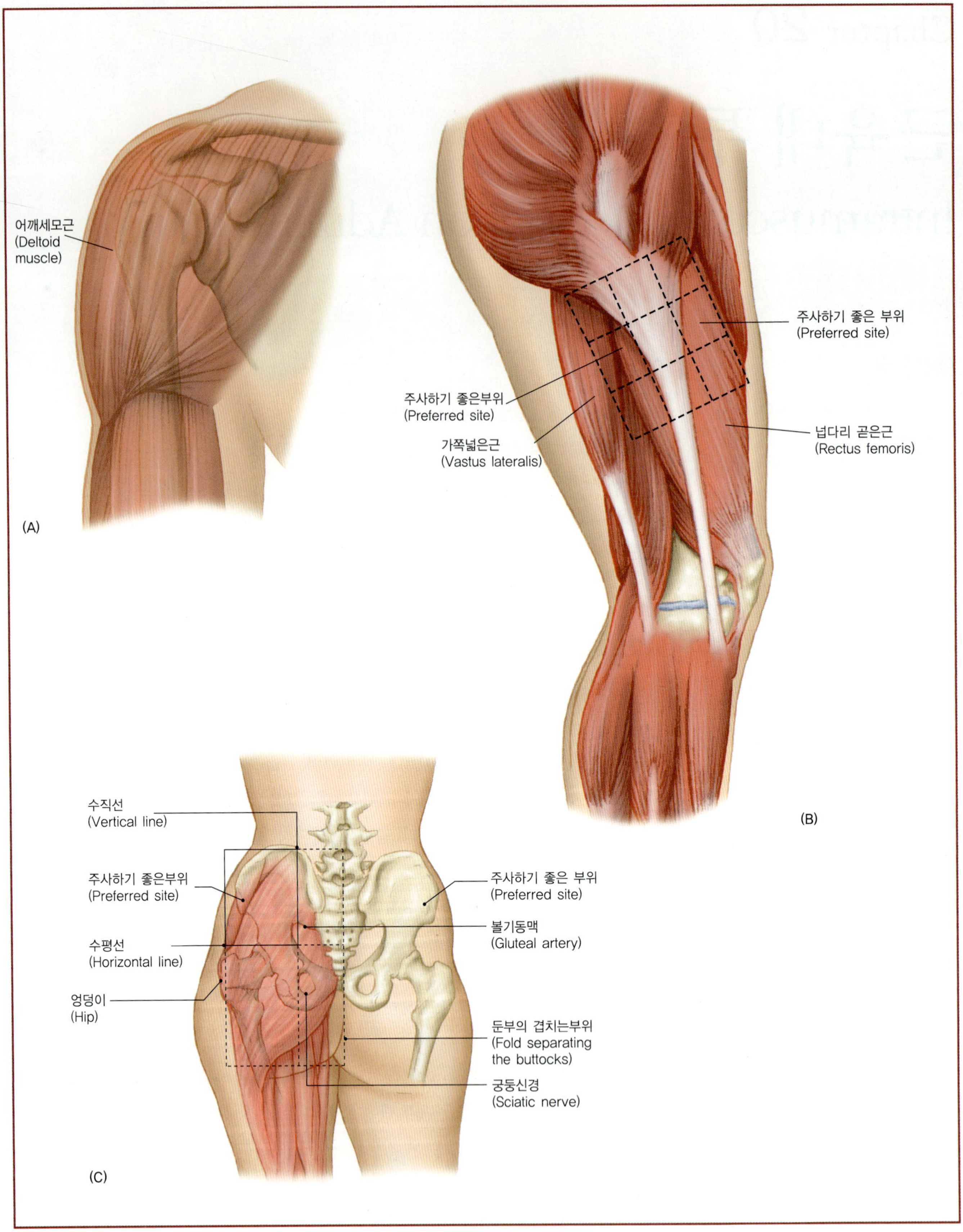
어깨세모근
(Deltoid
muscle)
(A)
주사하기 좋은 부위
(Preferred site)
주사하기 좋은부위
(Preferred site)
가쪽넓은근
(Vastus lateralis)
넙다리 곧은근
(Rectus femoris)
(B)
수직선
(Vertical line)
주사하기 좋은부위
(Preferred site)
수평선
(Horizontal line)
엉덩이
(Hip)
주사하기 좋은 부위
(Preferred site)
볼기동맥
(Gluteal artery)
둔부의 겹치는부위
(Fold separating
the buttocks)
궁둥신경
(Sciatic nerve)
(C)

그림 20.1

지식은 치료의 확실성과 투약 사고 예방에 필수적이다.

▶ 장비

다음과 같은 장비를 준비한다(그림20.2).

- ▶ 글러브
- ▶ 보호안경
- ▶ 투여할 약물
- ▶ 3cc주사기
- ▶ 약물 흡입용 18게이지 피하주사바늘
- ▶ 20–22게이지, 3/8인치에서 1인치 길이 주사바늘(약물 투여용)
- ▶ 알코올 소독솜
- ▶ 2×2 거즈 패드
- ▶ 붕대
- ▶ 주사바늘 수거통

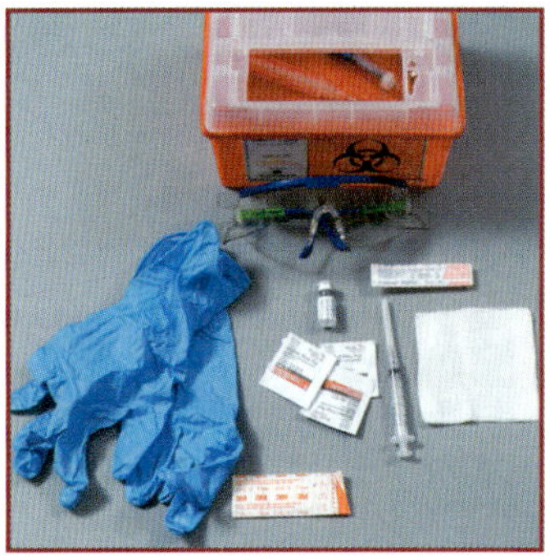

그림 20.2

평가

신체분비물 격리를 시행한다. 편안한 자세를 취해주며, 기도유지, 호흡, 맥박 등을 포함한 1차 평가를 확인한다. 활력징후와 의식수준을 세밀하게 평가하고 어떠한 생명 위협 징후나 증상이 발견되면 확인되는 즉시 치료해야 한다.

병원 전 상황에서 근육주사는 몇몇 상태에서만 사용할 수 있는데, 저혈당인 경우에 글루카곤 주사, 간질 경련 시 미다졸람, 진통제인 모르핀을 제외한 경우 외에는 많이 사용하지 않는다. 응급상황은 너무나 다양하므로 응급구조사는 근육주사가 요구되는 모든 질환의 임상증상이나 징후를 잘 알고 있어야 한다.

주사부위는 잘 노출되어 있어야 하며 표면에 혈관이나 반점, 부종, 타박상, 궤양 등이 없어야 한다. 또한 주사 전에 말초 순환상태를 확인하여 전신순환으로 충분히 약물이 전달될 수 있는지 사정해야 한다. 만약에 적절한 순환이 이루어지지 않으면, 약물투여 경로를 정맥주사 같은 다른 방법으로 바꾸는 것도 고려해야 할 것이다.

약물투여 전에는 반드시 정확한 환자, 정확한 약물, 정확한 용량, 정확한 시간, 정확한 경로, 정확한 기록인지를 확인하도록 한다. 또한 투약약물에 대한 알레르기 여부와 투약 후 즉시, 원하지 않은 부작용이 발생하는지를 확인하여야 한다.

절차 : 근육내 투약

1. 감염방지를 시행한다.
   이론적 근거 : 근육주사하는 동안 주사바늘이 정맥을 찌를 수 있는데, 그때 혈액이 뻗쳐 나올 수 있다. 근육주사 전에 글러브, 보호안경을 착용하여 혈액 전파 병원체에 노출되지 않도록 한다.
2. 근육주사 절차를 환자에게 설명하고 투약하려는 약물에 알레르기가 있는지 반드시 확인한다.
   이론적 근거 : 근육주사는 찌를 때 마치 벌에 쏘일 때처럼 아프다. 주사 전에 설명을 하여 주사하는 동안 환자가 움찔하거나 움직이는 것을 줄일 수 있고, 반복하여 주사 맞는 것을 막을 수 있다. 알고 있는 약물 알레르기는 모든 주사에 반드시 금기사항이다.

소아환자 주의사항

알레르기 여부를 설명할 수 없는 소아환자인 경우, 처음에 소아환자에게 물어본 후 생명위협의 알레르기가 있는지 부모나 양육자에게 반드시 확인하도록 한다.

3. 정확한 약, 정확한 용량, 정확한 농도, 정확한 투여 경로, 정확한 환자, 정확한 기록 인지를 확인한다(그림 20.3).
   이론적 근거 : 약물의 종류와 용량 또한 환자에 대한 투약 실수는, 효과 부족 상태에서부터 최악의 경우 사망까지 다양하게 발생한다. 또 어떤 약물은 IM, SQ, IV의 경로로 투약할 수 있지만 특정 상태에서는 오직 일정한 농도만이 효과적이거나 일정한 경로만을 이용해야 한다.
4. 3cc주사기와 18게이지 주사바늘을 함께 준비한다(그림 20.4).
   이론적 근거 : 어떤 종류의 **앰플**이나 **바이알** 약제는 반드시 **피하주사바늘**을 이용하여 약물을 빼내기도 한다.
5 적당량의 약물을 앰플이나 바이알에서 뽑아내도록 한다(그림 20.5).
   이론적 근거 : 약물이 주사기로 빠져나오지 않으면, 피부밑 주사용 바늘을 이용하여 뽑아내도록 한다.
   투약하려는 용량만큼만 뽑아내는 것이 과량의 약물이 투여되는 것을 예방할 수 있다.
6. 한 가지 약물을 뽑아낸 후 적당한 크기의 근육주사용 주사바늘로 바꾸도록 한다.
   이론적 근거 : 종종 근육주사용 20~22게이지 주사바늘 보다 굵은 18게이지 주사바늘을 약물을 뽑아내는데 이용한다. 또한 주사바늘을 바꾸는 것이 **무균법**을 지키는데 도움이 된다.

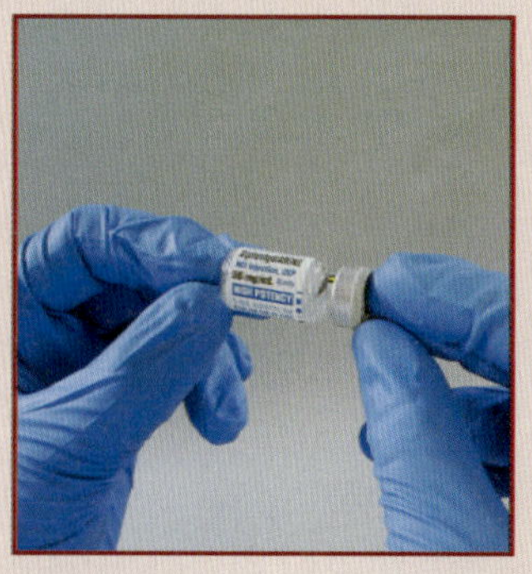

그림 20.3

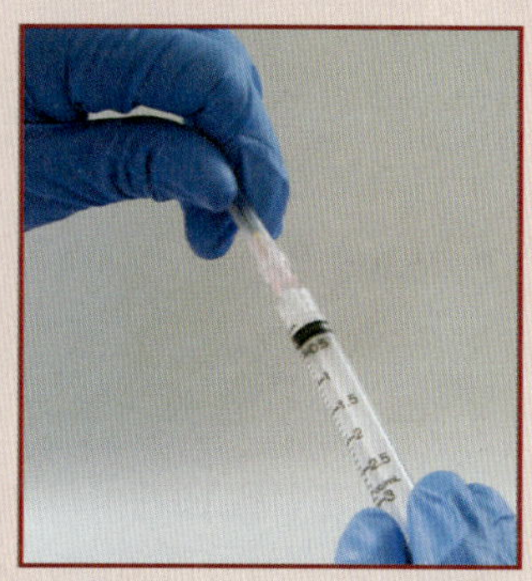

그림 20.4

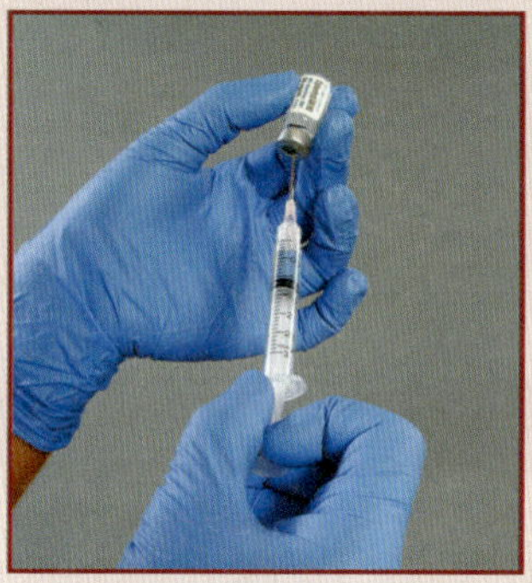

그림 20.5

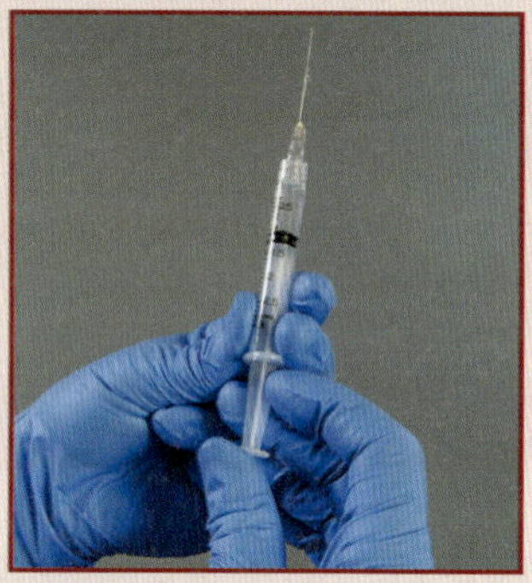

그림 20.6

7. 주사기로부터 공기를 조심하여 배출시키도록 한다. 다량의 약물이 빠져나가지 않도록 하여 정확한 용량이 주입될 수 있도록 한다(그림 20.6).
   이론적 근거 : 다량의 공기 주입은 환자에게 공기 색전을 일으킬 수 있다.
8. 정확한 약물, 정확한 농도, 정확한 용량, 정확한 투여경로, 약물의 유효기간을 재확인한다.
   이론적 근거 : 전형적인 병원 전 투약 오류 유형을 보면 투약 환자가 바뀌거나, 보조자가 다른 부위에 주사하는 것, 응급구조사가 산만하여 투약을 혼동하는 것 등이다.
   두 번째 점검사항인 올바른 농도의 중요성은 치명적인 오류를 줄이기 위해, 주사하기 바로 전에 반드시 점검해야 한다.
9. 적당한 손가락 모양으로 정확한 근육주사 부위를 선택한다. 어깨 세모근이 많이 이용되고 있다.
   이론적 근거 : 신중히 주사부위를 선택한다. 근육주사 부위는 깊기 때문에 적당한 근육량이 잡히도록 하여 주사바늘이 뼈에 부딪치는 것을 방지한다.

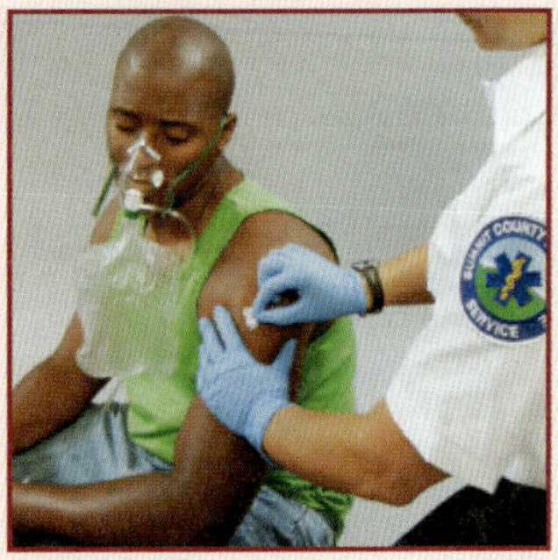

그림 20.7

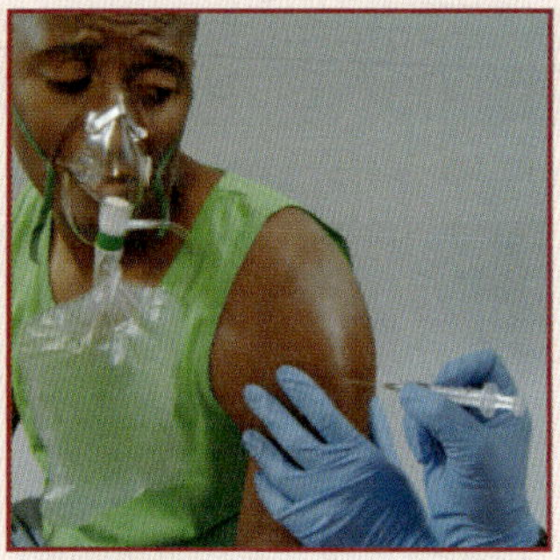

그림 20.8

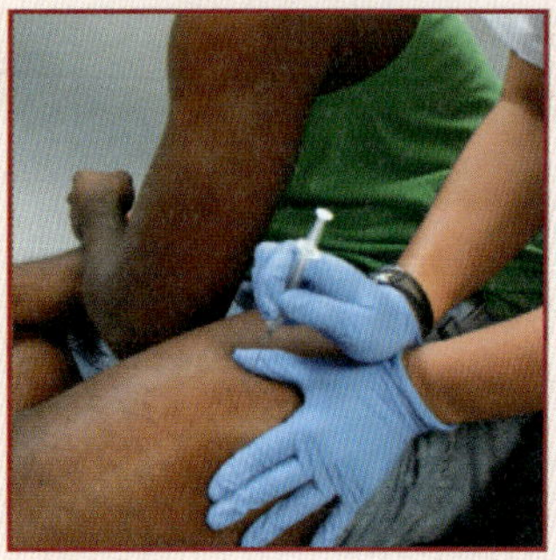

그림 20.9

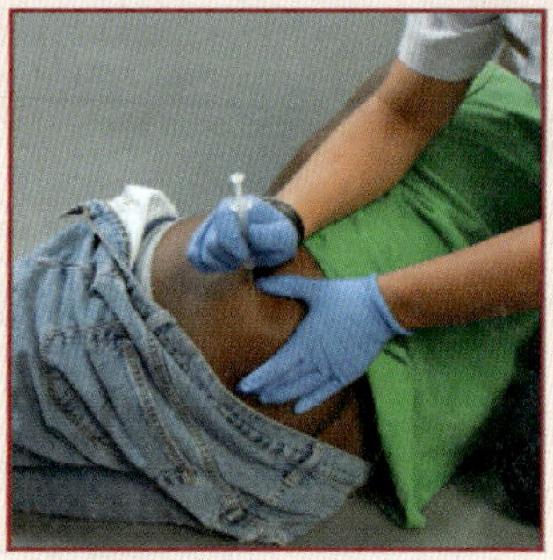

그림 20.10

소아환자 주의사항

성인의 경우 어깨세모근이 일반적인 주사부위이나 소아는 어깨세모근이 발달해 있지 않다. 소아나 영아인 경우에는 넙다리네갈래근이나 볼기근을 많이 이용한다.

10. 주사부위는 알코올 소독솜을 가지고 안쪽에서 바깥 방향으로 둥글고 넓게 피부를 소독한다(그림 20.7).
 이론적 근거 : 피부 소독을 둥근 모양으로 넓게 하면, 피부 표면으로부터 실제 주사부위로 균이 들어가는 것을 예방할 수 있다.

노인환자 주의사항

일상생활이 불편하거나 도움이 필요한 노인환자는 피부 위생이나 목욕하는 데 제한이 따르게 된다. 따라서 죽은 세포나 오염, 세균이 피부 표면에 존재해 있으므로 이것들을 제거하는 것이 필요하다. 필요하다면 여러 번 알코올 소독솜으로 주사부위를 소독하도록 한다.

11. 주사 부위가 오염되지 않도록 피부를 잡아당긴다.
 이론적 근거 : 피부를 잡아당기는 것은 주사바늘이 근육 속으로 저항없이 들어갈 수 있도록 해준다.
12. 주사바늘을 90°로 하여 빠르게 피부를 찌른다(그림 20.8, 20.9, 20.10).
 이론적 근거 : 90° 주사 각도는 피하조직이 아닌 근육층에 약물이 주입되는 것을 도와준다(그림 20.11).
13. 주사기로 흡인하여 주사기 안으로 혈액이 나오지 않는 것을 확인한다(그림 20.13).
 이론적 근거 : 주사기안의 혈액은 주사바늘이 정맥내에 들어갔다는 것이며, 이런 상황에서는 주사를 중지하고, 다른 부위에 다시 근육주사를 하도록 한다.
14. 몇 초가 걸리도록 약물을 서서히 주입한다(그림 20.14).

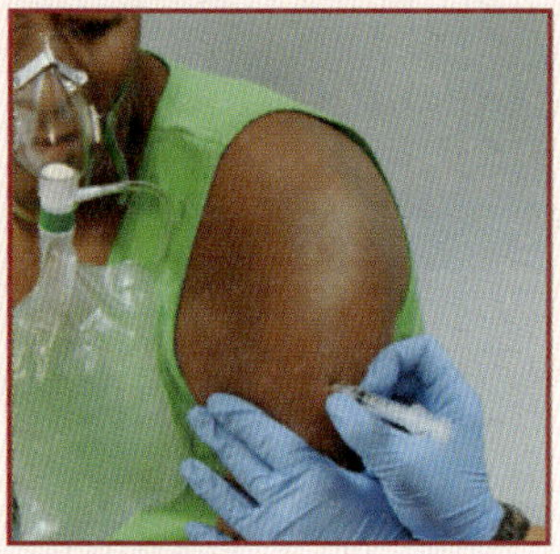

그림 20.11

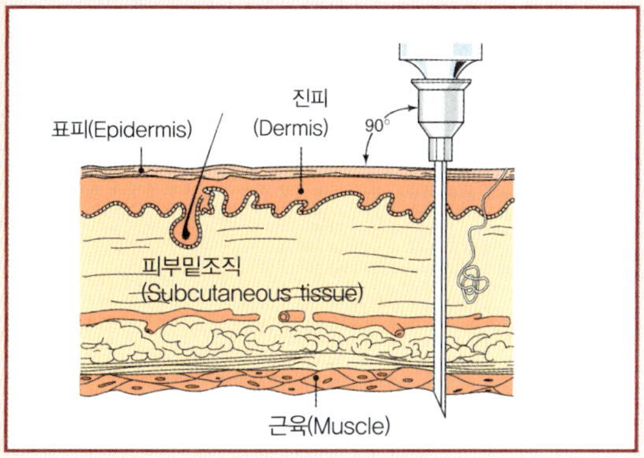

그림 20.12 근육 주사 시 단면도

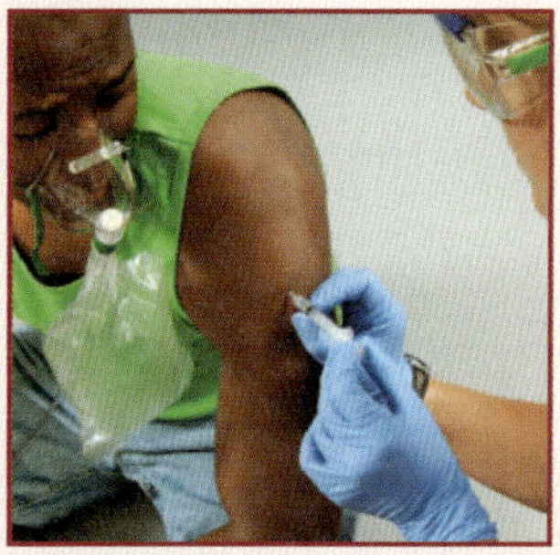

그림 20.13

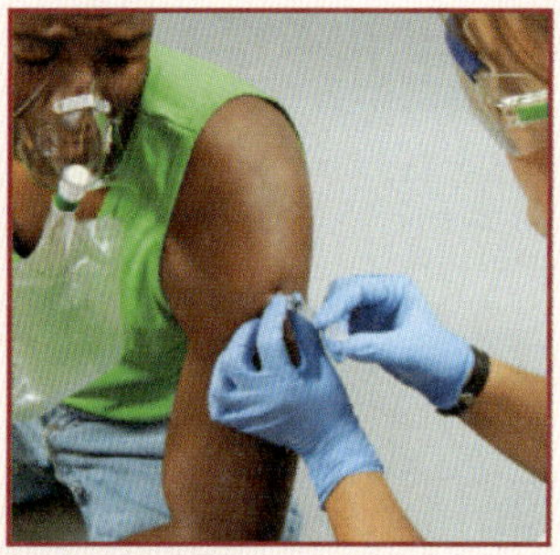

그림 20.14

이론적 근거 : 환자는 약물이 주입되는 것을 느끼게 되며 너무 빠른 주입은 통증을 유발한다.

절차 : 근육내 투약 (계속)

15. 알코올 소독솜을 살짝 누르면서 주사바늘을 빠르게 빼낸다.
   이론적 근거 : 살짝 누르는 것은 주사침이 움직여 통증이 생기는 것을 최소화한다.
16. 출혈이 있다면 주사부위 위에 거즈를 대고 지긋이 눌러준다. 필요하면 붕대를 사용할 수 있다(그림 20.15).
   이론적 근거 : 아주 소량의 출혈은 당연히 생길 수 있지만, 그보다 많다면 반드시 지혈시켜야 한다.

노인환자 주의사항

많은 노인환자들은 심장 건강을 위해 혹은 혈액이 묽어지도록 매일 와파린과 같은 작용을 하는 아스피린을 투약하여 혈액응고를 막기도 한다. 따라서 근육주사 같은 사소한 작은 구멍에도 심각한 출혈을 보일 수 있다. 출혈이 멈출 때까지 5~7분 정도 직접압박을 시행하도록 한다.

17. 주사 도구를 주사바늘 수거통에 버린다(그림 20.16).
   이론적 근거 : 주사기에는 주사바늘이 달려있으며, 주사바늘에 찔리는 것을 막기 위하여 반드시 주사바늘 수거통에 버린다.
18. 투약 효과와 함께 잠재적 부작용이 나타나는지 환자 상태를 확인한다(그림 20.17).
   이론적 근거 : 원하지 않는 투약 효과는 반드시 기록하고, 즉시 치료하도록 한다.

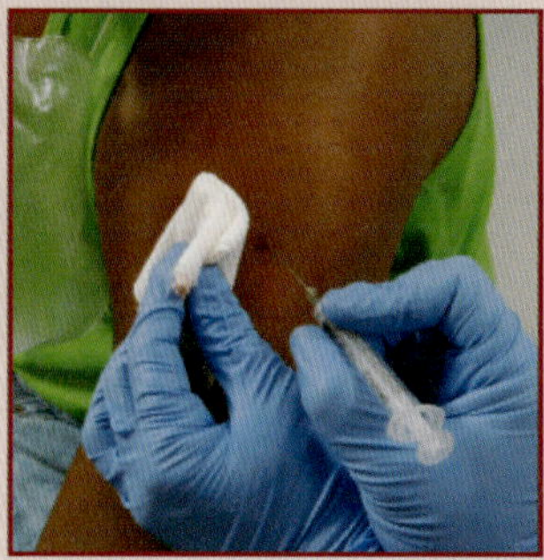

그림 20.15

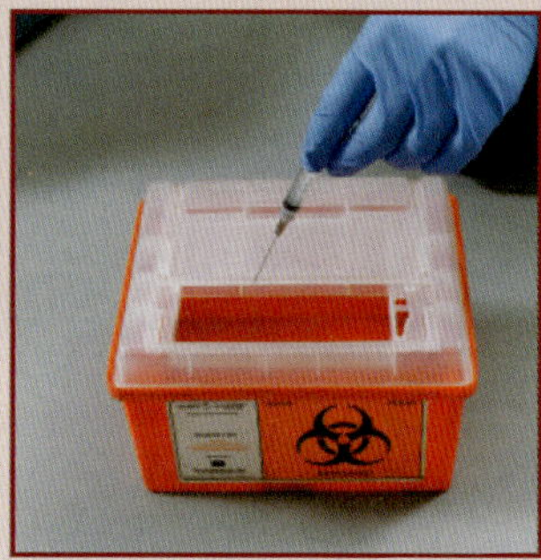

그림 20.16

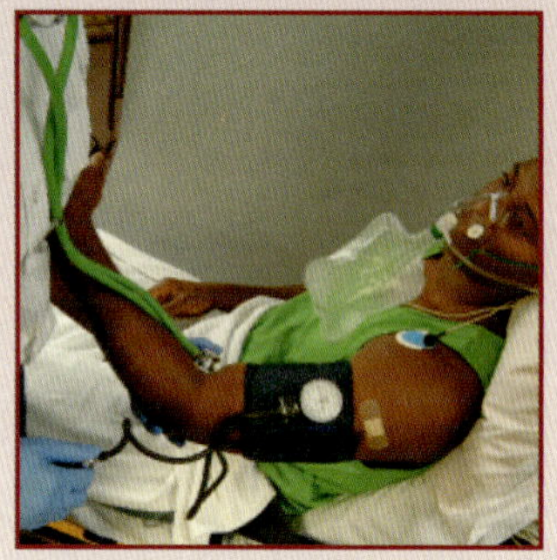

그림 20.17

19. 환자치료보고서에 약물, 농도, 용량, 시간 그리고 효과 등을 기록한다.

이송 중 평가

근육주사 후 즉시 약물효과를 관찰하면서 부작용이나 원하지 않는 효과가 나타나는지 살핀다. 어떠한 부작용이 나타나면 반드시 치료한다. 예를 들어, **글루카곤**은 저혈당 상태인 당뇨환자의 의식을 회복시켜주지만, 완전히 의식회복 전까지 신체적 전투피로를 나타낸다. 의식수준이 호전되면서 **부작용**으로 격앙상태가 될 수 있음을 예측해야 한다. 아울러 가려움증, 호흡 곤란 또는 빠른맥과 같은 부작용이 나타나기도 한다. 이러한 증상들은 약물에 의한 알레르기나 과민 반응에 의한 것이다. 이러한 증상이 발견되는 즉시 의료지도의사에게 보고하도록 한다.

약물 투여 전후에 활력징후를 측정한다. 연속적인 활력징후는 병원으로 가는 동안, 환자 상태가 호전되는지 혹은 악화되는지 그 결과를 평가하는데 도움을 준다. 모든 환자는 반드시 병원 도착 전에, 최소한 두 번 이상의 활력징후를 측정해야 한다.

▶ 문제 해결

- ▶ 순환 상태가 좋지 않은 환자에게 근육주사하는 것은 최선의 선택이 아닐 수 있다. 왜냐하면 쇼크 상태에서 혈액은 피부와 근골격 사이에 정체되어 있기 때문에 근육주사를 통한 약물 투여는 흡수를 지연시킨다.
- ▶ 어깨세모근은 병원 전 근육주사에서 가장 많이 이용하는 주사 부위이다. 큰볼기근, 넙다리 곧은근, 가쪽넓은근 등이 근육주사에 이용되는 부위이기도 하다. 어깨세모근은 주사량이 적을 때와 투약 방법이 용이하기 때문에 많이 이용한다. 그러나 상지 절단환자나 상지 기형인 환자인 경우는 근육주사 부위로 다른 곳을 선택한다.
- ▶ 적당한 크기와 길이의 주사바늘을 선택한다. 대부분의 근육주사는 근육 깊숙히 들어가기 때문에 약 2.5cm 주사침은 어깨세모근 주사에 사용되며, 약 5cm 주사바늘은 근육층 위에 피하지방 조직이 두꺼운 볼기근 주사에 사용되어 진다.
- ▶ 병원 전 단계에서 모든 종류의 주사를 맞는 환자라면, 투약 전 · 후에 심장 감시장치 연결을 제안한다. 환자가 병원 전 단계에서 투약치료를 받아야 할 만큼 심각한 상태라면, 심장 감시장치 역시 충분히 필요한 상태일 것이다. 심장 감시장치는 약물 부작용 외에 또 다른 증상이나 징후를 조기에 경고해 준다.

▶사례 연구

아침 8시에 당신과 당신 동료는 54세 여성이 무의식 상태로 침대 위에 누운 채 발견되었다는 것을 그의 딸로부터 연락을 받았다. 그녀의 딸은 환자의 침실로 안내하였으며 환자는 인슐린 의존성 당뇨로 지난 수 일간 아팠었다고 알려주었다. 환자는 지난 밤에 저녁을 간단히 먹은 후 일찍 잠자리에 들었으며 의식이 없는 상태로 몇 분전에 발견되었다고 한다. 환자의 침대곁으로 다가섰을 때 누운 상태에서 코고는 소리의 호흡이 있는 것을 발견했다. 동료는 즉시 머리 기울임-턱 들어올리기(head tilt – chin lift)방법을 이용하여 코고는 소리를 완화시켰다. 비재호흡마스크로 100% 산소를 15lpm으로 제공하였는데, 언어 자극과 통증 자극에는 반응이 없었다. 피부는 차갑고 창백하며, 축축한 땀이 나 있었으며, 심박동수는 118, 혈압 112/78, 호흡수 20, SaO_2 99%였고 혈당은 28mg/dL 으로 나타났다. 심장 감시장치를 부착하였으며, 18G 혈관 카테터를 가지고 오른쪽 전완부에 찔렀으나 실패하였다. 당신과 당신 동료는 혈액량이 부족한 것을 알았으며, 정맥 내 주입 대신 다른 방법을 시도하기로 하여 글루카곤 근육주사를 하기로 했다. 당신 동료가 환자의 기도를 열어주는 동안 당신은 글루카곤 투약준비를 하였다. 용해제를 빼내어 가루약을 녹였으며, 3cc주사기로 약물을 뽑아내고 18G 주사바늘은 약물 주입을 위한 1인치 22G 주사바늘로 바꾸었다. 그리고 정확한 환자, 정확한 약물, 정확한 용량, 정확한 시간, 정확한 경로, 정확한 기록에 대한 확인을 하였다. 왼쪽 어깨세모근 부위를 알코올 솜으로 닦고 주사 부위를 잡아당기면서 90° 각도로 주사하였다. 주사기를 흡인하여 혈액이 나오지 않는 것을 확인하면서 3분에 걸쳐 주입하였다. 그리고 2×2 거즈패드로 덮으면서 재빠르게 주사바늘을 빼내었다. 장비들을 치우고, 환자를 들것 위에 옮기는 동안 8분이 지났다. 그녀는 스스로 기도를 유지할 수 있었으며, 알 수 없는 소리를 웅얼거렸다. 혈당은 56mg/dL로 상승하였으며, 동료가 구급차로 가기 전에 활력징후를 재측정했고 병원으로 환자를 이송하였다. ■

Chapter 21

피부 밑 약물투여

Subcutaneous Medication Administration

핵심용어

- 아나필락시스(Anaphylaxis)
- 에피네프린(Epinephrine)
- 과민반응(Hypersensitivity)
- 피하주사바늘(Hypodermic needle)
- 근육내(Intramuscular)
- 정맥내(Intravenous)
- 정맥내 수액볼루스 (Intravenous fluid bolus)
- 피부밑(Subcutaneous, SQ)
- 트렌델렌버그 자세 (Trendelenburg position)
- 부작용(Untoward effects)

학습목표

학습자들은 다음 사항을 수행할 수 있어야 한다.

- 피부밑 주사(subcutaneous injection)로 투약하는 적응증(indications)을 열거할 수 있다.
- 피부밑 주사로 투약하는 적절한 술기를 설명할 수 있다.
- 피부밑 주사로 투약하는 능력을 보여줄 수 있다.
- 피부밑 주사 투약의 중요성을 평가할 수 있다.

서론

피부밑 주사는 피부밑층이라고 하는 지방층 피부 아래에 약을 주입하는 방법이다. 피부밑층은 피부와 근육 사이에 있고, 주로 성긴결합조직과 지방조직으로 이루어져 있다. 피부밑층은 매우 적은 혈관분포를 가지고 있어, 느리고 점진적으로 혈류로 흡수되어 간다. 피부밑 투약은 **정맥내**, **근육내** 주사보다는 느리게 흡수되지만, 경구투여(oral route) 보다는 빠르다.

피부밑 주사는 집게동작을 할 수 있는 피부의 어느 곳에서도 가능하며, 가장 흔히 이용하는 부위는 어깨세모근의 위팔의 가쪽이나 넙다리곧은근의 가쪽대퇴부, 배부위이다. 피부밑 주사 위치는 그림 21.1에 붉은색으로 표시되어 있다. 쉽게 집게동작을 하는 피부는 아래 근육을 들어올리기 쉬운 피부밑 조직을 가지고 있어서, 우연한 근육 내 주사를 피한다.

자극, 감염, 고름형성을 방지하기 위하여 피부밑 주사는 대개 1mL 또는 그 이하의 용량으로 제한되고, 천천히 수 초간 주입한다. 주사에 대한 지식이 필수적이며 적응증, 금기증, 약물부작용, 투여량을 아는 것은 합병증을 피하고 예측하는데 중요하다.

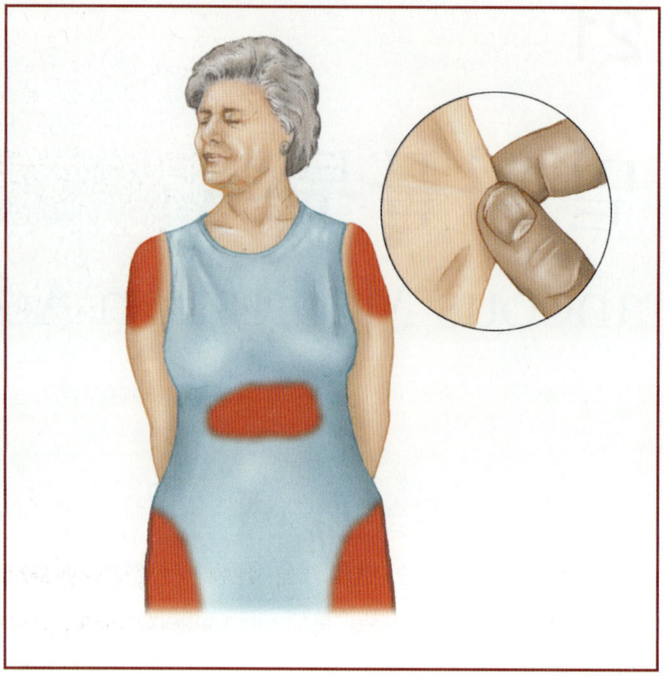

그림 21.1

▶ 장비

다음과 같은 장비를 준비한다(그림 21.2).

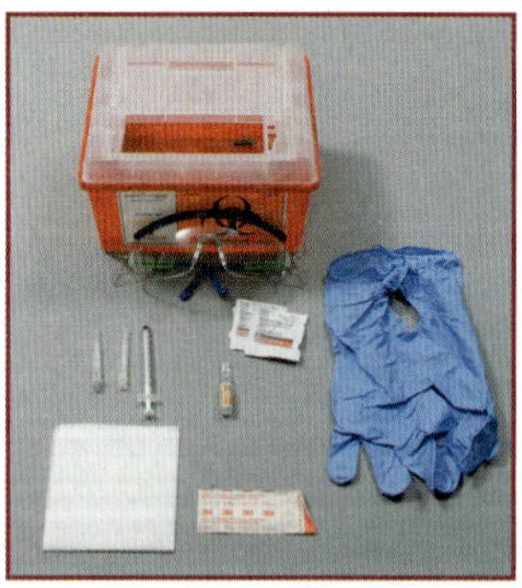

그림 21.2

- ▶ 글러브
- ▶ 보호안경
- ▶ 투여할 약물
- ▶ 1 cc 주사기
- ▶ 18 게이지 피하주사바늘 분주할 약물
- ▶ 약물 투여할 23게이지의 1인치보다 작은 피하주사바늘
- ▶ 알코올 솜
- ▶ 2×2 gauze pads(2×2크기 거즈)
- ▶ 반창고
- ▶ 주사바늘 수거통

평가

적절한 신체분비물격리를 시행한다. 환자를 편안한 자세로 해 주고, 초기 평가를 시행하며, 환자의 기도확보가 되어 있는지, 충분한 호흡을 하는지, 맥박이 있는지 확인한다. 의식수준과 활력징후를 확인하고, 집중된 자세한 평가를 시행한다. 생명을 위협하는 징후나 증상은 확인 즉시 치료되어야 한다.

피부밑 주사 약물투여는 병원 전 단계에서 제한적으로 사용되는데, 천식이나 **아나필락시**

스(**anaphylaxis**)에서 **에피네프린** 1:1,000 또는 고혈당증에서 인슐린 주사를 위해 사용될 수 있다. 이런 응급 상황의 평가는 너무나 광범위하여 이 장에서 전체적으로 다룰 수 없지만, 응급구조사들은 이런 임상적 징후와 피부밑 주사가 필요할 수 있는 모든 질병관련 증상들에 익숙해져야 한다.

적절한 주사부위는 얕은 혈관, 발진, 부기, 부종, 멍, 통증, 외상이 없는 부위여야 한다. 충분한 말초 관류가 피부밑 주사 전에 확인되어야 하고, 투여할 약물은 전신 순환으로 충분히 흡수되어야 한다. 만약 충분한 관류가 없다면, 다른 투여 경로를 생각해야 하는데, 예를 들면, 정맥내 주사나 입안 뼈내 주사이다. 피부밑 주사로 배부위가 사용된다면, 허리선 부위는 피해야 한다.

약물 투여 전에, 정확한 사람, 정확한 약물, 정확한 용량, 정확한 시간, 정확한 투여 경로, 정확한 기록을 확인한다. 투여할 약물에 환자가 알레르기가 없음을 확인하고, 적절한 효과와 **부작용**에 대해 투여 직후 환자를 평가한다.

절차 : 피부밑 약물투여

1. 감염방지를 시행한다.
   이론적 근거 : 피부밑 주사를 시행할 때 정맥으로 잘못 들어가서 혈액이 나올 가능성이 있다. 글러브와 보호안경은 혈행성 병원체 노출로부터 자신을 보호하기 위해, 피부밑 주사 시 착용해야 한다.
2. 환자에게 절차를 설명하고, 주사 약물에 대한 알레르기가 없음을 확인해야 한다.
   이론적 근거 : 피부밑 주사는 벌에 쏘인 것 같이 아픈 느낌을 준다. 적절한 준비를 하면 환자가 움직이거나 움찔하거나 움직임을 최소화 할 수 있고 반복 주사하는 일을 줄인다. 약물에 대한 알레르기는 모든 주사에서 금기사항이다.
3. 정확한 약물과 정확한 용량, 투여 농도, 투여경로를 정확한 환자에게 적절한가를 확인하고 정보를 기록한다(그림 21.3).
   이론적 근거 : 투여 약물, 용량, 투여, 투여경로가 올바로 환자에게 시행되지 못하는 실수는 환자를 잘못되게 하거나 최악의 경우 치명적일 수 있다. 게다가, 몇몇 약물은 근육내(IM), 피부밑(SQ), 정맥내(IV)와 같은 다양한 경로로 투여될 수 있지만 특정상황(상처)에서는 일정한 농도만이 효과적이거나 일정 경로만 이용해야 한다

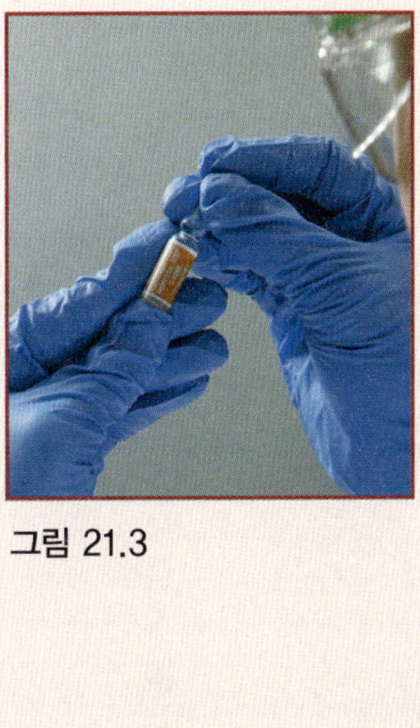

그림 21.3

소아환자 주의사항

소아에게 투여하는 약물 중 에피네프린은 다양한 용량 뿐만 아니라 다양한 농도로 투여된다. 소아환자의 의료지시를 받은 경우 농도와 용량을 동시에 확인한다.

4. 1-cc 주사기와 18-G 주사바늘을 준비한다(그림 21.4).
   이론적 근거 : 많은 피부밑 약물 투여는 자가주사기에 들어있지 않지만, 피하주사바늘을 사용하여 앰플이나 바이알에서 약물을 빼내어 분주해야 한다.
5. 앰플에서 적절한 용량의 약물을 주사기로 뽑아낸다.(전체 과정은 17장을 참조한다)(그림 21.5).
   이론적 근거 : 약물이 자가주사기 상태가 아니라면, 피하주사바늘로 분주해야 한다. 적정량 분주는 우연한 약물 과다사용을 막을 수 있다.

6. 약물을 분주했던 바늘을 바꾸어서 피부밑 주사에 적절한 크기 바늘로 교체하는데, 대개 23 게이지 또는 그 이하이다(그림 21.6). 주사바늘 수거통(Sharps container)에 사용한 바늘을 버린다.
   이론적 근거 : 종종 커다란 바늘(18 게이지)이 주사에 쓰는 23-27 게이지 바늘보다 먼저 사용된다. 바늘을 바꿀 때 반드시 무균조작이 되도록 확인한다.
7. 바늘을 위로 향하여 공기가 빠지도록 위로 살짝 밀어준다(그림 21.7). 약물이 너무 많이 빠져나가 용량이 부정확해지지 않도록 주의한다.
   이론적 근거 : 주사기에 공기가 많으면 환자에서 공기색전을 일으킬 수 있다.
8. 정확한 약, 농도, 용량, 투여경로, 유효기간을 다시 확인한다.
   이론적 근거 : 약물이 다른 약물로 잘못 선택되거나 현장에서 응급구조사가 병원 전 환경에 맞는 약물을 혼동할 가능성이 있다. 약물 투여 직전에 다시 확인하는 일은 치명적인 의료과오를 피하는데 필수적이다.
9. 어깨세모근 주위 상지의 피부밑 조직에 적절한 주사부위를 선택한다.
   이론적 근거 : 대부분 환자의 상지는 피부밑 주사를 위한 충분한 지방 조직을 가지고 있어 응급구조사들이 쉽게 접근할 수 있다.
10. 주사부위를 안쪽에서 바깥쪽으로 원을 그리면서 알코올 솜으로 깨끗이 하여 준비한다(그림 21.8).
   이론적 근거 : 원을 그려 알코올 솜으로 닦아내면 피부 표면의 세균을 뒤로 밀어내어 주사부위로 들어가지 못하도록 한다.
11. 주사부위가 오염되지 않도록 피부를 집어 올린다. 주사 부위의 피부를 집어 올리면 근육내로 깊이 들어가지 못하도록 피부밑 층을 모아준다.
   이론적 근거 : 피부를 집어올리는 것은 피부밑조직을 모아서 근육으로 깊이 찔리는 것을 피한다.

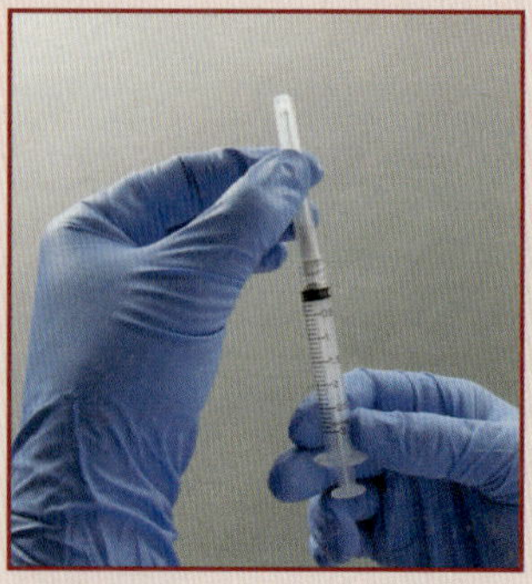
그림 21.4

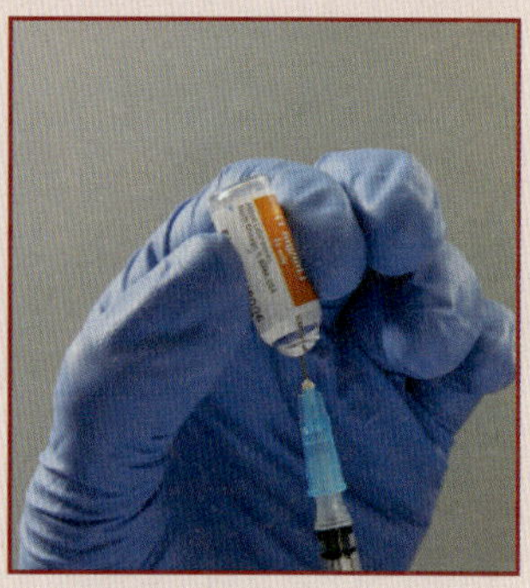
그림 21.5

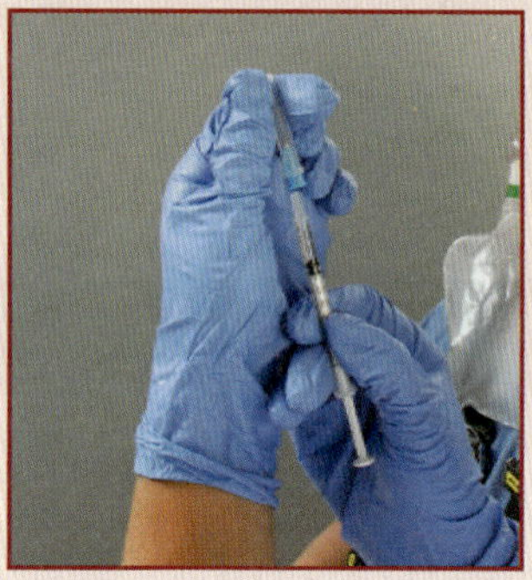
그림 21.6

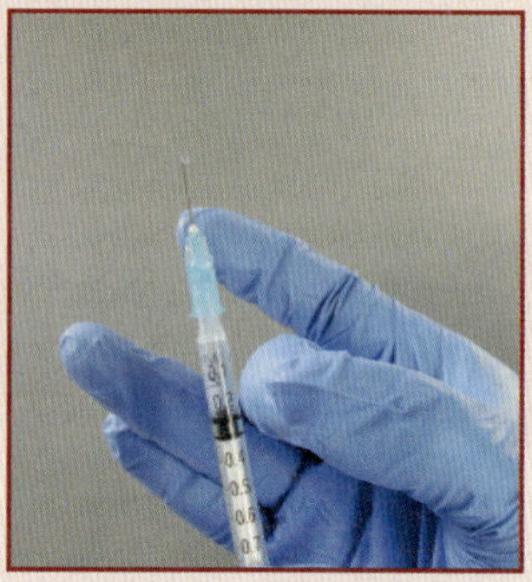
그림 21.7

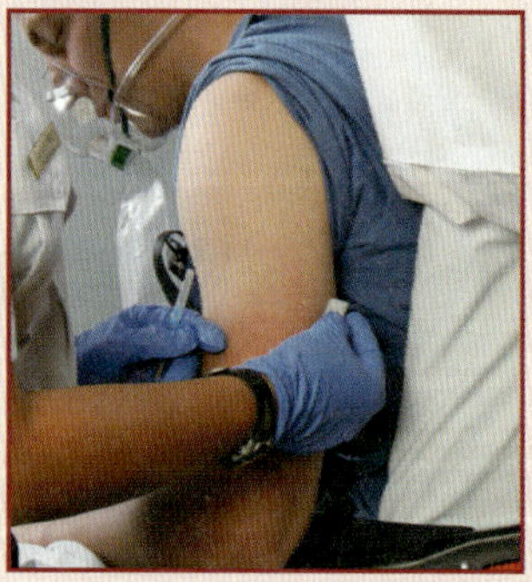
그림 21.8

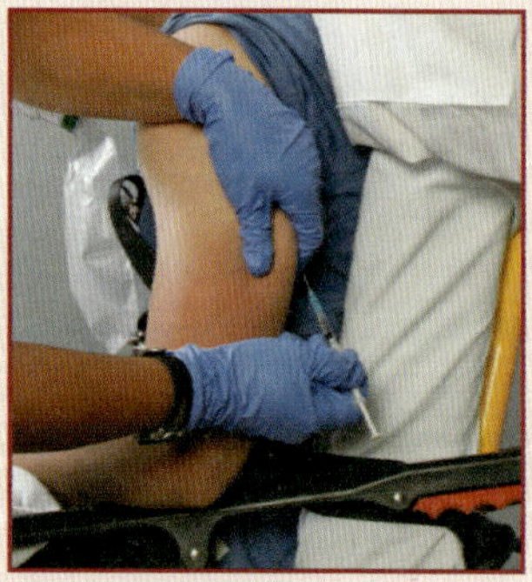
그림 21.9

노인환자 주의사항

노인환자의 피부는 탄력성이 적어서 접혀지거나 흘러내릴 수 있다. 피부보다 피부밑층이 약물 흡수에 더 좋은 순환성을 가지기 때문에 피부 전체 아래 부분의 지방을 반드시 집어 올린다.

12. 비스듬하게 45° 각도로 바늘을 빨리 삽입한다(그림 21.10).
   이론적 근거 : 45° 주사 각도는 아래 근육층보다 피부밑 조직으로 약물이 주입되게 도와준다. 근육내로 잘못 투여되면 흡수율에 여러 가지로 해로울 수 있다. 게다가, 몇 가지 약물은 지용성(fat soluble)이라서 피부밑층으로 투여되어야만 하고, 몸에서 흡수될 수 없다(그림 21.11의 피부밑 주사 그림을 참조하라).
13. 주사기를 뒤로 당겨 주사기에 혈액이 없음을 확인한다(그림 21.12).

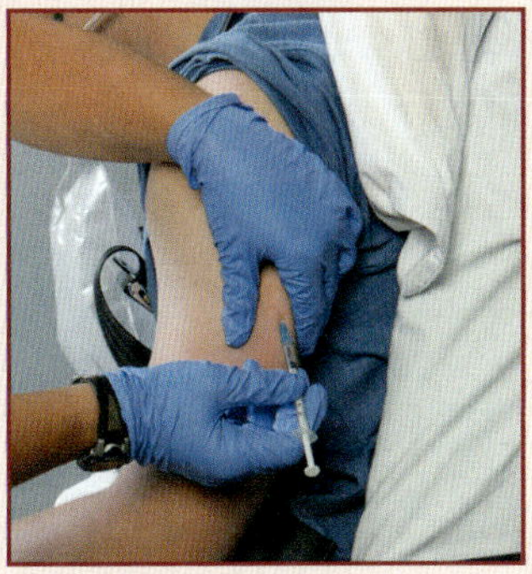

그림 21.10

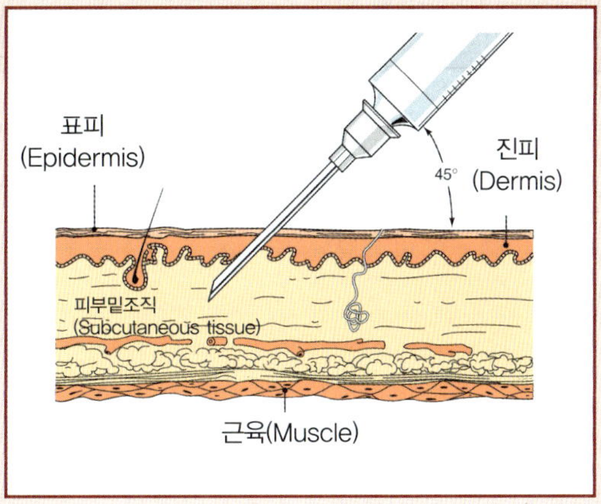

그림 21.11

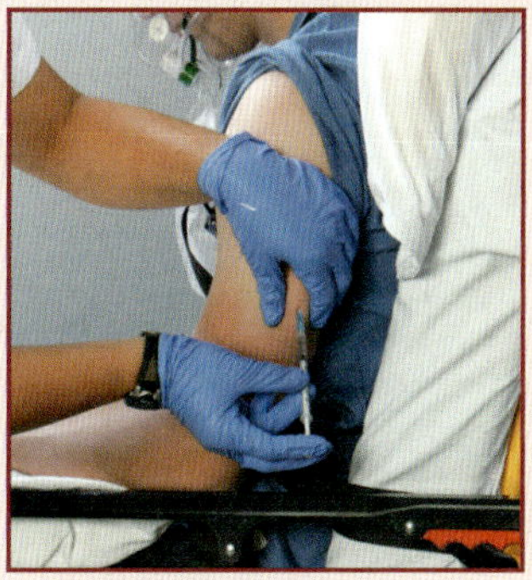

그림 21.12

이론적 근거 : 주사기에 혈액이 있다면, 바늘은 피부밑 조직보다 정맥으로 들어갔음을 나타낸다. 만약 이런 상황이 생기면, 주사를 중지하고 다른 부위에서 다시 시작한다.

14. 천천히 수 초간 약물을 주사한다(그림 21.13).
    이론적 근거 : 환자는 종종 피부밑 조직으로 들어가는 약물을 느낄 수 있다. 약물을 너무 빨리 투여하면 불필요한 불편감을 유발할 수 있다.
15. 알코올 솜이나 거즈로 주사부위를 문지르면서 바늘을 빨리 뺀다(그림 21.14).
    이론적 근거 : 압력을 주어 문지르면 주사바늘에 의한 불편감을 최소화한다.
16. 출혈을 막기 위해 거즈를 주사부위에 직접 갖다 댄다. 필요시 1회용 반창고를 붙인다.
    이론적 근거 : 최소한의 출혈이 일어날 수 있다. 출혈이 있다면, 직접 거즈를 대거나 1회용 반창고를 붙여 출혈을 막는다.
17. 적절한 주사바늘 수거통에 주사기를 버린다(그림 21.15).
    이론적 근거 : 주사기는 바늘과 뚜껑이 같이 있어야 하며 바늘에 찔리는 사고를 막기 위해 주사바늘 수거통에 넣어야 한다.
18. 투약효과와 함께 잠재적 부작용이 나타나는지 환자상태를 확인한다.
    이론적 근거 : 원하지 않은 투약효과는 반드시 기록하고 즉시 치료하도록 한다.
19. 환자치료보고서에 투여 약물, 농도, 용량, 시간 그리고 환자에 대한 효과를 기록한다.

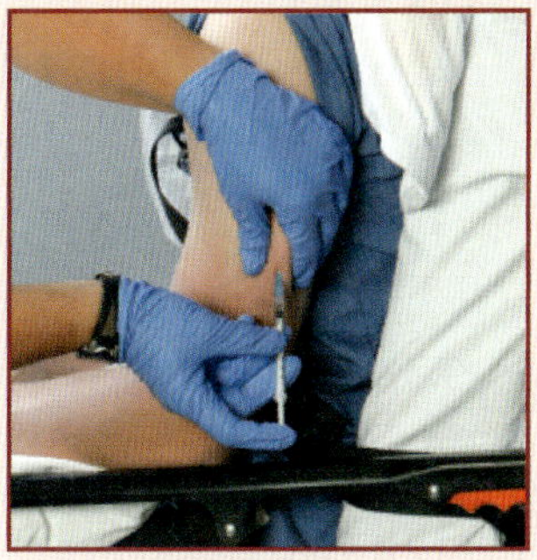

그림 21.13

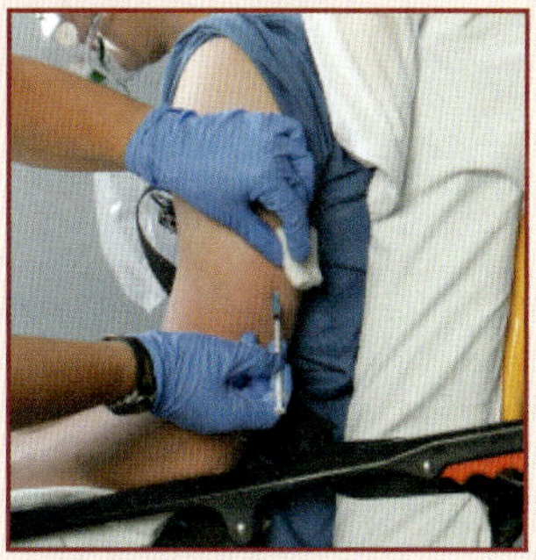

그림 21.14

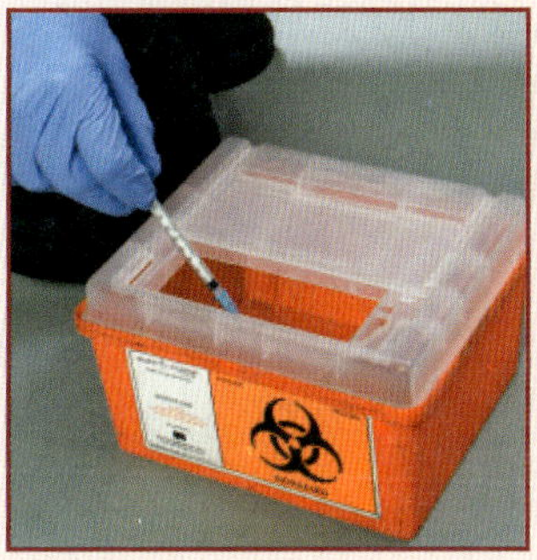

그림 21.15

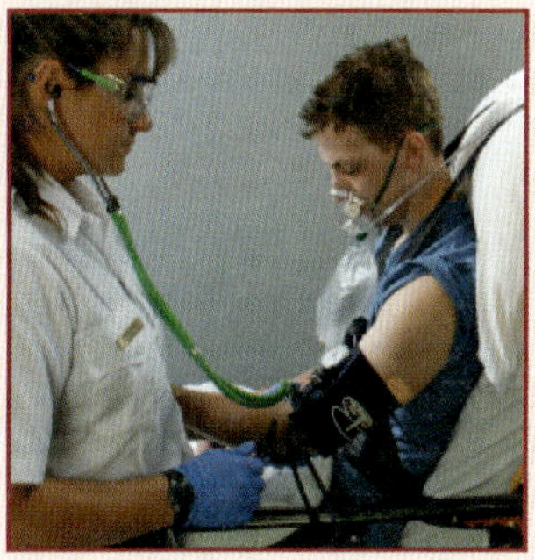

그림 21.16

이송 중 평가

약물 투여 전이나 직후에 환자를 평가하고 환자에게 약효가 나타나는지 관찰한다. 몇 가지 경우에서, 1회 투여로 약효가 나타나지 않는다면, 2번째 투여를 지시할 수 있다. 가려움증, 호흡곤란, 빠른맥과 같은 부작용을 관찰한다. 이런 증상들은 약물에 대한 알레르기 또는 **과민반응**일 수 있으며 이런 증상은 의료지도 의사에게 즉시 보고하여 나타난 증상을 치료한다.

활력징후는 약물의 투약 전후에 측정되어야 하는 중요한 요소이다. 몇몇 약물들은 혈압을 떨어뜨릴 수 있으며 트렌델렌버그자세나 정맥내 수액 대량투여를 필요로 할 수 있다.

노인환자 주의사항

노인환자는 약물 투여로 인한 혈압 변화에 훨씬 더 민감하다. 노인환자의 순환계통은 혈압 변화 또는 혈량 변화에 대한 보상적 반응기전으로서 혈관을 수축하는 능력이 충분하지 않다. 게다가, 노인들은 보통 칼슘통로차단제 또는 베타차단제와 같은 약물 치료에 의한 심장 합병증을 가지고 있어서, 심장박동수와 1회박출량 증가를 보상할 능력이 없게 된다. 따라서, 응급구조사는 환자 자세변화를 주거나 문제 해결을 위해 수액을 주어 혈압이 떨어지는가를 관찰할 수 있다.

▶ 문제 해결

- 환자에게 주사하기 전에 주사기에서 공기를 제거할 때, 주사기 밖으로 다량의 약물이 바닥으로 흘러내리지 않도록 너무 세게 힘을 주면 안 된다. 이렇게 흘러내리면 약물 용량이 적게 들어가지만, 몇 가지 약물은 제한적으로 사용하는 약물이다. 법적으로, 몇 가지 약물은 밀리그램 단위로 제한된다.
- 이 장에서 언급된 절차는 전통적인 약물주사체계를 사용한다. 그러나, 현재의 많은 체계들은 안전한 체계로 변화하고 있다. 즉, 안전캡이 주사기에 부착되어, 약물 투여 후 곧바로 주사기 바늘이 캡으로 닫혀져서 우연히 바늘에 찔리는 사고를 막도록 도와준다.
- 절대적으로 필요한 것은 아니지만, 많은 병원 전 체계는 어떤 종류의 약물을 투여 받은 환자라도 약물 투여 전후에 심장모니터 연결이 되어야 한다는 것을 권장한다. 만약 환자가 병원 전 단계에서 약물 치료가 필요할 정도로 심각한 상태라면, 환자는 심장모니터를 달지 않고도 약물 투여를 받는다. 심장모니터는 종종 환자의 징후와 증상과 더불어 부작용의 초기 경고를 제공할 수 있다.

▶사례 연구

응급구조사가 얕고 빠른 호흡과 팔다리의 가려움증을 호소하는 36세 남자가 공원에 있다는 호출을 받았다. 환자는 15분 전 벌에 쏘였다고 말한다. 환자는 벌에 "심한" 알레르기가 있고, 에피네프린 자가주사 처방을 받았으나, 자가주사기를 가지고 있지 않았다.

환자는 의식이 있고, 약간 창백하며, 만졌을 때 차가웠다. 응급구조사는 벌에 쏘인 부위는 붉게 부어 있었다. 환자의 호흡곤란이 점점 더 심해져 기도에서 쌕쌕거리는 소리를 응급구조사가 듣게 된다. 환자의 맥박은 136, 혈압 94/70, 호흡수는 28로 힘든 호흡을 보이고, 산소포화도는 94%이며 청진 시 폐의 전 부분에서 쌕쌕거리는 소리를 보인다.

환자에게 비재호흡마스크를 통해 분당 15ℓ 로 산소를 공급받는다. 응급구조사는 환자 알레르기 반응을 치료하기 위해 피부밑 주사로 에피네프린 1:1,000 농도로 0.3㎎을 주사한다. 응급구조사는 환자의 어깨세모근의 윗부분을 확인하고 피부밑 주사부위로 결정한다. 정확한 환자, 정확한 약물, 정확한 용량, 정확한 시간, 정확한 투여 경로, 정확한 기록을 확인할 것을 기억하면서 약물을 주사한다. 주사 부위를 알코올 솜으로 깨끗이 하고, 45도 각도로 근육을 피해 피부를 집어 올려서 피부밑층으로 바늘을 삽입한다.

응급구조사는 주사바늘이 정맥으로 들어가지 않도록 주의하여 수 초 간 약물을 투여한다. 약물은 어려움 없이 들어간다. 그런 다음 2×2 크기 거즈를 주사 부위에 대고 바늘을 환자 팔에서 빼어 주사기를 폐기통에 버린다. 투여 후 곧바로 응급구조사는 환자에게 코르티코스테로이드를 주고, 환자를 관찰하고 호흡음을 듣고 상태가 좋아지는 것을 확인한다. 응급구조사는 곧바로 환자의 징후와 증상이 완전히 없어짐을 다시 평가한 후 환자 동의 하에, 인근의 응급실로 이송하기로 결정한다. ■

MEMO

Chapter 22

정맥내 약물 투여

IV Infusion Medication Administration

핵심용어

- 혼합물(Admixture)
- 부작용(Adverse reactions)
- Buretrol 투여세트(Buretrol® administration set)
- 뷰렛(burette)
- 포도당 수액(D_5W5%)
- 기대효과(Desired effects)
- 분당 방울수(Drops per minute)
- 피하주사바늘(Hypodermic needle)
- 부적합(Incompatible)
- 침윤(Infiltration)
- 괴사(Necrosis)
- 생리식염수(Normal saline)
- 개방(Patent)
- 피기백(Piggyback)
- 일차정맥선(Primary IV line)
- 이차정맥선(Secondary IV line)
- 불안정한(Unstable)

학습목표

학습자들은 다음 사항을 수행할 수 있어야 한다.

- 정맥주사로 약물을 투여하는 적응증들을 나열할 수 있다.
- 정맥주사로 약물을 투여하는 기술을 설명할 수 있다.
- 정맥주사로 약물투여가 정확해야 하는 중요성을 설명해할 수 있다.
- 정맥주사로 약물투여를 시연할 수 있다.

서론

정맥주사 주입은 흔히 이용되는 약물 투여 방법으로, 고농도의 약물을 신속히 체내에 흡수, 분포시켜 빠른 효과를 나타낸다. 그리고 투여 약물을 조절(titrated)하거나 환자 반응에 따라 중단할 수도 있다. 관류가 좋지 않은 환자에서는 정맥주사가 약물을 흡수시키는 유일한 경로인 경우도 있다.

약물 투여를 위해 이미 확보된 정맥내주입로에 추가로 정맥내주입로를 확보하는 것은 "**피기백**(piggyback)" 방식의 투여라고 부른다. 이것은 추가 정맥주사 백 세트를 이용해 기존의 정맥내주입로에 주사하여 연결하는 것이며 이 때 연결부위는 고무로 되어 있어 여러 차례 구멍을 뚫어 연결해도 된다. 이러한 방법을 이용해서 수 시간 동안 약물을 연속해서 투여할 수도 있다.

장비

다음과 같은 장비를 준비한다(그림 22.1).

- 글러브
- 보호안경
- 알코올 솜
- 바늘있는 주사기
- 18G 피부밑 바늘

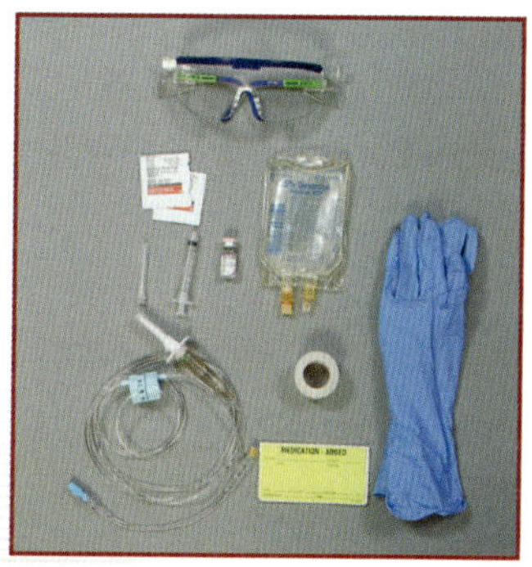

그림 22.1

- ▶ 수액세트
- ▶ 점적 정맥주사 투여 세트
- ▶ 반창고
- ▶ 투약 이름표
- ▶ 미리 개방된 확실한 일차정맥내주입로

평가

적절한 신체분비물격리를 시행한다. 환자에게 편안한 자세를 취하게 한 후 초기평가를 시행한다. 기도가 잘 **개방**되어 호흡이 편안하고 순환도 적절한 지 확인한다. 의식상태를 점검하고 활력징후를 측정하는데, 자세하게 혹은 집중적으로 실시한다. 생명을 위협하는 어떠한 증상 및 징후는 발견되는 즉시 치료하여야 한다.

1차 정맥주사 부위가 제대로 확보되고 튼튼하며 옆으로 새어 나가지 않음을 확인한다. 약물 투여 전에는 반드시 6R 규정을 준수해야 한다 – 정확한 환자, 정확한 약물, 정확한 용량, 정확한 시간, 정확한 투여경로, 그리고 정확한 기록에 틀림이 없음을 확인한다. 투여 약물에 대한 알레르기가 없는지도 확인한다. 투여 후에는 즉시 환자를 다시 평가하여 **원하는 효과** 혹은 부작용이 나타나는지 확인한다.

절차 : 정맥내 약물 투여

1. 감염방지를 시행한다.

   이론적 근거 : 1차 정맥내주입로가 이미 확보되어 있을 때에도 piggyback 라인은 정맥으로 직접 들어가기 때문에 감염이 발생할 가능성이 있다. 정맥주사 piggyback 약물투여 시에는 항상 글러브와 보호안경을 착용해야 한다.

2. 환자에게 절차에 대해 설명한다.

   이론적 근거 : 약물이 투여되는 환자에게 효과 혹은 부작용이 나타난다. 환자에게 약물을 투여함으로 발생 가능한 모든 영향들에 대해 알려 준다.

3. 약물을 혼합할 경우는 적절한 정맥주사 수액을 선택한다.

   이론적 근거 : 일부 수액들은 특정 약물을 혼합할 수 없다. 보통은 생리식염수나 5% 포도당 수액을 혼합수액으로 이용한다.

4. 선택한 수액 및 포장에 문제가 없는지 그리고 폐기기한을 확인한다.

   이론적 근거 : 모든 수액에는 폐기 날짜가 있고 그 날짜가 지났다면 사용해서는 안 된다. 수액 내에 이물질이 보이면 오염된 것으로 간주하고 폐기한다.

5. '6R(원칙)' 규정을 준수하여 투여한다.
   - ▶ 정확한 환자

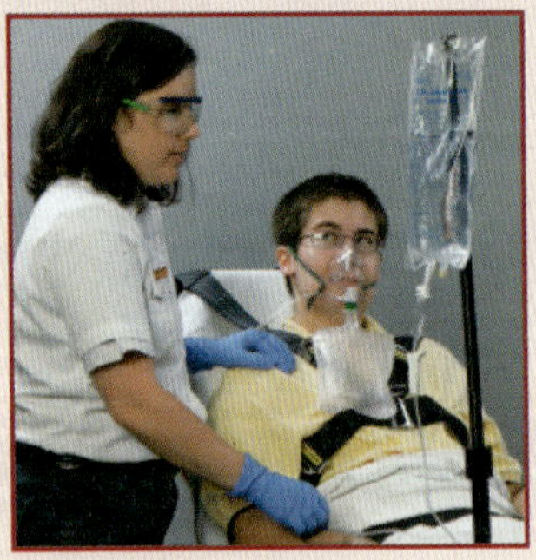

그림 22.2

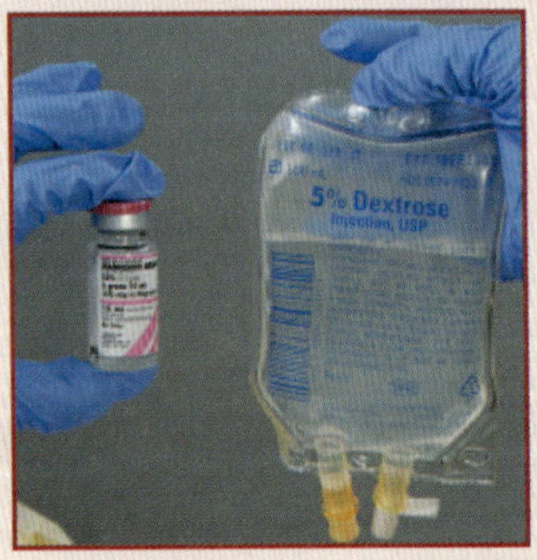

그림 22.3

   - ▶ 정확한 약물
   - ▶ 정확한 총량/용량
   - ▶ 정확한 투여경로
   - ▶ 정확한 시간
   - ▶ 정확한 기록

   이론적 근거 : 약물 투여 안전을 확보하는 과정이다. 어떤 체계에서는 "DICE"가 이용되기도 한다.

6. 투여 용량을 계산하고, 무균적 기법으로 약물을 그 양만큼 주사기 내로 채운다. 약물명과 용량 그리고 농도를 확인한다.

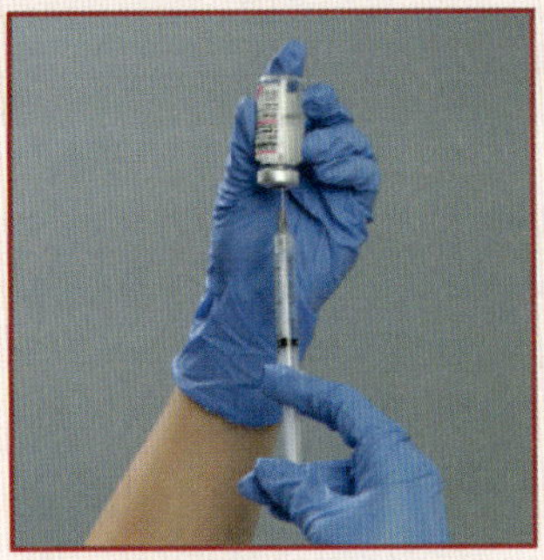

그림 22.4

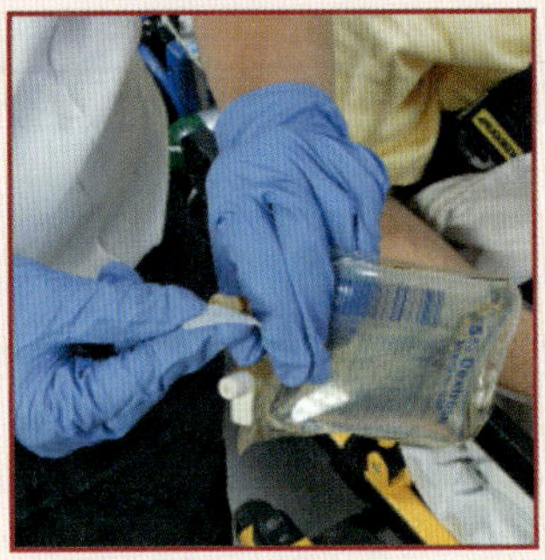

그림 22.5

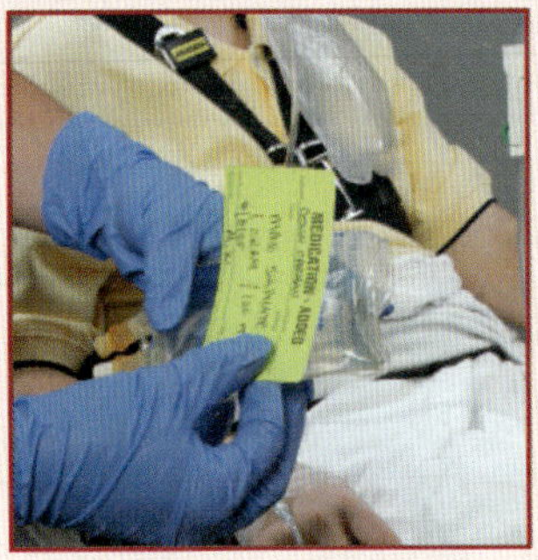

그림 22.8

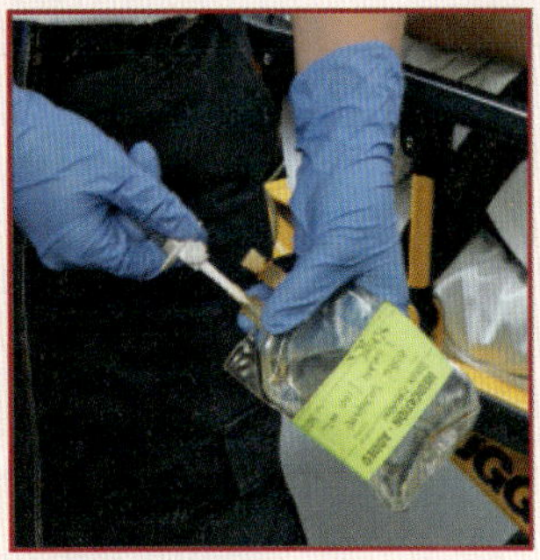

그림 22.9

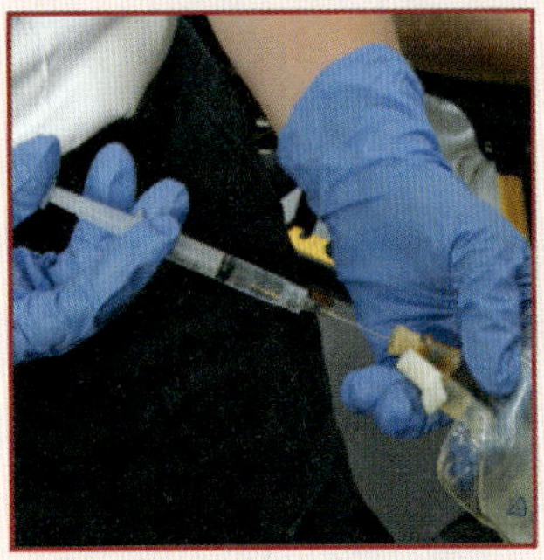

그림 22.6

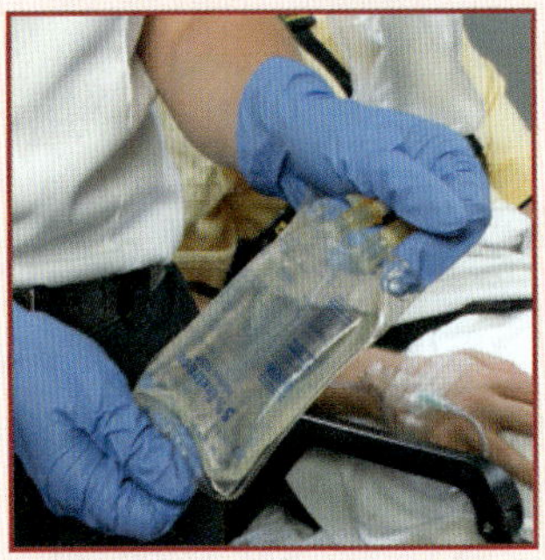

그림 22.7

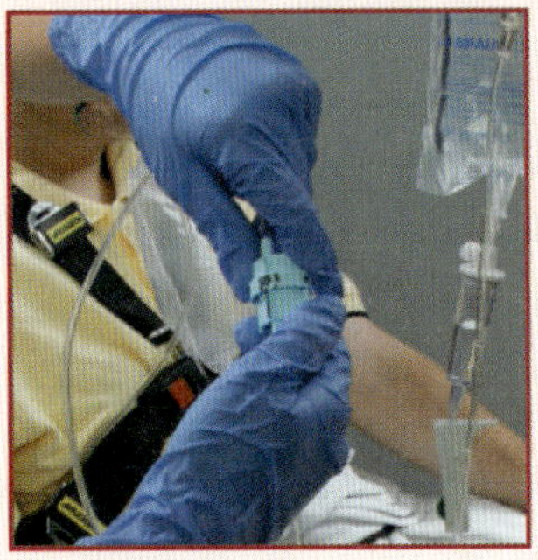

그림 22.10

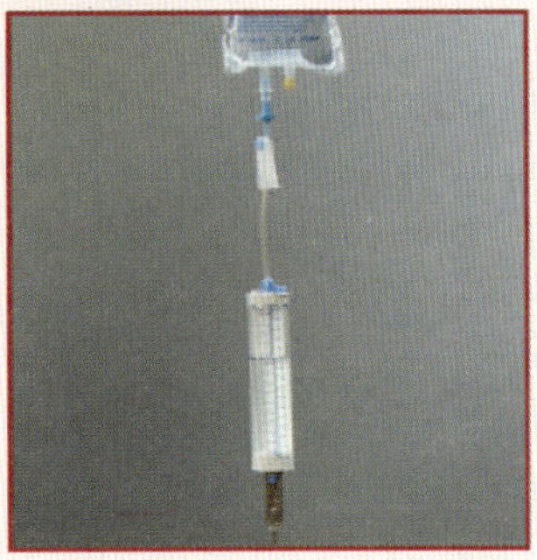

그림 22.11

이론적 근거 : 필요한 양 이상으로 주사기에 채우면 과량투여로 인한 사고가 발생할 수 있다.

7. 알코올로 혼합 백의 주입구를 깨끗이 한다.
   이론적 근거 : 혼합 백의 오염을 막기 위해서는 무균적 기법이 이용되어야 한다.
8. 정맥주사 수액 백을 거꾸로 하여 정확한 용량의 약물을 약물 주입구멍을 통해 주사한다.
   이론적 근거 : 혼합백의 크기에 따라 동일한 용량의 약물도 투여 농도가 절반 혹은 2배로 될 수 있다. Piggyback 약물투여가 성공적이기 위해서는 적절한 수액량과 약물의 양이 잘 조합되어 적절한 용량으로 투여되어야 한다.

소아환자 주의사항

소아의 약물투여량은 매우 작기 때문에 과용량을 방지하기 위해서는 혼합백에 주입하기 전에 반복계산을 통하여 확인해야 한다.

9. 백을 몇 차례 거꾸로 돌려서 약물을 혼합한다.
   이론적 근거 : 약물을 고르게 섞어야 시간당 일정한 용량이 투여된다.
10. 혼합백에 약물명, 용량, 농도, 투여 날짜와 시간, 자신의 이름을 적은 이름표를 붙인다.
   이론적 근거 : 여러 시간 동안 많은 약물들이 주입되고, 투여 도중에 의료제공자가 새로 오거나 바뀔 수 있기 때문에 얼마나 많이 투여되었고 아직 얼마나 남았는지 알아야 한다.
11. 혼합백에 점적(mini-drip)투여 세트 튜브를 연결하여, 점적실을 채우고 공기방울이 생기지 않는지 확인한다.
   이론적 근거 : 혼합액이 만들어지고 난 다음 튜브를 끼워서 약물을 포함하는 모든 수액이 환자에게 투여될 수 있게 한다.

소아환자 주의사항

소아에게는 특수 투여 세트인 뷰레트롤(Buretrol®) 혹은 burette 세트를 이용할 수 있다. 여기에는 특수한 chamber가 있어, 약물혼합수액에서 처방량만 환자에게 투여하기 때문에, 소아환자에게 과용량을 투여할 위험을 막아준다.

12. 적절한 사이즈의 피부밑 주사바늘을 투여 세트에 연결한다. Piggyback에는 보통 18게이지 혹은 그 이상의 사이즈가 이용된다.
   이론적 근거 : 약물혼합 수액이 빠르고 적절하게 흘러갈 수 있는 주사바늘이 필요하다. 23게이지와 같은 주사바늘은 환자에게 투여되는 약물 흐름을 방해할 수 있다.
13. 어떤 약물이 환자에게 알레르기가 있는지 다시 확인한다.
   이론적 근거 : 이 과정은 정맥주사 시작 전에 시행해야 하지

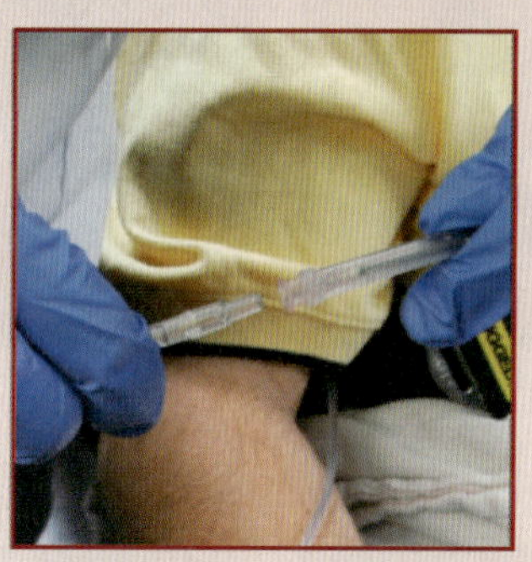

그림 22.12

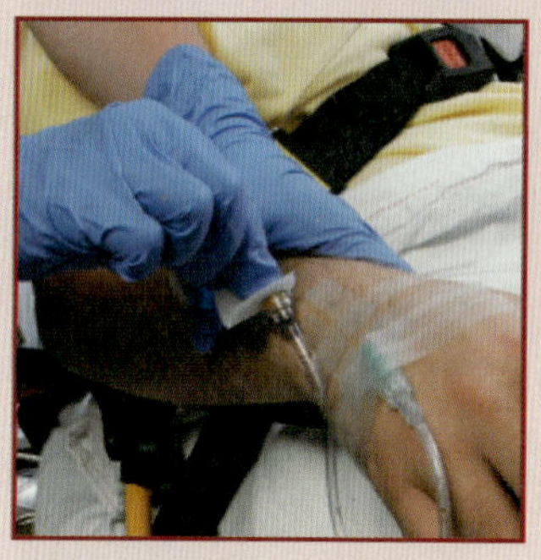

그림 22.13

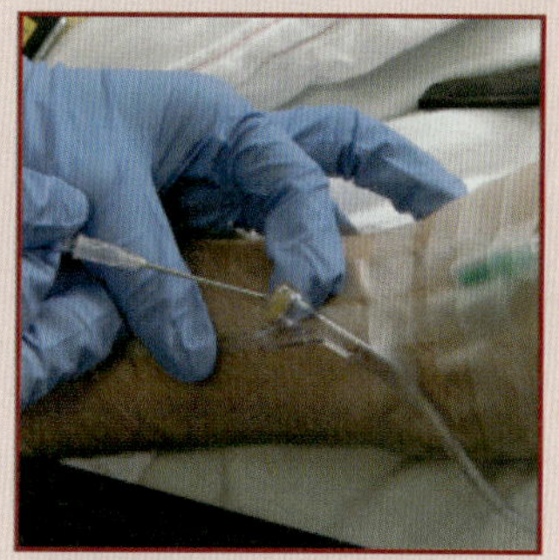

그림 22.14

만, piggyback은 다른 의료인이 시행하는 경우가 있다. 모든 환자마다 약물 투여 전에는 어떤 약물이든 환자 이름 및 알레르기 확인을 해야 한다.

노인환자 주의사항

알레르기 반응은 환자가 그 약물에 두 번째로 노출되기 전에는 나타나지 않는 경우가 많기 때문에, 아무 약물도 투여받지 않거나 많은 약물을 투여받지 않은 어린 환자에서는 특정 약물에 대한 알레르기를 모르는 경우가 많다. 그러나 노인환자는 여러 가지 병력이 겹쳐 있기 때문에 알레르기에 대해서 알고 있는 경우가 많다. 충분한 시간을 두고 알레르기 병력의 정보를 얻어서 의사에게 전해 주어야 한다.

14. 1차 정맥내주입로 주사부위를 알코올 솜을 이용하여 무균적 기법으로 깨끗이 한다.
    이론적 근거 : 주사구멍은 다른 의료제공자가 이전에 만졌던 부분이므로 오염원이 될 수 있기 때문에 깨끗이 해야 한다.

노인환자 주의사항

이식환자나 간부전, 혹은 AIDS 환자와 마찬가지로 고령환자들은 면역체계가 망가져 있으며 치명적인 감염이 쉽게 발생할 수 있다. 무균적 기법에 특히 주의를 하여 고령환자의 몸속에 병원체가 들어가지 않게 해야 한다.

15. 피부밑 주사바늘을 약물혼합수액이나 2차 정맥내주입로에 부착하고 1차 정맥내주입로의 주사 구멍 속으로 연결한다. 무균적인 기법이 필요하다.
    이론적 근거 : 두 라인이 기존의 동일한 정맥주사 부위를 통한

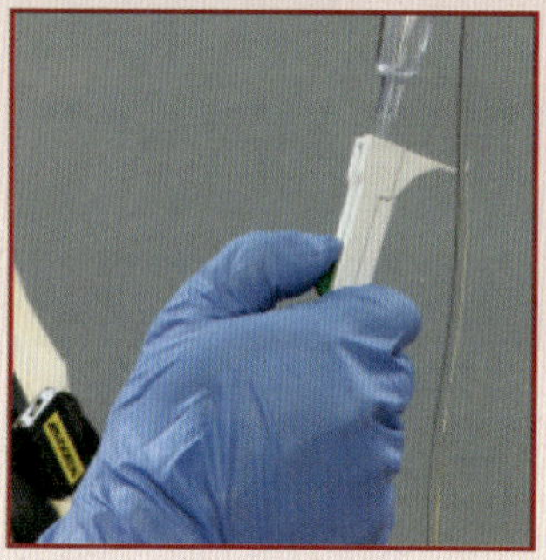

그림 22.15

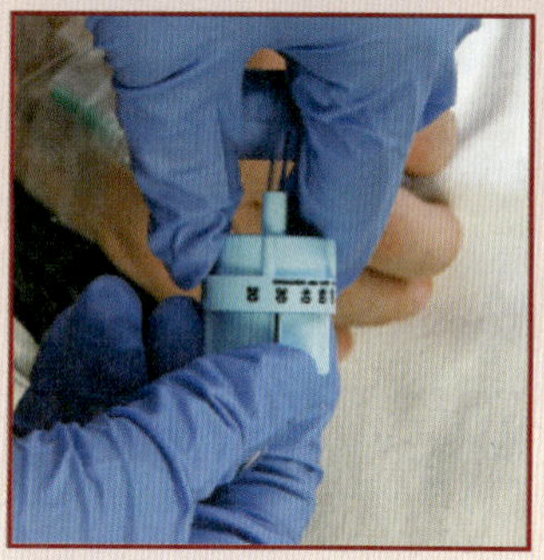

그림 22.16

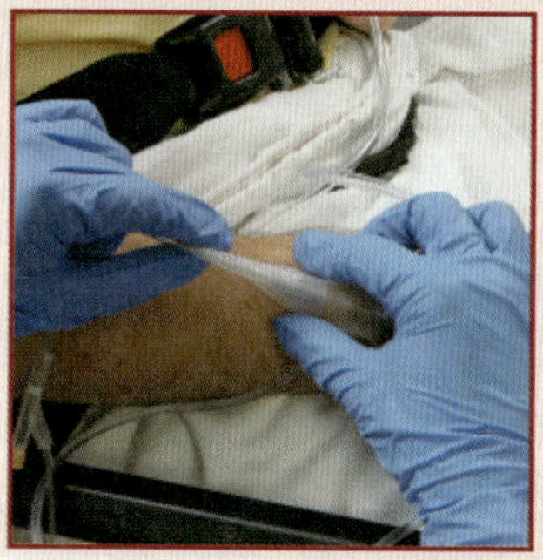

그림 22.17

투여경로가 된다. 정맥확보를 위해 아프게 다시 찌를 필요가 없다.

16. 1차 정맥내주입로를 막는다.
    이론적 근거 : 1차 정맥내주입로에서 계속 흐름이 있으면 2차 정맥내주입로의 흐름을 방해하여 약물투여가 불가능하게 된다.
17. 처방에 맞게 2차 정맥내주입로의 흐름 속도를 조절한다.
    이론적 근거 : 흐름 속도를 적절히 조절하지 않으면 과용량이 될 수 있다. 모든 piggyback 약물은 분당 30gtt 혹은 시간당 100cc와 같은 투여 속도가 있다.
18. 반창고를 붙여서 piggyback needle이 1차 정맥내주입로에

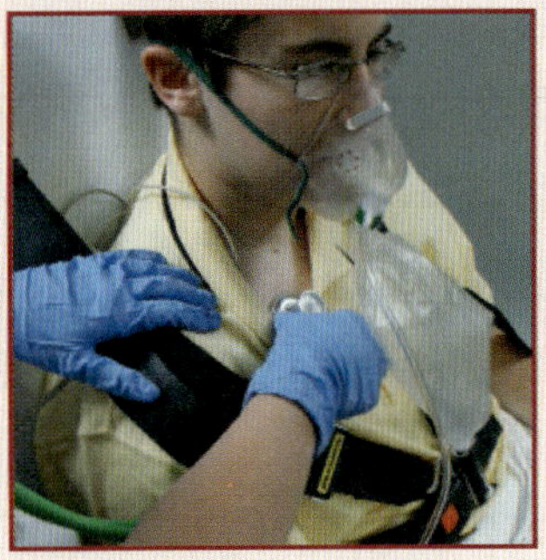

그림 22.18

주사부위에 고정될 수 있게 한다.

이론적 근거 : 이렇게 하면 주사바늘이 1차 정맥내주입로에서부터 빠져 나가서 약물이 환자에게 들어가지 않고 침대나 바닥으로 흘러 나가는 것을 막아준다.

19. 환자를 관찰하여 원하는 효과 혹은 부작용이 나타나는지 확인한다.

이론적 근거 : 약물이 정맥으로 곧바로 들어가기 때문에 수분 내로 그 효과를 관찰할 수 있다.

20. 환자처치보고서에 투여 약물, 농도, 용량, 시간 그리고 환자에 대한 효과를 기록한다.

이송 중 평가

정맥주사 piggyback으로 약물을 투여할 때는 2차 piggyback 정맥내주입로 뿐만 아니라 1차 정맥내주입로에 대한 지속적인 재평가가 필요하다. 정맥주사 부위가 붉게 변하거나 쓰린 감각, 그리고 탈색이 있으면 1차 정맥내주입로가 새고 있음을 의미하므로 즉시 중단해야 한다. 정맥주사로 수액 한 가지만 주입되고 있을 때 정맥내주입로에서 새어나가도 안전하지 못하지만, 부실한 라인을 통해 약물이 주입되고 있으면 더욱 위험하다.

어떤 약물은 정맥주사 부위에서 새어나가면 조직 **괴사**를 일으키기도 한다.

약물 투여로 생명을 구할 수 있지만 그 과정이 적절하지 못하면 오히려 생명에 위험을 줄 수도 있다. 입원하지 않은 상태에서 약물을 투여할 때는 지속적인 활력징후 측정과 심전도 감시가 필요하다. 입원하지 않고 투여하는 약물들의 대부분은 어느 정도 심혈관계에 영향을 주어 심장리듬이나 혈압을 변화시킬 수 있으므로 **불안정**한 환자는 5분마다 활력징후를 측정해야 하며 안정적인 환자들은 매 15분마다 측정한다. 여러 가지 부작용들, 예를 들어 심장리듬 이상, 혈압의 큰 변화, 의식상태의 변화 등은 piggyback 약물투여를 즉시 중단하고 의학적 조치를 취해야 함을 말해 주는 경고 신호다. 환자에게 약물 부작용이 나타나서 중단하였다면 그 환자가 이송되어 가는 병원에도 그 사실을 알려 주어서 그 약물을 투여하지 않게 해야 한다.

▶ 문제 해결

- 일부 piggyback 약물, 리도카인이나 도파민과 같은 약물들은 미리 혼합된 상태로 만들어진다. 이러한 경우는 제3단계를 생략한다.
- Piggyback으로 약물을 투여할 때는 적절한 속도를 맞추어 주어야 한다. 계산을 잘못하는 의료제공자라면 자신이 계산한 결과를 다른 의료진에게 다시 확인해 보아야 하며, 제약회사 등에서 발간한 약물 주입속도에 관한 해설서를 펼쳐 놓고 조절하는 것도 한 방법이다.
- 주입 약물 혼합 bag이 준비된 다음에 piggyback 주사를 준비한다. 약물을 bag 속으로 주사하기 전에 연결하면 튜브에 정맥주사 수액만 가득 차고 약물은 없을 수가 있다. 이

렇게 되면 약물주입의 시작과 약효발생 시간이 지연될 수가 있다.

- 입원하지 않고 약물을 투여하는 경우는 투여 전과 투여하는 동안에 심장 모니터링을 하는 경우가 많다. 필수적으로 모니터링 해야 하는 것은 아니지만 환자가 약물치료를 받아야 할 정도라면 심장모니터가 도움이 된다고 보아야 한다. 심장모니터링을 하면 눈으로 확인하는 부작용 증상 및 증후들 외에 다른 부작용이 나타나는 것도 알 수 있는 경우가 많다.
- Piggyback으로 약물을 투여할 때 수액주입기를 사용하는 경우도 있다. 펌프는 1분에 일정한 수의 방울을 주입하도록 프로그래밍 시킬 수 있기 때문에 약물 주입 용량을 정확하게 할 때 사용된다. 수액주입기를 사용할 때는 세트가 맞지 않는 경우도 있으므로 적절한 정맥주사 튜브 주입세트를 이용해야 한다.

▶사례 연구

당신이 도착한 집에서는 63세 남자가 복장뼈 아래에서 시작된 급성 통증이 목으로 퍼져 간다고 호소하고 있다. 환자 평가동안 피부는 창백하며 차갑고 땀을 많이 흘린다. 맥박은 76에 규칙적이고, 혈압 68/40, 그리고 호흡수는 22로 호흡이 얕고 규칙적이다. 환자는 전에 "심장병"이 발생한 병력과 고혈압이 있으며, 여러 가지 약물을 복용하고 있다고 말한다. 환자의 과거 병력과 증상 및 사정 소견을 근거로 심인성 쇼크가 의심된다. 환자에게 100% 산소를 비재호흡 마스크를 이용하여 분당 15리터의 속도로 공급하고, 다른 구조요원이 환자에게 12lead EKG를 장착하고 모니터링을 준비하는 동안 당신은 정맥내주입로를 확보한다. 정맥주사를 확보한 다음, 환자에게 발생한 저혈압을 감안하여, NTG를 주는 대신에 도파민을 투여하기로 결정한다. 외래에서의 도파민 투여지침은 10mcg/kg/min 이다.

지침에 따라 도파민 400mg을 250cc 생리식염수에 주입하여 1,600㎍/cc 농도로 만들었다. 주입용량, 농도, 날짜, 시간, 그리고 자신의 이름을 유성펜으로 적은 라벨을 bag에 부착하였다. 점적주입세트를 250cc 혼합백에 부착한 후 튜브에서 공기방울을 제거하고, 18게이지 바늘을 투여 세트에 부착한다. 다시 한 번, 환자 이름, 약물이름, 용량, 시간, 그리고 투여경로가 정확한지 확인한 후 1차 정맥내주입로의 주사부위를 알코올 솜으로 닦고 바늘을 삽입한다. Piggyback 정맥내주입로를 기계장치에 장착한다. 이 장치는 정맥주사 튜브를 통한 약물 투여 속도를 정확하게 조절해 준다. 약물의 용량, 환자의 체중, 그리고 약물의 농도에 따라 기계의 1분당 점적 속도를 특정 수치로 맞춘다. 이제 환자를 이송할 준비가 되었다. 당신은 환자의 혈압이 좋아지는지 계속 관찰하고 piggyback 점적실과 주입장치에 문제가 발생하는지 계속 확인한다. ■

Chapter 23

PVAD를 이용한 약물투여

Medication Administration Using PVAD

핵심용어

- **중심정맥통로관**(CVAC : Central venous access catheter)
- **말초삽입중심정맥관**(PICC : Peripherally inserted central venous catheter)
- **기존혈관통로장치**(PVAD : Preexisting vascular access device)

학습목표

학습자들은 다음 사항을 수행할 수 있어야 한다.

- ▶ PVAD를 이용한 약물처리의 지시사항 리스트를 나열할 수 있다.
- ▶ PVAD 약물 처치를 할 때 적절한 기술의 중요성을 서술할 수 있다.
- ▶ PVAD도구 사용을 포함한 적절한 기술을 서술할 수 있다.
- ▶ PVAD 약물을 적절하게 처치하기 위한 능력을 논증할 수 있다.

서론

당신의 EMS직분에서 **중심정맥통로관(CVAC)**은 잘 알려진 **기존혈관통로장치(PVAD)**를 가지고 환자들에게 치료를 제공하는 것은 좋은 방법이다. 이러한 카테터를 병원 전 단계에서 PVAD를 사용해도 되는지 아닌지에 대해서 응급의료종사자에게 종종 의문시 되는 혼동의 방법들이기도 하다. 응급의료종사자가 PVAD를 사용해도 될까? 질문한다면 대답은 당연 "예"이다(당신의 프로토콜 시행 시). 그러나 응급의료종사자는 적절한 과정과 위험요소의 포함도 인지할 필요가 있다.

PVAD는 직접적으로 중심 정맥에 삽입하는 카테터이다. 일반적으로 머리, 빗장밑, 외·내부 목정맥, 넙다리정맥 통로관을 포함한다. **말초삽입중심정맥관(PICC)**은 말초 혈관에 중심 카테터를 위치시키는 것이며, 일반적으로 머리정맥, 자쪽피부정맥이나 아래팔에 위치한다.

PICC는 피부를 통해서 투여하거나 혹은 무균 환경 통제하에 정맥 절개를 통해서 투여하며, 오른심방 위에 위대정맥 말단 끝 높이에 자리 잡게 한다.

PVAD는 두 가지 유형의 환자들에게 적용된다; 투석이 요구되는 사람과 집에서 종종 정맥주사 이용이 요구되는 외래환자이다. 외래환자는 완전비경구영양(TPN)에 대해서 PICC를 필요로 하게 되고, 집에서 약물치료(그림 23.1) 혹은 수액 치료가 이루어지게 된다.

PICC는 오랜기간 약물투여, 채혈이 필요한 환자에서 정맥내주입로 확보의 시행 횟수를 줄일 수 있다. 불충분한 혈관구조 (poor vasculature) 혹은 면역억제

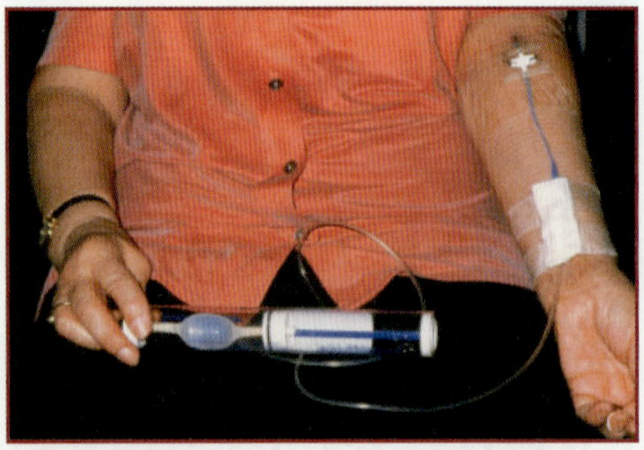

그림 23.1
Dr. P. Marazzi/Photo Researchers, Inc.

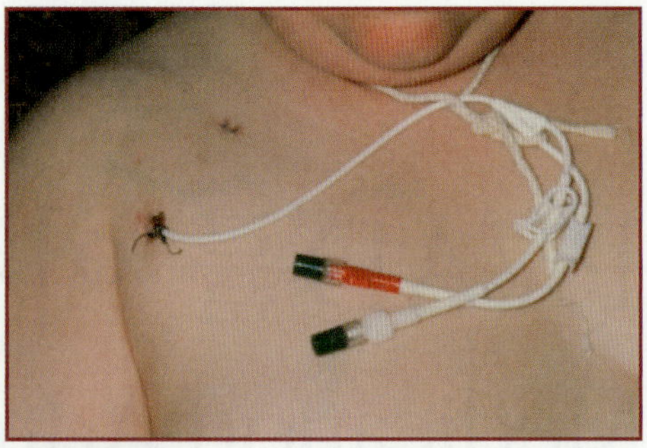

그림 23.2
Dr. P. Marazzi/Photo Researchers, Inc.

(immunosupression)에도 이용하게 된다.

예를 들어 PVAD는 Hickman(그림 23.2), Groshong, Broviac catheters를 포함하여 투석을 위해 사용되어진다. 투석 카테터는 PICC 카테터와 다르며, 큰 관강 내부가 비어있는 공간 또는 경로) 지름에 많은 혈액량이 빠르게 이동되며, 고 압력에 견디어 내며, 감염의 위험을 감소시키기 위하여 항생제와 함께 주입시킨다. 게다가, 하나, 두개(그림 23.3), 세개 등 관강이 다양하다. 관강은 각기 카테터의 수는 식별하기가 쉽게 이루어져 있으며, 말단 끝부분이 분리되어져 있다.

각기의 관강은 착색된 접합기 허브(hub. 몇 개의 장치가 접속된 장치)로 이루어져 있으며, 고무 약물 주입구 혹은 바늘 주입구와 보호 마개로 이루어져 있다. 접합기 허브의 일반적 색깔은 흰색, 파랑색, 빨강색, 갈색이며, 가장 큰 크기의 관강은 항상 갈색으로 나타낸다. 투석 카테터의 각 관강의 양은 대략 30mL이고, 카테터 내에 혈액 응고를 막기 위한 물질(heparinized saline)이 가득차 있다. 간단한 플라스틱 조임새는 마개 아래에 위치해 있으며, 각 관강에 우발적인 실혈(exsanguination)을 예방할 때 조이게 사용한다.

PICC lines은 작은 지름, 단순한 관강, 투명한 폴리우레탄 카테터로 16–24 cm 이루어지며, 두갈래근 혹은 전완앞쪽 부위로 나가게 된다(그림 23.4). 말단 끝은 허브로 이루어져 있으며, 고무 바늘 주사 부분에 부착한다. PICC는 주입된 항생제와 같이 감염 발생 감소를 도와 줄 수도 있을 것이며 그렇지 않을 수도 있을 것이다. 투석 카테터처럼, PICC lines 이중 내강 내에 혈액 응고를 막기 위한 물질이 가득차 있으며, 사용하지 않을 때에는 관강 플라스틱 조임새를 차단하게 된다.

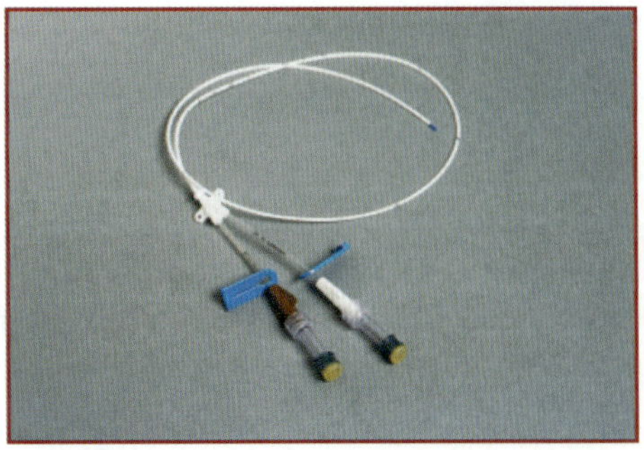

그림 23.3
Michal Heron

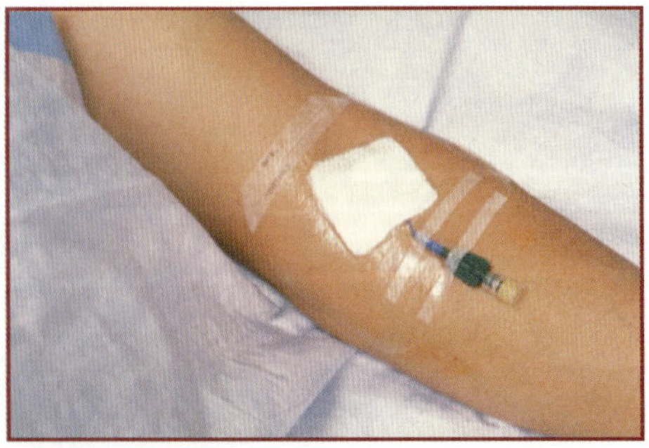

그림 23.4
Michal Heron

현재의 PVAD 사용을 위한 2가지 징후로는 심폐정지와 극심한 순환 쇼크이며, 양쪽의 경우 말초 정맥주사 시도는 불가능하거나 어려울 수도 있을 것이다. 이것들의 lines은 일정한 정맥내주입로이며, 병원 입원하기 전에 설치해 둔다. 이들은 정맥주사 수액 치료, 혈액 채취, 약물 사용을 할 수 있다. 약물 투약은 말초 정맥내주입로와 동일하게 사용된다.

PVAD를 하는 동안 만약 고려사항을 인식하지 않는다면 심각한 합병증이 일어날 수 있을 것이다. 첫째, 혈액 응고를 막기 위한 물질 용액은 양쪽 투석 카테터와 PICC lines에서 뽑아내어야 하며, 중심 순환 용액 "pushing"은 응고 방해와, 환자에게 해로운 영향을 가져올 수 있다. 당신이 투석 카테터로부터 뽑아야 할 혈액은 30cc이고, PICC line으로부터는 10cc 뽑아야 한다. 카테터로부터 뽑을 수 없는 경우는 일반적으로 혈액 응고로 인하여 폐쇄된 결과이다. 그런 경우에는, 식염수 혹은 약물을 밀어 넣을 수 없으며, 중심정맥순환에 직접적으로 큰 혈액응고 시작이 이루어져, 폐색전증 같은 결과를 초래하게 될 것이다. 관강은 사용 예방에 쓸모없는 납작한 끈을 표에 분류하고 즉시 재생시킬 수 있을 것이다. 2개 내지 3개의 관강 카테터와 함께, 당신은 서로 다른 관강을 중단을 시도할 수 있다.

일반적으로, 투석 카테터는 심장정지 혹은 쇼크, 감염의 위험과 같은 극도의 불안정한 혈류 역학의 경우에 사용되어지며, 패혈증 증가의 결과로 매번 루멘 보호 마개는 제거되어진다. PICC line은 더 많은 절차를 통해서 사용되어 질 수 있으며, 실질적으로 감염의 위험을 감소시키는데, 박테리아는 상당히 오랜 기간 동안 이동하게 된다. 무균 글로브는 감염의 위험 때문에 PICC 혹은 투석 덮개를 벗길때 적용하여야 하며, 덮개를 다루기 전에 2개의 다른 알코올로 2번을 닦아내야 한다. 정맥주사 주입에 있어서 공기색전증의 위험을 줄이기 위해서 정맥주사 관에 주입하기 전 초기에 공기를 제거해야 한다.

PVAD에 추가하여, 중심정맥접근의 보다 적은 일반적 형태는 삽입할 수 있는 카테터이다. 삽입할 수 있는 카테터는 Infusaport, Mediport-port, port-A-Cath 장치이다(그림 23.5). 이 장치는 목정맥, 머리정맥, 빗장밑정맥에 위치하며 원위부 끝은 오른심방위 위대정맥의 앞쪽에 위치한다. 주입 부위는 갈비뼈 혹은 복장뼈 위 피부아래에 고정한다. 주사부위는 금속 몸체 디스크 모양이고 실리콘 막으로 자체 밀봉되어져 있으며, 여러개 바늘로 천자할 수 있다. 이용되는 특별한 바늘은 Huber바늘이라 불려진다. 응급구조사는 Huber바늘의 사용법에 대하여 교육이 되어있어야 한다.

CVAC 장치를 사용하기 전 그릇의 기능, 주의사항, 특별한 고려사항을 완벽하게 이해하

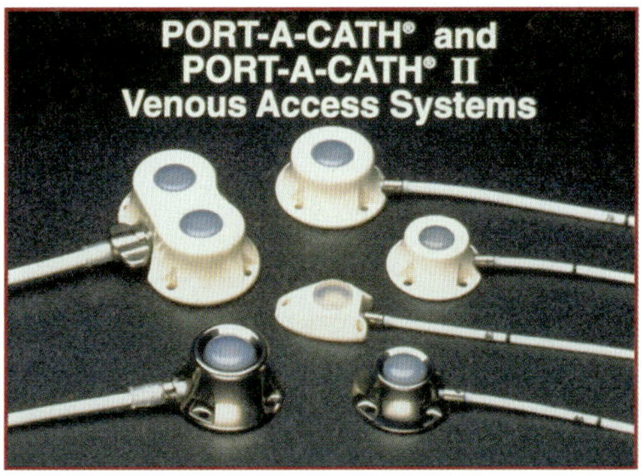

그림 23.5 *SIMS Deltec, Inc.*

여 두려움없이 사용하면 응급상황에서 많은 시간을 절약할 수 있다. PICC 고무 약물 주입 포트를 예로 설명할 수 있다.

▶ 장비

다음과 같은 장비가 필요하다(그림 23.6).

- 무균 글러브
- 보호안경
- CVAC 혹은 PVAD
- 처치하기 위한 약물
- (2) 18게이지 피부밑주사
- (2) 10cc주사기
- 알코올 솜
- 주사바늘 수거통
- 세척하기 위한 생리식염수

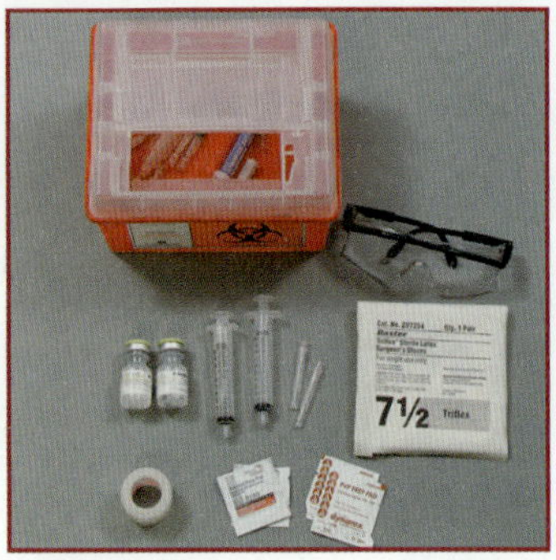

그림 23.6

평가

적절한 신체분비물 격리를 시행한다. 환자를 편안한 자세로 취하게 한 후 기도상태, 호흡, 맥박을 확인하는 기본 평가를 시행한다. 또한 의식 및 생체징후 상태를 파악하는 상세한 평가를 시행한다. 생명을 위협하는 징후나 증상은 확인 즉시 치료되어야 한다.

PVAD는 심정지와 쇼크를 포함하여 병원 전에 준비되어 임상 상황에서의 제한된 수로 사용되어진다. 쇼크에 빠진 환자들은 빠른 맥박, 빠른 호흡, 저혈압, 창백, 오한, 축축한 피부, 불안 등 정신상태 변화가 나타날 수 있다. 쇼크가 진행되거나 대상기능장애 환자들은 느린 맥박, 느린 호흡, 청색증의 진행, 의식 손실 등으로 진행될 수 있다.

약물처치를 하기 전에 정확한 환자, 정확한 약, 정확한 용량, 정확한 시간, 정확한 경로 그리고 정확한 기록을 확인한다. 환자가 약물에 대한 알레르기가 없는 것을 확인하고, 약물처치 후에 즉각적으로 요구되거나 바람직하지 못한 영향들에 대해서 재평가한다.

절차 : PVAD를 이용한 약물치료 관리

1. 감염관리 지침을 따르고, 멸균 글러브를 착용한다(그림 23.7).
   이론적 근거 : 처치자가 PVAD를 투여하는 과정에서 환자의 혈액과 체액이 직접 닿으므로 보호안경과 글러브가 필요하다. 추가적으로 이러한 장비들을 사용할 때는 환자에게 감염의 위험이 중대한 것임을 유의해야 한다.
2. 환자에게 알레르기가 있는지 없는지 파악해야 하고 약물 투여의 지시를 확인하며 정확한 양의 약물을 준비한다(그림 23.8).
   이론적 근거 : PVAD는 알레르기 반응이 있는 환자에게 사용해서는 안 된다.
3. 10cc 정도의 생리식염수를 준비한다(그림 23.9).
   이론적 근거 : 당신은 약물 투약에 생리식염수를 필요로 할 것이다.

소아환자 주의사항

소아과 환자들에게는 10cc양이 많다. 그러나 시행 시 체액이 넘치는 것을 고려해서 3–5cc 사용할 수 있다.

4. PVAD 주사 부위를 마련하고 알코올을 준비한다(그림 23.10).
   이론적 근거 : PVAD의 병원 전 단계에서 접근하는 동안 감염의 위험 때문에 처리 과정을 깨끗이 반복한다.

노인환자 주의사항

노령의 환자들을 미흡하게 다루는 동안 박테리아에 의한 질병으로 심각한 상황에 도달할 수 있고 면역체계가 제대로 발휘되지 않을 수 있음을 기억해야 한다.

5. 카테터가 열려있는지 확인한다(그림 23.11).
   이론적 근거 : 카테터가 잠겨져 있으면 혈액을 뽑아 내지 못할 것이고 약물을 투여하지도 못할 것이다.
6. 주사기에 혈액을 10cc 흡인한다(그림 23.12). 만약 투석 카테터 이용을 한다면 혈액 30cc를 흡인을 시행한다.
   이론적 근거 : port가 응고되 않았다면 혈액이 주사기 내로 자유롭게 흐를 것이다.
7. 혈액 흡인을 성공적으로 시행 후 약물의 1회 양을 투여한다(그림 23.13). 당신은 다음의 사항을 확인한다.
   - 정확한 환자
   - 정확한 약물
   - 정확한 총량/용량

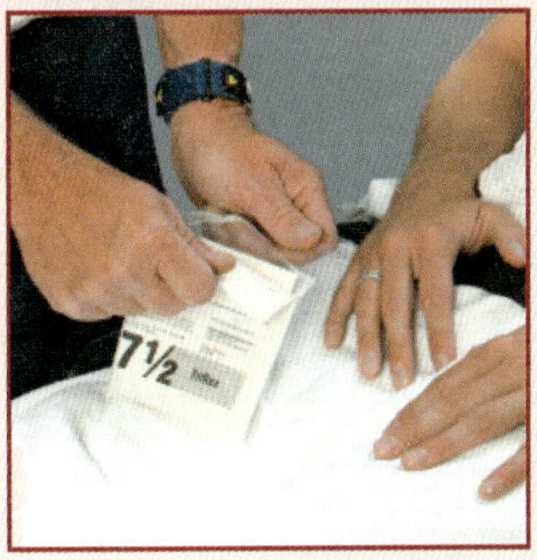

그림 23.7

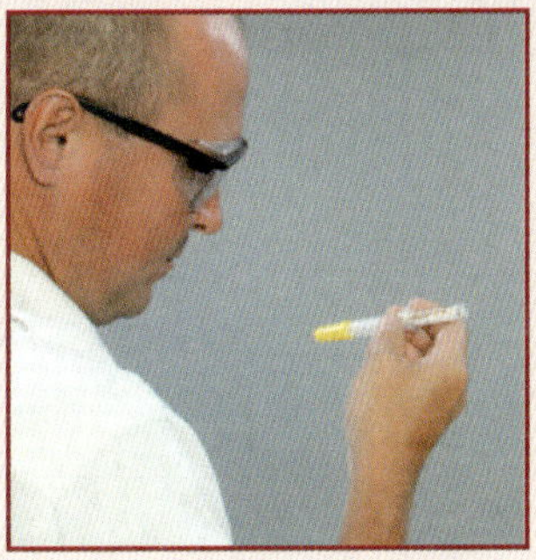
그림 23.8

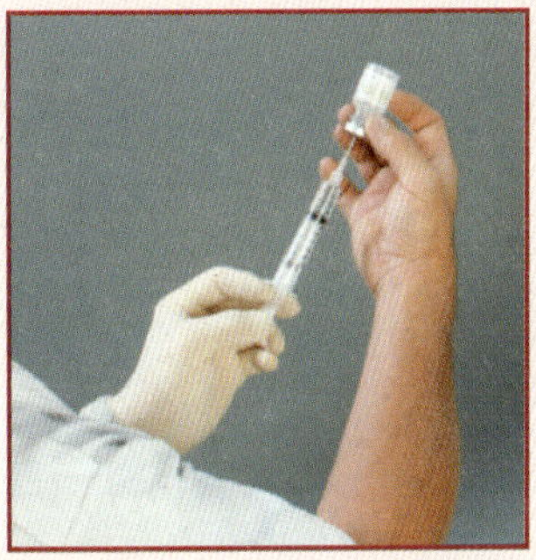
그림 23.9

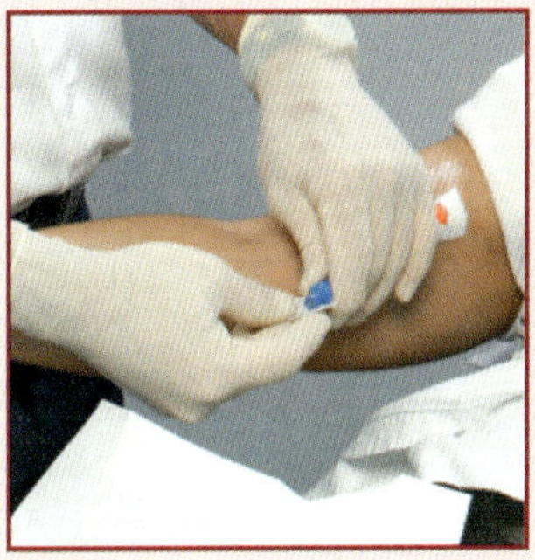
그림 23.10

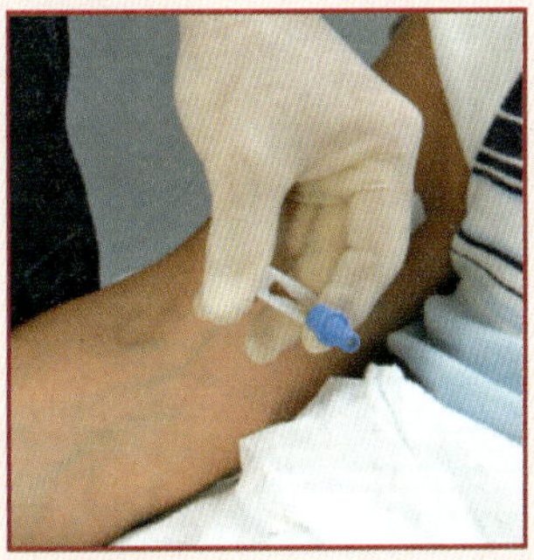
그림 23.11

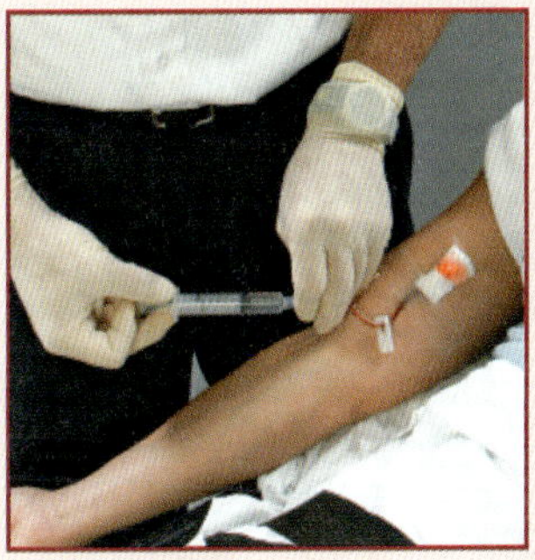
그림 23.12

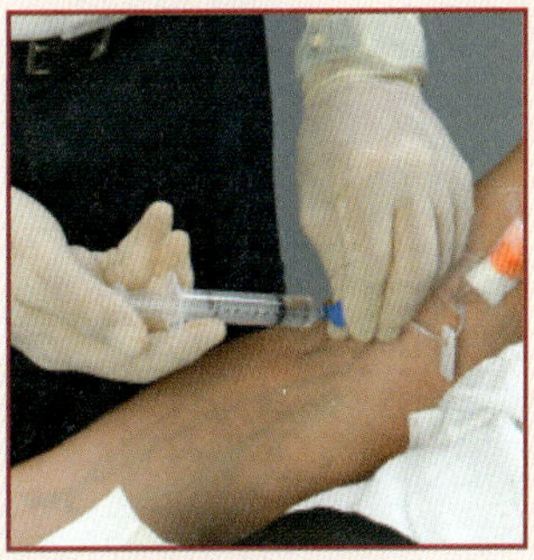
그림 23.13

절차 : PVAD를 이용한 약물치료 관리 (계속)

▶ 정확한 경로

▶ 정확한 시간

▶ 정확한 기록

이론적 근거 : 혈액 흡인을 성공적으로 한 후 약물 투여를 시도해야 하며, 카테터에 혈액응고를 제거해야 한다.

8. 약물 투여를 처리한 후에는 10cc의 생리식염수를 투여한다(그림 23.14). 만약 투석 카테터를 사용했다면 30cc의 생리식염수를 투여한다.

   이론적 근거 : 약물은 혈류에 도달하게 되고 카테터, 포트, 튜빙에 남겨놓지 않는다.

9. 카테터를 다시 잠근다(그림 23.15).

   이론적 근거 : 카테터를 잠그는 것은 출혈 가능성을 최소화하기 위해서 이다.

10. 공인된 방식으로 장비들을 정리한다(그림 23.16).

    이론적 근거 : 모든 바늘은 주사바늘 수거통에 넣어서 처리하고, 다른 장비들은 생물학적 유해 가방에 넣는다.

11. 환자의 바람직한 약물에 대한 거부반응의 가능성의 영향을 관찰한다.

    이론적 근거 : 정맥에 올바르게 약물을 투여한 이래 Piggyback 약물 효과는 대개 수분 이내에 관찰할 수 있다.

12. 환자치료보고서에 투여 약물, 농도, 용량, 시간 그리고 환자에 대한 효과를 기록한다.

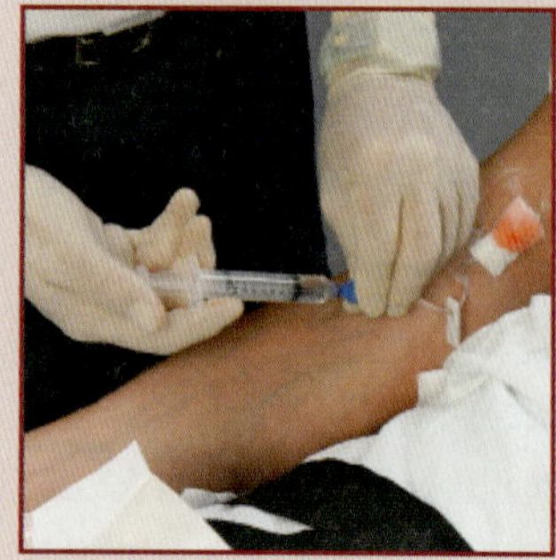

그림 23.14

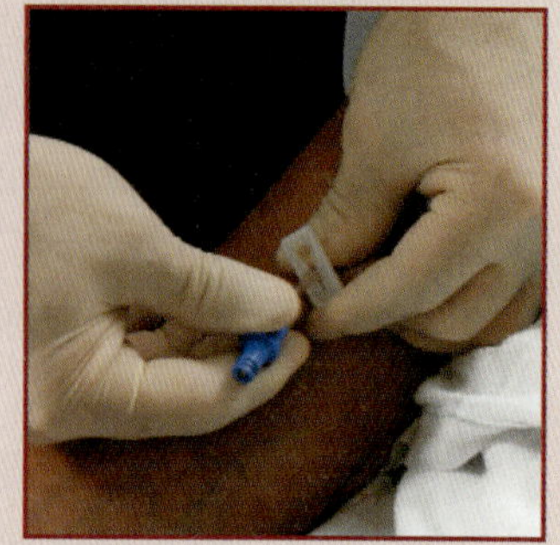

그림 23.15

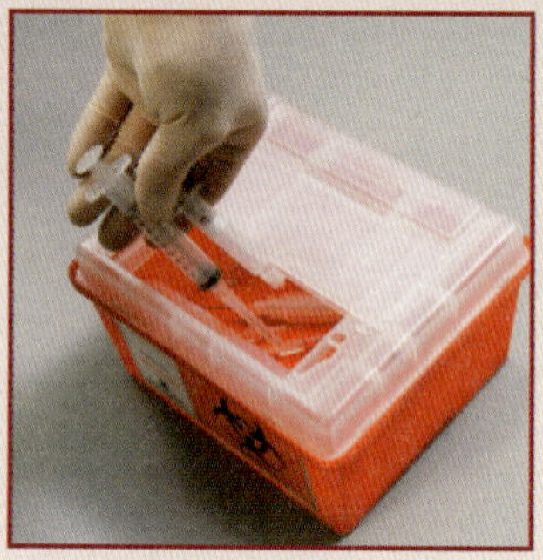

그림 23.16

이송 중 평가

PVAD를 통한 약물을 투여하기 전과 후에 즉각적으로 환자를 평가한다. 투약 후 약물의 효과를 관찰한다. 경우에 따라서, 1회 투여로 효과가 없을 경우 2배용량을 처방할 수 있다. 추가적으로 가려움, 호흡곤란, 빠른 맥박 같은 원하지 않는 효과가 관찰될 수 있다. 이러한 영향들은 약물에 대한 알레르기나 과민반응을 가리킨다. 이러한 증상들은 발견 즉시 지도의사에게 보고하여 나타난 증상을 치료한다.

약물이 환자에게 올바르게 반응하든 반응하지 않든 생체징후를 살피는 중요한 고려 사항이고, 반드시 약물투여 전과 후의 증상을 해결하기 위하여 관찰해야 한다.

▶ 문제 해결

- 만약 약물 투여량이 증가된다면 큰 통로로 접근해야 하며, 두 개나 세 개의 이중내강 중에 갈색 포트를 선택해야 한다. 그것은 직경이 가장 큰 이중내강이고, 용액의 많은 양의 수액을 빠르게 투여된다고 예상할 수 있다.
- 만약에 카테터를 잠그는 것을 잊어버렸다면, 생리식염수는 쉽게 분출되지 않을 것이고, 당신은 PVAD가 불량이라는 잘못 생각을 할지도 모른다.
- PVAD의 유형을 검증할 수 없다면, 환자 혹은 가족들에게 물어본다. 환자와 가족들은 PVAD 사용과 이름에 대해 정확하게 알고 있을 것이다.

▶사례 연구

당신의 동료와 거주지에서 심장정지를 처치할 때, 처치 초기에 모든 도구들의 체크가 이루어져야 한다. 현장에 도착했을 때, 59세의 여성이 맥박이 없고, 호흡이 일시 정지된 상태로 침대에 반듯이 누워있었다. 당신과 당신의 동료는 그 환자를 평평한 곳에 놓고, 가슴을 노출시키며, 오른쪽 가슴 위에 Hikaman 카테터를 위치시킨다. 당신이 빠른 관찰을 위해 모니터를 설치할 동안 파트너는 이미 심폐소생술을 시행하고 있다.

심폐소생술을 멈추고 빠른 관찰을 시행한 후, 당신은 모니터상 두개의 전극에서 무수축을 확인한다.

당신이 환자에게 삽관할 동안 당신의 파트너는 CPR을 계속하고, 그리고 당신은 BVM으로 환기를 시켜주며 경찰과 함께 있어야 한다.

당신은 생리식염수 1,000cc 백을 준비하고, 수액세트로부터 모든 공기를 제거한 후, 약물 투여를 위해서 에피네파린 1:10,000, 1mg을 준비한다.

감염 방지 글러브를 착용한 후 Hikman 위에 있는 갈색 포트의 보호 마개를 제거한다. 두 개의 알코올을 준비하고 바늘이 없는 주사 부위를 닦아내고, 30 cc 주사기를 포트에 부착한다. 그리고 헤파린을 30cc주사기로 흡인하고 혈액도 카테터로 흡인한다.

마크로점적주입세트를 갈색 Hikman port 에 설치하고, 카테터를 연다. 약물 투여 포트 위에 하고 관을 연결하고, 에피네프린 1:10,000, 1mg을 투여한다. 식염수가 들어가게 계속적으로 유지시키고, 당신은 심장 무수축에 따른 처치가 계속 이루어져야 한다. ■

MEMO

Chapter 24

직장약물 투여

Rectal Medication Administration

핵심용어

- 항문조임근(Anal sphincter)
- 항문(Anus)
- 바늘이 없는(Needleless)
- 부교감신경 자극 (Parasympathetic stimulation)
- 직장(Rectum)
- 좌약(Suppository)

학습목표

학습자들은 다음 사항을 수행할 수 있어야 한다.

▶ 직장 약물투여의 적응증을 열거할 수 있다.

▶ 직장을 통한 적절한 약물 투여의 중요성을 말할 수 있다.

▶ 직장약물 투여를 수행하는 적절한 술기를 말할 수 있다.

▶ 약물의 직장투여를 적절히 수행하는 능력을 보여줄 수 있다.

서론

정맥이나 뼈속 삽입이 성공적으로 시작되기 어려운 경우, **직장**에는 혈관분포가 풍부한 이점이 있기 때문에 액체나 젤 또는 **좌약**의 형태로 된 약물을 직장을 통하여 투여하면 빠르게 투여할 수 있고 순간적으로 흡수된다. 응급구조사가 현장에서 약물을 직장으로 투여해야 하는 경우로 가장 흔하게 발생하는 경우는 소아 발작인데, 이 경우에 직장으로 약물을 투여하는 것이 가장 효과적이고 접근하기 좋은 방법이다.

소아 경련환자에게 디아제팜을 투여하거나, 열이 나는 어린이나 심장응급의 성인에게 아스피린을 투여하는 경우에 자주 직장으로 약물을 투여하는 방법이다. 또는 진정제나 진토제는 자주 직장을 통해 투여된다. 응급구조사가 일반적으로 시행하는 약물의 직장투여 방법은, **바늘이 없는** 1cc 주사기를 부드럽게 직장으로 밀어 넣어 디아제팜 같은 약물을 정상적인 정맥주사용 용량만큼 직장에 주입하는 것이다.

직장에 약물을 투여하는 방법은 일반적으로 사용되는 세 가지 방법이 있다. 급하지 않은 경우에는 관장이나 좌약을 사용하고, 급한 경우에는 정맥주사용 약물을 주입하는 것이다. 관장은 직장에 액체를 일회 주입하여 직장점막에서 흡수하게 하는 것이다. 일반적으로 "적은 부피의 관장"이라고 부르며, 짜서 밀어 넣을 수 있도록 약물이 채워진 튜브와 직장으로 삽입하도록 고안된 특수한 끝을 가진 주사기로 된 준비기구를 사용한다. 좌약은 부드럽고 탄환처럼 형태를 만든 약물로서 **항문**을 쉽게 미끄러져 통과하여 직장으로 삽입되며 녹아서 직장점막을 통하여 쉽게 흡수된다.

환자는 안락하고 격리되어 있어야 하며 투약과정 내내 사생활이 보호되어야 한다.

환자의 자세는 옆으로 눕히고 위쪽 허벅지를 굽히고, 위쪽 볼기를 들고 항문을 볼 수 있다. 주사기의 원위부 끝에 수용성 윤활제를 바르면 직장으로 쉽게 넣을 수 있다. 유아는 등을 대고 바로 눕히면 골반을 굽히고 다리를 들어 올리는 자연적인 경향 때문에 항문이 쉽게 노출되고, 필요하다면 항문을 노출시키기 위해 다리를 들어 올릴 수 있다. 주사기로 약물을 주입한 후에는 환자를 옆으로 뉘인 채 30-60초 동안 양쪽 볼기를 모아 잡아서, 약물의 저류와 흡수를 용이하게 하도록 한다. 환자에게 배에 힘을 주지 말고 참으라고 하며 약물이 배출되지 않도록 한다. 좌약을 넣은 경우에는 수분 동안 양측 볼기를 모아 쥐고 30분 동안 옆으로 누워있게 한다.

직장 약물투여를 실시하는데 주의하여야 할 몇 가지 사항이 있다. 가장 중요한 것 중의 하나가 주사기를 직장에 넣기 전에 주사기에서 피하주사바늘을 제거하는 것이다. 직장에 다 주사기를 넣으면 미주신경 자극을 통해 **부교감신경**이 **자극**되어 느린맥이 나타나므로 심전도 감시장치를 부착하여야 한다. 심장병력이 있는 환자에게 이같이 약물을 주입할 때는 특별히 주의해야 한다. 부교감신경의 긴장 증가로 인하여 서맥이 발생하고 이 때문에 저혈압이 발생하거나 기존의 심장질환이 악화되지 않도록 주의하여야 한다. 복통을 호소하는 환자에게 약물투여는 매우 조심하여야 한다.

약물의 직장투여는 다음과 같은 환자에게는 금기시되어야 한다. 최근에 직장이나 전립선 수술을 받은 환자, 설사환자, 직장에서 출혈이 있는 환자, 직장과 항문의 자극징후가 있는 환자이다. 직장투여의 불리한 점은 약물 위치의 실수나 대변물질의 존재, 직장에서 약물의 누출이며 이차적인 결과로 약물흡수가 불완전하다는 것이다. 또한 부적절하게 거칠거나 부주의한 술기는 항문이나 직장에 손상을 줄 수 있고, 천공을 일으킬 수도 있다.

응급구조사가 가장 흔하게 직장투여를 하는 경우는 경련을 하는 소아환자의 치료과정으로, 소아환자에게 디아제팜을 투여하는 경우이지만, 이 과정은 모든 나이의 환자에게 적용해서 사용될 수 있고 좌약을 투여하는 경우에 사용될 수 있다.

▶ 장비

다음과 같은 장비를 준비한다(그림 24.1).

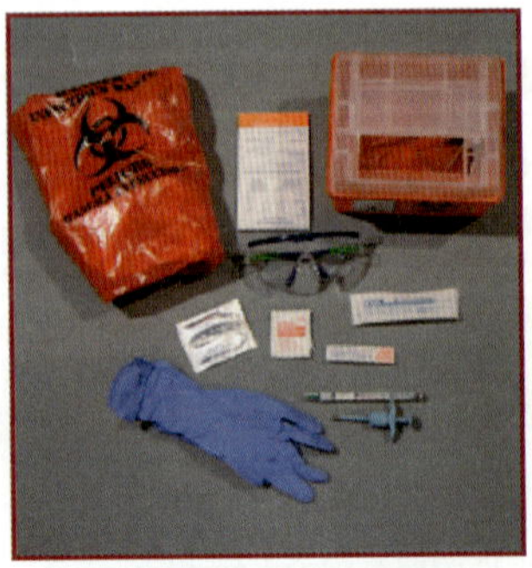

그림 24.1

- ▶ 글러브
- ▶ 보호안경
- ▶ 투여할 약물
- ▶ 알코올 솜
- ▶ 피하주사바늘
- ▶ 1cc 주사기
- ▶ 윤활 젤
- ▶ 키 기준 소생술 반창고
- ▶ 주사바늘 수거통
- ▶ 빨간 주머니로 된 (생물학적 위험물질을 담는) 용기

평가

적절한 신체분비물 격리를 시행한다. 환자를 편안한 자세로 위치시키고, 초기평가를 실시하면서 기도가 확보되었는지 확인하고 숨을 쉬는지 맥박이 뛰는지 확인한다. 활력징후와 의식수준을 측정하면서 집중적이고 자세한 평가를 실시한다. 생명을 위협하는 어떠한 증상이나 징후는 발견되는 즉시 치료하여야 한다.

직장약물 투여는 병원 전 환경에서는 제한된 임상적 상황에서만 사용되는데, 경련을 하는 소아에게 디아제팜을 투여하거나, 심근경색으로 진단된 성인에게 아스피린을 투여하는 경우가 포함된다. 이러한 응급질환과 상태의 평가에 대해서 이 장에서 모두 다루는 것은 너무 광범위하지만, 응급구조사는 직장약물 투여가 필요한 질병의 경과와 관련된 임상증상과 징후에 대해 잘 알고 있어야 한다.

직장을 살펴보아 자극부위나 치핵, 급성 출혈이나 손상이 없다는 것을 확인하여야 한다. 직장이나 전립선 수술의 최근 병력이 없고, 설사가 없다는 점을 확인하여야 한다. 직장에 약물을 주입하기 전에 충분한 말초순환이 있음을 확인하여야 하는데, 그렇지 못하면 주입된 약물이 전신순환으로 충분한 흡수가 되지 못하기 때문이다. 만일 적절한 관류가 없다면 정맥주입과 같은 다른 투여방법을 고려해보아야 한다.

모든 약물은 투여하기 전에, 정확한 환자, 정확한 약, 정확한 용량, 정확한 시간, 정확한 투약경로와 정확한 기록인지를 확인하여야 한다. 투여될 약에 대해서 환자가 과민반응이 없다는 것을 확인하고, 약물을 투여한 직후에 환자를 평가하여 기대한 약물효과가 나타나는지 부적절한 효과가 나타나는지 평가한다.

절차 : 직장약물 투여

1. 감염방지를 시행한다.
   이론적 근거 : 대변물질을 취급할 때는 전염성 질환을 옮길 수 있기 때문에 글러브와 보호안경 착용은 필수이다.
2. "의료지시"나 "키 기준 소생술 반창고"(그림 24.2)를 사용하여 투약지시를 확인한다. 약물을 투여할 때는 환자의 '6R(원칙)'을 염두에 두고, 다음 사항을 확인하여야 한다.
   - 정확한 환자
   - 정확한 약물
   - 정확한 용량
   - 정확한 시간
   - 정확한 투약경로
   - 정확한 기록

   이론적 근거 : 소아 약용량은 1ml의 10분 1로도 달라진다. 생명을 위협할 수 있는 과량투여를 피하기 위해서 정확은 필수 요건이다.
3. 가능하다면 가족구성원이나 보호자에게서 알레르기를 확인한다(그림 24.3).
   이론적 근거 : 알레르기가 있는 환자에게 약물을 투여하면 생명을 위협할 수 있는 과민반응이 일어날 수 있다. 어린이는 그 자신을 위해 말할 수 없기 때문에 현장에 있는 어른으로부터 가능성 있는 알레르기에 대한 정보를 수집하도록 시도하여야 한다.

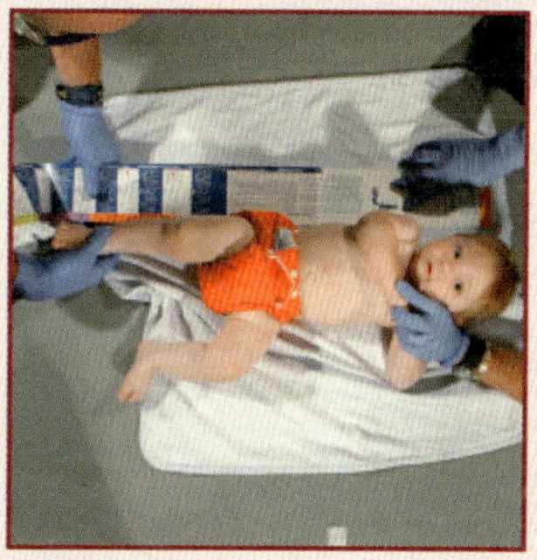

그림 24.2

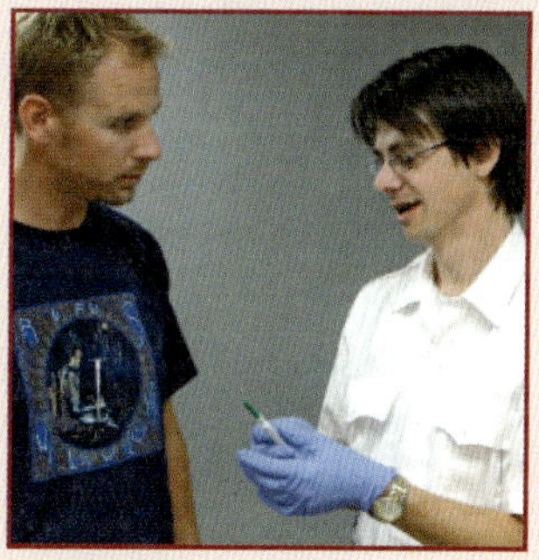

그림 24.3

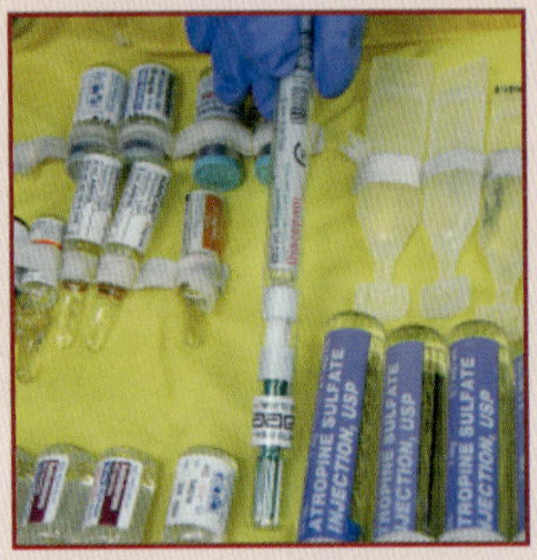

그림 24.4

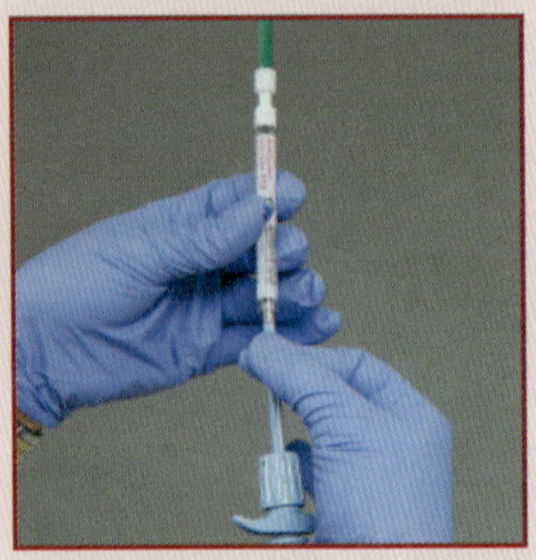
그림 24.5

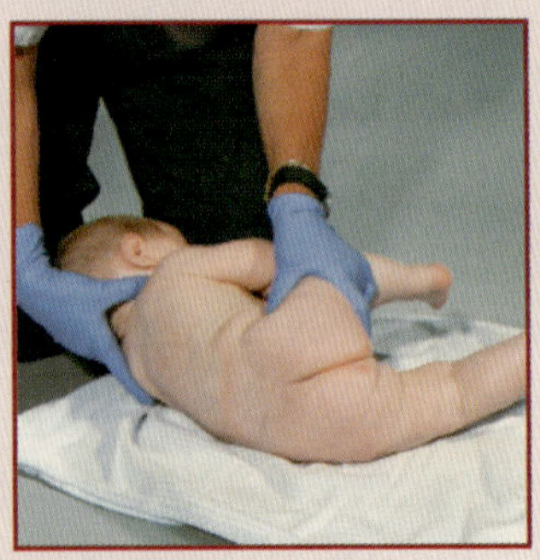
그림 24.8

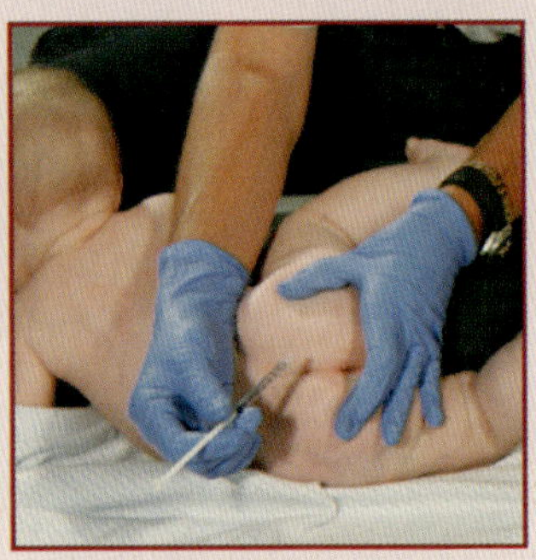
그림 24.9

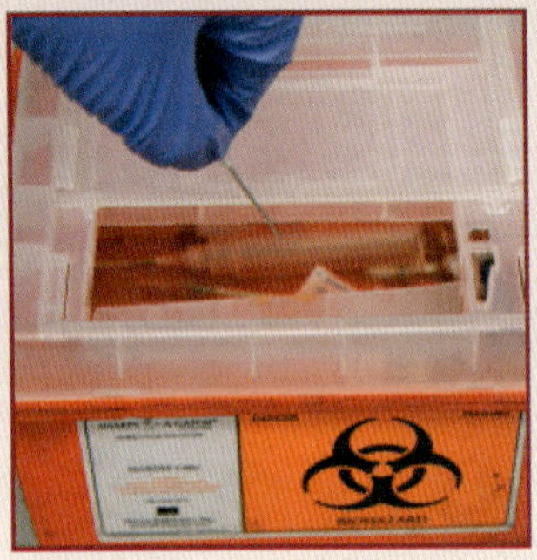
그림 24.6

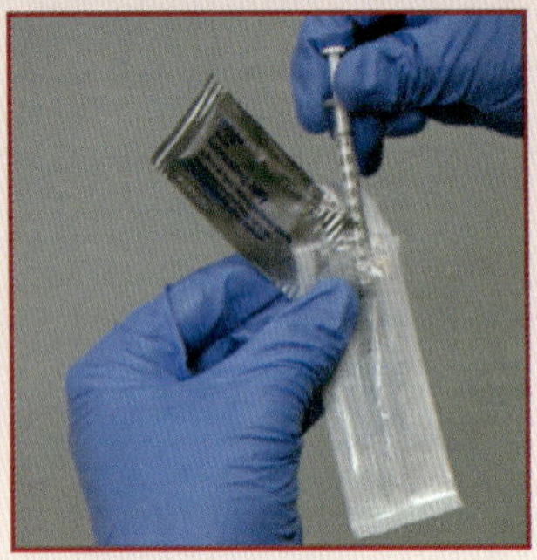
그림 24.7

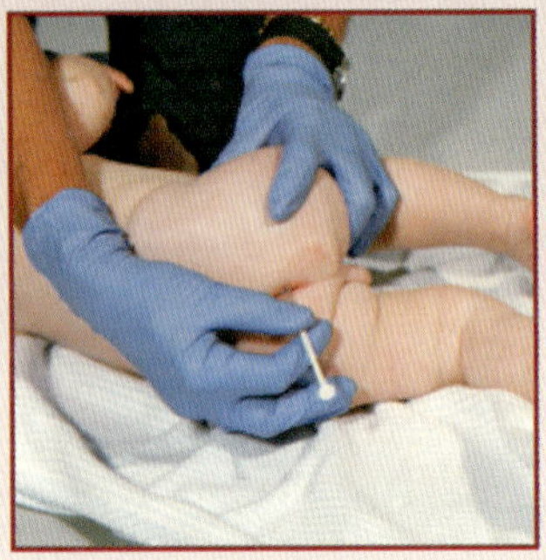
그림 24.10

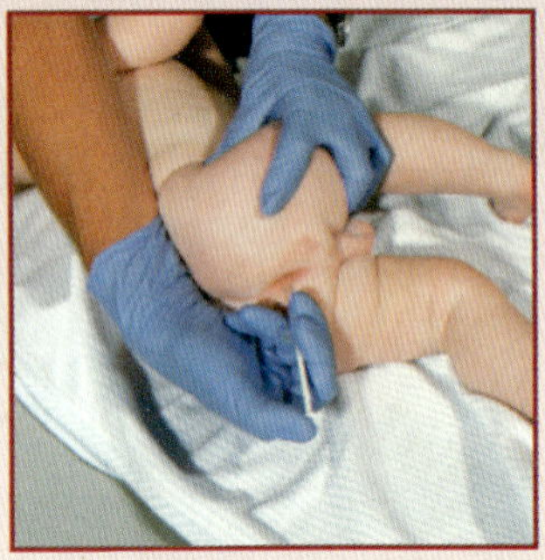
그림 24.11

4. 적절한 약을 선택한다(그림 24.4).
   이론적 근거 : 병원전 약물상자에는 여러 종류의 약들이 있다. 올바른 농도의 정확한 약을 선택하는 것은 투약실수로 인한 해로움을 예방하는데 필수적이다.
5. 1-3cc의 주사기에 정확한 양의 약물을 뽑는다(그림 24.5).
   이론적 근거 : 항문과 직장 조직의 손상을 피하기 위해 가능한 한 가장 작은 주사기를 사용한다.
6. 주사기로부터 바늘을 빼서 주사바늘 수거통에 버린다(그림 24.6).
   이론적 근거 : 약물의 직장투여 시에는 바늘을 사용해서는 안 된다.
7. 수용성 윤활 젤로 주사기의 외부나 끝부분을 윤활시킨다(그림 24.7).
   이론적 근거 : 윤활은 주사기가 직장으로 들어가도록 도와준다.
8. 환자를 옆으로 눕히고 위쪽 다리를 앞으로 구부리고(그림 24.8), 항문이 보이도록 둔부를 벌린다(그림 24.9).
   이론적 근거 : 주사기가 적절히 직장으로 들어갔는지 눈으로 직접 확인하여야 한다.
9. 주사기를 항문관으로 천천히 밀어 넣어, 직장조임근을 3-5cm 지나도록 밀어 넣는다(그림 24.10). 저항이 느껴지면 강제로 밀어 넣지 않는다.
   이론적 근거 : 주사기가 항문조임근을 지날 만큼 충분히 멀리 밀어 넣어야 약물이 직장 자체에서 흡수된다.

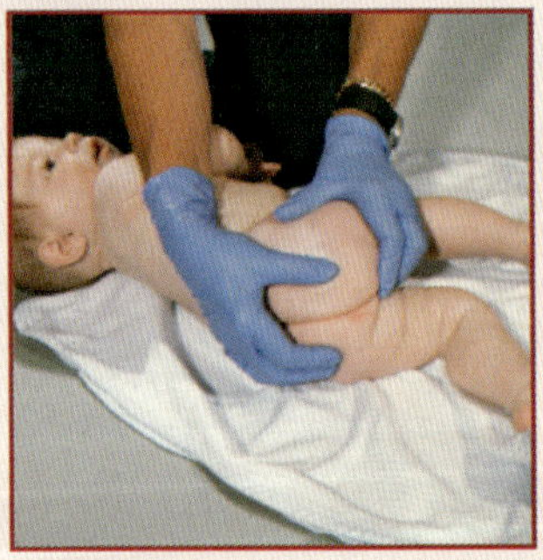
그림 24.12

10. 직장으로 약물을 주입한다(그림 24.11).
   이론적 근거 : 약물은 혈관이 풍부한 직장조직에서 쉽게 흡수된다.
11. 주사기를 천천히 뽑아내고, 약물이 직장 안에 머물러있게 하기 위해 적어도 30.60초 동안 양쪽 볼기를 함께 모아 누른다(그림 24.12)

이론적 근거 : 볼기가 벌어져 있거나 환자가 참지 못하고 반사적으로 배출할 때는 약물이 샐 수 있다.

12. 오염된 기구들을 생물학적 위험물질 수집용기에 담는다(그림 24.13).

    이론적 근거 : 주사기는 적은 양이나마 분변으로 오염되어 있다.

13. 기도와 호흡상태을 면밀히 점검한다

    이론적 근거 : 직장으로 투여할 수 있는 많은 약물들이 호흡저하의 원인이 된다고 알려져 있다.

14. 환자치료보고서에 투여 약물, 농도, 용량, 시간 그리고 환자에 대한 효과를 기록한다.

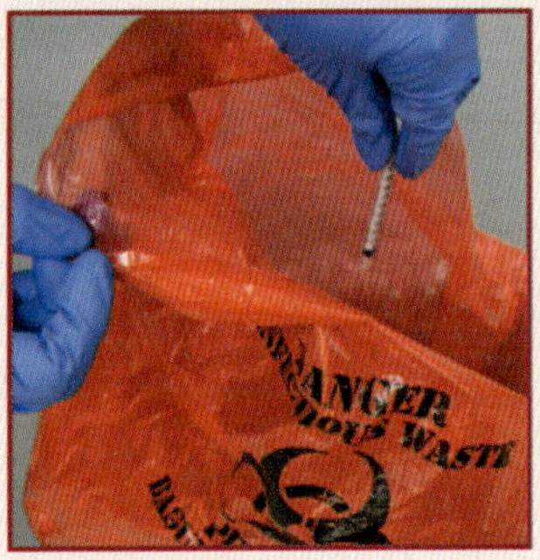

그림 24.13

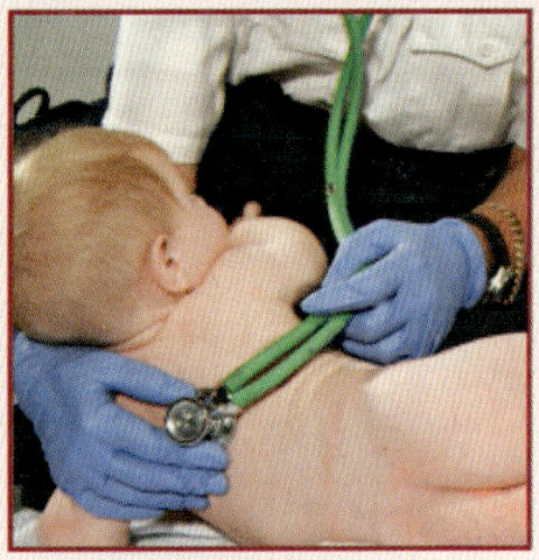

그림 24.14

이송 중 평가

약물주입 직후에는 기대하는 약물효과가 나타나는지, 부작용이나 기대하지 못했던 효과가 나타나는지 환자를 살펴보아야 한다. 예를 들어, 디아제팜을 투여하면 경련이 중지되지만 호흡도 역시 억제되어 기도관리나 산소투여가 필요하듯이, 부작용 증상에 대해 처치를 하여야 한다. 게다가 가려움증이나 호흡곤란, 빠른 맥 같은 약물의 알레르기나 과민반응을 암시하는 기대하지 않았던 효과가 나타나는 지도 관찰하여야 한다. 이러한 소견들은 의료지도 의사에게 즉시 보고하여 나타나는 증상을 치료하여야 한다. 추가적으로 출혈, 부종, 자극, 약물누출이 있는지 확인하기 위해서 항문 부위도 다시 살펴보아야 한다.

모든 약물은 투약 전후에 활력징후를 측정하여야 한다. 활력징후를 연속적으로 측정해보면 병원으로 이송 도중에 제공된 처치의 결과로 환자상태가 호전되었는지 악화되었는지 그 경과를 알아내는데 도움이 된다. 모든 환자에게 병원에 도착하기 전에, 두 번의 활력징후를 측정해야 한다.

▶ 문제 해결

발륨은 경련발작을 하는 어린이에게 직장으로 투여하는 가장 흔한 약물인데, 이 약물 포장은 모르핀이나 에피네프린과 아주 닮았다. 모르핀은 저혈압과 호흡억제를 일으키고, 에피네프린은 위험한 빠른 맥을 일으킬 수 있기 때문에, 정확한 약물을 선택하기 위해 반복적인 점검을 하여야 한다.

직장약물 투여를 위해서 주사기에 윤활제를 바를 때는 주사기가 직장으로 쉽게 들어갈 정도로만 발라야 한다. 너무 많이 바르면 직장의 약물흡수를 방해한다.

직장약물 투여의 목적은 속조임근과 바깥 조임근을 지나서 직장관 안에 약물을 주입하는 것이다. 영아에게는 1cc 주사기로 충분히 수행할 수 있지만, 나이든 어린이나 성인에게는 원하는 위치까지 도달하기 위해 끝에 급식튜브가 달려있는 주사기가 필요할 수도 있다.

좌약을 밀어 넣기 위해서는, 글러브 낀 손으로 좌약을 따뜻하게 녹이거나 따뜻한 물에 잠깐 담가서 약이 용해되기 시작해야 하고, 밀어 넣는 손가락은 수용성 젤을 발라서, 윤활액이 발라진 손가락으로 약을 밀어 넣어야 한다.

▶사례 연구

당신은 동료와 함께 소아경련 환자가 발생한 주택으로 출동요청을 받았다. 집에 도착하니 아버지가 나와 당신을 맞이하면서 그의 4개월 된 딸이 약 3분 동안 쉬지 않고 경련을 했다고 말한다. 그의 아버지로부터 병력을 확인하여, 그 아이가 최근 몇 주 동안 아프지도 않았고 그나이에 필요한 모든 예방접종을 받았음을 확인했다. 당신이 아이의 방으로 걸어 들어갔을 때 침대에서 경련을 하는 아이가 보였고 중심부 청색증이 있음을 알았다. 당신은 즉시 당신의 동료에게 비재호흡마스크를 사용하여 고농도의 산소를 투여하도록 하였다.

당신은 출동기지에 연락을 해서 발륨의 투약지시를 요청하고, 지시를 받았다. 그러나 당신은 정맥주사를 시작할 수 없다. 당신의 업무지침은 당신이 뼈속주사를 할 수 있도록 허용하지 않고 있다. 그래서 당신은 아이의 부모에게 당신이 처치할 과정을 설명하고, 아이에게 직장으로 약물을 투여할 준비를 했다. 당신은 아이 옆에서 적당량의 약물을 주사기에 뽑아 넣고, 수용성(K-Y) 윤활 젤을 꺼냈다. 주사기 끝에 수용성 윤활 젤을 바르고, 위쪽 볼기를 들고, 직장을 보면서, 주사기를 밀어 넣고, 약물을 주입한다. 당신은 아이의 볼기를 모아서 누르면서, 향후 치료를 위한 지역병원으로 이송하기 위해 아이의 이송준비를 한다. ■

Chapter 25

키(신장)를 기초로 한 소생테이프 사용 Use of Length-Based Resuscitation Tape

핵심용어

- 색깔 영역(Color zone)
- 브로슬로우 테이프(Broselow® tape)
- 소생 테이프(Resuscitation tape)

학습목표

학습자들은 다음 사항을 수행할 수 있어야 한다.

- 키에 기초한 소생 테이프의 사용에 따른 지시를 따른다.
- 지시 상황에서 키 원리의 소생테이프 사용의 중요도를 평가할 수 있다.
- 키에 기초한 소생 테이프 사용에 있어 적절한 기술을 서술할 수 있다.
- 키에 기초한 소생 테이프 사용 능력을 보여줄 수 있다.

서론

키를 기초한 **소생 테이프**는, 환자의 체중을 결정하고 적절한 약물용량과 기구 크기를 결정하는데 도움을 주며, 전문적인 보건 의료에 사용된다. 널리 알려진 소생 테이프 중의 하나는 **Broselow tape**이다(그림 25.1). 이 도구는 약물, 용량, 기구 크기가 잘 기억나지 않는 상황에서 매우 도움이 된다. 반창고는 환자 키와 반창고를 반대로 하는 것이 아니라, 환자와 나란히 둬서 사용한다. 키에 근거한 무게 측정은 반창고에 명시되어 있고, 반창고의 동일한 영역은 무게에 근거한 적절한 약 용량과 주입 속도를 제공한다. 게다가 유아는 반창고의 **"색깔 영역(Color zone)"**과 일치한다. 동일한 색깔 영역에서 준비되고 배열된 적절한 크기의 기구는, 소생에서 요구되는 정확한 크기의 기구를 빠르게 준비하는데 도움이 된다. 시간에 앞서 기구가 준비되지 못할 때, 구조자가 측정하는데 필수적인, 기도, 백-밸브마스크, 산소마스크,

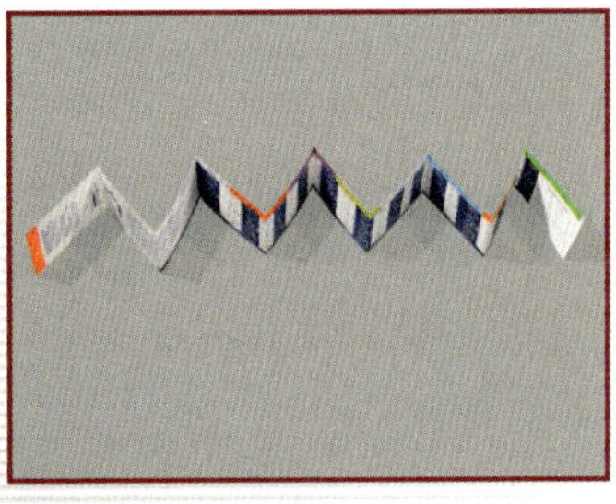

그림 25.1

후두경 날, 기관내 튜브 같은 기구의 적절한 크기를 소생 테이프는 명시한다.

이 무지개 색 기구는 적용하기 쉽고 유아에게 통증을 유발하지도 않는다.

반창고는 얇은 판 모양이라 쉽고 간편하다. EMS 사회에서 모든 유아에게 브로슬로우 테이프(Broselow tape) 사용이 일반적이다.

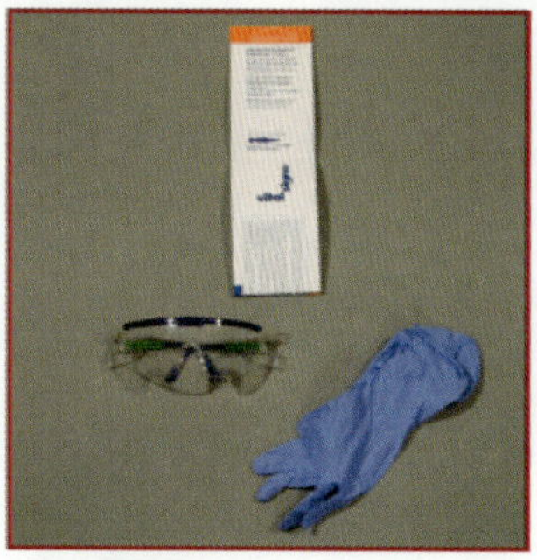

그림 25.2

▶ 장비

다음과 같은 장비가 필요하다(그림 25.2).

- ▶ 글러브
- ▶ 보호안경
- ▶ 키에 기초한 소생 테이프

평가

적절한 신체 분비물 격리를 시행한다. 아이를 바로 누운 자세로 둔다. 환자가 기도가 열려있고, 숨을 쉬고, 순환이 충분한지 확인하는 초기평가를 한다. ABC를 수행하는데 어떤 문제가 발생하면, 키에 기초한 소생 테이프는 기구 선택, 약 용량 결정, 적절한 수액 용량을 결정하는데 있어 빠르게 대처할 수 있다. 활력 징후를 측정하고, 더 중점적이고 자세한 평가가 이루어질 것이다. 생명을 위협하는 징후나 증상은 즉시 치료해야 하며, 환자를 지속적으로 평가해야 한다.

절차 : 키를 기초로 한 소생 테이프의 사용

1. 감염방지를 시행한다.
   이론적 근거 : 글러브와 보호안경은 병원 전 어느 환자라도 사용할 수 있는 기본 물품이다.
2. 환자를 바로 누운 자세로 둔다.
   이론적 근거 : 많은 환아들은 스스로 설 수가 없으며, 부모나 보호자가 아이를 안고 있으면 정확한 측정이 불가능하다.
3. 다양한 색 중 빨간색이 끝에 위치하고, 환아의 머리끝에 "이 끝에서 측정하시오"라는 단어가 오도록, 반창고를 환자 옆에 배치한다(그림 25.3).
   이론적 근거 : 머리끝은 측정 위치의 지표가 된다.
4. 빨간색 끝부분을 잡고, 환아의 키만큼 반창고를 늘려 유아가 구부러지지 않은 자세를 측정한다(그림 25.4).
   이론적 근거 : 반창고가 구겨지거나 환아가 구부러지면 판독이 부정확하여, 약물 용량이 틀릴 수 있다.
5. 색깔이나 글자 구역 그리고 환자의 체중 범위를 문서로 기록한다(그림 25.5).

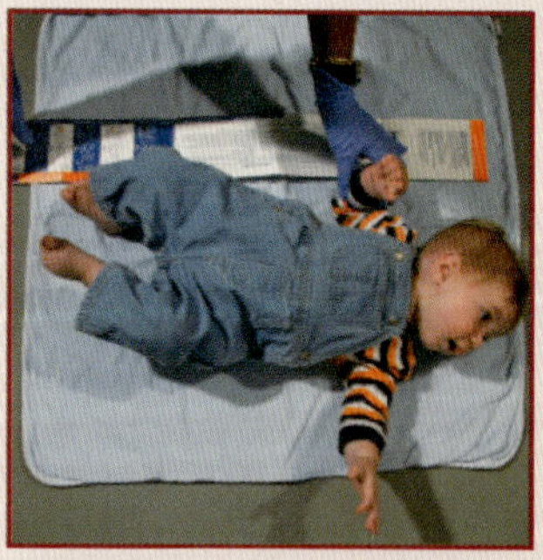

그림 25.3

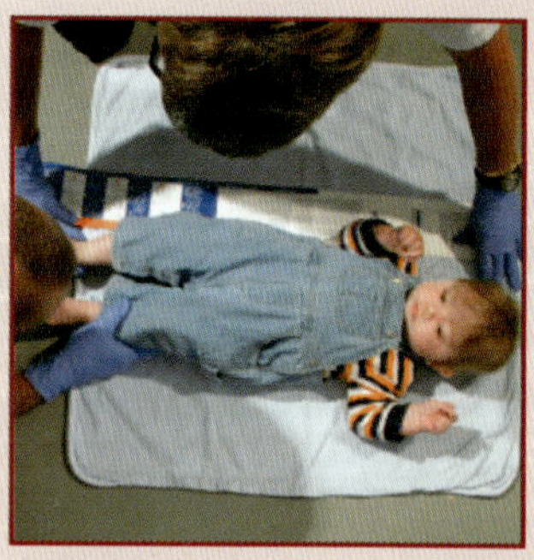

그림 25.4

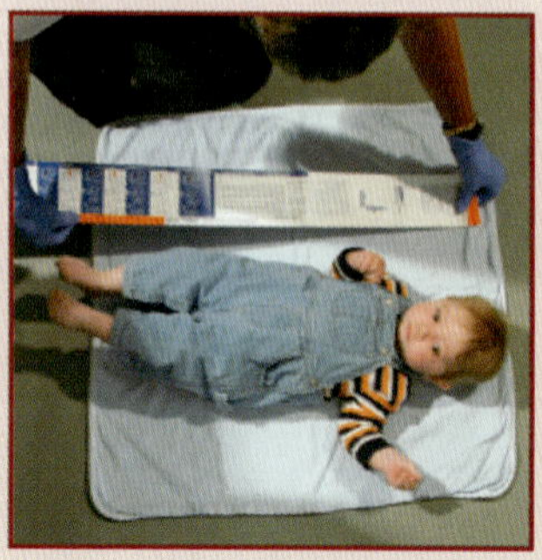

그림 25.5

이론적 근거 : 색깔 구분은 환아에게 있어 적절한 크기의 기구를 명시하며, 체중 범위는 적절한 약물 용량을 측정하는데 유용하다.

이송 중 평가

키에 기초한 소생 테이프를 사용해서 환자가 적절하게 측정되면, 더 이상의 측정은 필요치 않다. 그러나 환자의 상태에 대한 지속적인 재평가가 필요하다. 불안정한 환자는 5분마다, 안정적인 환자는 15분마다 활력징후를 측정해야 한다. 응급실 도착에 앞서 모든 환자에게 최소 2번의 활력징후를 측정해야 한다.

▶ 문제 해결

- ▶ 유아는 구부린 자세로 누워있기 마련이다. 키에 기초한 반창고의 전체적인 오류를 일으킬 수 있는, 소생 테이프로 측정하기에 앞서, 다리를 정석대로 뻗게 해야 한다. 측정에 실패하면, "너무 작게"로 판독되어 부정확한 약 용량을 투여할 수 있다.
- ▶ 비만이면서 정상키의 아이인 것이 명확하다면, 체중근거 방법을 사용하도록 고려해야 한다. 소생 테이프보다 아이가 크다면, 키 보다는 체중에 근거해 개발된 어른 용량과 기구를 사용하는 것이 적절하다. 어떤 상황이든 부모나 보호자는 아이의 실제 체중을 알고 있어야 한다.
- ▶ 아이가 서있는 것이 힘들거나, 아이 상태가 바로 누운 자세로 두기에 부적절한 상태라면, 이 반창고의 표준 방법은 역효과를 불러일으킨다. 색깔, 무게 범위를 머리 쪽에 두지 않고, 빨간색을 발쪽과 반대로 하고, 반창고를 늘린다(그림 25.6).

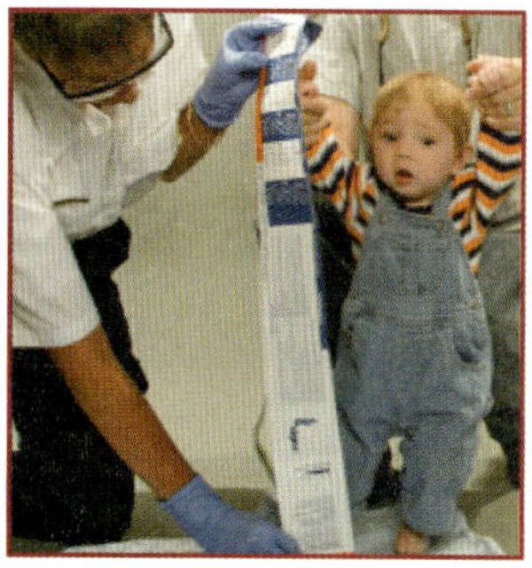

그림 25.6

▶사례 연구

당신은 부유한 유명인의 집에서 완전 심정지 상황의 호출을 받았다. 현장에 도착하자 현관에 40세 되는 여자가 나와 있었다. "환자는 어디 있습니까?"라고 묻자, "아기가 파래요"라고 극도로 흥분하여 대답하였다. 심장이 빨리 뛰기 시작한다. 유아 심정지 상황이 일어나자 아무 생각도 나지 않는다. 아기 엄마를 따라 집 뒤쪽에서 세탁실로 가면서, 약물과 용량에 대해 생각하려 애쓴다. 환자에게 도착하자, 세탁실 바닥에 똑바로 누워있는 3살 여아를 발견한다. 목뼈 보호의 필요성을 느끼며, 아이가 반응이 없고 무호흡에 맥박도 잡히지 않음을 깨달았다. 당신이 모니터를 준비할 동안 동료에게 심폐소생술을 시작할 것을 요청한다. 모니터를 아이에 연결하여, 무수축임을 기록한다. 파트너가 기도관리를 하는 동안 2개의 리드에서 무수축임을 확인한다. Broselow tape를 끌어당겨 아이가 보라색 영역에 있음을 잰다. 차트를 읽고 첫 용량이 에피네프린 1:10,000, 0.11mg나 1.1ml인 것을 본다. IV를 준비하여 에피네프린 첫 용량을 투여한다. 당신은 기도 관리와 첫 약물을 기록하고, 유아 심정지에 따른 부분 규정을 따르면서 병원 이송을 빨리 준비한다. ■

MEMO

Chapter 26

뼈속 주입
Intraosseous Infusion

핵심용어

- 골수(Bone marrow)
- 브로슬로우 테이프(Broselow® tape)
- 뷰레트롤 투여세트(Buretrol administration set)
- 꼬리쪽에(Caudad)
- 뼈끝판(Epiphyseal plate)
- 침윤(Infiltration)
- 복장뼈(Sternum)
- 정강뼈(Tibia)
- 뚫개(Trocar)
- 정맥얼기(Venous plexus)

학습목표

학습자들은 다음 사항을 수행할 수 있어야 한다.

- 뼈속 투여와 주사 실행을 위한 조치를 나열할 수 있다.
- 뼈속 투여의 중요성을 설명할 수 있다.
- 뼈속 투여와 주사 시 시행되는 적절한 기술을 설명할 수 있다.
- 뼈속 투여와 주사를 적절하게 실행할 수 있다.

서론

역사적으로, 뼈속 투여는 정맥주사가 어려울 때 소아과 환자들을 위해 시행되는 절차였다.

신기술과 과학의 발전은 이러한 절차가 어떤 연령의 환자들에게나 안전하고 효과적인 것임을 입증하고 있다. 뼈속 투여는 액체와 약물투여를 위해 선호하는 투여로 정맥주사를 대신하고 있다. 기관내삽관튜브를 통해 제공된 약물의 흡수는 정확한 투여량을 정하기가 어렵기 때문에, 뼈속 투여는 기관 투여보다 선호하는 투여법이다. 뼈속 약물 투여는 정맥로에 의해 제공되는 모든 약물과 같으며 소아 및 성인 환자에서 수액 소생술, 약물 투여, 그리고 실험 평가 등에 대해 안전하고 효과적인 방법으로 입증되었다.

뼈속 투여는 **골수**에서 반듯한 **정맥얼기**에 딱딱한 바늘의 침투를 요구한다. 이것은 말초 정맥주사가 어려울 때 약물, 수액 그리고 혈액 제제 등의 신속하고 신뢰할만한 투여를 가능하게 한다. 뼈속 투여는 신속하게 이루어질 수 있으며(30–60초 이내), 약물이 중심 순환로 속으로 빠르게 흡수되도록 한다. 뼈속 투여로를 통해 투여된 약물 수준은 정맥로로 투여된 약물의 수준과 비교될 수 있다.

뼈속 투여와 주사에 대한 지시는 말초정맥 투여 시, 심장정지나 쇼크, 무반응 그리고 실패 등을 포함한다. 심장정지와 쇼크의 경우 말초정맥 투여는 이완된 맥관 구조 때문에 어려울 것이며 뼈속 투여는 제일의 정맥주사로 간주되어야 한다.

뼈속 투여는 심한 혈역동학적인 손상으로 적극적인 치료를 요구하는 응급 환자들을 위해 중요한 것임을 명심하여야 한다. 그것은 안정적인 환자들에게서 고려해야 할 투여법은 아니다.

삽입 부위에 인접한 곳의 골반이나 뼈의 골절, 투여를 위한 뼈의 골절시에는 뼈속 투여를 검토해 보아야 한다. 뼈속 투여에 대한 상대적 금기 사항은 투여 부위의 연조직염(cellulitis)이나 다른 감염, 화상, 혹은 연부조직 손상 등도 포함한다. 또한 6세 이하의 어린이나 노인환자들은 손으로 바늘을 삽입하는 어려움 때문에 **정강뼈** 상단부를 흔히 이용하고 있으나, 보다 새로운 기술이 개발됨에 따라 정강뼈는 모든 연령에 대한 삽입 부위로서 이용되고 있다.

일반적인 뼈속 투여 바늘은 핸들 조절 플라스틱 디스크가 있는 몸체, 14–18 게이지의 바늘, 그리고 삽입 중 바늘을 지탱하며 조직이나 뼈로 인한 폐쇄를 막기 위한 이동식 **뚫개** 등으로 구성되어 있다(그림 26.1). **복장뼈** 투여와 고밀도 뼈의 투여를 위해 제작된 특정 제품들은 이제 성인과 소아과 환자들에서 뼈속 투여를 신속하게 처리하기 위해 이용될 수 있다.

뼈속 투여는 많은 부위에서 이루어질 수 있으며 정강뼈 상단부는 성인과 어린이 모두에서 뼈속 투여를 위한 가장 일반적인 부위이다. 복사뼈 중앙 바로 위의 정강뼈 말단부, 넙다리뼈 말단부, 앞위엉덩뼈가시는 기타 이용할 수 있는 부위이다. 청소년과 성인에서는 복장뼈, 정강뼈 상단부, 자뼈 상단부 등이 뼈속 투여를 위해 이용될 수 있다. 성인에 대한 뼈속 투여는 골수가 영향을 받기 쉬운 어느 곳에서나 시작될 수 있고 작은 손바닥 크기의 전동드릴과 스프링이나 압축동력 뼈속 '총' 등을 포함한 여러 가지 방법들이 개발되어 이용되고 있다.

정강뼈 상단부의 뼈속 투여를 위해서는, 약간의 굴곡과 외부 회전을 하기 위해 둥글게 만 타월로 환자의 다리를 고정한다(그림 26.2). 알코올 소독솜이나 베타딘액과 같은 소독제를 사용하여 삽입 부위를 깨끗이 한다. 한 손으로 정강뼈의 평평한 전내측 표면 위의 피부를 통해 뼈속 투여 바늘을 삽입하는 동안 다른 한 손으로는 다리를 고정시킨다. 이 부위는 정강뼈 융기 부분 아래 손가락 2개의 넓이에 위치하고 있다.

뼈의 표면과 90° 가 되게 바늘을 잡고(혹은 **뼈끝판**을 피하기 위해 **꼬리쪽**으로), 바늘이 뼈를 통과하여 골수강으로 들어가게 하기 위하여 힘있게 비틀어 준다.

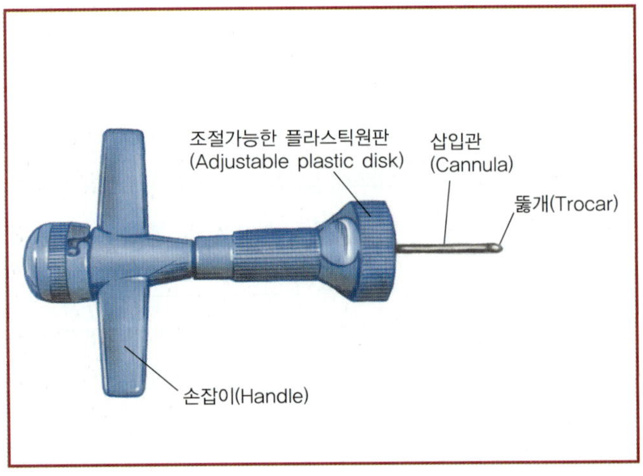

그림 26.1

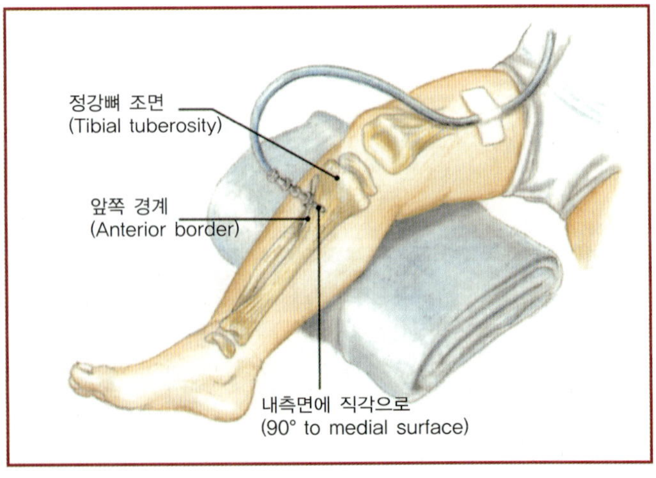

그림 26.2

'펑' 하는 느낌과 갑작스런 저항 감소는 골수강으로의 진입을 의미할 것이다. 손으로 뼈속 투여를 고정시키는 동안 캡의 나사를 풀고 뼈속 투여 바늘의 몸통에서 뚫개를 제거한다. 그런 다음, 골수강내 진입 성공여부 확인을 위해 골수를 흡인해야 한다. 당신이 골수강 내에 있다고 생각한다면 뼈속 투여를 통해 신중하게 5cc의 식염수를 주사하고 즉각 삽입 부위의 부종을 관찰한다. 만일 분출 주입이 실패하고 주변 조직에서 침윤이 관찰된 경우에는 바늘을 제거하고 또 다른 뼈에서 이 절차를 시도하도록 한다. 만일 뼈속 투여가 자유롭게 주사되고, 피부표면으로 부종이 없으면 조절 플라스틱 디스크를 낮춤으로써 장치를 고정한 다음, 분출주사기를 제거하고 준비된 정맥주사 백과 투여관을 부착한다. 뼈속 투여의 고정은 부피가 큰 드레싱을 사용하여 그들을 적소에 테이핑함으로써 이루어질 수 있다.

정맥내주입로를 통해 투여될 수 있는 어떤 약물도 뼈속을 통해 투여할 수 있다. 또한, 혈액 화학 결정, 혈액기체분석, 그리고 유형과 교차분석을 위한 정맥혈을 뼈속 투여에서 얻을 수 있다. 그러나 뼈속 투여를 통한 중탄산나트륨의 투여는, 혈액기체분석에 영향을 미쳐 샘플 결과가 문제가 되는 뼈속 투여에서 제외하도록 한다. 또한, 모든 정질 콜로이드 및 혈액 제품들 역시 투여될 수 있다.

약물 작용의 개시와 혈액 약물 수준은, 정맥주사와 뼈속 투여 경로에서 비슷하다. 뼈속 투여로를 통해 투여된 약물은 중추 순환계로의 전달을 촉진시키기 위해, 5-10ml의 생리식염수와 함께 주사되어야 한다. 주입 펌프와 압력 백 혹은 수동 입력 장치 등이 점성이 높은 약물, 수액 또는 혈액의 신속한 주입을 위해 필요할 수도 있다.

뼈속 투여와 관련된 합병증으로 골절, 조직으로의 수액 **침윤**, 순환계로 흡수된 지방이나 골수로 인한 폐의 색전증, 부분 감염, 성장판과 관절에 대한 손상 등이 발생할 수 있다. 철저한 기술과 세심한 관심이 이러한 많은 합병증의 발생률을 줄일 수 있다. 잘못된 위치나 넘쳐흐름의 가능성을 제거하기 위해, 삽입 부위 주변 사지의 전체 영역의 부종, 출혈, 침윤의 증상에 대하여 시진과 촉진을 실시하여야 한다.

▶ 장비

다음과 같은 장비가 필요하다(그림 26. 3).

- ▶ 글러브
- ▶ 보호안경
- ▶ 타월
- ▶ IV 수액(IV fluid)
- ▶ 투여 set
- ▶ 뼈속 투여 바늘
- ▶ Three-way stopcock
- ▶ 5cc 주사기
- ▶ 18G 피하 주사기
- ▶ 알코올 솜
- ▶ 1″ 테이프

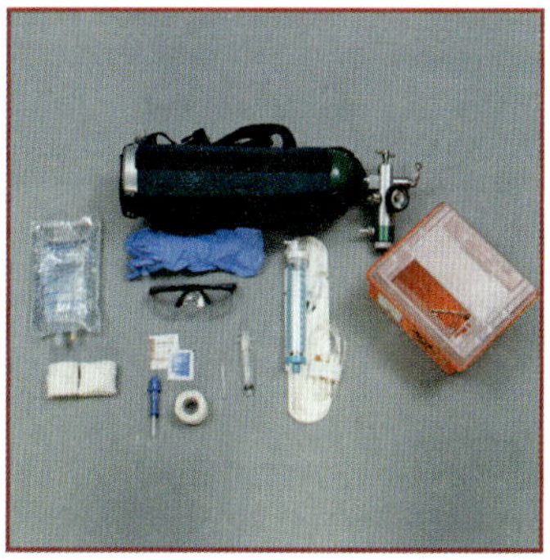

그림 26.3

- 롤러 거즈나 Kling과 같은 부피가 큰 드레싱
- 주사바늘 수거통

평가

적절한 신체분비물 격리(body substance)를 시행한다. 환자를 편안한 자세로 두고 초기 평가를 수행하고 환자가 기도유지와 순환이 있는지 확인한다. 의식수준과 활력징후를 평가하고, 집중된 혹은 세부적 평가를 실시한다. 생명을 위협하는 어떤 징후나 증상은 즉시 치료되어야 한다.

심정지 상태이며, 맥박이 뛰지 않음과 무호흡 등을 보이는 환자는 즉각적인 뼈속 투여의 대상이다. 또한, 쇼크로 인해 심한 저혈압증, 변화된 정신 상태, 감소된 의식 수준, 차갑고 창백하고 혹은 청색증 피부, 축 늘어진 맥관 구조를 보이는 환자에서, 정맥주사에 실패한 경우 즉각 뼈속 투여를 실시하도록 해야 한다. 정맥 접근이 신속하고 적극적인 소생술을 위해 요구되는 이러한 상황에서 말초 정맥주사 시도는 보다 많은 시간을 요할 수 있으며 뼈속 투여보다 더 낮은 성공률을 갖게 될 수 있다. 골절이 없으며 이전에 뼈속 투여 시도가 없었다는 것을 확인하기 위해 접근될 팔다리와 골반을 검사한다. 이상적으로는 이 부위에 발진, 부어오름, 부종, 타박상, 찰과상 등이 없어야 할 것이다. 뼈속 투여의 절차를 입증하기 위해 소아과 환자에 대한 손바닥 크기의 뼈속 투여 주사 삽입이 설명될 것이다.

절차 : 뼈속 주입

1. 감염 관리를 시행한다.
   이론적 근거 : 뼈속 투여 중에는 글러브와 보호안경을 착용해야 한다.

소아환자 주의사항

Buretrol 투여세트(그림 26. 4) 혹은 burette이라는 특수 투여세트가 소아과 환자들을 위해 사용될 수 있다. 이들은 처방된 양의 수액만이 투여되어 소아과 환자에서 수액 과다를 예방한다는 것을 보증하는 특수 점적실을 포함하고 있다.

2. 선택한 정맥주사 수액의 이물질, 유효기간, 포장상태를 확인한다(그림 26.5).
   이론적 근거 : 유효기간이 경과된 경우에는 사용하지 않으며, 흐리거나 내부에 미립 물질이 보이는 정맥주사 수액은 오염된 것으로 간주되어 폐기한다.

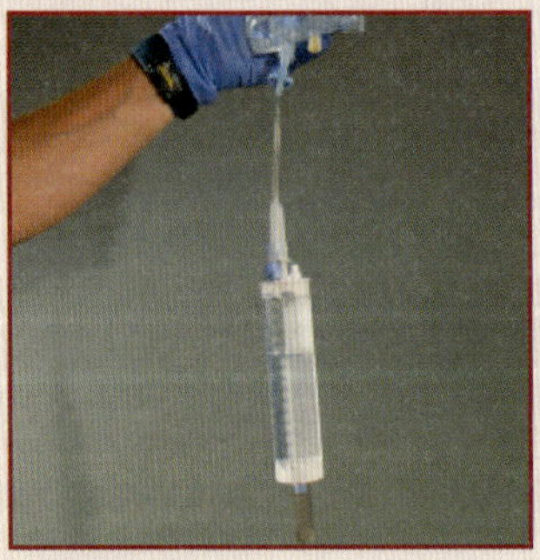

그림 26.4

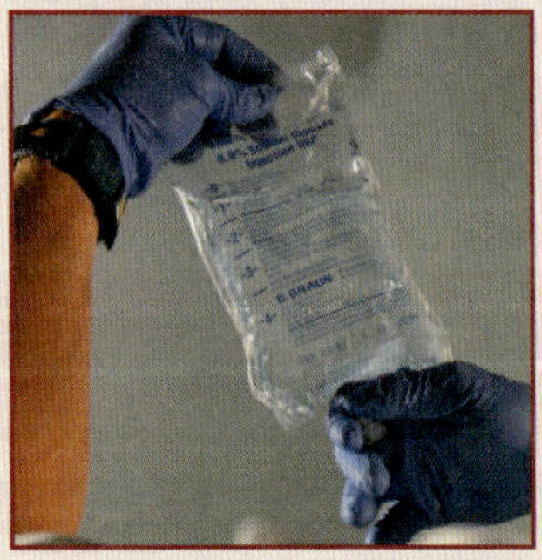

그림 26.5

3. 수액투여세트를 정맥주사 수액 백에 연결시키고, 점적실을 채우고, 수액세트로 수액을 흘려보내 공기를 제거하고 준비한다.
   이론적 근거 : 수액세트 기포는 환자를 색전증의 위험에 처하게 할 수 있다.

노인환자 주의사항

노인들의 경우 기존질환을 앓고 있는 경우가 흔하며, 낮아진 심장혈관 예비력으로 인하여 색전증에 민감하다.

4. 피하주사기를 주사기에 부착하고, 5-10mL의 일반 식염수를 정맥주사 백에서 주사기로 흡인하므로써, 생리식염수 주입을 준비한다. 주사기로 포트에 구멍을 뚫기 전에 알코올 솜으로 정맥주사 백의 포트를 소독하도록 한다(그림 26. 6).
   이론적 근거 : 수액은 골수강의 주사기 위치 확인을 위해 사용한다.
5. 뼈속 주사기를 주입 후 고정하기 위해 반창고를 잘라 패딩을 준비한다(그림 26. 7).
   이론적 근거 : 아직 뼈속 투여 주사기를 위한 상업용 고정 장치는 없다. 반창고와 패딩이 여전히 주사기를 고정하기 위해 선호되는 방법이다.
6. 뼈속 투여 천자를 위해 적절한 해부학적 기준점을 확인한다. 가장 일반적인 위치는 정강뼈 융기 부위 아래 손가락 2개 넓이(혹은 1-3cm)의 평평한 부위이다(그림 26. 8).
   이론적 근거 : 이 부위는 평평하고 침투할 수 있는 최소한의 연조직량을 가지고 있으며 또한, 성장판 바로 아래에 있어 천자시 어떤 영구적 손상 위험을 최소화 할 수 있다.

노인환자 주의사항

뼈속 투여 프로토콜 중 성인이나 노인환자의 뼈속 투여를 위해 정강뼈 대신 복장뼈의 천자를 가능하게 한다. 당신이 노인환자를 위해 이러한 방법이 존재하는가를 확인하려면 지역의 프로토콜을 확인한다.

7. 둥글게 만 타월을 환자의 다리 아래에 놓고 손을 천자부위에 놓지 않고, 다리를 고정한다(그림 26. 9).
   이론적 근거 : 환자의 다리를 고정하는 것은 천자 과정 동안 다리가 움직이지 않도록 하고, 바늘에 찔리는 위험을 감소시킬 수 있다.
8. 무균술을 사용하여 알코올 솜이나 베타딘액으로 뼈속주사 부위를 소독한다(그림 26. 10).
   이론적 근거 : 무균술은 감염 위험을 감소시킨다.
9. '푹'하는 느낌이나 갑작스런 저항 감소가 느껴질 때까지 단단하지만 통제된 비틀기나 드라이버로 나사를 돌리는 동작을 사용하여 뼈속 천자를 실시한다. 바늘은 정강뼈와 90도 각도가 되거나 약간 꼬리쪽에 있어야 한다(그림 26. 11).

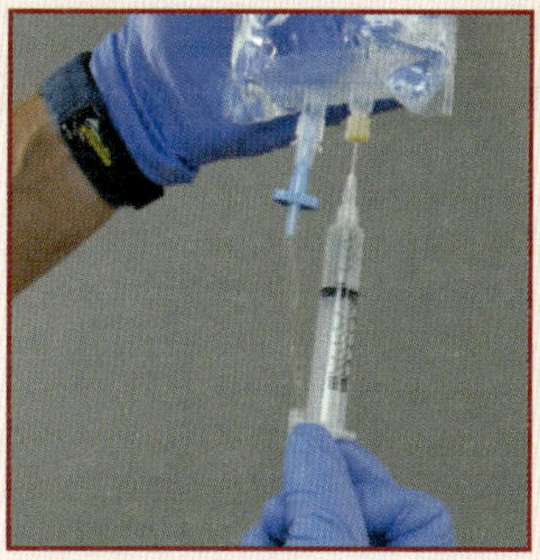

그림 26.6

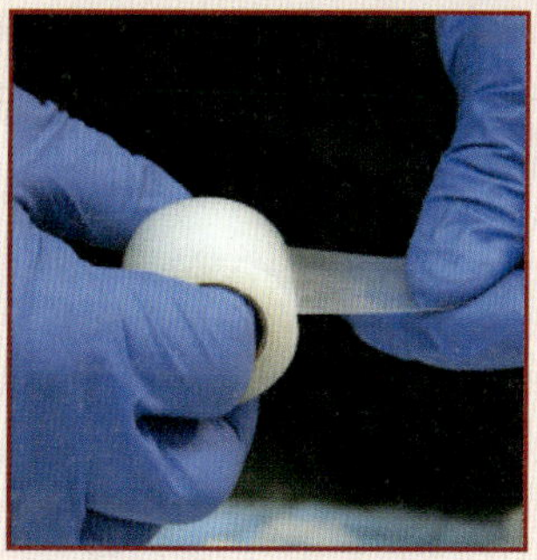

그림 26.7

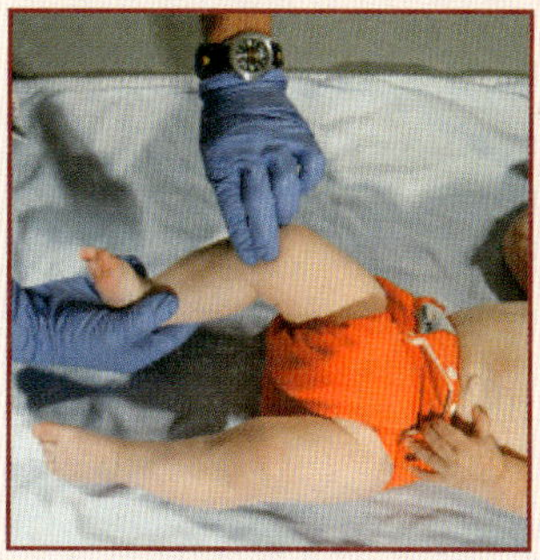

그림 26.8

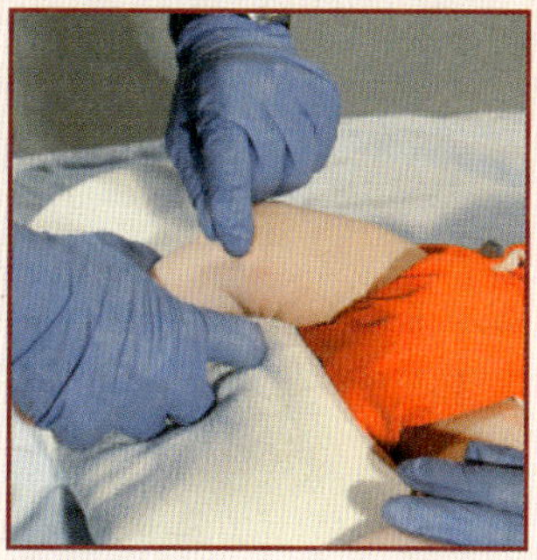

그림 26.9

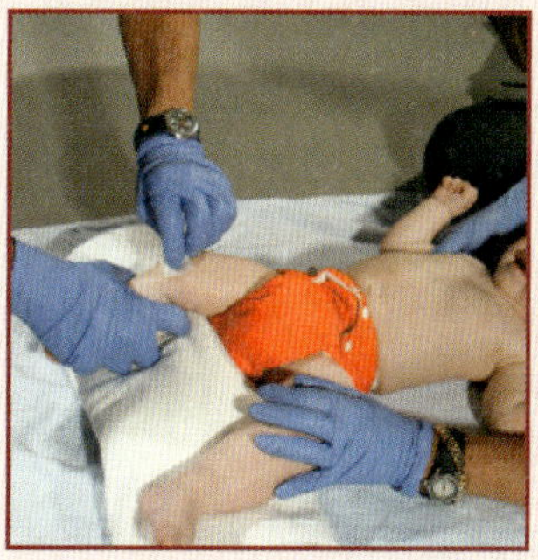

그림 26.10

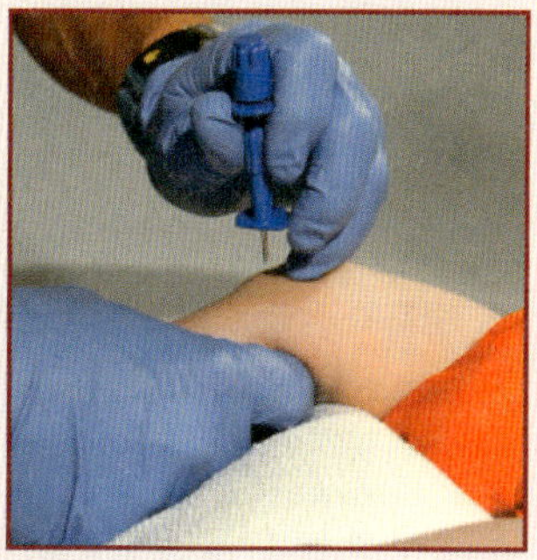

그림 26.11

   이론적 근거 : 비트는 동작은 뼈의 분쇄나 골절 없이 주사기를 통과시키도록 도와주며 주사기를 90도나 약간 꼬리쪽으로 삽입시키는 것은 관절이나 뼈끝 연골에 대한 손상을 막아준다.

소아환자 주의사항

어린이는 성장하고 있기 때문에, 뼈속 구멍 뚫기를 시도하는 동안에 성장판을 피하도록 주의해야 한다. 이러한 성장판 주위 손상은 영구적인 성장 손상을 초래하여 한 쪽 다리가 다른 쪽 다리보다 짧아 질 수 있다.

10. 뼈속 투여 주사기의 캡을 벗겨내어 뚫개를 제거한다(그림 26. 12).

이론적 근거 : 뚫개의 제거는 당신으로 하여금 주사기에 부착시키도록 하여 골수를 흡수하고 뼈속 주입을 시도할 수 있게 한다.

11. 주사바늘 수거통에 뚫개를 버린다(그림 26. 13).
    이론적 근거 : 뼈속 뚫개는 다른 주사바늘과 같이 처리되어야 한다.
12. 주사기를 뼈속 투여 주사바늘에 연결하고 골수를 흡인하도록 한다(그림 26. 14).
    이론적 근거 : 골수의 흡인은 주사기가 골수강으로 들어갔다는 신호이다. 만일 골수가 흡인되지 않으면, 재위치 선정이 필요하다.
13. 저항을 느끼고 팔다리의 주사 부위 부어오름를 관찰하면서 생리식염수를 서서히 주입한다(그림 26. 15).
    이론적 근거 : 저항이나 홍조가 잘못된 삽입을 의미한다. 만일 저항이 있거나 부어오름이 관찰되면 골수가 흡인되었다 할지라도 즉시 뼈속 투여를 멈추어야 한다.
14. 수액 세트를 카테터에 연결하고 뼈속 주입로의 개방을 확인하기 위해 잠시 동안 정맥주사 수액을 흘려보낸다(그림 26. 16).
    이론적 근거 : 주입로가 열려 있을 경우 수액은 자유롭게 흘러야 한다. 만일 수액이 자유롭게 흐르지 않으면, 뼈속 주입로의 사용 중단을 고려한다.
15. 환자의 상태에 맞도록 유량을 조절한다(그림 26. 17).
    이론적 근거 : 구체적인 유량을 설정하지 못하면 위험한 합병증인 수액 과다를 초래할 수 있다.
16. 주사 바늘을 고정하기 위해 조절 플라스틱 디스크를 피부로 낮춘다(그림 26. 18).
    이론적 근거 : 주사 바늘의 고정은 이동 위험을 감소시킨다.
17. 반창고와 패딩을 이용해 주사 바늘을 고정시킨다(그림 26. 19).
    이론적 근거 : 반창고와 패딩으로 주사기를 고정시키는 것은 카데터 이동에 대한 추가 보호를 제공한다.
18. 약물 치료의 효과와 나타낼 수 있는 부작용에 대해 환자를 재평가한다.
    이론적 근거 : 약물 치료의 부작용이 관찰되면 즉시 교정한다.
19. 환자처치보고서에 투여 약물, 농도, 용량, 시간 및 환자상태를 기록한다.

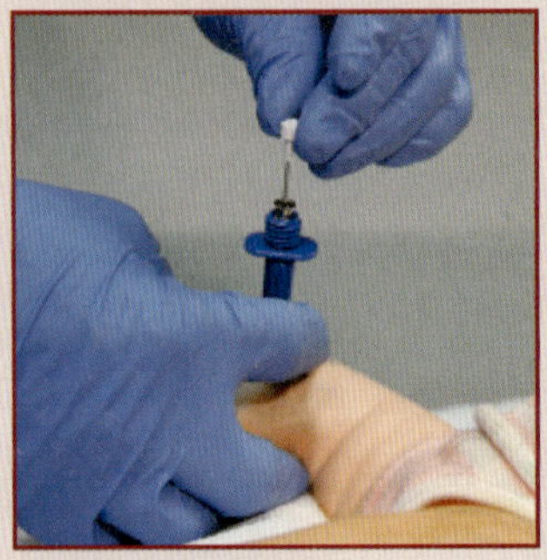
그림 26.12

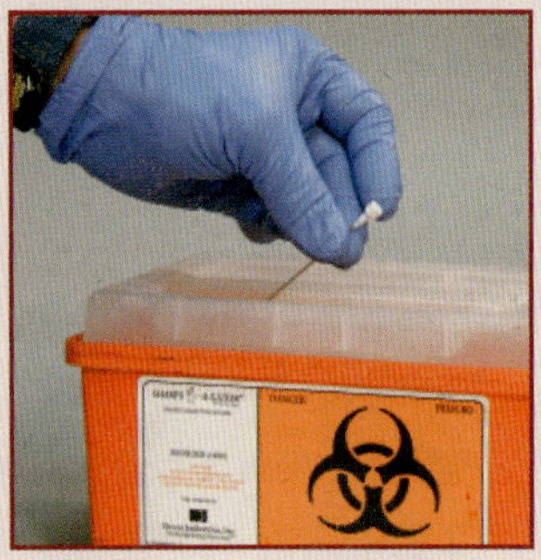
그림 26.13

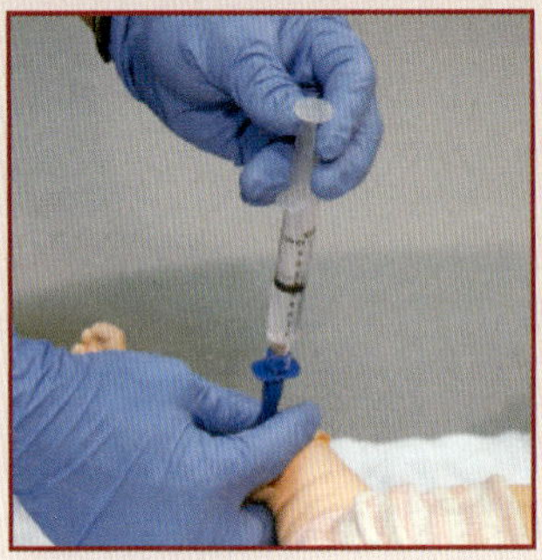
그림 26.14

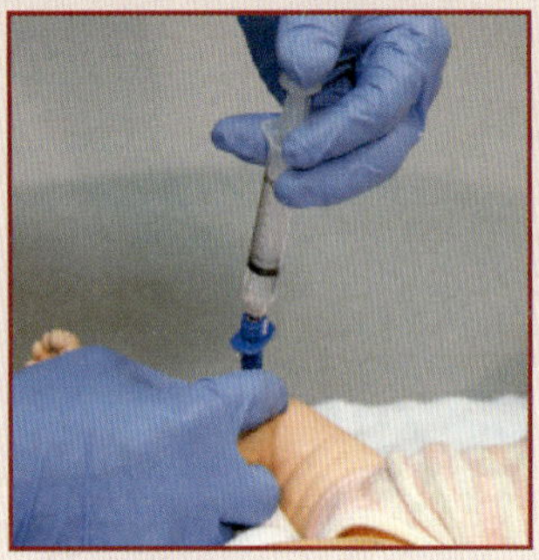
그림 26.15

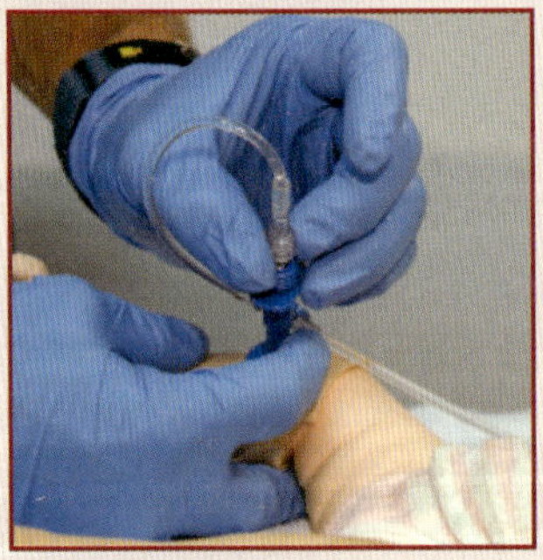
그림 26.16

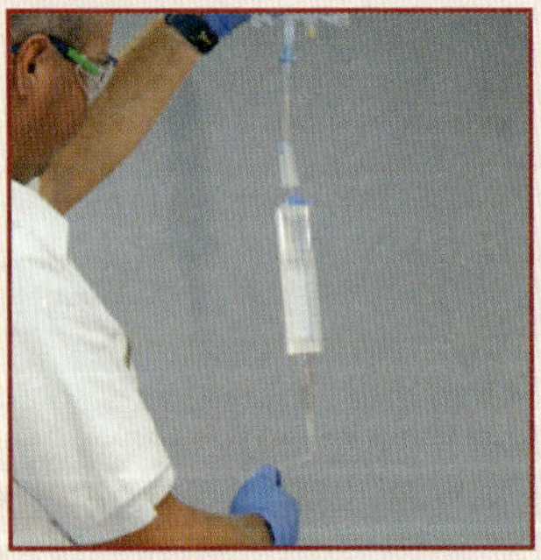
그림 26.17

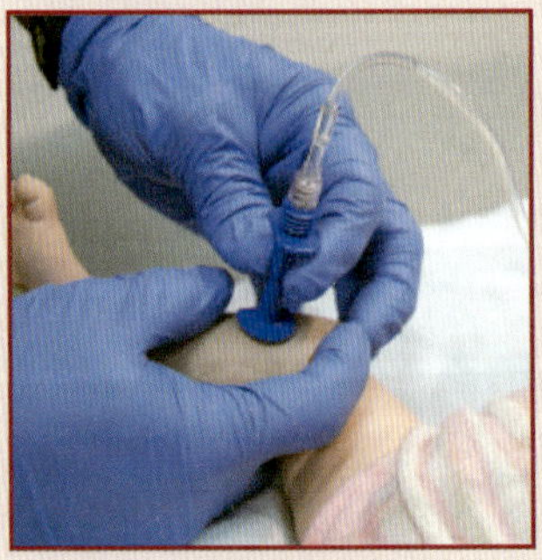
그림 26.18

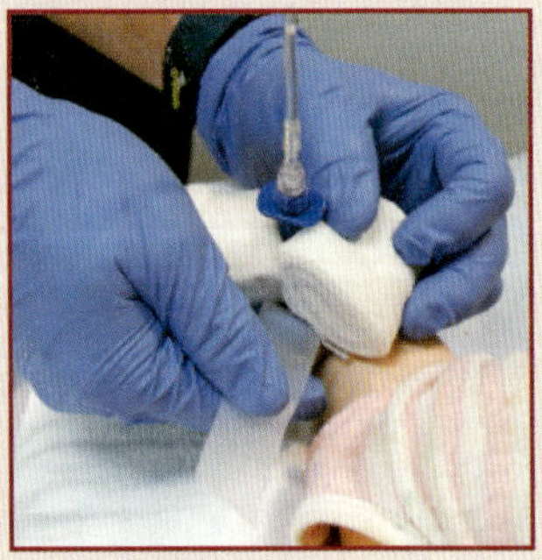
그림 26.19

이송 중 평가

뼈속주입은 정맥주사 접근을 위한 첫번째 선택이다. 뼈속 주사는 말초 정맥주사가 어려울 때 사용된다. 보통 정맥주사는 환자의 관류가 충분하지 못할 때는 어렵다. 맥박, 호흡, 및 혈압 등을 포함해 불안정한 환자는 활력징후를 5분마다 측정한다. 환자의 활력징후를 지속적으로 측정하여 환자 상태의 완화 개선되는 사항을 병원도착 즉시 응급의학과 의사에게 전달하여야 한다.

혈액 제품을 포함하여 동일한 수액과 약물 등이 골내주입로를 통해서 뿐만 아니라 말초 또는 중추 주입로를 통해 투여될 수 있다. 그러나 주입로와 마찬가지로 뼈속 주입도 폐쇄나 이동과 같은 합병증에 직면하게 된다. 주입로의 개방에 유의하며 만일 수액이나 약물이 주입로를 통해 주입하기 어려워진 경우, 혹은 발적, 부어오름, 통증, 혈종 등이 뼈속천자 부위에서 진행될 경우 즉각 주입을 중지한다. 다리의 앞 부분 뿐만 아니라 뒷부분에서의 삼출물 관찰을 꼭 기억하도록 한다.

▶ 문제 해결

- ▶ 뼈속 주입 천자를 위해 환자의 다리를 고정할 때 장딴지근육 또는 무릎 아래를 잡아 안정화 시킨다. 바늘이 전 정강뼈로 들어가는 위험과 손을 아래에 둘 때 바늘이 손으로 들어가는 위험을 최소화하기 위해, 당신이 주로 사용하지 않는 손을 천자 부위 위나 아래에 놓도록 한다.
- ▶ 뼈속 주입 천자 후 흡인 시, 골수강으로 삽입되지 못하는 것은 흔하며, 골수 흡인이 잘못된 삽관을 나타낼 수도 있고 그렇지 않을 수도 있다.
- ▶ 주입을 시도할 때 저항에 부딪힐 경우 뼈속 주입 바늘을 약간 뒤로 뺀 다음 주입을 다시 시도한다. 바늘이 골수강 뒤쪽벽에 들어갈 수 있으며, 바늘 내강이 막힐 수 있다. 바늘을 약간 뒤로 뺌으로서 적절한 주입을 할 수 있다.
- ▶ 패딩은 뼈속 주입 주사바늘의 고정을 위해 사용되기 때문에, 정맥주사 수액은 때때로, 뼈속 주입 바늘이 이동되어 삼출로이 발생할 때, 패딩에 흡수될 수 있다. 뼈속 주입이 적절히 되어 있다는 것을 확인하기 위해 당신은 이송 중 평가의 일부로서 주기적으로 수액의 삼출에 대한 패딩을 검사해야 한다.

▶ 사례 연구

의식이 없는 2세 남자 어린이가 있다는 신고를 받고 통료와 현장으로 출동하였다. 최초 반응자는 환자가 심정지 상태여서 심폐소생술이 진행되고 있음을 알린다. 당신은 현장에 도착하여 최초 반응자가 거실에서 CPR과 환기를 제공하고 있음을 발견한다. 당신의 동료는 기관내삽관 장비를 준비하고, 두 개의 심전도 리드에서 무수축을 확인한다. 신속하게 정맥주입로를 찾고, 뼈속 주입이 최선의 방법인지를 결정한다.

수액 세트를 생리식염수 500cc 백에 연결하고 수액세트로 수액을 흘려 공기를 제거한다. 그런 다음 주입을 위해 5-10cc의 생리식염수를 주사기로 주입한다. 뼈속 주사바늘 고정을 위해 반창고와 두 개의 패딩을 준비한다. 환자의 다리를 타월 위에 지탱하고 당신이 정강뼈 융기 아래 약 2cm의 평평한 앞 안쪽 면을 확인하여, 알코올 솜으로 천자 부위를 소독하고 다리를 지지하며 유지한다. 천자 부위의 꼬리쪽에서 바늘을 잡고, 주사기 삽입을 위해 단단하게 조절된 압력을 제공하는 동안 나사 돌리는 동작으로 '폭' 하는 느낌과 저항 감소를 느끼도록 한다.

뚫개를 제거한 후, 5cc 주사기를 연결하여 골수 흡인에 확인하고, 뼈속주입은 앞, 뒷다리에서 어떤 저항이나 부어오름 없이 쉽게 주입한다. 주사기를 제거하고 뼈속에 정맥주사관을 연결하여, 잘 주입되는 것을 확인한 다음, 반창고와 패딩을 이용해 뼈속 주사바늘을 고정한다. 뼈속 투여 고정을 마치면 당신의 동료가 뼈속 투여를 위해 정확한 양의 결정을 위해 Broselow tape로 환자를 평가하도록 한다. ■

SECTION 3

심혈관계 관리 술기
Cardiac Management Skills

심정지 치료 측면에서 구급차는 움직이는 응급실과 같다. 사실 심혈관계 치료에 대한 새로운 치료지침에서는 환자 측에서의 가장 중요한 소생 기회는 응급의료체계를 통하여 환자가 받기 어려운 응급실 단계에서의 치료와 술기를 소수나마 병원 전단계부터 즉각적으로 치료를 받는 것이다.

응급의료 종사자에 의한 심박조율기와 제세동기를 이용한 치료는 현실적으로 어렵기는 하지만, 심장 리듬의 모니터링은 잘 시행되고 있다. 심혈관계 모니터링은 일차적으로는 심혈관계 상태를 예측할 수 있고, 전문심장구조술에 의해 투여되는 약물에 대한 부작용을 알 수 있는 중요한 진단 수단이다. 심전도 감시를 통해 위험한 서맥 발생이 응급구조사 본인이 시행하고 있는 기관삽관에 의해 유발되었다는 사실을 인지할 수 있도록 하기도 하고, 대퇴골 골절 환자에서 투여한 몰핀에 의한 심혈관계 부작용에 의한 것임을 알 수 있다. 병원전단계에서의 12유도 심전도 감시는 급성심근경색 환자에서 병원도착에서 혈전용해제 투여까지 소요된 시간과 병원 도착에서 심혈관조영 관련 소요시간을 1시간 이상 단축하는 효과를 가져오고, 이로 인하여 소중한 심근을 살리고 이전에는 불가능했던 최상의 삶을 환자에게 가져온다.

심혈관계 관련 술기를 사용하여 우리가 환자를 치료하는 것은 어려운 심리듬과 부정맥을 배우는 노력을 통하여 직접 얻을 수 있다. 응급구조사는 정적인 심전도 리듬 뿐만 아니라 환자와 구급차의 움직임에 의해 방해받고 있는 현장에서 시시각각 변화하는 실제 환자 상황 모두에서 술기를 시행할 수 있어야 한다.

Chapter 27

심혈관계 감시장치의 적용

Application of Cardiac Monitor

핵심용어

- 인공물, 허상(Artifact)
- 발한(Diaphoresis)
- 전극(Electrodes)
- 유도(Leads)
- 팔다리 유도(Limb leads)
- 변형된 흉부유도(MCL_1)

학습목표

학습자들은 다음 사항을 수행할 수 있어야 한다.

▶ 심혈관계 감시장치 적용에 대한 적응증을 나열할 수 있다.

▶ 심혈관계 감시장치를 정확히 시행해야 하는 중요성을 기술할 수 있다.

▶ 심혈관계 감시장치 적용에 대한 정확한 방법을 기술할 수 있다.

▶ 심혈관계 감시장치를 적용하는 능력을 나열할 수 있다.

서론

심혈관계 감시장치는 전문구조술이 시행되어지는 모든 시기에 적용되어진다. 감시장치는 응급구조사로 하여금 환자의 심리듬, 심박동수와 기타 전기적 이상 소견을 알 수 있도록 하지만, 심혈관계 감시장치에서 보여지는 파형의 전기적 활동만으로 심장의 펌프 효능에 대한 정보를 얻으려 하지 말고, 동시에 환자의 맥박 촉지와 적절한 혈압과의 관계 등을 이용하여 심박동수와 심리듬을 확인하도록 하는 것이 중요하다.

전극은 중앙에 전기전도물질이 포함된 접착패드로 전극 유도에 이용하도록 고안되어졌고, 일반적으로 환자의 사지에 부착한다. **유도**란 두 전극 사이의 전기적 활성을 감시하고 기록하는 것을 일컫는다. 예를 들어 팔다리유도 Ⅱ인 경우 왼쪽 다리와 오른쪽 팔 사이에 위치한 전기적 활성을 기록하는 것이다. 심장의 어떤 부분을 볼 수 있고, 적어도 3개에서 많게는 15개까지의 심전도 전극 유도를 통하여 얼마나 많은 심장의 상황을 설명하는데 사용될 수 있다.

3개 혹은 4개의 유도 시스템이 응급의료체계의 기본 감시 장치로 사용되고 있고, 12유도 심전도는 심근경색을 감별진단하는데 사용한다. 표준 3개 유도 심전도 감시장치 부착은 흰색 유도(RA)는 환자의 오른쪽 팔에 부착하도록 하고, 주로 검정색 유도(LA)는 흰색 유도의 반대측에 위치하는데, 환자의 왼쪽 손등이나 손목에 부착한다. 적색 유도(LL)는 환자의 왼쪽 다리로, 주로 왼쪽 발 상부나 발목 주위에 부착한다. 이와 같은 색깔별 유도 전극 위치를 병원 전단계에서 알기 쉽도록 '흰-검-빨'

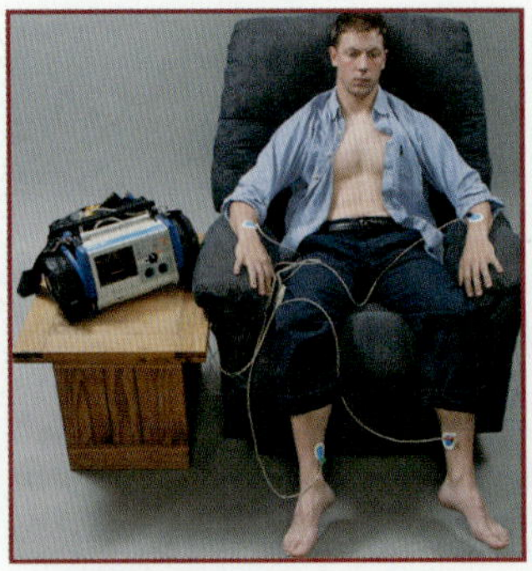
그림 27.1

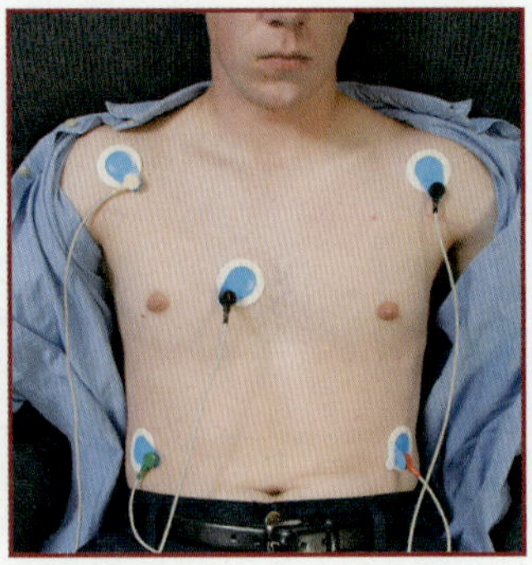
그림 27.2

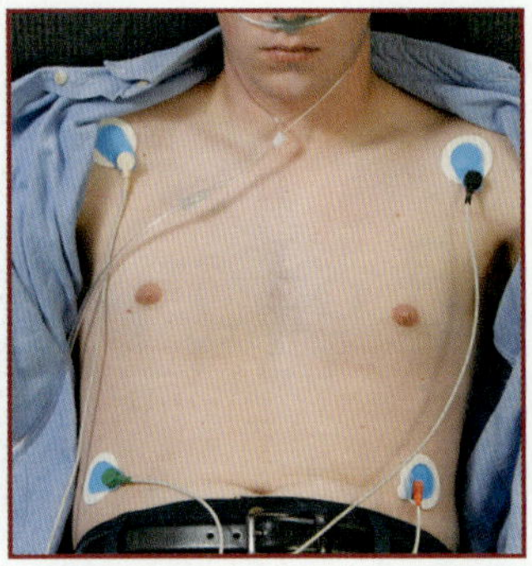
그림 27.3

등의 문구로 암기하기도 한다.

심혈관계 감시장치는 심리듬을 만들어 내기 위해서는 적어도 3개 이상의 심전극이 필요하다. 팔다리유도 I, II, III과 같이 심전도 유도를 결정하기 위하여 이들 전극에 양극 전극, 음극 전극과 접지 전극이 주어져야 한다. 표준 4개 유도 적용시에는 녹색 전극(RL)이 오른쪽 다리에 추가되는데, 오른쪽 발 상부나 발목 주변에 부착하고, 이를 접지 전극으로 사용한다(그림 27.1). 이들 유도를 다른 표현으로는 **'팔다리유도'** 라 부른다.

팔다리유도 II는 환자의 심리듬 분석을 위하여 가장 흔히 사용되어 지고, P파, QRS, T파의 모양을 가장 크고 확실하게 알 수 있는 유도이다. 변형된 흉부유도$_1$ (MCL_1)인 경우에는 심방에 이상이 있는 환자의 감시 장치로 흔히 사용되어 지는데, 이 유도는 심방 내 전기 전도에 대한 정보를 제공한다. 변형된 흉부유도$_1$은 오른쪽 복장뼈에 인접한 4번째 갈비뼈 사이 공간에 왼쪽 하부유도인 검정색 유도를 부착하고, 심전도 감시장치를 팔다리유도 III에 맞추어 얻을 수 있다(그림 27.2).

병원 전단계 상황에서는 팔다리보다는 전흉부에 부착하는 것이 더 일반적이다(그림 27.3). 이와 같이 부착하는 이유로는 환자의 사지 움직임이나 환자 이송수단에 의해 발생할 수 있는 흔들림이나 변형이 적기 때문이다. 팔다리 유도를 가슴에 부착함으로써 적어도 3개의 유도에서 심리듬을 관찰할 수 있지만, 12유도 심전도 측정 시에는 반드시 팔다리유도는 팔다리에 부착해야만 한다.

모든 전극과 유도 부착 시 뼈 돌출 부위에는 전극을 부착하지 않고, 피부가 축축하지 않고 깨끗하고 털이 없는 부위에 부착하도록 유의한다. 좋은 심리듬 감시 정보를 분석하기 위해서는 패취 부착 시 전도 젤을 이용하면 더 좋은 심리듬 감시 정보를 얻을 수 있다.

환자에게 일단 모든 전극을 부착한 후에는 모니터를 키고 다른 유도를 바꾸어가면서 가장 좋은 사지 유도를 선택하고 확인해야 한다.

▶ 장비

다음과 같은 장비를 준비한다.

- 글러브
- 보호안경
- 전극

- 심전도 모니터
- 심전도 유도 전극
- 심전도 기록지
- 면도기(선택 사항)
- 소독약제(선택 사항)

평가

환자를 편안한 자세를 취하게 한 후 초기 평가를 시행하고 환자의 기도는 확보되어 있는지, 호흡과 순환은 적절한지 여부를 확인한다. 활력징후를 측정하고, 이를 토대로 집중적이고 세밀한 환자 평가를 수행하여 발견 즉시 생명을 위협하는 징후나 증상을 즉각적으로 치료해야 한다. 생명을 위협할 가능성이 있는 모든 징후나 증상, 호소 증상이 존재할 경우이 모든 상황에서 심혈관계 감시 장비를 환자에게 부착해야 한다. 덧붙여 기본심장구조술 시행자에게 인계되거나 치료를 거부하는 양식에 서명한 환자 모두를 위해 심장 상태를 감시하고 심리듬을 분석하며, 심리듬을 기록하는 장치가 필요하기도 하다.

심전도 모니터링을 방해할 수 있는 라디오나 전자기기 등의 간섭을 알아내기 위해 환자와 환자 주변 환경은 수시로 확인되어져야 한다. 환자의 전흉부가 오염되거나 털이 과다하게 많은지 땀이 많이 나는지를 확인하고 적절한 유도가 얻어지고 있는지 평가한다. 심전도 모니터링 시 환자의 맥박을 동시에 평가하여 모니터 정보와 맥박 사이의 관계를 확인한다. 이와 같은 평가는 지속적으로 환자에게 수행되어져야 한다.

절차 : 심혈관계 감시장치의 적용

1. 감염방지를 시행한다.
   이론적 근거 : 중증 환자는 항상 구토의 가능성을 가지고 있다. 글러브와 보호안경은 중증 환자 곁에서 활동 중이거나 심혈관계 감시 동안에는 반드시 감염성 질환에 노출을 예방하기 위한 가장 기본적인 착용장비이다.
2. 유도 위치를 위한 적절한 표시점을 확인한다. 4-유도 심전도는 오른쪽 팔, 왼쪽 팔, 오른쪽 다리와 왼쪽 다리에 위치하는 심전도 유도 부착을 이용한다.
   이론적 근거 : 유도의 위치에 의해 심장의 전기적 활동에 대한 3개의 기록을 가질 수 있고, 환자의 심리듬을 지속적으로 감시할 수 있도록 한다.
3. 유도를 부착하기 위하여 필요시 피부 상태를 준비한다. 이 때 피부 상태는 건조하고, 청결하면서 체모가 별로 없는 것이 좋다(그림 27.4).
   이론적 근거 : 피부는 청결해야 하고, 피부와 완벽하게 전극이 부착되고 잘 전도될 수 있도록 전극을 부착해야 하는 부위는 노출시켜 놓는다.

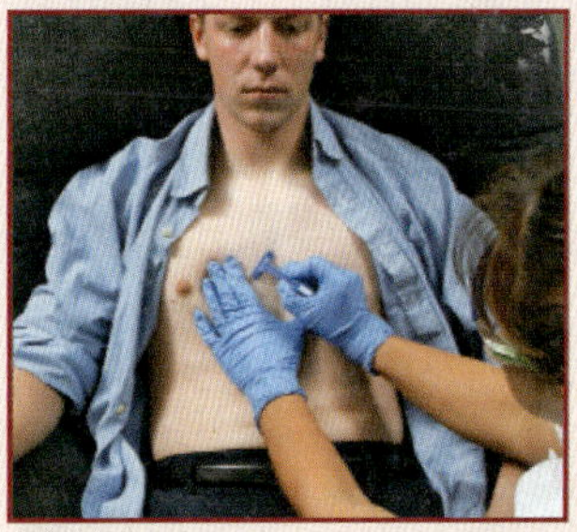

그림 27.4

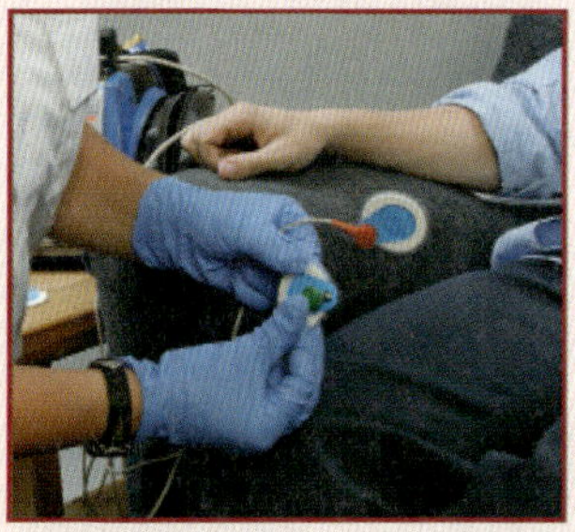

그림 27.5

4. 정확한 부위에 전극을 부착시킨다(그림 27.5).
   이론적 근거 : 미리 전극을 준비해 놓는 것이 과도한 압력이 가해지거나 환자 피부가 끼거나 꼬집힐 수 있는 가능성을 예방할 수 있다.

절차 : 심혈관계 감시장치의 부착 (계속)

노인환자 주의사항

노인 환자의 경우 기존 질병을 앓고 있는 경우가 흔하며, 이로 인하여 떨림이 발생한다. 이와 같은 상황은 특히 팔다리 말단부보다는 전흉부나 복부에 전극들이 부착된 경우 중요한 문제가 된다.

소아환자 주의사항

소아의 경우에는 적절한 크기의 소아 전극을 사용할 경우에 심전도 기록을 더 잘 얻을 수 있다. 신생아나 소아 전극 패취를 모두 갖추어 작은 환아에서도 사용되어지도록 해놓아야 한다.

5. 전극과 유도를 지정된 위치에 피부와 완전히 밀착시켜 부착시킨다. 흰색 유도는 오른쪽 팔에, 검정색 유도는 왼쪽 팔에, 녹색 유도는 오른쪽 다리에, 적색 유도는 왼쪽 다리에 부착한다(그림 27.6).
   이론적 근거 : 환자의 피부와 접촉이 불량한 경우 이로 인하여 불규칙적인 전기 활동 기록이 유발될 수 있고, 심리듬을 잘못 해석하고 모든 전극 기록을 관찰하는 것을 방해한다.
6. 모니터 전원을 키고, 팔다리유도 II 로 맞추어 놓는다(그림 27.7).
   이론적 근거 : 팔다리유도 II 는 심전도 감시에서 가장 흔히 사용되는 유도로 심장 치료 알고리듬 결정시에도 중요하다. 대부분의 심전도 감시장치들은 자동으로 유도 II 에 설정이 되어 있기는 하지만, 일부 기계에서는 수동으로 설정을 바꾸어야 하는 경우도 있다.

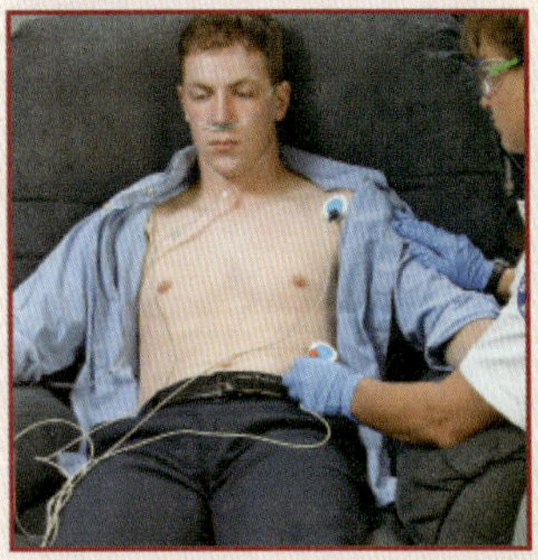
그림 27.6

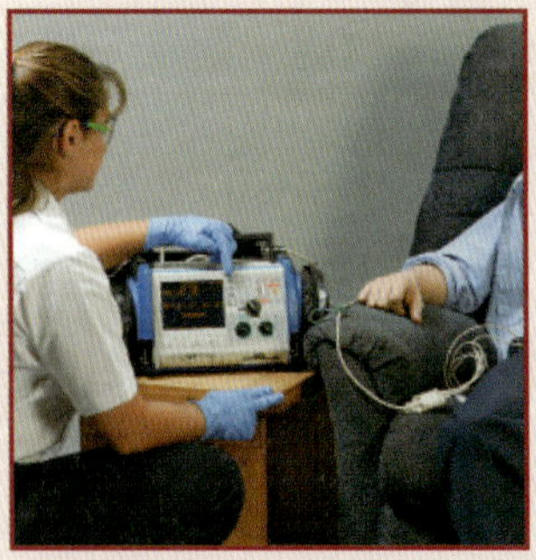
그림 27.7

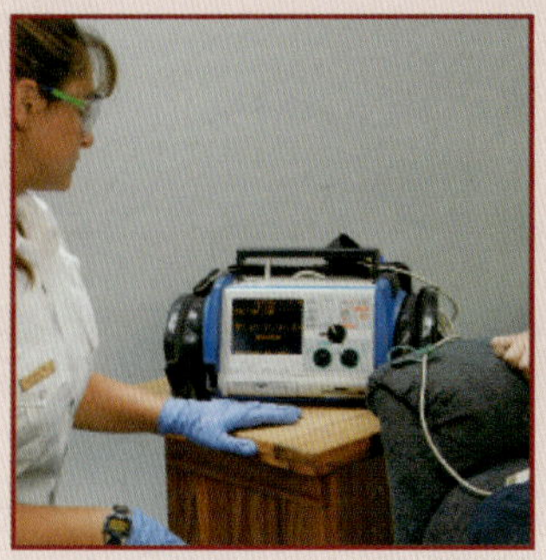
그림 27.8

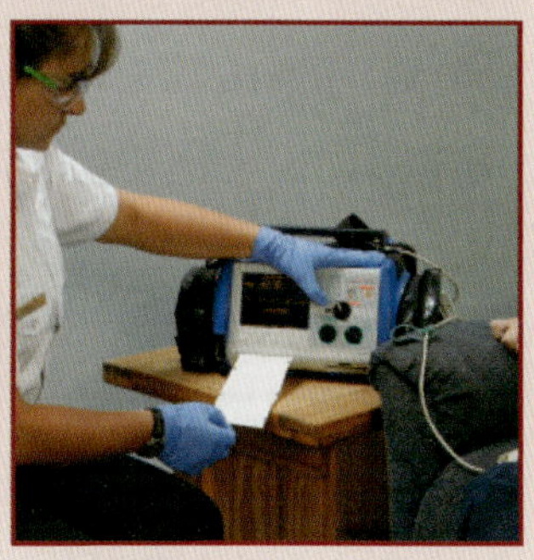
그림 27.9

7. 필요하다면 다른 유도를 이용하여 심리듬을 확인한다.
   이론적 근거 : 일부 분석 구조에서는 심전도 확인 시 부가적인 유도인 유도 I, 유도 III 이나 변형흉부유도 $_1$ (MCL$_1$)이 필요한 경우도 있다.

노인환자 주의사항

노인환자의 경우 심방 이상에 의한 부정맥을 앓고 있는 경우가 많다. 심방에 대한 상세한 정보를 얻기 위해 변형흉부유도를 볼 줄 알아야 한다. 필요하다면 다른 유도로 변경하여 사용하는 것이 심방 리듬이나 심박동수에 대한 더 근접한 정보를 얻을 수 있게 한다.

8. 심전도를 해석하고 이 결과에 대해 환자의 상태와 적절한지에 대해 논의한다.
   이론적 근거 : 심리듬 분석은 생명을 위협하는 환자의 상황을 아는데 도움이 된다.
9. 적어도 6초 이상 기록된 종이 형태의 심전도를 프린트하여 심전도를 분석한다(그림 27.9). 기록된 형태의 모든 심전도는 환자 기록지에 부착한다.
   이론적 근거 : 이송하는 병원에 환자 발견 당시 초기 심전도를 제공할 필요가 있다.

이송 중 평가

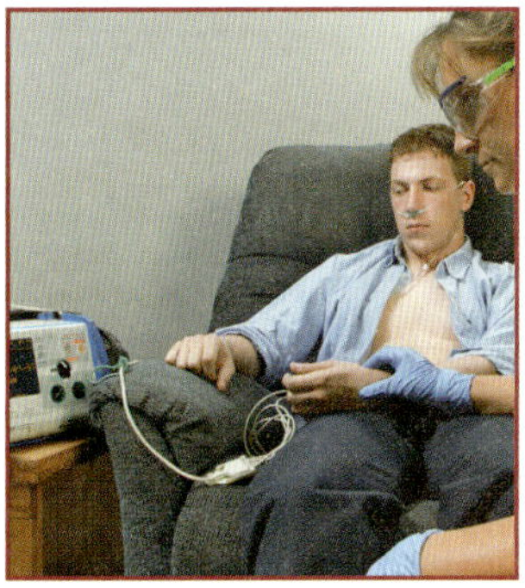

그림 27.10

심혈관계 감시가 필요한 환자는 대부분 혈역학적으로 불안정한 상태이거나 위중한 상태이기 때문에 환자 상태가 안정화될 때까지 적어도 5분마다 지속적인 재평가가 필요하고, 안정화된 시점에서는 매 15분마다 재평가를 시행하도록 한다. 재평가에서는 단지 심리듬 모니터링만 시행해서는 충분하지 않다. 심박동수, 호흡수, 혈압 등을 포함하는 활력징후 전체와 심리듬 분석이 추가로 측정되어져야 한다(그림 27.10).

하지만, 관찰되어지는 모든 심리듬을 치료하고자하는 유혹은 떨쳐야 한다. 흔히 많은 환자들은 소수의 이상 심박을 보이는 경우가 있지만, 거의 대부분에서는 치료가 필요로 하지 않다. 만약 심모니터링 상에서 이상 심리듬이 보이는 경우에는 심박, 호흡, 혈압, 피부 색, 발한 유무 등의 변화와 같은 다른 이학적인 징후를 동시에 고려하여 치료가 필요한지 판단해야 한다. 또한, 이상 심리듬을 경험한 환자는 종종 오심, 어지러움이나 가슴 통증이나 불편감을 호소한다. 이 경우 필요하다면 즉각적인 치료를 수행하도록 하지만, 환자의 모든 징후나 증상이 합당한 경우에 시행한다.

▶ 문제 해결

- 털이 많은 환자에서 적절하게 심전도유도를 부착하는 것은 어려운 상황이다. 패드 부착을 잘 시행하도록 부착 부위의 털을 면도하는 것을 고려한다.
- 전극의 경우 심한 발한 환자에서는 적절하게 부착되지 않는 경우가 빈번하다. 대부분의 제조회사에서는 이와 같은 발한 환자를 위한 특수 전극을 출시하기도 한다. 또한, 전극 부착부위의 접착력을 돕고 심전도 유도를 방해하지 않고 좋은 패드 부착력을 얻기 위하여 벤조인 팅크제형을 도포할 수 있다.
- 환자에게 패드를 부착하기 전에 전극 패드 위에 유도전극을 먼저 부착시킨 후 시행하는 것이 좋다. 유도전극을 패드에 연결하기 위해서는 전극 위에 부착된 버튼 부위에 딸깍 소리가 나듯 낀 후, 패드 뒷면을 벗겨내어 환자의 정확한 위치에 부착시킨다. 응급구조사가 패드를 부착시키고 전극을 연결할 때 힘을 많이 주어 부착하거나 딸깍 소리가 나듯 낄 때 피부를 꼬집거나 할 수 있어 환자에게는 매우 불편할 수 있다.
- '팔다리유도' 라고 불리기는 하지만, 전극은 일반적으로 전흉부에 부착하게 된다. 이는 심장의 전기적 활성 상태를 3개의 시각으로만 정보를 제공하기는 하지만, 환자의 팔다리 움직임에 따른 영상 잡음을 최소화한다. 하지만, 12유도 심전도에서조차 팔다리유도를 전흉부에 부착하지는 않는다.
- 환자의 심혈관 관류 상태를 알기 위하여 심혈관계 감시 장치에 전적으로 의존하지는 말아야 한다. 기계에 기록되는 다수의 심박 기록수는 단지 심전도 기계적인 활성을 측정하는 것에 불과하지 이 심박 기록이 얼마나 실제적인 심장의 기계적인 수축을 일으키는 것인지를 의미하는 것은 아니다. 심장의 기계적인 수축이 유발되어야 심박출이 발생하고, 주요 장기 기능을 유지할 수 있다. 반드시 동맥이 촉지되는 부위에서 심박동수와 리듬, 맥박의 강도 등을 수동으로 측정하여 확인하도록 해야 한다.

▶사례 연구

응급구조사인 당신이 현장에 도착할 당시 환자는 자신의 침대 너머 바닥에 엎드린 채로 누워있는 상태이다. 방에는 소변 냄새가 진동하고, 텔레비전이 켜진 상태로 매우 시끄러웠다. TV를 끄자 당신과 당신의 응급구조사 동료는 목뼈고정장치와 환자에게 통나무 굴리기 방법이 필요한지를 판별한다. 당신은 즉시 기도유지 세트를 준비하고, 환자가 숨을 쉬고 있는지 맥박이 촉지되는지 동료에게 확인하도록 지시한다. 동료는 환자가 분당 8회의 호흡을 보이고 있지만, 빠르고 규칙적인 심박동을 보이고, 무반응 상태임을 확인한다.

당신이 산소공급을 준비하는 동안 동료는 모니터 전극 케이블을 전극에 부착하고, 환자의 손목과 발목에 유도 패치를 부착한다. 모니터 전원을 키고 확인한 결과 환자의 심전도상 리듬은 심실빠른맥이 관찰되고 있다. 당신과 동료는 함께 패들을 부착하기 전에 먼저 맥박이 촉지되는지 다시 확인하였고, 심실빠른맥에서 무반응 환자 치료를 시작하였다. ■

Chapter 28

수동제세동

Manual Defibrillation

핵심용어

- 이상형(Biphasic)
- 갈비뼈사이공간(Intercostal space)
- 줄(Joule)
- 중간겨드랑선(Midaxillary line)
- 단상(Monophasic)
- 다기능 전기패드(MFEs : Multifunctional electrode pads)
- 패들(Paddles)
- 순환가능 심리듬(Perfusing cardiac rhythm)
- 제세동이 필요한 심리듬 (Shockable cardiac rhythm)
- 다발성 심실빠른맥 (Torsades de Pointes)
- 비동기화(Unsynchronized)
- 심실세동(VF : Ventricular fibrillation)
- 심실빠른맥(VT : Ventricular tachycardia)

학습목표

학습자들은 다음 사항을 수행할 수 있어야 한다.

▶ 수동제세동을 실시해야 하는 적응증을 나열한다.

▶ 수동제세동을 정확히 시행해야 하는 중요성을 기술한다.

▶ 수동제세동을 시행하는데 순서를 나열한다.

▶ 수동제세동을 시행해 본다.

서론

수동제세동은 전기가 환자의 심근을 통과하게 하여 불규칙하고 사망가능성이 있는 리듬을 유기적이고 **순환가능한 심장리듬**으로 바꾸는 기술이다. 제세동은 **심실세동**과 무맥성 **심실빠른맥**이 있는, 즉 맥박이 없고 호흡이 없는 환자에게 적응이 된다. 제세동은 **비동기화**된 카운터 쇼크를 심근에 전해줌으로 모든 심근을 탈분극화시킨다. 제세동의 목적은 심장을 일시적으로 무수축으로 만들어 동방결절에 있는 심장세포에서 규칙적인 박동을 유발하여 수축력을 회복시키는 것이다.

수동제세동을 시행할 때 안전은 필수적이다. 교육을 받은 사람은 환자에게 적절하게 에너지를 투여할 수 있다. 에너지가 전해질 때 환자를 만지면 심각한 손상이 발생할 수 있다. 제세동이 필요하다고 판단되면 적절한 비동기성 쇼크가 꼭 필요하다.

제세동은 두가지 방법으로 할 수 있다. 첫 번째는 '손을 이용' 해서 하는 방법으로 패들을 준비하고 환자에게 직접 압력을 가해 제세동하는 방법이다. 두 번째는 '손을 이용하지 않는' 방법으로 자동제세동기 패드처럼 생긴 **'다기능 전기 패드'** 를 환자의 가슴에 부착한 후 심장모니터의 버튼을 누름으로 환자에게 직접적으로 손을 대지 않고 안전하게 제세동 할 수 있는 방법이다. 손을 이용하지 않는 제세동이 더 안전하고 빠르고 유용하고 효과있는 제세동법이다.

패들을 사용한다면 제세동 전에 몇가지를 시행해야 한다. 첫째, **패들**에 승인된 전도물질(젤)을 패들 표면 전체에 발라야 한다. 젤을 사용한다면 젤은 패들 사이 피부에 스며들지 말아야 하고 전기는 가슴보다 심근을 통과해야 한다. 젤을 바르지 않으면 환자피부에 화상이 발생한다. 둘째, 패들의 적절한 위치를 알아야 한다. 대부분의 패들은 복장뼈 혹은 심장끝이라고 표기되어 있다. 복장뼈 패들은 빗장뼈아래, 두 번째 혹은 세 번째 **갈비뼈사이공간**, 오른쪽 복장뼈 근처에 위치해야 한다. 심장끝 패들은 네 번째 혹은 다섯 번째 갈비뼈, 왼쪽과 **중간겨드랑선** 사이에 패들의 중심부가 위치해야 한다. 패들이 큰 뼈윗쪽, 이식제세동기, 박동조율기, 약물패취, 혹은 배 위에 위치하면 안 된다.

10-12kg의 압력으로 아래쪽 방향으로 힘을 주고 패들이 피부에 접촉이 좋게 되게 하고 밀리지 않게 한다. 이것은 심폐소생술 때 심장압박을 할 때와 동일한 압력이다. 그런다음 패들을 위치시키고 적당한 **에너지**를 선택하고 전기를 충전시키고 아무도 환자와 접촉이 없는지를 확인하고 모니터에 환자가 심실세동/무맥성 심실빠른맥인지를 확인 후 '나도 안전, 너도 안전, 우리모두 안전' 소리를 치고 마지막으로 환자의 위, 아래를 봐서 아무도 환자와 접촉 없음을 체크하고 제세동 버튼을 누른다. 모니터가 자동적으로 제세동 전후의 리듬을 보여주지 않으면 쇼크를 가하기 전과 후에 레코드 버튼을 누른다. 그러면 제세동 전후의 심전도 소견을 인쇄해 준다.

모니터가 패들이 없으면 다기능 전기 패들을 사용할 수 있다. 다기능 전기패들을 이용한 제세동은 매우 비슷하지만 더 간단하다. 제세동이 필요하면 패들을 부착시킬 위치에 환자의 피부를 건조하고 깨끗하게 하며 털을 깍는다. 다기능 전기패들의 위치는 기존 패들위치와 동일하다. 다기능 전기패들에 그림으로 위치를 표시되어 있다. 다기능 패들을 부착시킨 후 패들과 피부 사이에 공기를 없애버려 양쪽에 접촉을 좋게한다. 패들과 피부사이에 남아있는 공기는 제세동시에 빠르게 뜨거워져 환자가 화상을 입게 되거나 다기능 패들이 폭발하며 떨어질 수 있다. 아무도 환자와 접촉이 없는지를 확인하고, 모니터에 환자가 심실세동/무맥성 심실빠른맥인지를 확인 후 '환자에서 모두 떨어지세요' 소리를 치고 마지막으로 환자의 위, 아래를 봐서 아무도 환자와 접촉 확인 후 제세동 버튼을 누른다. 모니터가 자동적으로 제세동 전후의 리듬을 보여주지 않으면 쇼크를 가하기 전과 후에 레코드 버튼을 누른다.

▶ 장비

다음과 같은 장비를 준비한다.

- 글러브
- 보호안경
- 제세동 기능이 갖춰진 심장모니터
- 제세동 패들 혹은 다기능 전기패들
- 전기유도 젤(Conductive gel)

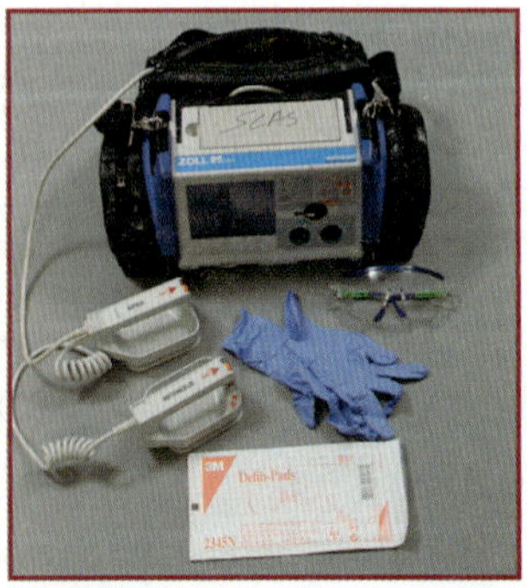

그림 28.1

평가

심장 제세동기는 충전이 잘 되는지, 기능에 문제가 없는지 매회 확인해야 한다. 가능하다면 환자는 누운자세에서 시행하고 무반응, 맥박없음, 무호흡을 확인해야 한다. 심장 모니터를 환자에게 위치시키고 빠르게 패들로 부착하여 심실세동 혹은 무맥성 심실빠른맥을 제세동 전에 확인한다. 환자의 가슴은 물이나 전기에 전도체가 될 만한 것을 없애고 주위 동료들의 안전을 다시 한번 고려한다. 심장모니터와 환자는 각 제세동 후에 맥박과 리듬을 다시 평가한다.

절차 : 수동 제세동

1. 감염방지를 시행한다.
   이론적 근거 : 제세동이 필요한 환자는 급성심장마비로 대부분 구토를 하거나 감염물질이 구조자의 얼굴로 전파될 수 있다.
2. 심폐소생술을 멈추고 목동맥박이 없는 것을 확인하고 환자의 무반응과 무호흡을 확인한다(그림 28.2). 흉부압박이 지체되기 때문에 맥박확인은 5초 이상 10초 이내로 실시한다.
   이론적 근거 : 제세동은 맥박이 없고 호흡이 없는 환자에게만 적응증이 된다.
3. 장비가 준비될 때까지 흉부압박을 지속한다(그림 28.3).
   이론적 근거 : 제세동 장비가 준비될 때까지 약간의 시간이 걸릴 수 있고 지속적인 흉부압박은 성공적인 제세동을 증가시킨다.
4. 제세동 패들에 젤을 바르거나, 가슴에 제세동 패드를 위치시킨다(그림 28.4).
   이론적 근거 : 제세동 동안 환자에게 화상을 방지한다.

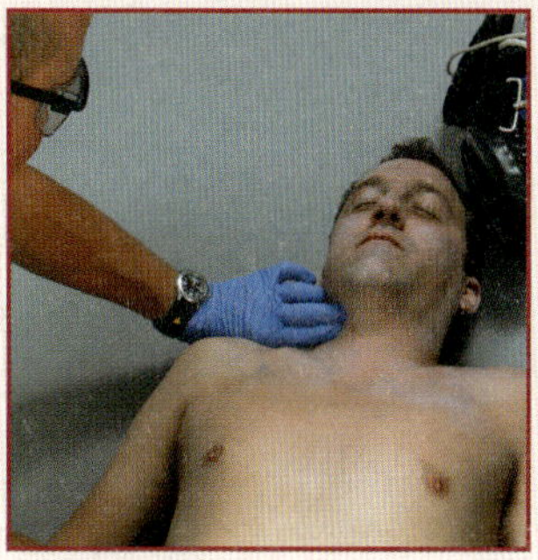
그림 28.2

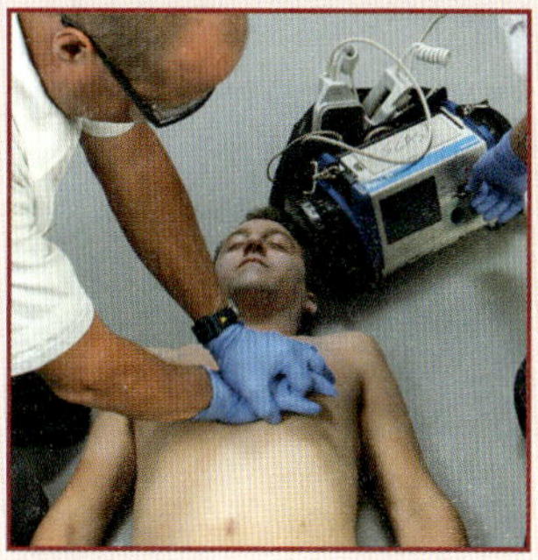
그림 28.3

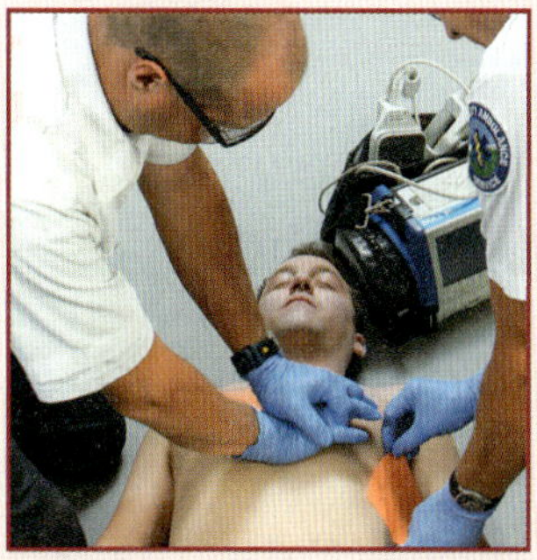
그림 28.4

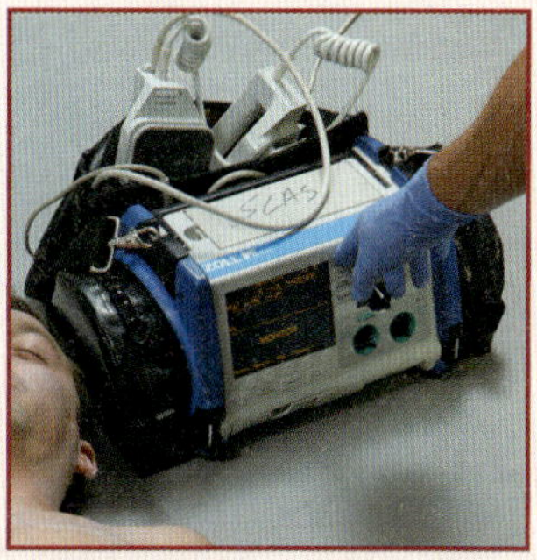
그림 28.5

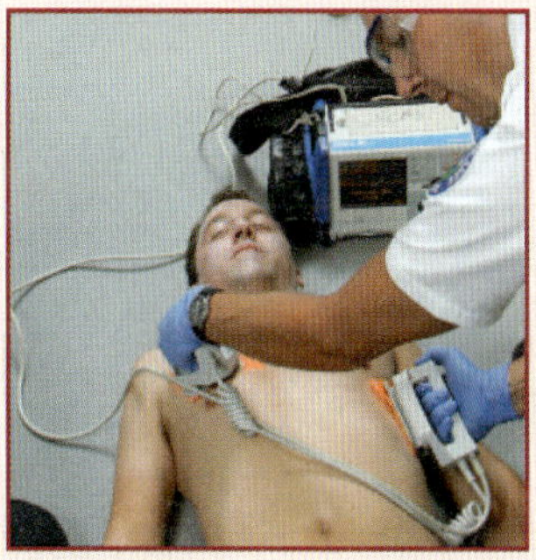
그림 28.6

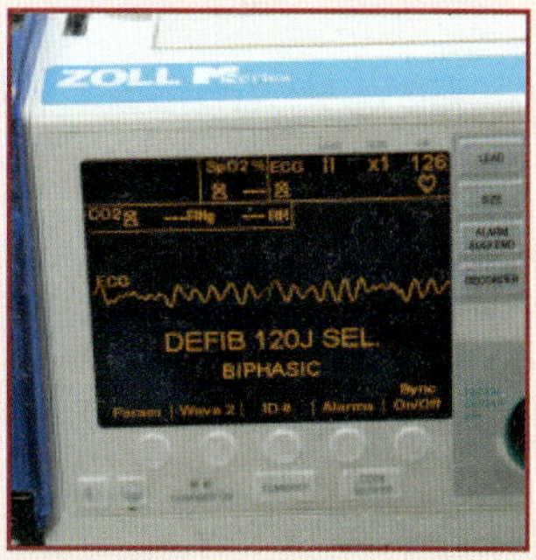

그림 28.7

소아환자 주의사항

소아에게는 소아패들, 소아패취로 동일한 위치에 적용한다. 한 살 이하 영아에게 성인패들을 사용하면 가슴을 너무 덮어 전기가 심장이 아니라 몸 전체로 전달된다.

5. 기계를 패들모드로 바꾸거나 패들에 부착된 'on'을 누른다(그림 28.5).
   이론적 근거 : 심장리듬이 패들에 보이므로 패들이 가슴에 있을 때 "Lead II" 혹은 다른 모드가 리듬을 읽는데 방해가 된다.

노인환자 주의사항

노인환자의 결합조직은 더 딱딱해 심폐소생술 도중에 복장뼈, 갈비뼈 사이의 골절을 유발한다. 갈비뼈골절은 일반적으로 제세동의 성공률을 방해하지는 않는다.

6. 패들의 위치는 제조회사에서 정해준 혹은 표준화된 곳에 즉 복장뼈 패들 혹은 패취는 우측 쇄골 아래 두 번째 혹은 세 번째 갈비뼈 사이와 복장뼈의 오른쪽에서 만나는 지점 그리고 심장끝 패들 혹은 패취는 네 번째 다섯 번째 갈비뼈 사이의 전방과 중간겨드랑이 선 사이 지점에 정확히 위치시킨다(그림 28.6).
   이론적 근거 : 정확한 위치는 제세동시 가장 큰 에너지를 전달한다.
7. 심폐소생술을 멈추고 심장모니터로 심실세동/무맥성 심실빠른맥을 확인하다. 가슴압박 중단을 10초 이상을 하지 않는다(그

림 28.7).

이론적 근거 : 단지 제세동은 심실세동, 무맥성 심실빠른맥, 다발성 심실빠른맥 시에만 필요하다

8. 적절한 에너지를 선택하고(그림 28.8), 제세동기를 충전시킨다(그림 28.9).

   이론적 근거 : 단형 혹은 이상형제세동기에 따라 적절한 에너지를 선택하여 과도한 에너지 때문에 심장에 해가 되지 않게 한다.

소아환자 주의사항

단상형 혹은 이상형제세동기를 소아에게 사용할 때는 더 적은 에너지를 선택한다. 에너지의 선택은 몸의 크기, 무게에 따라 다르므로 순차적으로 2J/kg, 4J/kg, 4J/kg을 선택한다.

9. 다시 한번 심실세동/무맥성 심실빠른맥인지 확인한다(그림 28.10).

   이론적 근거 : 제세동은 정상 환자에게 치명적일 수 있다.

10. 아무도 환자와 접촉이 없는 지를 확인하고 모니터에 환자가 심실세동/무맥성 심실빠른맥인지를 확인 후 당신을 포함하여 당신의 동료들에게 "모두 환자와 접촉하지 마세요." 크게 외치며 눈으로 확인한다(그림 28.11).

    이론적 근거 : 제세동 동안에는 환자와 아무도 접촉이 있으면 안 된다.

11. 패들을 이용하면 방출(discharge) 버튼을 누르고, 다기능패들을 사용하면 쇼크 버튼을 누른다(그림 28.12).

    이론적 근거 : 쇼크 버튼이 눌러지지 않으면 전기가 전해지지 않는다.

12. 제세동 이후 맥박이나 리듬분석 없이 즉각적인 심폐소생술을 시작한다.

13. 흉부압박과 인공호흡을 30 : 2의 비율로 5 cycles을 시행한 이후에 흉부압박과 구조호흡 담당자의 역할을 교대하면서, 환자의 리듬을 분석하고 심실세동/무맥성 심실빠른맥이 아닌 경우에는 맥박이 회복되었는지 확인한다(그림 28.13).

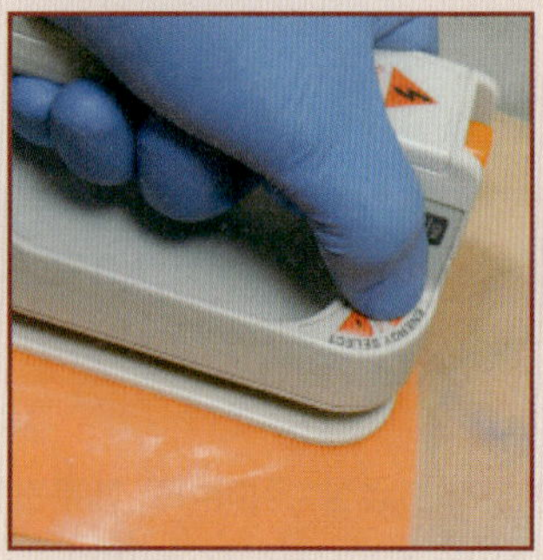

그림 28.8

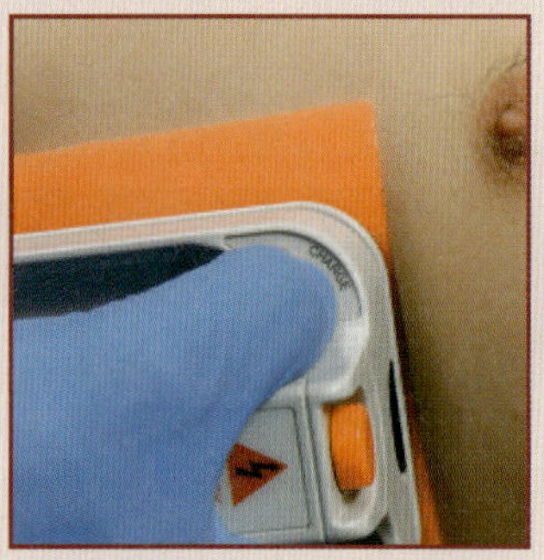

그림 28.9

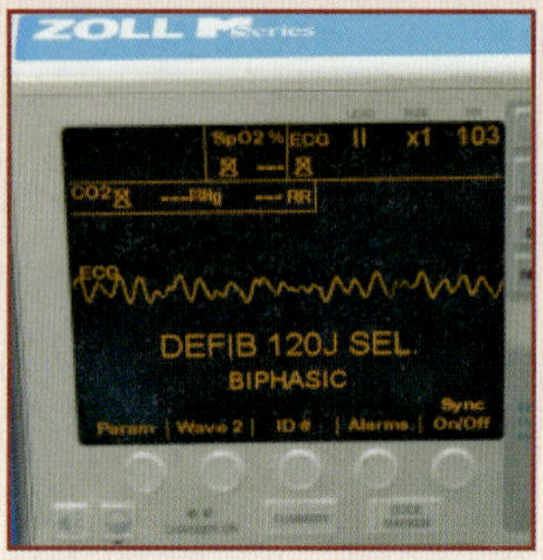

그림 28.10

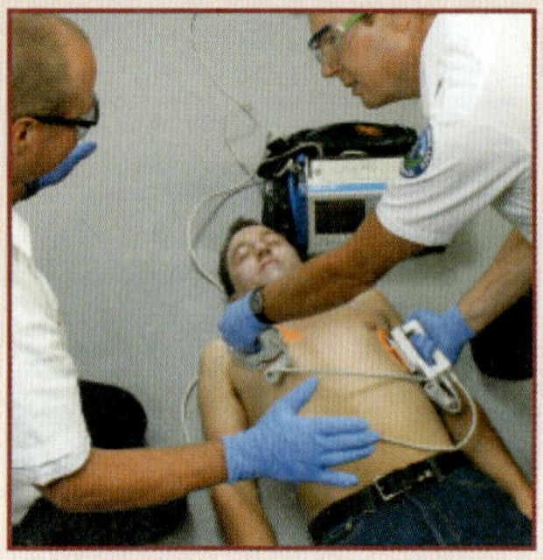

그림 28.11

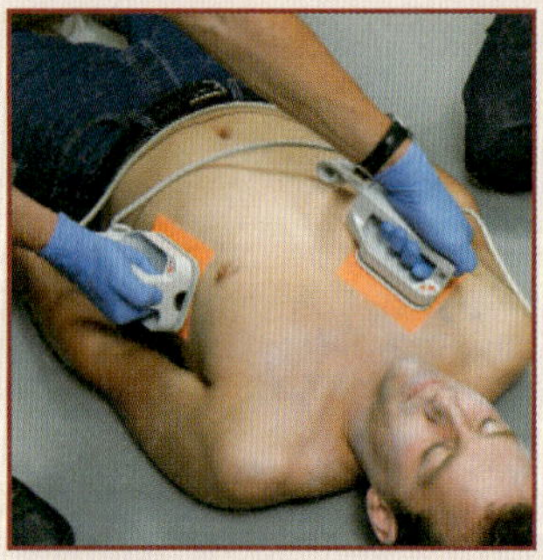

그림 28.12

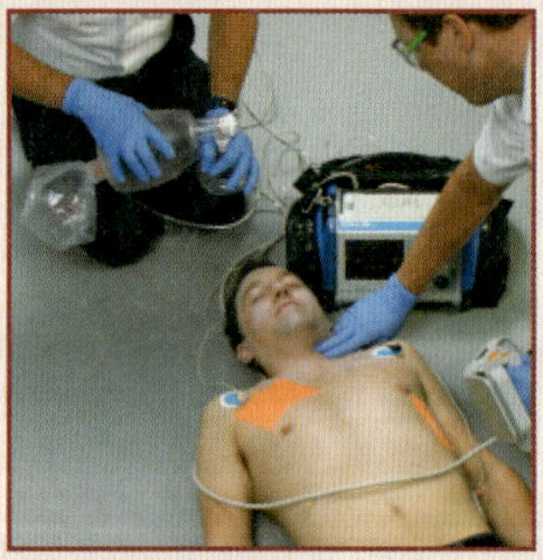

그림 28.13

14. 쇼크가 필요한 리듬이면 7–13까지 다시 시행한다.

15. 제세동 시도때마다 사용된 에너지, 리듬변화를 심전도로 확인하고 임상적으로도 환자를 평가해야 한다.

이송 중 평가

환자의 재평가는 심정지 환자에서는 제세동이 또 필요하기 때문에 필수적이다. 환자 처치는 기도유지, 산소화와 호흡보조, 심폐소생술, 말초혈관확보, 약물투여 등 다양하다. 환자에게 치료의 우선순위를 정하기 위해선 자발순환회복의 징후인 맥박유무, 호흡유무에 따라 단순하게 환자를 재평가하는 것이 간단한 방법이다.

맥박, 호흡이 있는 것에 대한 재평가와 모니터 속에서의 심장리듬은 제세동과 투약 전후에 항상 체크되어야 한다. 심장마비동안 각각의 치료는 침습적이고 적절한 치료을 했느냐에 따라 환자에게 생명을 유지하는 혹은 생명을 없앴을 수도 있다. 시술이 적절하게 시행되어 환자가 자발순환회복이 되면 기도, 호흡, 맥박, 리듬, 산소포화도, 의식수준과 혈압을 재평가해야 한다.

▶ 문제 해결

- ▶ 제세동 동안에 10–12kg의 압력으로 패들을 아래쪽으로 누르면 제세동 동안에 패들과 환자 사이의 저항을 최소화 할 수 있다. 압력의 양은 중요한데 특히 심장끝 패들을 아래쪽 그리고 안쪽으로 압력을 유지하는 것이 중요하다.
- ▶ 다기능 제세동 패들은 소생술 중에는 전방–후방 위치로 사용하지 않는다. 왜냐하면 심폐소생술 때 다기능 제세동 패들이 압박위치를 혼동시키거나 패치를 움직이게 할 수 있다. 앞–뒤 위치를 이용하려면 양쪽은 복장뼈오른쪽, 뒷쪽은 어깨뼈 뒷쪽에 위치시킨다.
- ▶ 에너지 수준은 단상형 제세동기는 200J, 300J, 360J을 사용하고 이상형 제세동기는 기계회사에서 요구하는 120–200J을 사용한다.

▶사례 연구

당신과 동료는 새벽 1시 30분 안전센터로 돌아가던중 의식소실된 환자가 집에서 발견되었다는 연락을 받았다. 잠시 후에 환자는 심장마비 상태였고 심폐소생술이 진행된다고 연락을 받았다. 현장에 도착했을 때 사람들이 밀집되어 있었고 환자는 침대에 누워있었고 심폐소생술은 시행되었다. 당신은 심폐소생술을 시행하던 사람에게 도움을 요청하고 환자의 맥박을 다시 확인하고 동료에게 적절한 심폐소생술을 시행하기 위하여 환자를 바닥으로 내렸다. 다시 심폐소생술을 지시하고 동료에게 기도유지 및 제세동기를 준비하도록 지시하였다. 제세동기의 전원을 켜고 패들을 모니터에 연결하고 패취를 떼서 환자에게 부치고 심폐소생술을 중지시키고 모든 사람에게 물러날 것을 지시하였다.

당신은 패들을 적절한 위치에 위치시키고 모니터에서 심실세동을 확인하고 큰 소리로 외쳤다. 당신은 '모두 물러나세요.' 를 외치고 패들에 200J을 차지시키고 눈으로 다시 모니터에서 심실세동을 확인한 후에 '환자에서 모두 물러나세요' 를 외치고 눈으로 다시 확인한 후 쇼크 버튼을 누른다. 당신은 다시 심폐소생술을 즉시 시행하였고 30:2로 흉부압박, 호흡보조를 하였다. 당신은 모니터로 124회의 동성빠른맥을 확인하고 호흡보조를 지속하였고 목동맥박이 촉지되는 것을 느꼈다. ■

MEMO

Chapter 29

심장율동전환

Cardioversion

핵심용어

- 심첨부 박동(Apical pulse)
- 심방세동(Atrial fibrillation)
- 이상형(Biphasic)
- 위팔 맥박(Brachial pulse)
- 심장율동전환 (Cardioversion)
- 제세동(Defibrillation)
- 이소성 병소(Ectopic foci)
- 단상(Monophasic)
- 발작(Paroxysmal)
- R파(R wave)
- 심실상성 빠른맥 (Supraventricular tachycardia)
- 증상관련(Symptomatic)
- 동기화(Synchronization)
- 불안정(Unstable)
- 심실빠른맥(Ventricular tachycardia)

학습목표

학습자들은 다음 사항을 수행할 수 있어야 한다.

▶ 동시성심장율동전환을 시행해야 하는 환자를 알 수 있다.

▶ 동시성심장율동전환의 중요성을 알 수 있다.

▶ 동시성심장율동전환을 하는 기술을 알 수 있다.

▶ 동시성심장율동전환 시행을 할 수 있다.

서론

동기심장율동전환은 빠른맥으로 혈역학적으로 불안정한 환자 치료에 권장된다. 환자들은 빠른맥으로 심박출량이 감소하는 심각한 증상과 징후를 보이고 심박수가 분당 150회 이상이다. 만약 치료하지 않으면 환자의 혈역학적으로 급격히 나빠진다. 심박출량 감소로 나타나는 증상과 징후는 저혈압, 어지러움, 가슴통증, 숨참, 폐부종, 수포음, 차고 축축한 피부, 실신, 의식변화 등이다. 증상의 정도에 따라 동시성심장율동전환 전에 심장리듬의 전환을 위해 짧은 약물 시도를 할 수 있다.

동시성심장율동전환은 상대불응기를 피하기 위해 심장전도 중 일부분에 심장근육을 통과하는 전기적인 쇼크를 전달하는 것이다. 이것은 **이소성 병소**들을 없애고 동결절이 전기적 임펄스 시작을 조절하게 한다. 효과적으로 되면 심장은 정상적인 리듬과 심박수를 가지게 된다. 약물치료는 동전환보다 덜 침습적으로 처음에 시도할 수 있다. 동시성심장율동전환은 맥박이 있는 환자에서만 시행한다. 처치중에 환자의 맥박이 없으면 **제세동** 시행을 결정해야 한다.

동기화나 "sync"로 선택하면 모니터에 QRS파의 R파의 꼭지점에 표시가 된다. 이는 전기충격이 상대적불응기(심전도상 T파)를 피해 **R파**에 정확하게 전달되게 한다. 상대적불응기(심전도상 T파) 동안 전기충격이 전달되면 R-on-T현상이 심실세동을 일으키는 원리와 같이 심실세동을 유발할 수 있다. 동시성심장율동전환으로 치료되는 리듬은 맥이 빠른 **심방세동**과 심방조동, **심실위빠른맥**, 맥이 있는 **심실빠른맥**이다.

전기적 처치를 받는 것은 고통스럽다. 환자가 혈역학적으로 안정되고 의식이 있는 경우에는 진정시키는 것도 고려해야 한다. 진정시에는 진통제나 수면제를 각각이나 동시에 사용할 수 있다. 시술전에 환자가 잘 모니터되고 모든 기구가 잘 되어있는지 확인한다. 환자에게 산소를 투여하고, 혈관 확보를 하고 심장과 산소포화도를 모니터해야 한다. 심정지에 대비하여 백-밸브마스크, 흡입기, 기도삽관기구들을 확인한다.

시술에 대한 두려움과 스트레스를 덜기 위해 환자에게 시술에 대해 설명을 한다. 혈역학적으로 불안정한 빠른맥박 환자의 경우, 동시성심장율동전환이 간단한 전처치나 설명없이 시행될 수도 있다. 이러한 환자들은 대화가 안 되거나 의식이 없는 경우가 흔하다.

에너지(J)의 선택은 제세동보다는 낮게 시작한다. 미국심장협회가 권고하는 에너지(J)는 아래의 표와 같아 **이상형**제세동기를 사용할 경우는 **단상형**보다 에너지가 낮게 사용될 수 있다. 병원의 프로토콜이나 제조사의 권고를 확인해야 한다.

리듬	권고에너지(J) 단상형 제세동기
심방세동	100J, 200J, 300J, 360J
심방조동	50J, 100J, 200J, 300J, 360J
심실상성빠른맥	50J, 100J, 200J, 300J, 360J 심실상성빠른맥은 적은에너지에 치료가 잘된다.
다형심실빠른맥	200J, 300J, 360J 심실세동과 같이 높은 에너지로 치료한다.
안정형 심실빠른맥	100J, 200J, 300J, 360J
이상형은 제조사의 권고에너지를 확인한다. 이상형 제세동기는 이상형 파형에 따라 다르다.	

가장 위험한 실수는 동시성심장율동전환 전에 동기심율동 버튼을 누르지 않는 것이다. 버튼을 누르지 않으면 전기가 상대적 불응기에 전달되어 심실세동을 일으킬 수 있다. 대부분의 제세동기는 동시성심장율동전환 뒤에 동기심율동이 되지 않는 제세동모드로 되기 때문에 동시성심장율동전환 전에는 동기심율동 버튼을 눌러야 한다.

R파가 인식되기 까지는 전기가 전달되지 않고, 수초까지 기다릴 수 있다. 제세동시 보다 더 오래 방전버튼을 누를 수 있다.

동시성심장율동전환 이후에는 환자 반응, 맥박, 모니터를 확인해야 한다. 만약 리듬이 계속 빠르고 환자가 **불안정**하고 **증상이 있으면** 동시성심장율동전환을 다시 시도한다. 동기심율동 버튼을 켜고 R파가 체크되는지 보고 에너지를 선택하고 심장율동전환이 될 때까지 쇼크버튼을 누른다.

▶ 장비

다음과 같은 장비를 준비한다.

- 글러브
- 보호안경
- 심장율동전환 기능이 있는 심장모니터
- 심전도 전극

- 심전도 케이블
- 제세동/심장율동전환 패들
- 정맥주사, 수액
- 산소포화도 측정기
- 산소 마스크, 코산소주입관
- 백-밸브마스크
- 기도삽관 기구
- 안정제(선택)

평가

우선적으로 환자의 체액으로부터 보호장비를 착용한 후, 심리듬 모니터/제세동으로 전환이 잘 되는지, 충전과 기능이 좋은가 확인해야 한다.

환자를 바르게 눕히고 환자의 기도, 호흡, 순환이 적절한지 확인하다. 심전도와 산소포화도 감시장치를 환자에게 부착한다. 빠른맥과 동반된 혈역학적 불안정 때문에 적극적인 기도와 호흡관리가 필요하다. 환자의 숨소리를 듣고, 호흡수, 깊이, 호흡시도를 관찰한다. 산소포화도가 95%이상 되도록 고농도의 산소를 투여한다. 혈압, 맥박, 심박수로 환자의 혈역학상태를 판단한다. 수액과 약물처치를 위해 굵은 정맥내주입로를 확보한다. 피부 발한, 온도, 청색증 같은 색의 변화를 관찰한다. 혈역학적 불안정이 확인되면 심장율동전환을 시행할 수 있게 준비한다.

가슴통증, 어지러움, 의시소실의 증상이 있으면 심장율동전환을 결정할 수 있다. 활력징후 측정후에 부정맥에 대한 평가를 하여 심장율동전환이 적절한지 결정한다. 심장율동전환 전에 환자에게 물기가 없는지 다른 구조자가 접촉하고 있는지 등의 안전사항을 확인해야 한다.

심장율동전환 후에 환자를 다시 평가하고 모니터해야 한다.

절차 : 심장율동전환

1. 감염방지를 시행한다
   이론적 근거 : 심장율동전환이 필요한 불안정한 환자가 구토하거나, 감염 물질을 구조자의 점막을 통하여 전달할 수 있다.
2. 모니터를 연결한다. 패들이 아닌 연속적인 I, II, III 리드를 연결한다.
   이론적 근거 : 표준 3개의 리드의 지속적인 심장 모니터가 필요한다.
3. 부정맥을 확인한다. 목동맥을 확인한다(그림 29.1).
   이론적 근거 : 목동맥이 촉지되는 환자가 심장율동전환의 적응증이 된다.

소아환자 주의사항

대부분의 소아는 목부분에 살이 많아 목동맥 확인이 어렵다. 영아에서는 위팔동맥이나 꼭대기압으로 결정한다. 피부색, 온도, 모세혈관 재출혈 등이 저관류의 증후가 된다.

4. 코산소주입관이나 산소마스크로 산소를 공급하고 산소포화도를 측정한다. 적극적인 기도처치의 상화에 대비하여 기도장비를 점검한다.
5. 정맥로를 확보하거나 약물 투입을 위해 생리식염수를 주입한다.

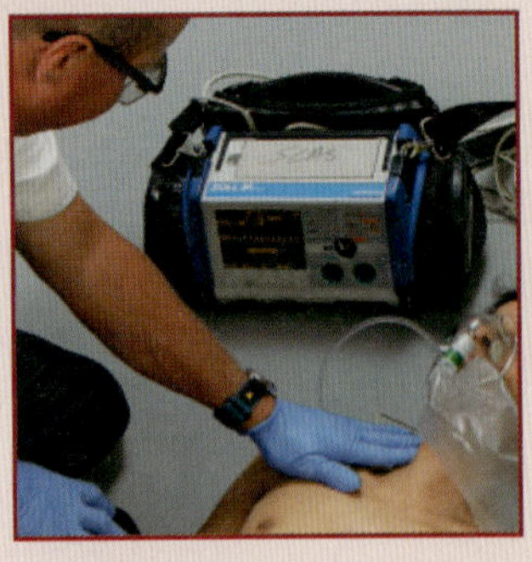

그림 29.1

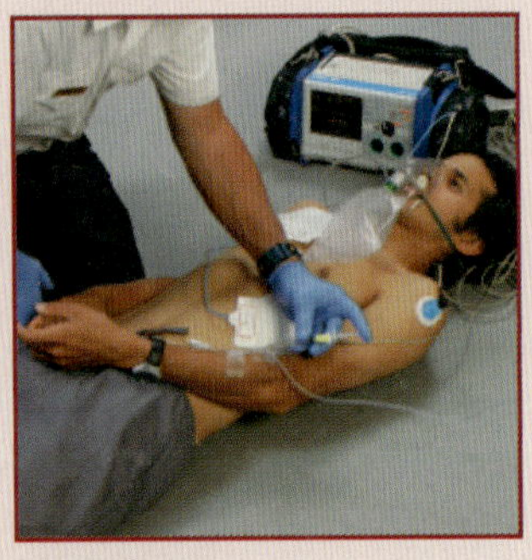

그림 29.2

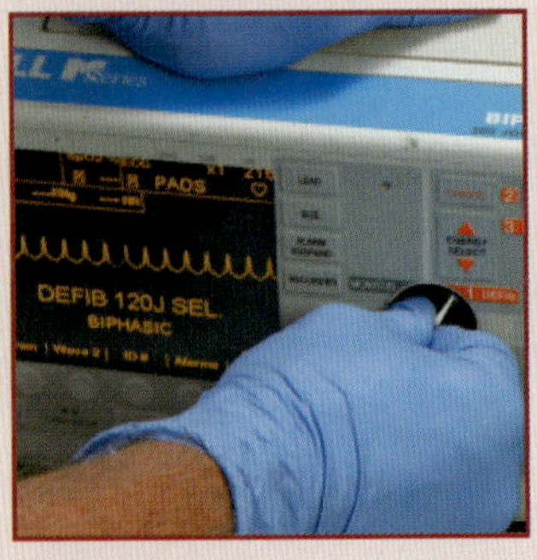

그림 29.3

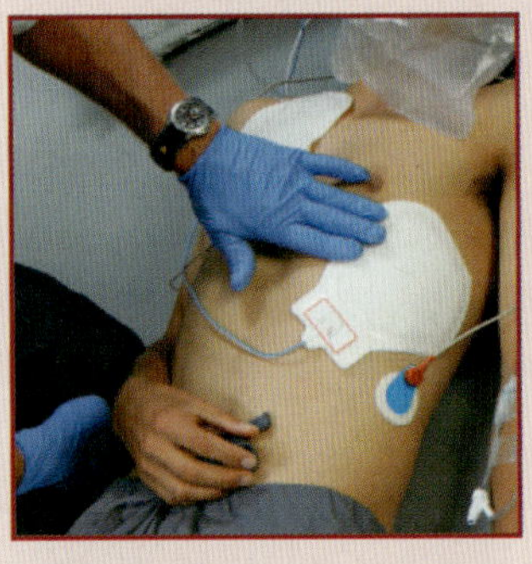

그림 29.4

이론적 근거 : 혈역학적으로 불안정한 환자의 혈압유지를 위해 정맥주입이 필요할 수 있다. 부정맥약은 심장율동전환 전에 시도할 수 있다.

6. 환자에게 시술에 대해 설명하고 필요하다면 진정시킬 수 있다.
   이론적 근거 : 심장율동전환은 놀라거나 고통적일 수 있다. 환자가 의식이 명료한 경우 진통제, 진정제 마취제로 진정을 고려할 수 있다(그림 29. 2).

소아환자 주의사항

소아들은 통증에 대한 평가가 안 되어 통증치료에 대한 치료를 안 하거나 적극적으로 하지 않는다. 심장율동전환은 손상을 유발할 수 있어서 의식이 명료한 경우 진정시키는 것이 좋다.

7. 제세동/심장율동전환 전원을 켠다(그림 29.3).
   이론적 근거 : 심장율동전환을 시행하기 위해서 전원을 켜는 것이 필요하다.
8. 전도물질을 패들에 바르거나 패드를 환자 가슴에 부착한다(그림 29.4).
   이론적 근거 : 전도물질은 심장율동전환시에 전기로부터 환자 피부 화상으로 보호한다.

노인환자 주의사항

신체기능의 저하로 체온조절기능도 저하되어 노인들은 많은 옷을 입는다. 환자 상태가 나빠져 제세동/심장율동전환이 필요한 경우 환자 가슴의 옷을 제거해야 한다. 빠른 에너지 전달을 위해 부정맥 발생 전에 미리 환자 가슴에 패들을 부착하는 것도 고려할 수 있다.

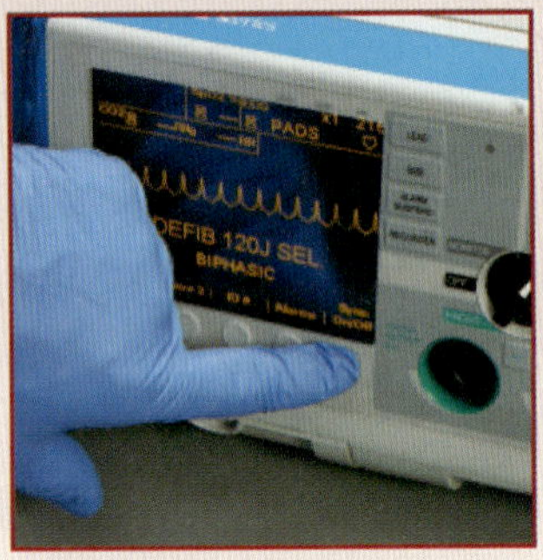

그림 29.5

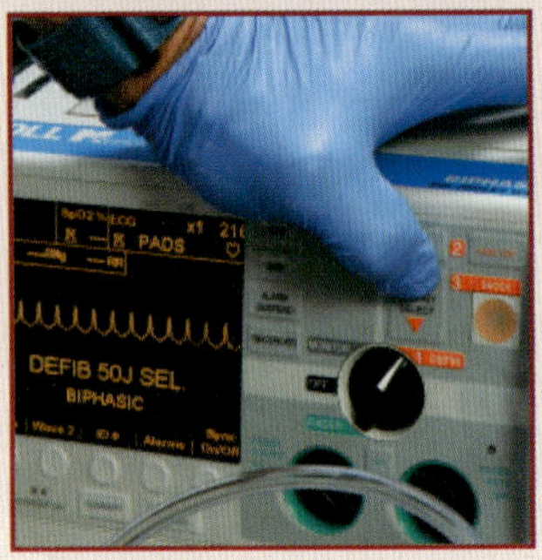

그림 29.6

9. "sync"버튼을 누르고 R파위에 표시가 되는지 확인한다(그림 29.5).
   이론적 근거 : 에너지가 상대적 불응기를 피해 R파에 전달되도록 한다.
10. 패들이나 패드가 제조사의 권장 위치나 복장뼈오른쪽주변(2번째 갈비뼈 사이)와 왼쪽 앞쪽겨드랑이선(5번째 갈비뼈 사이)에 위치하는지 확인하다.
    이론적 근거 : 패들이나 패드의 적정한 위치가 심근에 최대한의 전기에너지를 전달한다.
11. 에너지를 선택한다(그림 29.6).
    이론적 근거 : 단상파나 이상파 모니터를 사용시 단계적인 에너지 레벨이 있다. 과도하거나 심장에 손상을 주지 않게 치료적인 에너지를 심장에 전달하게 에너지를 선택해야 한다.
12. 심장율동전환에 필요한 리듬인지와 R파에 표시되는지 다시 확인한다(그림 29.7).
    이론적 근거 : 많은 리듬이 발작적으로 일어 났다가 심장율동전환전에 자연스럽게 교정되는 경우가 있다.
13. 주변사람들과 팀원들을 물러서게 하고 당신을 포함한 모든 사람들이 환자에게서 떨어지는지 확인한다(그림 29.8).
    이론적 근거 : 심장율동전환 중에 환자와 접촉하고 있으면 전

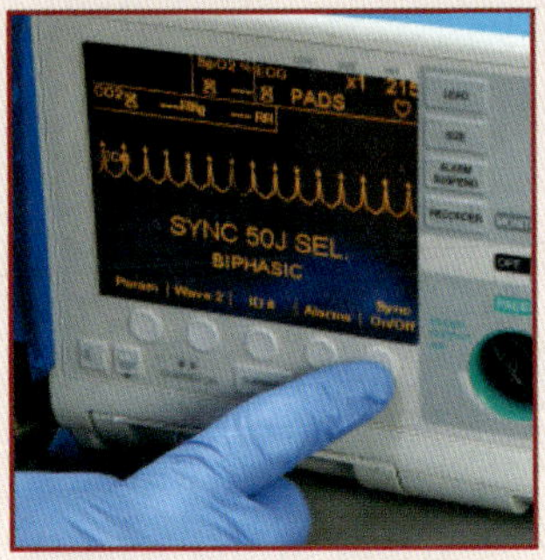

그림 29.7

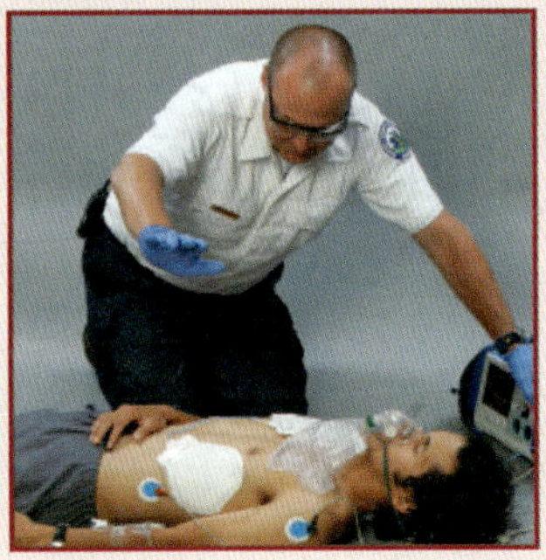

그림 29.8

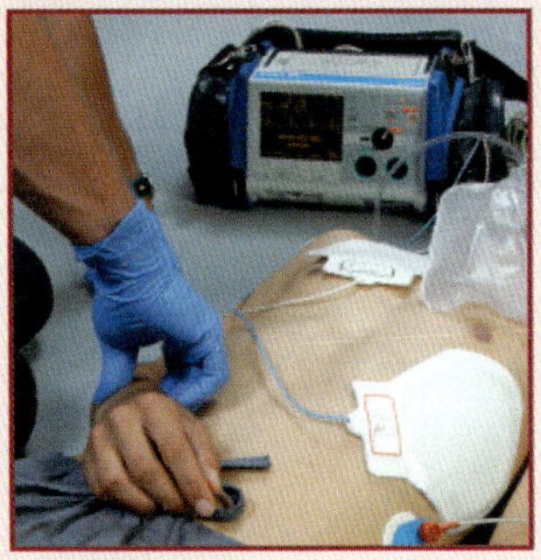

그림 29.9

기충격을 받게 되는데 이는 고통스럽고 생명에 위험한 부정맥을 야기시킬 수 있다.

14. 패들을 사용하는 경우 방출버튼을 패치를 사용하는 경우 쇼크 버튼을 방전될 때까지 누른다. 패들은 에너지가 전달될 때까지 누르고 있어야 한다.

    이론적 근거 : 심장율동전환 시 R파가 확인 될 때까지 에너지가 전달되지 않는다. 에너지가 전달이 되지 않은 상태에서 패들을 움직이면 심장율동전환이 실패한다.

15. 심장율동전환 후 리듬과 맥박을 확인한다(그림 29.9).

    이론적 근거 : 심장율동전환은 심박출이 안 되는 위험한 리듬을 제거하는 것이다. 심장율동전환 이후에 심박수가 조절되고, 혈압이 오르고, 증상이 호전되는지 확인해야 한다.

16. 리듬이 계속되면 9–15과정을 반복한다.

    이론적 근거 : 리듬전환이 되지 않는 경우 더 높은 에너지의 심장율동전환이 더 필요하다.

17. 에너지 레벨과 리듬변화에 대한 모든 기록을 한다. 환자 변화에 대한 모든 것이 포함된 기록지를 부착한다.

이송 중 평가

빠른맥을 안정된 리듬으로 전환 후에는 환자에 대한 평가가 계속되어야 한다. 환자 기도가 안전한지, 호흡은 괜찮은지 심전도 모니터의 리듬에 맞게 맥박이 있는지, 적정한 심박출이 있는지에 대한 모든 활력증후를 확인해야 한다. 심장율동전환이 성공했다면 환자의 혈역학적 상태의 호전을 기대 할 수 있다. 시술 전에 진통제, 진정제, 마취제를 투여한 경우 시술 후에 오랫동안 기도확보와 호흡에 영향을 받을 수 있다. 시술 중에 환자 가슴에 화상이 있었는지 확인한다. 심장율동전환 후에도 통증조절이 필요할 수 있다.

심장율동전환이 성공하지 못한 경우 더 나빠지는 것을 막기 위해 기도확보, 호흡, 순환에 대한 평가가 있어야 한다.

▶ 문제 해결

- "sync"기능은 심장율동전환 후에 자동적으로 꺼지게 된다. 연속적인 심장율동전환이 필요한 경우 매회 다시 설정해야 한다. 이는 심장율동전환이 치명적인 심실세동으로 될 경우에 대비한 것이다. 심실세동을 불규칙한 리듬으로 "sync" 버튼이 눌러진 경우 에너지 방전이 되지 않아 제세동이 지연될 수 있다.
- 미주신경을 자극하면 빠른맥이 소실될 수 있다. 심장율동전환에 결정 전에 입술을 오므리고 힘껏 숨을 내쉬게 하면 미주신경을 자극한다.

▶ 가능한 진통제, 진정제, 마취제를 단독이나 복합으로 상용하는 것은 현명한 것이다. 만약 의식변화가 있는 경우 진정은 필요한지 않다. 의식의 변화는 모든 진정의 금기이다.

▶사례 연구

당신은 응급구조기관에 일하고 있는 사람이다. 쓰러진 사람이 있다는 보고를 받고 공원으로 출동하였다. 현장 도착 후 현장이 안전한 것을 확인하고, 축구장 가운데 노인이 누워 있는 것을 발견하였다. 50대 중반으로 발한과 창백한 소견이 있고 의식이 없었다. 경추예방 조치 후 통증자극을 주어도 반응이 없었다. 환자는 분당 20회 호흡과 아주 약하고, 빠르면서 불규칙한 목동맥이 있었다.

당신의 동료가 산소마스크를 당신의 모니터와 연결하였다. 분당 240회 이상의 심실위성 빠른맥소견이 보였다. 환자 가슴을 노출시키고 패들에 젤을 바르고, sync 버튼을 누르고 환자 가슴에 패들을 대었다. R파에 모니터에서 확인되는 것을 보고 50J로 충전하고 환자 리듬, 의식 없음, 맥박이 있는 것을 다시 확인하였다. " 모두 환자에게서 떨어지세요" 외치고 눈으로 확인 후에 에너지가 방전될 때까지 쇼크 버튼을 눌렀다. 환자와 모니터를 다시 확인하였다. 모니터에는 116회의 정상리듬이었고 맥박도 같은 반응이었다. 환자는 서서히 눈을 떴다. ■

Chapter 30

체외심장박동조율

External Cardiac Pacing

핵심용어

- 무수축(Asystole)
- 느린맥(Bradycardia)
- 포획(Capture)
- 심장차단(Heart blocks)
- 전류량(mA : Milliamp)
- 다기능 전극 패드(MFEs : Multifunctional electrode pads)
- 고박동조율(Overdrive pacing)
- 심장박동조율 극파(Pacer spike)
- 저관류(Poor perfusion)
- 분당 맥박수(PPM : Pulse per minute)
- 무맥성 전기활동(PEA : Pulseless electrical activity)

학습목표

학습자들은 다음 사항을 수행할 수 있어야 한다.

- ▶ 체외심장박동조율을 수행해야 하는 적응증을 나열할 수 있다.
- ▶ 체외심장박동조율을 정확히 시행해야 하는 중요성을 기술할 수 있다.
- ▶ 체외심장박동조율을 수행하기 위한 순서를 나열할 수 있다.
- ▶ 체외심장박동조율을 수행할 수 있는 능력의 시범을 보일 수 있다.

서론

체외심장박동조율이란 환자의 체외에서 심박동수를 조절할 수 있는 술기를 지칭한다. 피부에 부착된 전극은 가슴조직을 통하여 심장으로 심모니터 내에 부착된 맥박 생성기를 통하여 전기적 전도를 전달하여 심근의 탈분극을 유발하고, 이로 인하여 심근 수축을 유발한다. 심장박동조율기의 심박 생성기는 동방결절로부터 심장박동조율 기능을 대신하게 된다. 이 술기는 심장박동조율이 가능한 모니터와 숙련된 사람에서만 수행되어 져야 한다.

체외심장박동조율은 **느린맥**에 한 **저관류** 증상이나 징후를 보이는 환자에서 시행하는 적응증이 된다. 혈역학적으로 불안정한 느린맥 환자이거나, 급성심근경색 환자에서 증상이 있는 동방결절 기능상실, 2도 2형 방실차단, 3도 방실차단, 새로 발생한 왼쪽, 오른쪽, 양측 각차단이나 양각차단과 연관된 심리듬을 동반하는 경우에서 심장박동조율은 Class I에 해당한다. 가장 흔한 심장박동조율 리듬은 증상이 있는 느린맥, 목격된 상태에서 **무수축**으로 악화되어지는 상황, 약물과다복용이나 전해질 불균형, 극심한 산증 등에 의해 이차적으로 발생하는 **무맥성 전기활동(PEA)**과 **심차단** 등이다. 느린맥과 연관된 증상으로는 심박동이 느려짐에 따라 가슴통증, 호흡곤란, 저혈압, 저관류에 의한 피부 변화 뿐만 아니라 의식저하 등의 증상과 징후를 포함한다. 증상을 동반하는 느린맥인 경우에는 심장박동조율을 준비하는 동안에 덜 침습적인 수기를 환자에게 적용하는 것을 항상 고려해야 한다. 이와 같은 비침습적 치료가 성공하지 못한 경우 즉각적으로 느린맥을 교정하기 위한 체외심장박동조율을 바로 시행한다. 몇몇 지침에서는 아예 고도방실차단의 경우 아트로핀과 같은 약물을 사용하지 말고 바로 체외심장박동조율을 시행하도록 하고 있다. 이때 고도방실차단이란 2도 2형 방실차단과 3도 방실차단을 포함한다.

주의 사항

이 술기는 반복적이고 상당한 통증을 유발함으로 응급구조사는 심장박동조율을 작동하기 전에 환자에게 진통제나 진정제, 수면유도 약물 등을 투여하는 것을 고려해야 한다. 만약에 무의식 상태이거나 중증의 불안정 상태라면 약물 투여보다는 우선적으로 심장박동조율기를 작동하도록 한다.

체외심장박동조율은 장시간 지속된 느린무수축 심정지인 경우 금기이다. 또한 극심한 저체온증에서도 심장박동조율은 금기에 해당된다. 이 경우 환자는 먼저 가온요법을 시행하고, 이후에 심장박동조율을 고려한다.

심장박동조율은 커다란 유도 패드를 사용하거나 **다기능 전극 패드**를 환자의 가슴에 부착하여 사용한다. 이들 패드는 매우 끈적이고 고가이기 때문에 환자 가슴에 부착하기 전에 위치가 올바른지 반드시 확인해야 한다. 실제 패드를 부착하기 전 부착부위인 가슴을 깨끗하고 건조한 상태로 유지하며, 필요하다면 면도를 시행한다. 심장박동조율은 피부와 패드가 가능한 한 잘 부착될수록 성공적으로 작동을 한다. 저항 발생은 패드 수행 상태에 따라 변할 수 있기도 하고, 부착부위에 화상을 유발할 수도 있다.

다기능 전극 패드를 심첨부 주위에 전면-후면부에 부착하는 것이 가장 효과적이다. 복장뼈왼쪽 심첨부 주변에 전면부 전극을 부착하고, 후면부 전극은 왼쪽 어깨뼈와 흉추 사이에 위치시킨다. 이 경우 전류가 심장을 직접적으로 통과하여 가장 효과적이다. 만약 부착시 위치를 잘 모르는 경우에는 패키지나 패드에 기술된 제조회사 설명서나 그림 설명을 참조하면 된다.

심장박동조율을 시행하기 위해 모니터 전원을 킨 뒤 **분당 맥박(PPM)**나 심박동수와 전류량 출력을 조정해야 한다. 분당 박동수는 기대하는 적정 심박수로 조정해 놓고, 전류 출력량은 전기 박출량에 따라 증감한다. 보통 적절한 분당 박동수는 분당 60회에서 80회 사이이다. **밀리암페어** 출력량을 조절할 때에는 낮은 전류량에서부터 시작하여 포획이 될 때까지 출력량을 서서히 늘린다. 이때 전기 흐름이 구조자나 주변에 위해를 가할 만큼 세지 않으므로, 환자 접촉을 두려워하지 않도록 한다.

심장박동조율 극파(Pacer spike)는 수직선처럼 나타나는데, 연이어 **포획**파형이라고 하는 넓고 흔하지 않는 모양의 QRS 파형이 발생하게 된다. 이와 같이 심장박동조율 극파 이후에 넓고 이상한 QRS 파형을 보이는 것은 전기 활성이 심실을 통한 정상적인 전도계를 통하지 않기 때문이다. 일단 모니터상 포획이 되었다고 판단되어지면, 모니터에서 보여지는 박동수와 일치하는지 맥박을 촉지하여 확인한다.

단지 모니터상으로는 전기적인 포획만이 보여지기 때문에 이것이 심근의 기계적인 포획을 의미하지는 않는다. 만약 심장박동조율이 잘 작동하고 있지 않는 경우에는 이를 제거한 후 다른 약물적 치료로 바꾸어야 한다. 체외심장박동조율에서는 심방 전도 포획이 나타나지 않고, 단지 심실 포획만이 나타난다. 약물투여가 미리 투여 되지 않았다면 이 시기에 환자에게 진정제 투여가 필요하고, 진정이 되어 안정화되면 즉시 시행한다. 술기의 시행 기간에 따라서는 지속적인 진정이 필요할 수 있다.

가능한 산소 공급과 정맥로 확보는 체외심장박동조율을 시행받는 모든 환자에서 미리 시행되어져야 한다. 하지만, 환자 상태가 심각하게 불안정한 상태라면 정맥로 확보보다 심장박동조율이 더 우선적으로 시행되어야 한다. 심장박동조율이 시작된 후 가능한 신속하게 정맥로 확보를 시작하도록 노력한다.

▶ 장비

다음과 같은 장비를 준비한다.

- ▶ 글러브
- ▶ 보호안경
- ▶ 심장박동조율 가능 전극이 포함된 모니터
- ▶ 심전도 유도 전극
- ▶ 심장박동조율 패드나 다기능 전극

평가

체외심장박동조율이 필요한 환자에서 가장 먼저 고려해야 할 점은 이 상황이 느린맥과 동반된 경우이다. 모든 느린맥에서는 아니지만, 느린맥에 의해 유발된 혈역학적으로 불안정한 상황은 심장박동조율의 적응이 된다. 혈역학적으로 불안정한 적응증으로는 의식의 변화, 저혈압의 발생, 차갑고 창백한 발한 상태의 피부, 청색증, 모세혈관 충혈 지연, 폐부종의 발생 등과 같이 심박출량의 감소와 저관류와 연관된 경우이다. 부가적으로 환자는 가슴통증, 현훈, 팔다리 약화, 호흡 곤란, 졸도, 오심/구토 등을 호소하는 경우에도 체외심장박동조율이 필요하다.

절차 : 체외심장박동조율기

1. 감염방지를 시행한다.
   이론적 근거 : 심한 증상이 있는 느린맥 환자에서 오심과 구토는 흔히 발생하기 때문에 구조자의 안면이나 점막부위로 감염물이 전파될 가능성이 있다.
2. 모니터상 보여지는 심장리듬과 환자의 상태가 모두 체외심장박동조율이 필요한 상황인지 확인한다(그림 30.1).
   이론적 근거 : 일반적으로 심장박동조율은 저관류나 이후 일부 심정지를 유발 가능한 매우 느린 심리듬에서만 적응증이 된다.
3. 만약 환자가 의식이 명료한 경우에는 술기에 대해 설명해주고, 체외심장박동조율 시행 전에 진정제를 투여하도록 한다(그림 30.2).

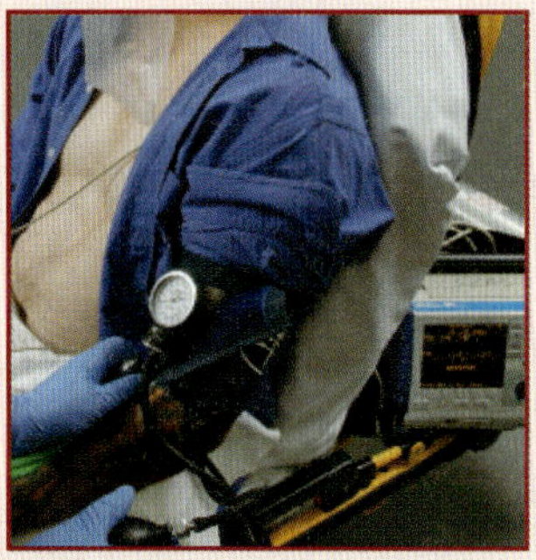

그림 30.1

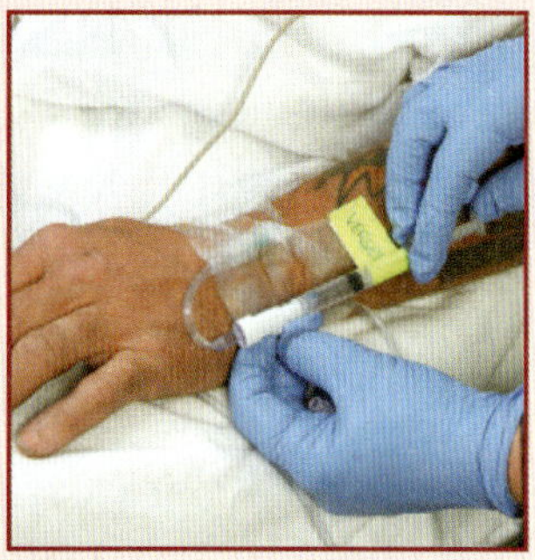

그림 30.2

이론적 근거 : 이는 매우 겁이 나고, 불쾌감이 초래되는 술기이다. 환자가 만약 의식이 있고 분명히 의사소통이 가능하다면, 이후 예견되는 상황에 대해 좀 더 협조적이고 호소하게 될 것이다.

소아환자 주의사항

소아에서의 느린맥은 주로 호흡 기능상실의 결과로 발생하지, 심장에 의해 유발되지는 않는다. 이 경우 기도 개방, 흡인, 산소 공급, 환기 등과 같은 기도 관련 사항을 전기적 치료 요법을 시행하기 전에 수행되어져야 한다.

4. 제조회사에서 권고한 방법을 참조하여 노출된 가슴에 전면-후면부 위치로 심장박동조율 패드를 부착한다(그림 30.3과 30.4).

   이론적 근거 : 심장박동조율 패드인 경우 전면-후면부로 부착시키는 것이 가장 전형적인 방법이다. 하지만, 일부 제조회사의 패드는 심첨부-심기저부에 부착하기도 한다.

소아환자 주의사항

심장박동조율 패드도 환아에게 적절한 크기를 사용해야 한다. 소아용 심장박동조율이나 다기능 패드를 사용한다. 일부 성인용 피드를 환아에서 전면-후면에 위치시켜 사용하기도 한다. 패드 부착 위치는 제조사의 지침에 따르도록 한다.

5. 제세동기를 패들모드로 돌려놓거나 심장박동조율기의 전원을 켠다(그림 30.5).

   이론적 근거 : 심전도 리듬은 심장박동조율 패취를 통하여서도 관찰할 수 있기 때문에 모니터 기계를 팔다리유도 II 로 보여지게 할 필요는 없다.

6. 분당 80회 근처의 원하는 심박동수로 심장박동조율기를 조정한다(그림 30.6).

   이론적 근거 : 분당 60에서 80회의 심박수가 가장 적절하다.

7. 전류량을 기계적인 포획과 전기적인 포획이 모두 관찰될 때까지 조금씩 증가시킨다(그림 30.7). 전기적 포획은 심전도 상 심장박동조율 극파에 넓은 QRS파와 폭이 넓은 T파가 있는 경우 관찰되어진다.

   이론적 근거 : 전기적-기계적 포획이 유지되지 않고 실패하는 경우에는 향후 환자의 상태가 급격히 악화될 수 있다.

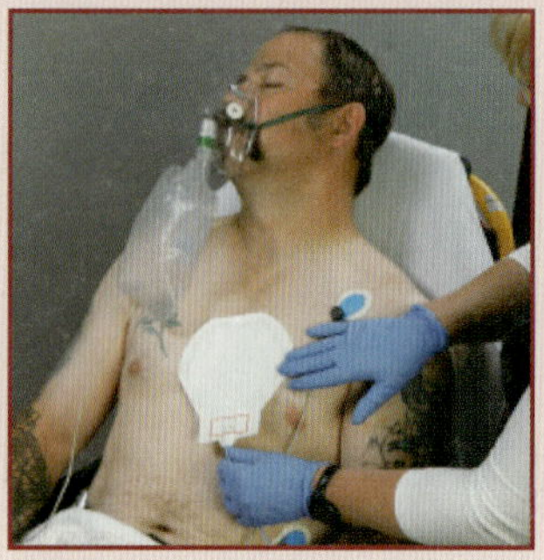

그림 30.3

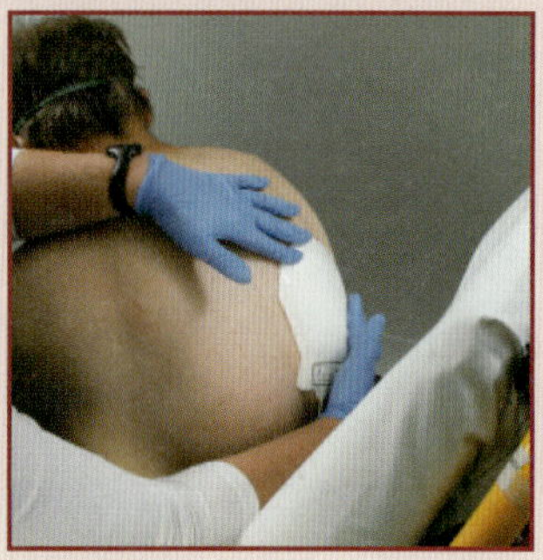

그림 30.4

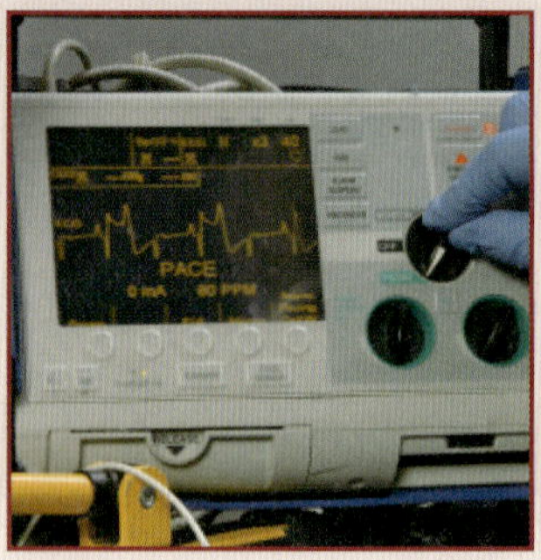

그림 30.5

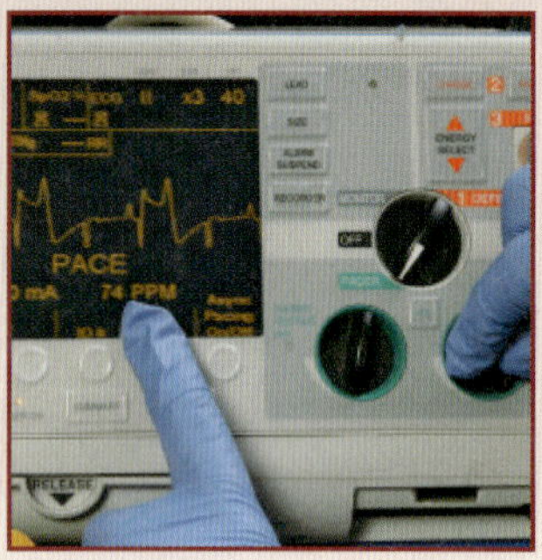

그림 30.6

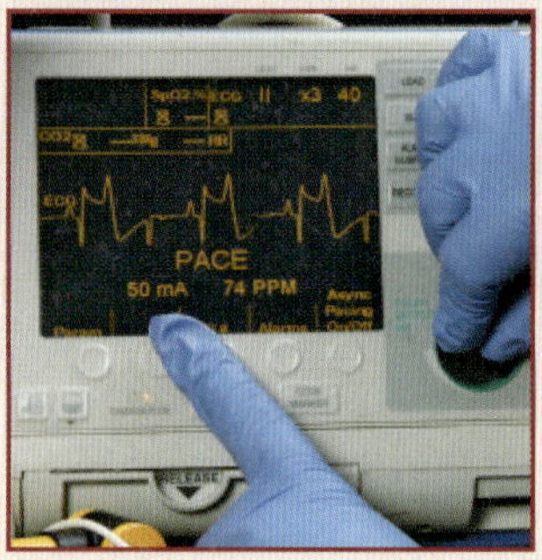

그림 30.7

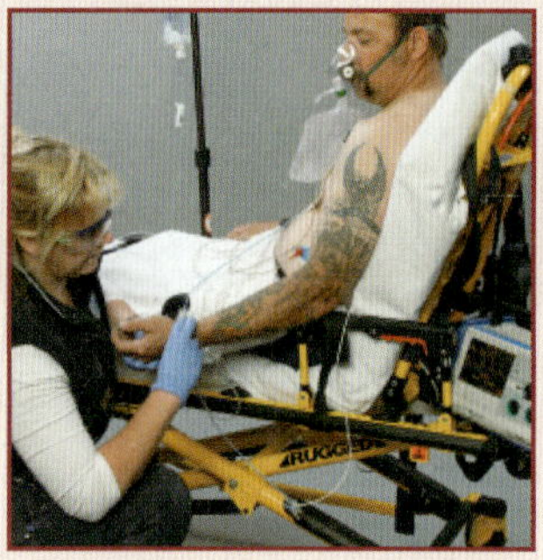

그림 30.8

8. 심전도 모니터 상 심장박동조율 리듬과 연관되어 발생하는 맥박이 있는지 환자를 확인한다(그림 30.8).

   이론적 근거 : 심장박동조율이 성공적으로 시행된 경우 기계적인 포획을 환자의 노동맥 박동으로 느낄 수 있다.

9. 만약 전기적-기계적 포획이 된 경우에는 안정 유지영역으로 2mA를 더하여 맞추어 놓는다.

   이론적 근거 : 기계적인 포획은 심장박동조율과 동시에 맥박이 촉지되는 것을 의미한다.

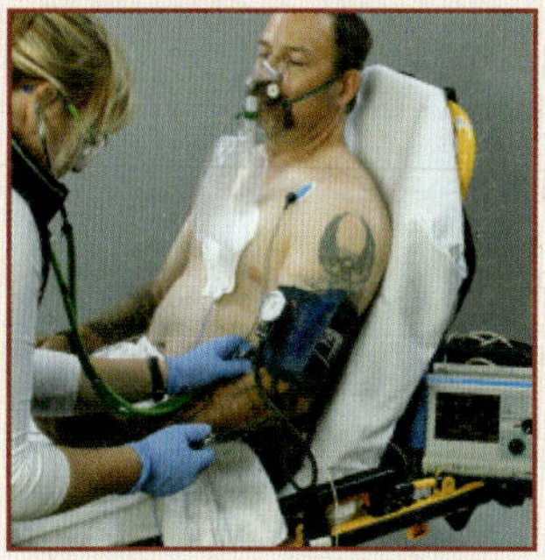

그림 30.9

10. 수시로 포획이 지속되는지 기존의 관류 가능한 리듬으로 돌아왔는지를 재확인한다(그림 30.9).

    이론적 근거 : 성공적으로 시행된 심장박동조율일지라도 때때로 기존 환자의 심리듬으로 다시 돌아가고 이에 따라 환자로부터 관류가 발생하는 심박동이 적절한 횟수가 되는 경우가 있다. 이 경우에는 의료지도를 연결하여 심장박동조율을 중단할지 여부에 대해 자문을 구한다.

11. 최대 전류량에서도 포획이 관찰되지 않고, 맥박이 촉지되지 않는 경우에는 심폐소생술을 시작한다.

    이론적 근거 : 포획이 관찰되어질 때만이 심장에서 기계적 수축이 유발되게 된다. 만약 포획이 관찰되지 않고 환자가 무수축이나 무맥성 전기활동이 시작되면, 심폐소생술이 필요하다.

12. 포획에 필요한 전류량이나 심전도 리듬 변화와 같이 심장박동조율 시행 시 고려했던 모든 정보를 서면 기록으로 남긴다. 심폐소생술을 시행 시 심전도를 종이로 기록하여 지속적으로 기록하도록 한다. 이때 환자의 모든 변화를 포함하여 기록한다.

노인환자 주의사항

심장박동조율은 노인에서 느린맥과 연관된 부정맥이 흔히 발생하므로, 종종 사용되어진다. 심장박동조율 리듬과 함께 환자의 기존 불규칙 리듬을 잘 판단해야 한다.

이송 중 평가

심장박동조율이 필요한 환자는 불안정하고, 저관류에 의한 심각한 증상과 징후를 보이게 된다. 많은 경우 심장박동조율기는 약물 요법이 실패한 경우에 국한하여 시행한다. 이에 따라 환자의 상태가 호전되는지 혹은 악화되는지를 수시로 재확인하는 것이 필요하다. 적절한 재평가로는 혈압과 맥박 측정, 호흡 확인, 호흡음 청진, 피부 징후 확인과 의식 수준 평가 등을 측정한다.

대다수의 환자는 심장박동조율이 시작되고 포획이 획득된 후, 초기에 호전을 보이게 된다. 종종 관류가 호전됨에 따라 사지 맥박과 혈압이 측정되어진다. 의식수준 뿐아니라 피부 징후도 호전을 보인다. 하지만, 심장의 전도 장애는 아직까지 고정된 상태임으로 증상이 호전되었다고 해서 심장박동조율기를 제거해서는 안 된다. 관찰되어지는 모든 호전 상황은 심장박동조율에 의한 결과임으로 심장박동조율기를 제거하면 그 즉시 다시 악화되게 된다.

▶ 문제 해결

- 이 술기는 느맥이면서 저관류 리듬에서만 추천된다. 빠른맥에서도 심장박동조율기를 이용하여 **고박동조율**(Overdrive pacing)을 시도할 수 있다. 하지만, 이는 병원전단계에서는 전적으로 사용하지는 않는다.
- 심장박동조율기는 혈역학적으로 불안정한 환자에서만 사용하기 때문에 심장박동조율기 적용 전에 전처치로 진정제를 투여할 필요가 없는 경우가 종종 있다. 심장박동조율기 부착이 필요한 경우 대부분 이미 의식 수준이 떨어져 있는 상태이다. 하지만, 환자

가 심장박동조율기로 인한 불편감을 호소한다면 몰핀, 다이아제팜, 혹은 미다졸람과 같은 진통제나 진정제 사용을 반드시 고려해야 한다.

- 심장박동조율기를 적용하기 전에 현장일반인이나 구조자나 떨어져 물러서 있을 필요는 없다. 이는 조율에 사용하는 에너지는 제세동이나 심장박동조율에 사용되어지는 에너지와는 달리 구조자에게는 해가 없기 때문이다. 구조자가 환자를 치료하거나 심폐소생술을 시행하는 동안 심장박동조율기를 느낄 수는 있지만, 통증을 유발하지는 않고 약간의 저린 감각 정도의 느낌을 받게 된다.

▶사례 연구

응급구조사인 당신은 전문처치전용 구급차량에서 일하고 있고, 아침 훈련을 마치고 복귀하던 중 버스 정류장에 의식이 없는 것으로 보이는 환자가 발생했다는 신고를 받는다. 당신은 현장에 도착 즉시 처음 출동한 소방관에게 교통을 정리하고 현장안전을 확보하도록 요청한다. 당신과 동료가 조용히 앉은 채 푹 쓰러져있는 환자를 발견한다. 환자에게 크게 소리를 쳐 불러보았지만, 대답이 없다. 환자에게 통증을 주어 반응을 살펴보았지만, 손을 휘저을 뿐이다. 드디어 환자에게 대화를 시도하고, 환자에 대한 평가가 시행되고, 환자는 단지 각성상태로 서 있을 수가 없다고 호소한다. 환자의 맥박을 확인하자 매우 느리게 뛰고 있음을 확인한다.

환자에게 지속적으로 문진을 시행하는 동안 환자는 다시 푹 쓰러져버린다. 당신이 소리쳐 깨우자 환자는 무슨 일이 있었냐고 당신에게 질문한다. 환자에게 심모니터를 부착하고 확인한 결과 2형 2도 방실차단(Mobitz II)으로 판독되고 있다. 환자를 이송용 들것으로 옮기는 동안 환자에게 향후 시행할 술기와 상황에 대해 설명해 준다. 환자의 혈압이 100mmHg 이상 측정되어 지도자문 병원에 연락 후 미다졸람(versed) 5mg 전처치로 투여하도록 지시받는다. 비재호흡 마스크를 이용하여 산소를 투여하고, 정맥로 확보, 적절한 전면-후면부 위치에 다기능 전극패드를 부착한 후 미다졸람 5mg을 투여한다.

진정효과를 보이자 심장박동조율기 전원을 키고, 심박동수를 70회로 맞춘 후 조금씩 전류량의 밀리암페어를 증량시킨다. 92mA 주변에서 심장박동조율 극파 뒤에 넓은 QRS 파형이 연달아 발생하는 것으로 포획이 된 것을 확인하였고, 이때마다 맥박을 느낄 수 있었다. 모니터와 일치하는 노동맥의 맥박을 촉지하고 있지만, 3번째 극파마다 포획이 되고 있지 않아 전류량을 100mA로 늘리자 모두 포획이 되고 있다. 몇차례 전류량을 감소하고자 시도는 했지만, 때때로 박동수가 떨어져 100mA로 그냥 유지한다. 환자의 상태는 호전을 보이고, 박동은 규칙적이며, 의식은 명료하게 되었고, 다른 합병증 없이 병원으로 이송되어 진다. ■

Chapter 31

12유도 심전도 감시장치의 적용

Application of a 12-Lead ECG Monitor

핵심용어

- 인공물(Artifact)
- 증폭 팔다리유도 (Augmented limb leads)
- 발한(Diaphoresis)
- 전극(Leads)
- 팔다리유도(Limb leads)
- 전흉부 혹은 가슴, 유도 (Precordial, or chest, leads)

학습목표

학습자들은 다음 사항을 수행할 수 있어야 한다.

- 12유도 심전도 감시의 적응증을 열거할 수 있다.
- 12유도 심전도 감시 장치의 정확한 적용의 중요성을 설명할 수 있다.
- 12유도 심전도 감시 장치를 정확히 적용하는 방법을 설명할 수 있다.
- 12유도 심전도 감시 장치를 바르게 부착할 수 있다.

서론

응급구조사들이 현장에서 진단 장비를 사용하지 않았던 과거와는 달리 12유도 심전도는 몇가지 이유로 최근 병원 전 단계에서 흔히 사용되고 있다. 12유도 심전도는 심근허혈의 발생을 조기에 확인할 수 있고 응급구조사와 지도의사로 하여금 즉각적이고 적절한 처치와 이송 결정을 하도록 돕는다.

혈전용해제나 심혈관도자술의 시작은 정확한 12유도 심전도 판독에 의하므로 대상자를 조기에 확인하는 것은 이러한 환자들에게 응급실 내원에서 약물투여까지의 시간을 의미있게 감소시킬 있다. 심전도의 진단적 정확성은 적절한 전극의 위치와 밀접히 연관되어 있다.

12유도 심전도는 10개 **전극**의 부착을 요한다: 4개의 **팔다리유도**와 6개의 **전흉부** 혹은 **흉부 유도**이다. 팔다리유도는 전극 I, II, 그리고 III로 구성되며 사지에 위치해야 하며, 심장으로부터 적어도 10cm가량 떨어져야 하고, 전기적 전도를 방해할 수 있으므로 뼈의 돌출된 부위는 피해서 부착해야 한다. 특히 오른쪽팔 전극(RA, 흰색)과 왼쪽팔 전극(LA, 검정색)은 각각 어깨와 손목사이에서 서로 평행하게, 오른쪽다리 전극(RL, 초록색)과 왼쪽다리 전극(LL, 적색)은 엉덩관절과 발목 사이에 서로 평행하게 위치시켜야 한다.

팔다리유도는 해당 사지의 어떠한 곳에도 부착 가능하지만 팔의 경우 두갈래근과, 다리유도의 경우 허벅지나 종아리에 흔히 부착시킨다(그림 31.1). 손목이나 발목에 위치한 팔다리유도는 환자의 움직임에 따라 근위부에 비해 원위부의 움직임이 크게

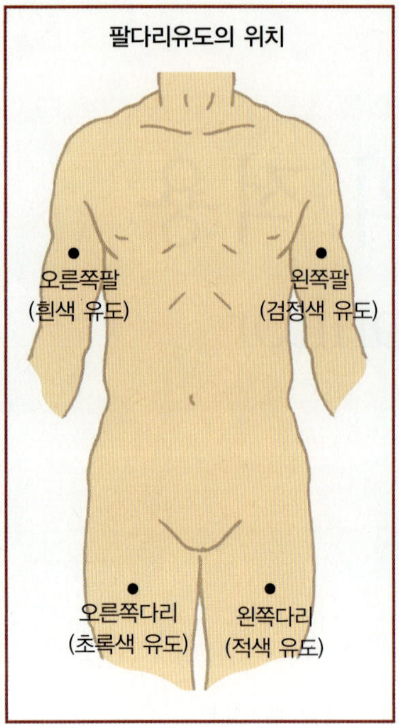

그림 31.1

나타나 **인공물**을 일으킬 가능성이 크다. 일상적인 심전도 감시를 위해 팔다리유도 전극을 가슴에 부착하기도 하지만, 12유도 심전도진단의 정확도를 위해서 팔다리 유도는 상하지에 위치시켜야 한다. 만약 환자의 몸통에 부착한 팔다리유도로부터 얻어진 12유도 심전도라면 판독할 때 그러한 상황을 고려해야 한다.

팔다리유도는 I, II, III에 덧붙여 심전도기계에 의해 증폭된 전압유도(augmented voltage, aV)를 만들어 낸다. aVR(오른쪽팔), aVL(왼쪽팔), aVF(다리)로 구성된다. 컴퓨터는 두개의 선택된 팔다리유도를 결합시킴으로써 벡터를 일부 변화시켜 심장 한가운데 있는 **"전극"**을 만들어 낸다. 남은 팔다리유도를 결합시켰을 때 심장의 추가적인 전극을 만들어 낸다. 세 개의 팔다리유도가 있는 것처럼 세 개의 **증폭된 팔다리유도**가 만들어진다.

전흉부 유도는 또한 벡터(V) 유도라고도 불리며, 12유도 심전도의 마지막 6개 유도를 구성하며 특별한 위치에서 가슴을 교차한다(그림 31.2; 표 31.1). 정확한 12유도 심전도 기록을 얻는데 전흉부 유도의 적절한 위치가 필수적이어서, 응급구조사들은 각 유도의 정확한 위치를 파악할 수 있어야 한다. 대략적으로 추정하고 눈으로 어림잡아 하는 12유도 심전도 전극의 부착은 허용할 수 없으며 부정확한 심전도 기록과 잘못된 해석의 결과를 가져올 수 있다.

적절한 전극부착의 위치를 파악하기 위해 가장 흔히 사용하는 방법은 복장뼈의 잘 알려진 경계 표시인 루이스 각(Angle of Louis)을 이용하는 것이다. 루이스 각 높이에서 복장뼈와 첫 번째 갈비뼈 관절을 이루므로 첫 번째 갈비뼈 바로 아래에서 첫 번째 갈비뼈사이를 확인하는 것이 가능하다. 간단히 아래로 숫자를 세어 내려가면 네 번째 갈비뼈사이를 파악할 수 있고 여기가 제 1,2번 흉부유도(V_1, V_2)의 위치이다. 제 1,2번 흉부유도를 부착하고 나면 표 31.1에서 기술한 대로 제 3–6번 흉부유도까지 쉽게 위치시킬 수 있다.

심장 감시 장치와 마찬가지로(제 27장) 심전도 전극은 뼈의 돌출된 부위 바로 위에 부착해서는 안 되며, 부착부위의 피부는 마른 상태에서 깨끗하고 지나치게 털이 많아서는 안 된다. 양질의 모니터링을 위해 전극을 부착할 때 전도용 젤을 사용할 수 있다. 덧붙여 환자가

유도 V_1 : 복장뼈의 오른쪽 가장자리의 4번째 늑간에 위치한다.
유도 V_2 : 복장뼈의 왼쪽 가장자리의 4번째 늑간에 위치한다.
유도 V_3 : V_2와 V_4를 연결한 선의 중간에 위치한다.
유도 V_4 : 빗장중간선과 5번째 갈비뼈사이가 만나는 곳에 위치한다.
유도 V_5 : 앞겨드랑선과 5번째 갈비뼈사이가 만나는 곳에 위치한다.
유도 V_6 : 중간겨드랑선과 5번째 갈비뼈사이가 만나는 곳에 위치한다.

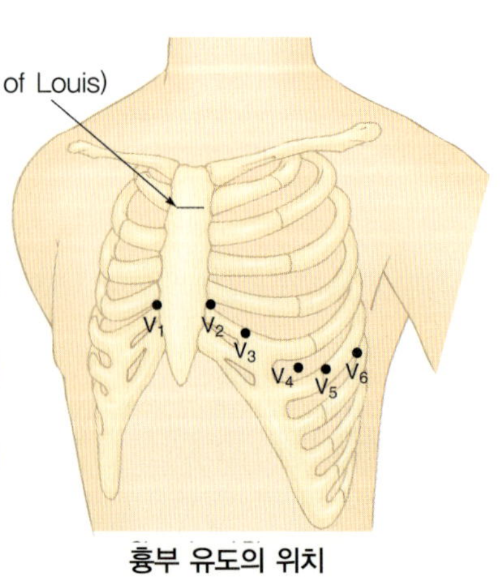

그림 31.2

표 31-1 흉부유도 위치

유도	위치
V_1 :	4번째 갈비뼈사이, 복장뼈 오른쪽
V_2 :	4번째 갈비뼈사이, 복장뼈 왼쪽
V_3 :	V_2와 V_4의 사이
V_4 :	5번째 갈비뼈사이, 빗장 중간선
V_5 :	앞겨드랑선, V_4과 같은 수평선상
V_6 :	중간겨드랑선, V_4과 같은 수평선상

발한이 심하다면 전극점착도를 높이기 위해 벤조인 팅크제를 사용할 수 있다.

12유도 심전도의 적응증은 심근허혈이 의심되거나 환자의 과거병력, 주증상, 현병력, 임상진찰소견, 진단검사결과 등의 관점에서 심장리듬분석이 필요하다고 판단될 때이다. 12유도 심전도를 기록하는데 금기증은 없다. 가슴통증, 호흡곤란, 전신 쇄약감, 실신 등을 호소하는 환자의 거의 대부분은 12유도 심전도의 적응증이 된다.

▶ 장비

다음과 같은 장비를 준비한다(그림 31.3).

- ▶ 글러브
- ▶ 보호안경
- ▶ 전극
- ▶ 12유도 심전도 모니터
- ▶ 12유도 심전도유도 및 케이블
- ▶ 심전도 기록 출력용지
- ▶ 면도기(선택사항)
- ▶ 벤조인 팅크제(선택사항)

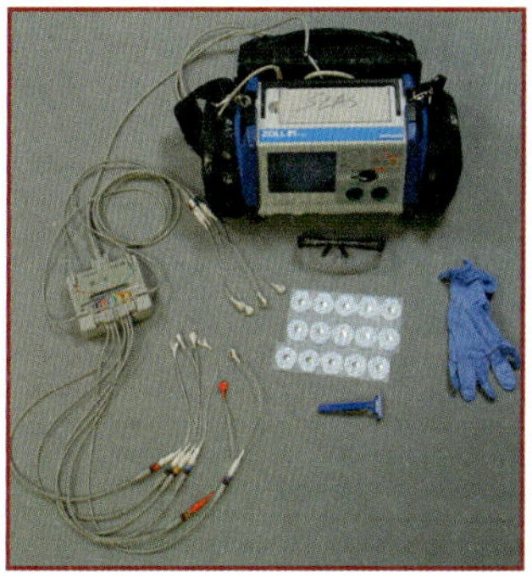

그림 31.3

평가

환자를 편안한 자세로 눕히고 초기 평가를 시행한다. 기도가 잘 유지되는지, 호흡이 적절한지, 순환이 충분한 지 확인한다. 활력징후를 측정하고 집중적으로 자세히 평가를 하며 어떠한 생명의 위협이 되는 증상 및 징후는 발견 즉시 치료한다. 환자의 과거병력, 주증상, 임상진찰, 진단 검사 등 치명적인 심장 상태를 암시하는 어떠한 결과로도 12유도 심전도 해석의 필요성을 나타낼 수 있다.

라디오나 전기 기구 등 12유도 심전도를 취하는 데 방해가 될 수 있는 환자나 주변 환경을 점검해야 한다. 전극을 부착하기 쉽도록 환자의 가슴과 팔다리를 평가하여, 만약 지나치게 털이 많거나 발한 등으로 접촉이 어렵다면 면도기나 벤조인 제제 등을 사용한다. 심장 모니터를 부착한 상태에서 환자의 맥박을 확인하여 감시 장치와 맥박 사이의 상관관계를 확인한다. 환자는 지속적으로 재평가되어야 한다.

절차 : 12유도 심전도 모니터의 적용

1. 감염방지를 실시한다.

   이론적 근거 : 중증 환자 주위에서 근무하거나 12유도 심전도를 찍을 때 감염성 질환에 노출되는 것을 예방하기 위하여 글러브와 보호안경은 필수적이다.

2. 팔다리와 전흉부의 전극 부착위치를 미리 준비한다. 피부가 마르고, 깨끗하며 털이 많지 않은지 확인한다(그림 31.4).

   이론적 근거 : 전극을 부착할 위치의 피부는 깨끗하고 노출되어야 전극이 완전히 피부에 접촉되어 보다 나은 심전도를 기록할 수 있다.

소아환자 주의사항

적절한 크기의 전극이 사용되었을 때 심전도 기록이 보다 정확할 수 있다. 신생아나 소아용 전극이 있으므로 환자 체형과 나이에 맞게 사용한다.

3. 전극을 케이블에 먼저 부착한다(그림 31.5).

   이론적 근거 : 전극을 미리 준비함으로써 지나친 압력으로 환자를 누르는 것을 피할 수 있다.

4. 팔다리유도의 적절한 위치를 인지한다.

   이론적 근거 : 세 개의 팔다리유도와 세 개가 증폭 팔다리유도가 심장의 전기활동을 나타내고 팔다리유도 II 에서 지속적인 환자의 심장리듬 감시를 가능하게 한다.

노인환자 주의사항

노인환자들은 경도의 진전이나 팔다리의 떨림들을 일으키는 질환을 앓고 있는 경우가 많으므로 이상파를 감소시키기 위해 전극을 손목보다는 두갈래근에 위치시킬 필요가 있다.

5. 팔다리유도를 부착할 때는 완전히 피부에 접촉되었는지, 뼈의 돌출부위를 피해 부착하였는지 확인한다. 오른쪽팔과 왼쪽팔에 각각 전극을 부착하고(그림 31.6), 오른쪽다리와 왼쪽다리에 마지막으로 전극을 부착한다.

   이론적 근거 : 부적절한 위치 혹은 불완전하게 부착된 전극은 12유도 심전도 기록의 질과 정확성에 영향을 미칠 수 있다.

6. 복장뼈의 루이스 각을 이용해 첫 번째 갈비뼈와 갈비뼈사이의 위치를 파악함으로써 4번째 갈비뼈사이를 확인하고 전흉부 유도의 부착을 준비한다.

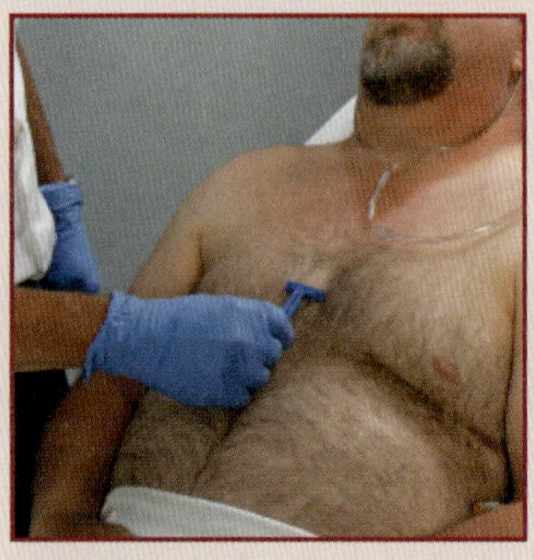

그림 31.4

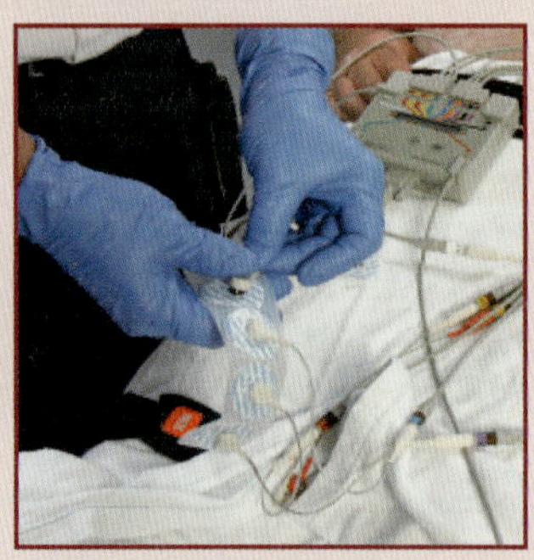

그림 31.5

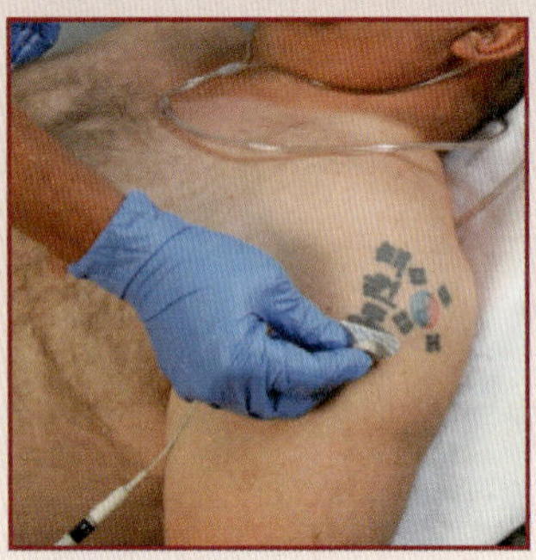

그림 31.6

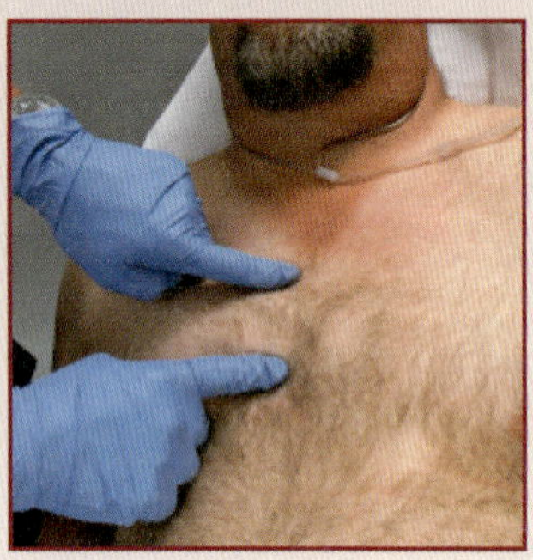

그림 31.7

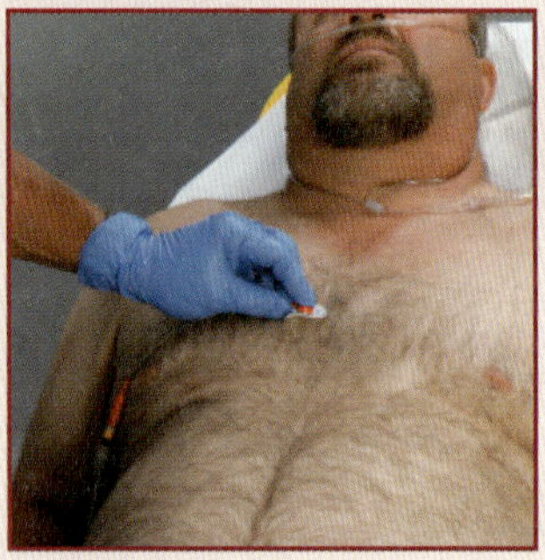

그림 31.8

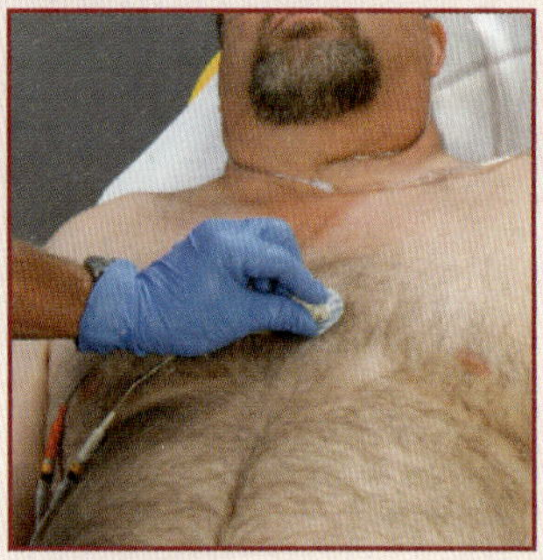

그림 31.9

   이론적 근거 : 알려진 경계표시(landmark)를 이용해 적절한 전극의 부착위치를 인지하는 것은 정확한 12유도 심전도 기록을 가능하게 하므로 추천된다.

7. 제1번 흉부유도(V_1)를 복장뼈 오른쪽 가장자리 바로 옆의 4번째 갈비뼈사이에 부착한다(그림 31.8).
8. 제2번 흉부유도(V_2)를 복장뼈 왼쪽 가장자리 바로 옆의 4번째 갈비뼈사이에 부착한다(그림31.9).
9. 제4번 흉부유도(V_4)는 빗장중간선과 5번째 갈비뼈사이가 만나는 곳에 부착한다(그림 31.10).
10. 제3번 흉부유도(V_3)는 제2번(V_2)과 제4번 흉부유도(V_4)의 중간 지점에 위치시킨다(그림 31.11)

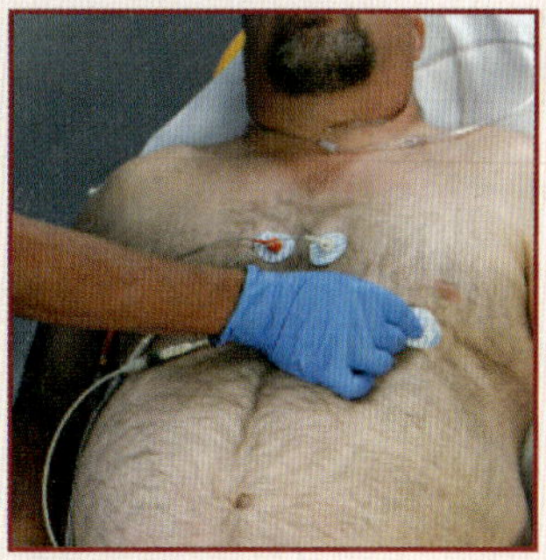

그림 31.10

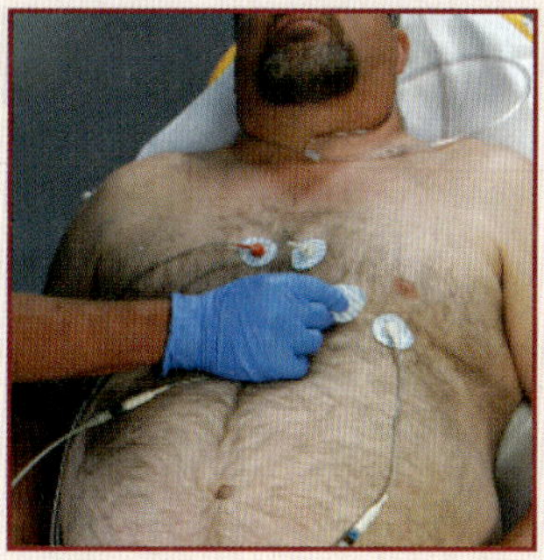

그림 31.11

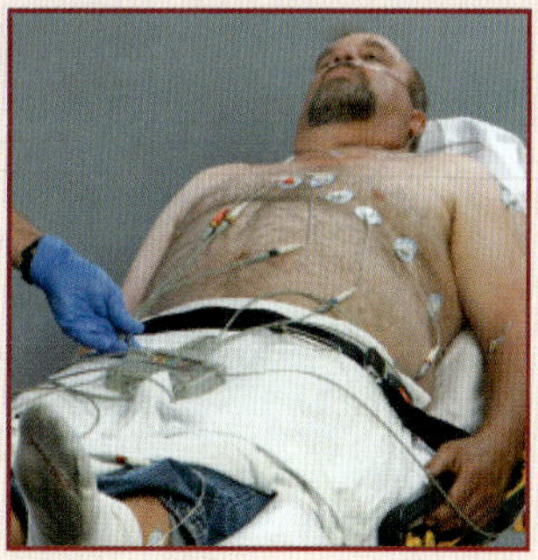

그림 31.14

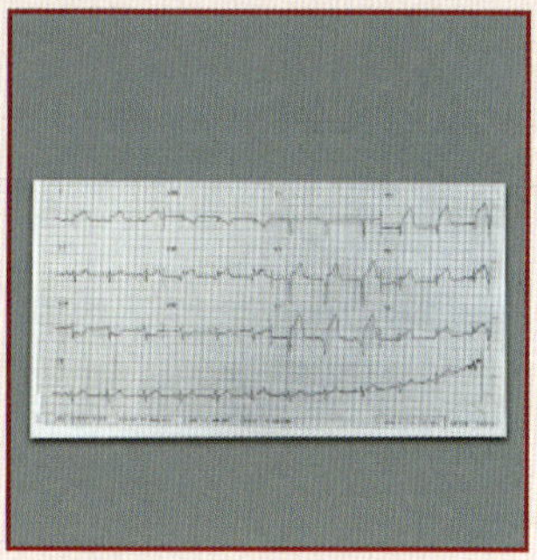

그림 31.15

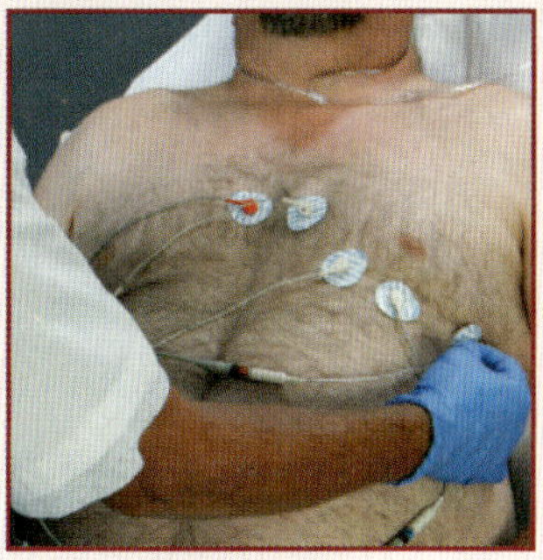

그림 31.12

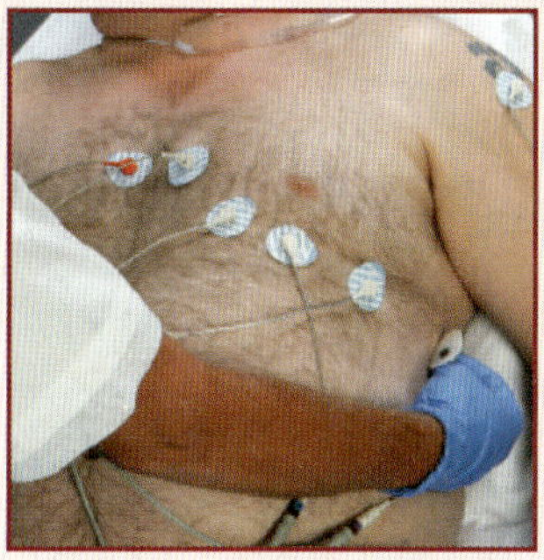

그림 31.13

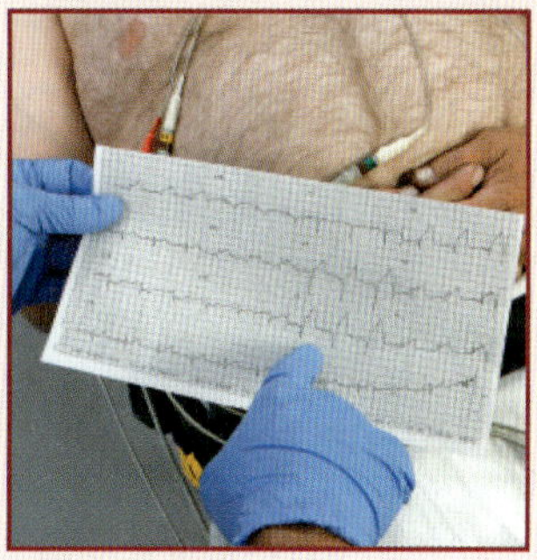

그림 31.16

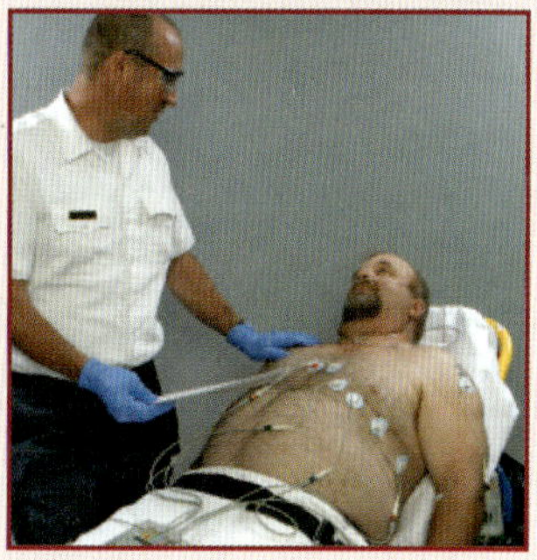

그림 31.17

11. 제 5번 흉부유도(V_5)를 앞겨드랑선과 제4번 흉부유도(V_4)와 같은 높이인 5번째 갈비뼈사이가 만나는 부위에 부착한다(그림 31.12).
12. 제6번 흉부유도(V_6)는 중간겨드랑선과 제4,5번 흉부유도(V_4,V_5)와 같은 높이인 5번째 갈비뼈사이가 만나는 부위에 부착한다(그림 31.13).
13. 심전도 유도가 심장 모니터 기계에 연결되어 있는지 확인한다.

    이론적 근거 : 12유도 심전도를 얻기 위해서 유도를 심장 모니터에 연결해야 한다.
14. 모니터와 12유도 심전도 기능 전원을 켠다.

    이론적 근거 : 12유도 심전도 기록이 가능한 심장 모니터기계는 대부분 12유도 기능을 위한 전원 스위치를 따로 갖고 있다.
15. 12유도 심전도를 기록하는 동안 환자에게 움직이지 않고, 정상적으로 호흡할 것을 요청한다(그림 31.14).

    이론적 근거 : 환자의 움직임은 이상파형을 만들어 낼 수 있어 기록의 질을 저하시킬 수 있다
16. 장치를 만든 제조사의 사용법대로 12유도 심전도 기록을 출력한다.

    이론적 근거 : 각기 다른 12유도 심전도장치는 각각 다른 작동방법을 가질 수 있다. 응급구조사는 자신들이 평소에 다루는 장비 사용에 익숙해져야 한다.

17 12유도 심전도가 기록 장치에 적절하게 기록되었는지(그림 31.16) 확인하고 리듬을 분석한 뒤에 그 결과를 환자에게 설명한다(그림 31.17). 만약 심전도의 질이 떨어진다면 문제점이 무엇인지 찾아 교정하고, 다시 기록한다.

    이론적 근거 : 느슨한 전극, 환자의 움직임, 주위환경 등이 심전도 기록의 질에 영향을 미칠 수 있다. 부정확하게 기록된 심전도는 리듬분석의 정확도를 높이기 위해 제대로 나올 때까지 기록하는 것을 반복한다.

18. 12유도 심전도에 관한 어떠한 정보도 기록한다. 환자처치 내용도 덧붙여 기재해 놓아야 한다.

이송 중 평가

심장 감시 장치가 필요한 환자의 대부분이 중증이고 불안정한 상태이므로, 환자의 상태가 안정화될 때까지 매 5분마다 재평가해야 하고 그 이후에는 매 15분마다 평가하는 것으로 충분하다. 심전도 모니터 화면만 스치듯 보는 것이 아니라 맥박, 호흡, 혈압 등을 포함한 전체적인 활력징후와 심장리듬에 대한 분석도 이루어져야 한다.

관찰되는 리듬을 모두 치료하겠다는 생각은 접어두어야 한다. 흔히 환자들은 정상과는 다른 몇가지 리듬을 보일 수 있으나 모두 치료를 필요로 하지는 않는다. 만약 비정상리듬이 모니터에서 관찰된다면, 심박수, 호흡수, 혈압, 피부색, 발한 등 다른 활력징후와 함께 치료여부를 결정해야 한다. 또한 비전형적인 심장리듬을 가진 환자들은 흔히 메스꺼움, 어지러움 혹은 가슴 통증과 불쾌감을 호소하기도 한다. 치료가 필요할 때는 신속하게 해야 하지만, 모든 환자에게 적용되는 것은 아니다.

▶ 문제 해결

- 어떤 환자에게는 루이스 각을 확인하는 것이 어려울 수 있다. 복장뼈는 첫 번째 갈비뼈 상부 바로 위에서 빗장뼈와 함께 관절을 이룬다. 복장뼈 중앙부에서 빗장뼈를 촉지 해 따라가다 보면 빗장뼈 바로 아랫부분에 위치한 첫 번째 갈비뼈를 확인할 수 있다.
- 가슴에 털이 지나치게 많은 환자는 전극의 접촉이 어려울 수 있다. 만약 그렇다고 판단되면 면도기로 가슴의 털을 제거하도록 한다.
- 발한으로 전극의 접촉에 방해가 될 수 있다. 벤조인 제제나 상품화된 발한용 전극을 이용하면 전극의 부착성을 높일 수 있다. 전극을 부착한 이후라면 전극을 새로 교체하는 대신에 벤조인을 먼저 사용해 볼 수 있다.
- 환자에게 패드를 붙이기 전에 패드에 전극을 부착시킨다. 패드에 전극을 연결하기 위해서는 전극위에 위치한 버튼에 간단히 딱 소리가 나도록 끼우면 된다. 그리고 패드 뒷면의 비닐을 벗겨내고 환자가슴의 적절한 위치에 붙이면 된다. 만약 환자 몸에 패드를 먼저 붙이고 전극을 연결하려고 하면 환자가 불편감을 호소할 수 있다. 패드 윗부분의 버튼에 전극을 끼우기 위해서는 수직방향으로 어느 정도의 힘을 가하거나, 피부의 일부를 집어 들어야 한다.
- 팔다리유도를 팔다리에 위치시켰다면 이송하는 동안 정상적인 심전도 감시가 불가능할 수 있다. 12유도 심전도를 시행한 이후에 일상적인 심전도 감시를 위해 팔다리유도를 환자의 몸통에 위치시킬 수 있다. 이것은 환자가 사지를 움직이는 동안 발생하는 이상파를 의미있게 감소시킬 수 있고, 만약 12유도 심전도가 한 번 더 필요하다면 전극을 다시 사지에 빠르게 재부착하면 된다.
- 심전도를 찍는 동안 환자는 바로 누운 자세를 취해야 한다. 만약 호흡곤란 등으로 누운 자세를 취할 수 없어 앉아서 검사를 하였다면, 비교를 위해 다음번 심전도도 같은 자세에서 찍을 수 있다.

▶사례 연구

당신과 동료는 방금 아침식사를 마친 뒤 어지러움증을 호소하는 환자의 신고를 받고 출동하였다. 집에 도착하여 보니, 38세 여자 환자가 의식은 명료한 채로 얼굴마스크를 쓰고 있었다. 먼저 도착한 2급 응급구조사(EMT firefighter)가 환자의 활력징후와 함께 환자가 식탁에 앉아서 아침식사를 하는 동안 잠시 어지러움증과 실신을 할 것 같은 느낌이 들었었다고 전했다. 환자는 의식소실이나 가슴통증, 호흡곤란, 어지러움증, 쇄약감 등은 없었다하며 현재는 특별히 불편한 것이 없어 병원으로 갈 것을 원치 않았다. 그러나 환자의 피부는 차고, 창백하며 약간의 식은땀을 흘리고 있었다.

환자에게 심전도 감시 장치를 하기 위해 준비하는 동안, 환자의 남편이 다음과 같이 말했다. "그녀가 매우 창백해지면서 거의 죽을 것 같아서 119에 신고했어요." 당신은 병력청취를 하면서 환자가 인슐린 의존형 당뇨병을 앓고 있었고 심장병의 가족력이 있음을 알 수 있었다. 맥박은 분당 90회, 호흡수 분당 14회, 혈압은 118/68mmHg, 마스크로 분당 15리터의 산소를 공급받으며 측정한 동맥혈 산소포화도는 100%였다. 심전도 모니터 화면에서는 정상 동성 리듬이었고 말초정맥혈 혈당은 124mg/dL였다. 환자가 병원으로의 이송을 원하지 않아, 당신은 환자가 경험한 증상에 대한 설명과 그녀의 과거력과 가족력 때문에 12유도 심전도를 확인하는 것이 필요하다고 설명하였다. 그녀는 동의하면서 심전도에서 이상이 없으면 일하러 가겠다고 말했다.

당신은 심장 감시 장치에 12유도 케이블을 연결하고 발한용 전극을 부착한 뒤, 4번째 갈비뼈사이의 위치를 찾았다. 먼저 루이스 각을 찾고 첫 번째 갈비뼈와 아래 갈비뼈사이간격을 아래로 4번째까지 세어 내려갔다. 제1번 흉부유도(V_1)를 복장뼈 오른쪽 가장자리 바로 옆의 4번째 갈비뼈사이에 위치시키고 제2번 흉부유도(V_2)를 복장뼈 왼쪽 가장자리 바로 옆의 4번째 갈비뼈사이에 부착했다. 제4번 흉부유도(V_4)는 빗장중간선과 5번째 갈비뼈사이가 만나는 곳에, 제 3번 흉부유도(V_3)은 제2번(V_2)과 제4번 흉부유도(V_4)의 중간지점에 위치시켰다. 그리고 나서 앞겨드랑선과 중간겨드랑선을 확인하여 제 4번 흉부유도(V_4)와 같은 수평 높이에서 제5번과 제6번 흉부유도(V_5, V_6)를 위치시켰다. 팔다리유도를 환자의 몸통에서 사지로 옮겨 부착하고 심전도 모니터의 12유도 심전도 기능 전원을 켰다. 그리고 환자에게 검사를 하는 동안 최대한 움직이지 말고 그대로 누워 있도록 하고 심전도를 기록했다. 심전도를 출력하여 검토하면서 제3-5번 흉부유도에서 4mm 이상의 ST절 상승을 확인하였다. 당신은 환자에게 이렇게 말했다. "당신이 어지러웠던 이유를 알겠습니다." ■

MEMO

용어정리

Abrasions(찰과상) 긁힘이나 벗겨짐

Absolute refractory period(절대적 불응기) 심장세포가 자발적으로 탈분극할 수 없는 세포활동의 단계

Absorption(흡수) 접촉된 피부나 점막을 통하여 물질이 통과하는 것

Acetone wipe(아세톤 세척) 화학적 용매를 포함하는 세척제

Activated charcol(활성탄) 독소를 흡수하여 신체로 흡수를 방해하는분말로 일반적으로 물과 섞여있다.

Adult respiratory distress syndrome (ARDS, 성인호흡곤란증후군) 심한 염증손상 때문에 진행되는 저산소증이 특징인 호흡부전

Agonal respiration(빈사호흡) 임박한 심장 또는 호흡정지의 징후로, 일정한 패턴이 없고 드물게 나타나는 움켜쥐듯 들이쉬는 호흡

Air embolism(공기색전) 혈류 속에 들어가 혈관을 막는 공기방울

Air borne particles(공기전파 입자) 공기를 통해 운반되는 입자

Alkali (알칼리) 강염기 특히 금속수산화물. 알칼리는 산과 결합하여 염을 만들고 지방산과 합하여 비누를 형성하고 산을 중화하고 리트머스 시험지를 푸른색으로 변화시킨다.

Altered level of consciousness(의식수준의 변화) 수면에서 혼수까지, 환자의 정신상태가 의심스러운 상태

Altered mental state(정신상태의 변화) 지남력 상실부터 완전 무반응까지, 환자가 정상적인 정신능력의 변화를 나타내는 상태

Alveoli(허파꽈리) 산소와 이산화탄소의 교환이 일어나는 폐 속의 현미경적인 공기주머니

Ambulatory(외대) 걸을 수 있는, 침대에 국한되지 않은

Amniotic sac(양막주머니) 발육되는 태아의 주위를 둘러싸는 물 주머니

Amputation(절단) 신체의 부분, 흔히 사지의 손상적 분리나 외과적 제거

Anaphylaxis(아나필락시스) 이종단백이나 다른 물질에 대한 유별나고 과장된 알레르기 반응

Anatomical disturbance(해부학적 장애) 신체와 연관된 비정상

Anemia(빈혈) 혈액에서 적혈구. 혈색소 전체의 양이 부족할 때

Angina(협심증) 가슴의 통증으로, 심장으로 혈액공급이 감소되거나 심근의 일부가 충분한 산소를 받지 못할 때 생긴다.

Angioedema(혈관부종) 피부, 점막 또는 내부 장기의 부종성 부분의 발생이 현저한 상태

Angle of the jaw(아래턱각) 아래턱의 뒷모서리와 아래턱뼈 몸통의 아랫면의 연결부가 만드는 각

Ankle hitch(발목 당김 끈) 발목을 당겨서 고정시키는 견인장치

Antecubital fossa(앞팔꿈오목) 팔꿈치의 앞

쪽과 아래에 있는 삼각형 모양의 부분, 안쪽으로는 원엎침근 가쪽으로는 위팔노근으로 경계지어진다.

Anterior axillary line(앞겨드랑선) 겨드랑 주름으로, 겨드랑 앞 주름을 따라서 난 수직의 피부주름

Antidote(해독제) 독소나 그 효과를 중화시키는 물질

Aphagia(못삼킴증) 삼킬 수 없음

Apical pulse(심첨부 박동) 심장의 아랫부분에서 들리거나 느낄 수 있는 맥박

Apnea(무호흡) 호흡이 없음

Areflexic(무반사) 반사가 없음

Artifact(인공물) 리듬분석에 방해를 주는 심전도 위에 겹쳐서 나타난 전기적 활동으로 간섭이라고도 한다.

Artificial ventilation(인공환기) 환자가 호흡을 멈추었거나 호흡이 부적할 때 공기나 산소를 폐로 주입하는 것으로, 양압환기라고도 한다 .

Aseptic technique(무균법) 상처나 수술부위 오염을 예방하기 위해 외과적 처치로 사용되는 방법. 사용되는 모든 기구는 멸균되어야 하고 의사와 간호사는 머리 캡, 마스크, 덧신, 멸균된 가운 그리고 글러브를 착용해야한다.

Aspiration(흡인) 폐로 이물질을 들어 마시는 행위.

Asystole(무수축) 심장의 전기 활동이 없는 상태.

Atrial fibrillation(심방세동) 심방내 여러 부위의 자율성에 의해 조절되는 심부정맥으로 비효율적이고 무질서한 심방활동과 불규칙한 심실의 반응이 나타난다.

Auscultate(청진) 소리를 듣기 위해 청진을 하여 듣는 것.

Automated external defibrillator(AED, 자동제세동기) 심전도 자동 분석 장치를 부착하여 부정맥을 분석하여 제세동하는 장치이다.

Avulsion(벗겨진 상처) 피부나 연부조직의 일부가 찢어지거나 혹은 떨어지지 않은 채 나부끼는 상태. 안구가 눈확에서 돌출되거나, 치아가 치조에서 빠져나온 경우에도 이 용어를 사용한다.

Bag-valve mask ventilation(백밸브마스크 환기) 얼굴마스크, 스스로 다시 채워지는 주머니와 손으로 잡는 장비를 쥐어짜서 환자에게 인공환기. 대기 중의 공기를 공급하거나 보충산소공급체계를 통해서 산소를 공급할 수 있다.

Bandage(붕대) 드레싱을 제자리에 고정하기 위한 어떤 물질

Barotrauma(압력외상) 폐쇄된 공간 안의 압력에 의한 손상

Baseline mental status(기준 정신상태) 정신상태의 변화를 결정할 때 비교하기 위한 표준측정

Baseline vital signs(기준 활력징후) 연속되는 측정치와 비교하기 위한 처음 측정하는 활력징후

Bifurcation(갈림) 기관에서 2개의 기관지로 나누어지는 것처럼 2개 가지로 분리되는 것

Biphasic(이상형) 심전도에서 위 아래로 편향을 보이는 하나의 심전도파.

Biphasic energy levels(이상형 에너지 수준) 처음에는 한 방향으로 그리고나서 다른 방향으로 가해지는 제세동 충격

Body mechanics(신체 역학) 사물을 들 때나 옮길 때 신체의 손상을 예방하고, 쉽게 옮기기 위해서 신체부위를 적절하 게 사용하는 것.

Bone marrow(골수) 긴 뼈의 골수강 속에 있는 연조직(황골수). 복장뼈와 다른 편평골, 불규칙골 해면골에 있는 작은 뼈잔기둥 사이에 있다.

Brachial pulse(위팔 동맥) 위팔에서 느껴지

는 맥박으로 영아의 가슴압박동안 효율성을 확인하기 위해 촉지

Bradycardia(느린맥) 분당 60회 이하의 심박동수

Bronchioles(세기관지) 기관지에서 더욱 작은 형태로 계속되는 구조물로써 그 끝에는 폐포낭에 이르게 됨

Bronchodilator therapy(기관지 확장제 치료) 수축된 기관지를 확장시키는 약물로써 확장시켜 호흡을 쉽게 만듬

Bronchodilators(기관지 확장제) 기관지와 세기관지의 평활근을 이완시키고 기관지 협착을 회복시키는 약물

Broselow® tape(브로슬로우 테이프) 환아의 신장에 기초에 약물투여량, 기도유지기구 등의 중요한 정보를 제공해 주는 영아를 위한 측정 테이프

BSI equipment(BSI 장비) 외부에 잠재되어 있는 병원물질로 부터의 감염을 예방 및 차단시키는 도구로써 글러브, 마스크, 및 보호안경으로 구성

BSI precaution(BSI 예방) 혈액이나 공기를 통한 병원체 전파를 방지하는 과정

Burns(화상) 열, 화학물질, 전기 또는 방사선 작용에 과다 노출되어 발생하는 조직의 손상

Cannula(삽입관) 정맥 천자 시에 사용되는 텅 빈 바늘

Cannulate(~에 삽입관을 꽂다) 삽입관을 통로를 통해서 도입하다.

Capnography(호기말이산화탄소분압측정술) 내 쉰 공기 속의 이산화탄소 농도 측정의 기록 또는 표시

Capnometry(호기말이산화탄소분압측정법) 심하게 아픈 환자의 내쉰 숨에서 이산화탄소 농도의 측정

Carbon monoxide poisoning(일산화탄소 중독) 일산화탄소의 장기간 소량 흡입 또는 단기간 다량 흡입의 결과로 나타난 독성

Cardioversion(심장율동전환) 각종 빠른맥성 부정맥을 더 생존가능한 리듬으로 개조하는 조작. 흉벽을 통해서 심장으로 전기충격(DC 전류)을 가한다. 전기충격은 상대적 불응기를 피하기 위해 일반적으로 R파와 동시에 방출된다.

Carina(용골) 2개 주기관지가 분기하는 기관 밑바닥의 분기

Carotid pulse(목동맥 맥박) 목의 양 쪽 큰 경동맥을 따라서 느껴지는 맥박

Catheter(카테터) 액체를 배출하거나 체강으로 주입하기 위해 몸을 통과하는 관

Caustic solution(부식성 용액) 화학 활동으로 유기물을 점화하거나 녹이는 약품

Caustic substance(부식성 물질) 살아있는 물질 특히 알칼리를 파괴하는 작용제(약품)

Cervical colla(목 고정대) 외상이 의심되는 경우에 안정시키기 위하여 목의 주위에 두는 장치

Chief complaint(주호소) 응급의료체계에서 구조를 요청한 이유, 일반적으로 환자가 표현한 언어로 표시

Childbirth(출생) 태아가 자궁으로부터, 질을 통해 모체 밖으로 나오는 생리학적 과정

Chronic pulmonary disease(만성폐질환) 공기가슴증이나 만성기관지염과 같은 폐질환을 설명하는데 사용되는 용어

Circumferential (둘레의) 신체 일부(팔, 가슴 등)를 둘러싼 것

Clavicle (빗장뼈) 빗장뼈

Colormetric device (색측정장치) CO_2의 존재여부에 따라 색이 변하는 장치

Constipation (변비) 변의 불충분한 통과 및 과도하게 단단하고 건조한 변의 통과 또는 곤란으로 인한 배변 수행의 정상적인 횟수의 감소

Continuous positive airway pressure(CPAP, 지속디오양압) 호흡주기동안 양압을 유지

하는 방법. 얼굴마스크, 코마스크, 기관내삽관튜브를 통해 투여될 수 있다.

Contraction(수축) 근육 등이 짧아지고 죄여지는 것. 크기가 줄어 들고 감소

Contusions(타박상) 멍, 머리를 강타한 힘이 혈관을 파열시킬 정도로 충분히 클 때 초래되는 멍. 뇌손상

Cravat(삼각건) 목 주위에 사용하는 밴드나 스카프

Crepitation(비빔소리) 부러진 뼈가 서로 마찰할 때 나는 소리나 느낌. 마찰음이라고도 함.

Crepitus(마찰음) 뼈의 부러진 조각이 다른 부분과 부딪히면서 나는 소리나 느낌

Cricoid cartilage(반지연골) 후두 아래 기관의 원형의 반지모양의 구조

Cross-finger technique(수지교차법) 엄지손가락과 집게손가락을 교차하는 것으로 엄지손가락이 아래쪽 앞니에, 집게손가락이 위쪽 앞니에 위치한다. 손가락은 입을 열기 위해 가위모양으로 움직인다.

Crowning(배림) 질 입구를 통해서 아기의 일부가 보일 때

Cryanide(시안화물) 세포가 산소를 이용하는 능력을 파괴하는 속효성 제재, 심한 세포의 저 산소증을 초래하고 결국 죽음에 이르게 한다.

Cyanosis(청색증) 인체에 산소가 부족한 결과로 생기며 피부가 푸르거나 회색으로 변색

D_5W(5%포도당 용액) 포도당을 용매로 멸균수에 용해시킨 탄수화물 용액. 물에 녹인 5% 포도당 포장액은 등장성 용액이지만, 몸안에서는 멸균수 속에 용해된 포도당은 신체 세포에서 대사되므로 저장성 용액으로 변한다.

Debridement(죽은조직제거) 상처에서 이물질과 죽거나 손상 받은 조직을 제거

Defibrillation(제세동) 심장이 정상조율을 회복하도록 돕기 위해 환자의 가슴벽을 통해 심장에 전기충격이나 전류를 보냄

Deformity(변형) 기관이나 신체부분의 자연형태의 변화 어떤 신체부분의 왜곡이나 일반적 인 신체의 외형변화. 선천성 혹은 후천성으로 생긴다. 손상 후에 생기면 변형은 골절 또는 탈구 혹은 모두가 있다는 것을 암시한다. 심한 부종이나 혈액의 유출 혹은 근육의 파열로도 생길 수 있다.

Diabetes(당뇨병) 일명 **sugar diabetes**라고도 불리며 인슐린 생산이 감소하거나 신체세포가 인슐린을 적절히 이용하지 못해서 생기는 상태. 이런 상태의 사람을 당뇨환자라 부른다.

Diaphoresis(발한) 심한 땀 흘림

Diastolic blood pressure(이완기 혈압) 심장의 왼심실이 이완되고 다시 혈액이 채워지는 동안 동맥에 남아있는 압력

Dislocation(탈구) 뼈의 관절이 비정상적으로 위치하는 상태

Distal(먼쪽) 몸통에서 멀어짐. 몸쪽(근위 Proximal)의 반대

Do not resuscitate(DNR) order(소생불가지시) 환자가 질병 말기이고, 소생노력을 통해 생명 연장을 원하지 않는다고 환자와 담당 의사가 서명하는 법적 문서

Dorsalis pedal pulse(발등동맥) 발과 엄지발가락의 커다란 힘줄의 가쪽으로 공급되는 동맥에서 만져지는 맥박

Dressing(드레싱) 출혈을 막고 상처 오염 방지에 도움이 되는 상처치료재료

Dysphagia(삼킴곤란) 음식물을 잘 삼키지 못하는 증상

Dysphonia(발성장애) 예를 들면 쉰 목소리같이 목소리에 나타날 수 있는 모든 장애

Dysrhythmia(리듬장애) 심장박동수와 리듬의 장애

Ectopic focus(이소성 병소) 불규칙한 심장박동이나 심장리듬을 일으켜 자동적으로 탈분

극하는 박동조율기가 아닌 심장세포

Edema(부종) 조직 내로 체액이 쌓여서 붓는 것

Electrode(전극) 전기활동의 유도나 탐지를 위한 접촉물

Endotracheal(ET) intubation(기관내 삽관) 허파(폐)로 공기가 쉽게 들어가서 호흡에 도움이 되도록 기관으로 관을 삽관

Endotracheal(ET) tube(기관내삽관튜브) 기관으로 삽입하도록 고안된 관. 산소, 투약, 흡인용카테터는 기관내삽관튜브를 통해 기관으로 직접 들어갈 수 있다.

Epiglottis(후두덮개) 음식물이나 이물질이 기관으로 들어가지 못하도록 방지하는 나뭇잎 모양의 구조물

Epinephrine(에피네프린) 투약시, 혈관을 수축하여 혈압을 올리고, 혈액이 혈관으로 새어나가는 것을 감소시키고, 세기관지의 민무늬근을 이완시키는 천연 호르몬

Epinephrine auto-injector(에피네프린 자가주사기) 심한 알레르기 반응에 감수성이 높은 환자에게 에피네프린을 주입하는 탄력 바늘이 있는 주사기

Esophageal Intubation Detector(EID)(식도삽관 검출기) 음압을 이용해서 기관내 튜브의 위치를 확인하는데 사용된다.

Esophageal Tracheal Combitube®(ETC)(식도기관 콤비튜브) 분할 벽에 의해 두 개의 관으로 나누어진 두 개의 튜브

Esophagus(식도) 인두와 위까지 이어져 있는 관

Evisceration(내장적출) 배의 상처를 통해 장기가 배벽에서 돌출하는 것

Exsanguinatio(큰출혈) 많은 혈액의 소실

Extravasation(혈관바깥유출) 생리학적 공간에서 체액이 새는 상태(예. 혈액이 조직내로 유출되는 상태)

Extremity(팔다리) 빗장뼈, 어깨뼈, 팔, 손목과 손 그리고 골반, 넙다리, 다리, 발목 그리고 발을 포함한 골격의 일부분

Extubation(발관) 관을 제거하는 것

Eye protection(눈 보호기구) 질병이나 손상으로부터 눈에 악영향을 미치는 것을 예방하는 보호안경과 같은 개인 보호 장비

Femoral pulse(넙다리동맥) 다리로 혈액을 보내는 주요 동맥(서혜부에서 촉지)

Field impression(현장인상) 위치 때문에 환자가 더 위험해질지 주변을 확인하여 평가하는 것

Flowmeter(유량계) 분당 리터로 산소의 유속을 측정하는 기구

Flutter valve(조도판막) 흡기 동안 가슴안 쪽으로 공기의 유입을 예방하는 카테터 장치

Focused history(환자병력) 일차사정과 환자의 과거력, 신체 사정, 생체 징후가 포함된 환자 사정의 단계

Fontanelle(숫구멍) 신생아의 머리뼈 일부가 아직 골화되지 않아서 유연한 상태로 존재하는 부분

Formable splint(부목) 부목은 다른 각을 만들 수 있으므로 움직임을 고려해야 한다.

Fracture(골절) 뼈조직의 연속성이 단절되는 뼈의 외상성 손상.

French (unit of measure) French(치수의 단위), 프랑스의 측정 단위. 유럽 용어에서 관 하나의 크기는 약 0.000013 인치에 상당한데 그 수가 커지면 커질 수록 카테터 또한 더 커진다.

Gag reflex(구역반사) 연구개나 뒤쪽 인두를 건드리면 나타나는 정상적인 신경반사

Gastric distension(위 확장) 위의 근층이 이완되어 수축력을 잃은 상태(위의 팽창).

Gastric extension(위 확대) 위의 비대

General impression(일반적 소견) 환자 상태의 소견은 환자에게 접근하고 환자의 상황에 기초를 두고 주 호소 그리고 전반적 인상에 따른 형식을 갖는다.

Glottic opening(성대문 개방) 기관을 개방함

Gloves(글러브) 손을 덮어 보호함. 내과적 처치인 경우 글러브는 유연하고 손가락을 모두 움직이게 할 수 있는 재료로 만들어져야 한다. 글러브는 환자에게 나오는 병원균의 오염으로부터 처치자를 보호하고 처치자로부터 나오는 오염에도 모두 보호하데 사용한다.

Glucagon(글루카곤) 혈당 수치를 증가시키는 물질

Glucose monitoring(혈당 모니터링) 당뇨병을 가지고 있는 사람에게 혈액에 있는 당 수치를 결정하는 과정. 인슐린을 얼마나 투여해야 하는지를 결정할 수 있음

Gown(가운) 수술실에서 몸 전체를 덮어 입는 것.

Handheld nebulizer(소형 분무기) 미세한 분무를 하는 휴대용 장비

HARE traction splint(HARE 당김덧대) 이송중 다리 고정을 돕는 넙다리뼈 골절시 사용하는 부목.

Head tilt-chin lift maneuver(머리 젖히고-아래턱 들어올리기) 아래턱을 들어올리고 머리 젖히기를 하여 혀에 의해서 기도가 막히는 것을 방지한다. 외상이 의심되거나 외상환자에서는 사용하지 않는다. 외상환자인 경우 아래턱 밀기를 시행

Heart blocks(심장차단) 심장근육의 활동을 조절하는 전기적 흥분의 정상적 전도의 장애

Hematoma(혈종) 혈액이 피하에 모여 있거나, 신체 어느 공간에 고여있는 것.

hemodynamically unstable(혈류역학적 불안정) 혈액 순환에 비정상적인 상황의 존재

Hemoglobin(헤모글로빈, 혈색소) 적혈구 표면에 존재하는 복합 단백질 분자로 혈액 내에서 대부분의 산소를 운반하는 역할을 함

Hemorrhage(출혈) 혈액이 흘러 나오는 것, 특히 심한 상태를 말함

Heparin(헤파린) 혈전증, 색전증의 예방과 치료에 사용되는 비경구적 항응고제

High-priority conditions(긴급의 응급상태) 즉각적인 처치를 요하는 상황들 무반응, 호흡 곤란, 쇼크, 조절되지 않는 출혈, 심한 통증, 합병증이 있는 분만 등

Humerus(위팔뼈) 어깨와 팔꿈치 사이, 위쪽 팔의 뼈

Hydrocarbon(탄화수소) 수소와 탄소로 이루어진 복합물

Hydrochloric acid(염산) 수용성 염화수소로 강한 부식성이 있는 자극적인 산이며, 정상적으로 위액 내 희석되어 존재하고, 산업 현장과 실험실에서 광범위하게 사용됨.

Hypercapnia 혈중 이산화탄소 함량이 정상보다 높은 것

Hypercarbia(고탄산혈증) 혈액 내 이산화탄소의 증가

Hyperextension(젖힘) 비정상적인 젖힘

Hypersensitivity(과민반응) 과도한 면역 반응

Hyperventilate(과도호흡) 정상보다 높은 비율로 환기를 제공하는 것

Hyperventilation(과다환기) 분당 환기량을 증가시켜 이산화탄소의 수치를 낮추는 것. 천식, 대사성 산증, 공기증, 폐부종 등과 같은 질병 과정에서, 또한 불안 유발 상태에서도 자주 나타난다.

Hypocarbia(저탄산혈증) 혈액내에 이산화탄소량의 감소

Hypodermic needle(피하주사바늘) 피하에 투약을 하는 피하주사바늘

Hypoglycemia(저혈당) 혈중 포도당의 양이 정상보다 낮은 것

Hypoperfusion(관류저하) 쇼크, 모세혈관을 통하는 혈액의 흐름이 부족하기 때문에 오는 몸의 세포나 조직에 부적절한 관류

Hypotension(저혈압) 톤이나 긴장(압력)의 부족, 수축기 및 이완기의 혈압이 정상보다

감소. 예를 들어 쇼크, 출혈, 탈수, 패혈증, 애디슨 질병, 그리고 기타 다양한 질병이나 질환 등으로 발생한다.

Hypoventilation(호흡저하) 이산화탄소의 증가로 인해 호흡의 율과 깊이가 감소함

Hypovolemic shock(혈액량감소 쇼크) 혈액량 감소에 의한 쇼크

Hypoxemia(저산소혈증) 혈액내 산소수준이 낮음

Hypoxia(저산소증) 몸 조직 내에 산소가 부족함

Immobilization(고정) 몸의 일부분이나 팔다리를 고정함

Impaled object(박힌 물체) 몸에 손상으로 박힌 물체

Index of suspicion(의심 지표) 손상을 아마도 입었을 것이라는 인식 정도

Infection control plan(감염관리계획) 감염물질에 노출 사건처리에 수반되는 상세한 단계를 모두 관장하는기관내의 필요한 명문화된 정책

Infection diseases(감염질환) 바이러스 또는 박테리아가 전파된 환자와 접촉하여 전염되는 질병 개인보호장비를 착용하여 최소화 하여야 한다.

Inferior(아래) 머리쪽에서 멀리있는 보통 머리에 가까이 있는 다른 구조물과 비교해서 (예. 입술은 코보다 아래 있다) 반대는 superior

Infiltration(침윤) 물질 또는 공간이 안으로 들어가거나 통과하는

Initial assessment (초기평가) 환자를 평가하는데 있어서의 초기 환자의 위협적인 생명문제를 발견하거나 응급처치하는 목적을 가진 단계들. 초기평가에는 6가지 부문이 있다. 일반적인 추적진단, 정신 상태, 기도평가, 호흡평가, 순환평가, 그리고 치료를 해야하는지 병원으로 가야 하는지에 대한 우선순위 결정

In-Line stabilization(일직선 안정술) 환자의 머리를 코와 배꼽선상에 일치시키는 중립자세를 취하도록 손으로 머리를 잡아서 유지시킨다.

Inspection(시진) 신체의 운동과 자세 뿐 아니라 피부를 눈으로 관찰하는 것.

Intercostal space(갈비뼈사이 공간) 두 인접 갈비뼈 사이의 공간

Intramuscular(근육내) 근육조직내

Intramuscular injection(IM)(근육내주사) 근육내주사

Intravenous(정맥내) 정맥내

Intubation(삽관) 관의 삽입

Ischial strap(궁둥뼈 띠) 궁둥뼈를 지지하는데 사용되는 장치

Ischium(궁둥뼈) 골반의 뒤쪽아래를 구성하고 있는 뼈

Jaundiced skin(피부황달) 피부가 황색으로 착색

Jaw-thrust maneuver(턱들어올리기) 머리의 기울림 없이 턱을 앞으로 이동시켜 기도폐쇄를 교정해주는 술기. 외상이나 손상을 입었을 때 목에 있는 목척수에 더 이상의 손상이 없이 기도를 확보해야 할 때 사용된다. 머리젖히고-아래턱들어올리기 참고.

Kendrick extrication device(KED)(척추고정장치) 척수손상이 의심되는 앉아있는 환자에게 목과 등뼈의 움직임을 제한하도록 고안된 조끼형태의 고정기구.

Kinematics(운동학) 운동을 일으키는 힘에는 관계없이 신체부위의 움직임을 설명하는 것과 관계있는 생체역학의 한 분야.

Kling(클링) 드레싱과 붕대법에 사용되는 부드럽고 유연한 롤러-거즈

Lacerations(열상) 찢김, 뇌손상, 뇌까지 이르는 열상

Laryngectomy(후두절제) 환자의 후두를 제

거하는 외과적 시술. 호흡할 수 있도록 환자의 목에 숨구멍을 만들어 준다.

Laryngoscope(후두경) 인두와 후두의 시야를 확보하기 위해 인두를 통해 삽입하는 조명이 달려있는 기구.

Laryngoscopy(후두경검사법) 성대와 성문의 개구부의 시야를 확보하기 위해 Laryngoscope를 이용하여 후두개를 들어 올려 수행하는 검사법

Laryngospasm(후두경련) 후두근육의 경련으로 기도를 폐쇄한다.

Lateral position(가쪽자세) 옆으로 눕는 것

Lead(유도) 심장의 전기적 활동인 심전도를 기록하기 위해 신체의 2곳 이상에 부착하는 전기적 연결체.

Level of consciousness(의식수준) 환자의식이 변화하는 단계

Level of distress(고통수준) 환자의 통증과 고통의 정도(양을)를 평가

Life threats(생명위협) 생존을 위해 즉각적인 도움이 필요한 상황

Lifting devices(들어올리기 장치) 땅에서 환자를 들어올리기 위해 사용하는 기구

Low-flow oxygen(저유량산소) 환자의 코에 코삽입관을 삽입한 후 산소를 공급하는 방법

Lumen(속공간) 튜브안의 터널

Magill forceps(마질 겸자) 이물질로 폐쇄된 기도에 직접 후두경 검사를 하는 동안 이물질을 제거할 수 있는 각진 집게(겸자)

Mandible(아래턱뼈) 아래턱뼈

Manual defibrillation(도수 제세동) 의사가 환자의 심장리듬을 관찰하는 장소에서 사용된 오래된 방법으로 심정지가 확인되면 2개의 패들에 윤활제를 바른 후 환자의 가슴 오른쪽 상부 복장뼈와 왼쪽 하부 갈비뼈아래 쇼크를 주는 것

Manual traction(도수견인) 골절을 입은 팔다리에 부목을 적용하기 전에 신체선열을 유지하기 위한 과정

Mask(마스크) 보호구로서 얼굴을 가리는 덮개

MAST(쇼크방지용 바지) 의학적 항쇼크 바지

Mechanism of injury(MOI)(손상기전) 손상을 유발시킨 힘

Metered-dose inhaler(MDI)(계량흡입기) 분무된 약물을 들이마시는데 사용되는 플라스틱 용기와 캔으로 구성된 장치

Midaxillary line(중간겨드랑선) 몸을 앞면과 뒷면으로 나누는 가상의 선, 겨드랑이 가운데에서부터 발목까지 이어지는 가상의 선

Midclavicular line(빗장중간선) 각각의 빗장뼈의 가운데를 관통하는 선

Midshaft femur(넙다리뼈) 줄기 다리뼈 아래쪽의 굵은 부분

Monophasic energy levels(일상성 에너지 수준) 한 방향으로 에너지를 보냄

Mucous plugs(점액마개) 기침을 심하게 하면 숨길을 막을 수 있는, 폐 속에 형성된 점액 덩어리

Myocardial infarction(심근경색증) 심장동맥 폐쇄의 결과로 살아있는 심장근육이 괴사에 빠지는 것

Nares(콧구멍) 콧구멍

Nasal cannula(코 캐뉼라) 환자의 콧구멍에 걸어둔 두 개의 가닥을 통해 낮은 농도의 산소를 공급하는 장치

Nasogastric(NG) tube(코위영양관) 코를 통해서 코인두와 식도를 통과하도록 설계된 관. 유아나 소아 환자의 위 팽만을 완화하기 위해 사용된다.

Nasopharyngeal airway(NPA, 코인두기도기) 숨길이 열려있도록 하는데 도움이 되기 위해 환자의 코를 통해 인두까지 삽입된 유연한 호흡관

Nasopharynx(코인두) 코의 바로 뒷부분의 숨길

Nature of the illness(질병의 특성) 환자의 의학적 이상

Nebulizer chamber(분무실) 건강에 좋은 물보라나 안개를 만들기 위한 기구. 이는 공기가 액체를 급속하게 통과하거나, 액체가 매우 자주 진동하므로써 가능한 것으로 작은 입자는 극히 작아진다.

Necrosis(괴사) 세포의 죽음. 병리적인 세포의 변화

Needle decompression(바늘 감압) 액체를 주입하거나 제거할 때에 흉벽에 행하는 외과적 천자

Neutral alignment(중립정렬) 과도한 굽힘, 폄, 또는 회전이 없는 해부학적 자세에서 뼈의 위치.

Neutrally aligned position(중립적으로 정렬된 자세) 과도한 굽힘, 폄, 또는 회전이 없는 해부학적 자세에서 뼈의 위치.

Nitroglycerin(니트로글리세린) 심근에 혈액을 공급하는 심장 혈관이 확장될 수 있도록 도와주는 약물

Nitroglycerin patch(니트로글리세린 패치) 하루에 여러 번 피부를 통하여 니트로글리세린을 투여할 수 있도록 부착력이 있는 직물을 덧대놓은 약재

Nonmetallic surface(비금속성 표면) 금속의 화학적 특성을 억제하는 범위

Nonrebreather mask(비재호흡 마스크) 고농축 산소를 공급하기 위한 안면마스크와 산소저장백이 있는 장치. 환자가 뱉은 공기는 밸브를 통하여 배출되어 재호흡하지 않도록 한다.

Nonurgent moves(비응급 이송) 생명에 대한 직접적인 위험이 없을 때의 환자 운반

Normal saline solution(생리식염수) 증류수에염화나트륨이 용해되어 있는 투명한 등장성 용액. 생리식염수의 정확한 농도는 0.9%이다.

Nostril(콧구멍) 외부로 벌어진 코의 구멍 중 하나.

Occiput(뒷통수) 머리뼈의 뒷면 부분.

Occlusive dressing(폐쇄 드레싱) 완벽하게 틈새를 막는 형태의 드레싱

One-way valve(원-웨이 밸브) 심방으로 혈액 역류를 방지하는 판막과 같이 한쪽 방향으로만 이동이 가능하도록 하는 밸브

Ongoing assessment(이송 중 평가) 환자의 상태변화를 발견하기 위한 과정. 네 단계를 포함한다. 초기 평가, 활력징후 측정, 정밀평가, 평가항목의 조정 및 확인

Open wounds(개방성상처) 손상에 의해 피부의 연속성이 끊기고, 조직이 노출된 상처

Oral glucose(포도당) 삼키기가 가능한 환자를 각성시키는 치료를 위해 입안에 투여하는 당의 형태(설탕 종류)

Orbits(눈확) 눈 주위의 뼈 구조 ; 눈의 구멍

Organic solvents(유기용매) 다른 물질을 녹이거나 분산하기 위하여 이용되는 자연적 화합물

Oropharyngeal airway(입인두기도기) 환자의 입을 통하여 삽입하여 기도유지를 도와주는 구부러진 장치

Oxygen regulator(산소조절기) 환자에게 압력을 줄여 안전한 수준의 산소투여를 조절하는 산소통과 연결된 장치

Oxygen saturation percentage(산소포화도) 혈액내에 대한 현재의 운반, 공급되어진 산소화를 표현하는 비율

Oxygenation(산소투여) 혈액과 세포내 산소에 의해 포화되는 과정

Oxygen saturation(산소포화도) 맥박산소측정기에 의해 측정된 동맥의 산소포화도 ; 표현되는 비율

Oxytocin(옥시토신) 자궁수축과 분만유도를 자극하는 뇌하수체 호르몬. 또한 유선을 자극하여 젖 분비를 촉진한다.

Pacemaker(박동조율기) 심장학에서는 심장에서 다른 부위로 자동적으로 자극을 재생시켜 뻗어나가게 하는 특별한 세포 또는 세포의 그룹. 일반적 심박동조율기는 상대정맥 입구 근처, 오른심방의 세포그룹인 굴심방결절이다. 일반적으로 사용되는 용어로는 인공심박동조율기로 이해된다.

Painful stimulus(통증자극) 처치자에 의한원인을 평가하기 위해 환자에게 고통을 주는 극단적 수단.

Palpated blood pressure(촉지에 의한 혈압측정) 손가락 끝으로 요골맥박이나 상완맥박을 만져 혈압을 측정하는 과정. 청진에 의한 혈압측정보다 부정확하지만, 소음이 많아서 청진기로잘들을 수 없는 경우에 사용한다.

Palpation(촉진) 만지거나 만지는 느낌. 맥박이나 혈압은 손가락 끝으로 만져서 측정할 수 있다.

Paradoxical motion(모순운동) 호흡 동안 가슴의 일부가 나머지 다른 부분과 반대로 움직임

Parietal pleura(벽쪽 가슴막) 가슴에 접착된 가슴막의 바깥층

Paroxysmal(발작성) 갑작스런 시작과 종료 갑작스럽게 시작하고 멈추는 심방빠른맥을 기술하는 데 자주 사용된다.

PASG(항쇼크 압박바지) Pneumatic anti-shock garment

Past medical history(과거력) 의사가 환자의 진단과 치료 과정에서 유용하게 사용할 수 있는, 지난 의학적 문제점이나 과정에 대한 기록

Pathogen(병원체) 바이러스나 세균과 같이 감염의 원인이 되는 생명체

Penetration(관통) 피부나 다른 신체 장기를 통과하는 물체에 의한 손상

Perfusion(확산) 모세혈관을 통한 혈액 흐름의 결과로 신체 조직이나 세포에서 일어나는 노폐물의제거와 산소의 공급. 관류저하(hypoperfusion)를 참고할 것.

Periorbital ecchymosis(눈확 반상출혈) 눈확을 둘러 싼 검거나 푸른 변색

Pharyngeal(인두) 인두 부분에서 생성되거나 연관되거나 위치한

Pharynx(인두) 입과 코의 바로 뒷 부분. 구인두와 비인두로 구성된다

Pin-index safety system(핀-지표 안전체계) 마취과의사가 잘못된 장치연결을 방지하기 위한 방법

Placenta(태반) 엄마와 태아 사이에 산소, 영양소, 노폐물이 교환되는 임신의 장기

Pleural space(가슴막 공간) 내장쪽가슴막과 벽쪽가슴막 사이의 작은 공간으로 음압을 띄고 있고 장액으로 채워진다.

Pneumonia(폐렴) 주로 박테리아 혹은 바이러스에 의한 폐의 염증

Pneumothorax(공기가슴증) 폐와 가슴안 사이에 공기가 존재하는 상태

Pocket mask(얼굴마스크) 보통 일 방향 밸브가 있는 장비로 인공호흡을 돕기 위한것, 구조자는 환자의 얼굴에 마스크를 씌우고 밸브로 인공호흡을 한다. 또한 환자의 호흡이나 체액과 접촉하지 않도록 하는 격리장비로도 작용하며 산소투입구로 보충 산소를 투입할 수 있다.

Positional asphyxia(체위적 질식) 장기간 호흡이 억제되는 신체자세 때문에 사망하는 것

Posterior(뒤) 신체나 장기의 뒤쪽

Power grip(파워그립) 가능한 한 손바닥의 넓은 면이 들어올릴 물체에 접촉하도록 잡는 것, 모든 손가락은 같은 각도로 구부려야 하고 양손은 10인치 이상 떨어져야 한다.

Power lift(파워리프트) 쪼그리고 들어올리는 자세, 들어올릴 물체를 몸에 가까이하여 쪼그리고 앉은 자세로부터 들어올린다. 이때

양 발은 벌리고 바닥에 편평하게 놓으며, 허리는 고정시키고 엉덩이보다 상체를 먼저 일으켜 세운다.

Preoxygenation(마취전 산소투여) 완전히 의식이 있는 환자에게 안면마스크를 통하여 100% 산소에 의한 호흡을 시키는것

Presenting Problem(드러나는 문제, 응급상황에 대한 문제) 환자가 내과적 주의를 요하는 질병 혹은 손상

Proximal(몸쪽) 체지에서 체간에 대한 부착부에 가까운 쪽, 반대는 먼쪽

Pulse(맥박) 동맥혈관을 따라 심장이 혈액을 박출 시킬 때에 발생되는 율동적인 파동

Pulse oximeter(맥박산소측정기) 말초조직에서 산소포화도를 측정하기 위한 전자장치

Pulseless electrical activity(PEA)(무맥성 전기활동) 심전도 상 전기활동과 더불어 심근의 전기활동은 있으나 맥박이 촉지되지 않는 상태

Punctures(찔린상처) 피부를 관통하여 찢어지거나 아래에 있는 조직을 파괴하는 개방상처. 얕거나 깊을 수 있는 관통한 찔린 상처, 들어가고 나간 입구가 있는 상처를 가진 관통한 찔린 상처

R wave(R파) P파 다음에 나타나서 위로 올라가는 첫 번째 파, 혹은 QRS컴플렉스 중에 위로 올라가는 첫 번째 파.

Radial pulse(노동맥박) 팔목에서 감지된다.

Rales(거품소리) 폐에서 들리는 잡음. 분비물 또는 혈액 등이 정체되어 공기와 섞여 기포를 만들거나 끈끈한 점액물질 또는 분비물이 움직일 때 나는 소리

Rapid extrication(빠른구출) 삶과 죽음이 갈리는 급박한 시간에 빠른 구출을 위한 목적으로 부동화 장치를 이용하기보다는 수동으로 안정시키는 기술

Rapid trauma assessment(빠른 외상평가) 머리, 가슴, 배, 골반, 팔다리, 그리고 등을 신속히 신체손상의 증상과 증후를 찾는 과정

Reasonable force(합리적 힘) 환자에게 손상을 주지 않으면서 유지해 주는 최소한의 힘

Reduce(정복) 골절된 뼈의 말단을 원래의 위치로 회복시켜 주는 과정,

Reservoir bag(호흡백) 호흡 보조 장치로 공기를 저장해주는 주머니.

Respiration(호흡) 호흡

Rapid splint(빠른교정) 판지나 나무 혹은 공기압장치 등을 이용하여 사지를 해부학적 위치로 고정하여 지지해 준다.

Ringer' s lactate(젖산 링거액) 등장성 정질 용액으로 염화나트륨, 칼륨, 염소, 염화칼슘, 그리고 젖산, 등이 증류수에 녹아 있음

Roller gauze(원통형 거즈) 외과적 용도로 이용하기 위해 면 또는 기타 직물 띠를 둥근 통형태로 말아 놓은 것. 원통형 붕대.

Sager traction splint(세이거 당김덧대) 한쪽 방향으로 견인하는 부목으로 가해지는 견인력의 크기를 연속해서 보여준다.

Saline(식염수) 염분이 포함된 용액

Scapula(어깨뼈) 어깨뼈와 두 팔이 몸통에 연결되는 골격의 일부를 이루는 뼈

Sellick's maneuver(셀릭 술기) 식도를 압박하기 위해 반지연골에 가하는 압력. 반지연골 압박으로도 불리운다.

Septum(사이막) 두 개의 공간을 나누는 벽

Serial vital signs(지속적 활력징후) 신체 계통의 연속적인 감시

Severe allergic reaction(심한 알레르기반응) 환자가 호흡곤란을 호소하거나 쇽을 나타내는알러지 반응

Shock management(쇼크관리) 기도개방, 산소투여, 다리거상, 열손상으로부터 환자보호를 포함하는 쇼크환자를 지지하는 치료과정

Shoulder girdle(어깨 지지대) 팔의 골격을

축골격에 연결시키는 두개의 어깨뼈와 두개의 빗장뼈

Sling and swathe(팔걸이와 붕대법) 손상받은 상지를 지지

Soft restrains(연성 결박기구) 연부조직 손상의 기회를 최소화하면서 환자를 잡는 가죽으로된 수갑이나 허리띠 같은 기구

Soft-tip suction catheter(부드러운 흡인카테터) 어떤 상황에서도 손상을 최소화하도록 고안된 확장시키고 긁어내는 장비

Sphygmanomater(혈압계) 혈압을 재기 위한 커프와 계기

Splint(덧대) 신체 부분을 고정하기 위한 장비

Spontaneous respirations(자발호흡) 산소를 신체 내로 옮겨와 전신으로 분포시키는 자율적인 과정

Standing takedown(서있는 환자 눕히기) 척수손상을 방지하면서 서있는 환자를 바로 누운 자세로 바꾸는 조심스럽고 신속한 과정

Stoma(스토마) 환자가 호흡하도록 목에 외과적으로 뚫은 영구적인 구멍

Strider(그렁거림) 후두의 부종을 의미하는, 흡기 시 들을 수 있는 고음의 그렁거림

Stylette(탐침) 길고 가늘고 구부릴 수 있는 탐색자

Subcutaneous(피부밑) 피부 밑

Subcutaneous injection(SQ)(피부밑주사) 피부 밑으로 주입

Suction(흡입) 진공기구를 사용하여 기도에서 혈액, 토물, 다른 분비물이나 이물을 제거

Supine position(바로누운자세) 등을 대고 누움(복와위(**prone positio**)의 반대)

Supplemental oxygen(보충산소) 산소실린더, 압력조절기, 전달기구를 사용하여 호흡이 없거나 부적절한 시기에 환자의 폐에 강하게 불어넣는 추가적인 산소

Supraventricular tachycardia(심실위 빠른맥) 규칙적이고 **P**파를 볼 수 없는 빠른 부정맥을 기술하는 용어로, 맥박수의 범위는 다른 부정맥과 비슷하고, 정확한 발생위치를 확인하기 어렵다. 심실 위쪽에서 발생하는 어느 형태의 빠른맥에도 널리 적용된다.

Sutures(봉합) 실이나 철사, 다른 물질을 사용하여 신체 부위를 붙여 꿰매는 것. 외과적 봉합에 의해 형성된 솔기나 봉합선

Swelling(부종) 특히 신체 표면에 나타나는 비정상적이고 일시적인 커짐. 부종이 커지지 않도록 커진 부위에 얼음을 대준다

Symptomatic(증상이 있는) 증상이나 증상의 성질에 관한

Synchronous(동기화) 동시에 발생하는

Systolic blood pressure(수축기 혈압) 심장이 수축하여 혈액이 동맥으로 밀려나갈 때 형성되는 압력

Tachycardia(빠른맥) 빠른 심장박동. 1분에 100회 이상의 맥박수

Tachypnea (빠른호흡) 정상 속도보다 빠른 호흡수

Tenderness(압통) 만지면 생기는 통증

Tension pneumothorax(긴장공기가슴증) 손상된 폐를 포함하는 가슴안에 공기의 축적과 압력이 형성된 상태로, 심하면 손상되지 않은 쪽으로 이동하여 심장, 대혈관과 손상받지 않은 폐를 압박하게 된다.

Thermoregulatory(온도조절성) 온도 특히 체온의 조절을 유지함

Thyroid cartilage(방패연골) 후두의 돌출부로 **Adam' s apple**라고 일반적으로 알려져 있는 두꺼운 보호구조

Tidal volume(일회 호흡량) 일회호흡주기에 들이쉬거나 내쉬는 용량

Tissue necrosis(조직 괴사) 죽은 조직

Tongue blade(설압자) 입과 목을 검사하기 위해 혀를 누르는데 사용되는 끝이 가늘고 둥근 기구로 'tongue depressor' 라고도 한다.

Torsades de Pointes(염전성 심실빠른맥) 심

실빈맥의 빠르고 불안정한 형태로, QRS 복합체가 꼬이게 보이거나 심전도상에서 기준선의 축이 계속 바뀌어 나선형처럼 나타난다.

Traction splint(당김부목) 골절된 뼈의 안정화를 돕고 사지근육의 경련을 줄여주며, 하지를 일정하게 당기는데 적용하는 부목은 대퇴골간 골절의 초기에 사용된다.

Trendelenburg positioning(트렌델렌버그 자세) 환자의 발과 다리가 머리보다 위에 위치하는 자세. 쇼크 자세라고도 한다.

Trimester(3개월 간) 3개월 과정

Tripod positioning(삼각자세) 환자가 똑바로 앉아 있으면서 몸을 약간 앞으로 기대고 팔을 전방으로 고정하여 몸을 지지하는 자세, 호흡곤란에서 공통적인 자세이다

Trismus(입벌림 장애) 저작근육의 긴장성 수축 상태, 개구불능

Trocar (뚫개) 캐뉼러 안에 들어있는 끝이 날카롭고 예리한 외과용기구로 체강으로부터 흡인이나 배액을 하는데 사용

T-tube (T자관, T튜브) 체강내의 삽입튜브

Umbilical cord(제대) 태아를 유지하기 위해 태반으로부터 혈액을 운반하는 혈관

Unresponsive patient(무반응 환자) 자극이나 치료에 반응하지 않는 환자

Unresponsiveness(무반응) 자극이나 치료에 반응하지 않는 상태

Upper airway(상기도) 코와 입에서 후두까지 뻗어있는 호흡기계 부분.

Urgent moves(긴급이송) 환자의 상태가 생명에 위협적이거나 긴급히 이동시켜야 할 상황에 처했을 때 즉시 환자를 옮기는 것.

Uvula(목젖) 목구멍의 안쪽 혀뿌리 위쪽, 연구개 가장자리에 아래로 내민 둥그스럼한 살로 근육, 결합조직, 점막으로 되어있다.

Vallecula(계곡) 후두개와 혀 저부 사이의 함몰부

Vascular compromise(혈관손상) 순환계의 외상이나 파열

Vasodilator(혈관확장제) 혈관을 확장시키는 약물이나 신경

Vegetative state(식물상태) 자율신경계는 활동하고 있으나 수의운동이 전혀 불능한 상태

Venipuncture(정맥천자) 정맥혈의 채취나 정맥주사를 위해 정맥을 뚫는 것.

Ventilation(환기) 폐로 공기가 들락거리는 기계적인 과정

Ventricular fibrillation(**VF**, 심실세동) 심실에서 빠르고 조화되지 않는 불규칙한 수축에 의해 심근섬유가 반복 자극되기 때문에 발생하는 상태.

Ventricular tachycardia(**VT**, 심실빠른맥) 심실에서 발생하는 비정상적인 전기적 신호로 인해 매우 빠르게 심실수축이 일어나는 상태로 만약 상태가 계속되면 심실 충만시간이 감소되어 심실에 충분한 혈액을 채울 수 없고 심박출량이 감소한다.

Visceral pleura(내장쪽가슴막) 폐의 표면을 덮고 있는 가슴막.

Water-soluble lubricant(수용성윤활제) 물에 잘 녹으며 마찰을 줄이기 위해 사용하는 물질.

Wheezing(쌕쌕거림) 주로 천식, 코감기, 상기도막힘증 등 호흡기질환 환자가 숨을 내쉴 때 휘파람 같은 소리를 내는 것.

Xiphoid process(칼돌기) 복장뼈의 아래쪽.

전문인명소생술기

Advanced Life Support Skills

초판 인쇄 2013년 2월 25일
초판 발행 2013년 2월 28일

역자 Heather Davis, Baxter Larmon
역자 김진회 외 38명
발행인 임은정
발행처 니드엠케이

주소 서울시 마포구 잔다리로 101
등록 2012.12.9 제2012-000391호
전화 02-322-6170
팩스 02-332-6185

ISBN 978-89-98609-08-5

정가 32,000원